国家卫生健康委员会“十四五”规划教材
全 国 高 等 学 校 教 材
供基础、临床、预防、口腔医学类专业用

新形态教材

医用高等数学

Medical Advanced Mathematics

第 8 版

主　　编｜ 吕 丹　李 林
副 主 编｜ 刘春扬　黄德生　张喜红
数字主编｜ 吕 丹
数字副主编｜ 李 林　许超汉

人民卫生出版社
·北 京·

图书在版编目（CIP）数据

医用高等数学 / 吕丹，李林主编. -- 8 版. -- 北京：人民卫生出版社，2024. 5（2025.4 重印）

全国高等学校五年制本科临床医学专业第十轮规划教材

ISBN 978-7-117-36312-9

Ⅰ. ①医… Ⅱ. ①吕…②李… Ⅲ. ①医用数学－高等学校－教材 Ⅳ. ①R311

中国国家版本馆 CIP 数据核字（2024）第 093874 号

医用高等数学

Yiyong Gaodeng Shuxue

第 8 版

主　　编： 吕　丹　李　林

出版发行： 人民卫生出版社（中继线 010-59780011）

地　　址： 北京市朝阳区潘家园南里 19 号

邮　　编： 100021

E - mail： pmph @ pmph.com

购书热线： 010-59787592　010-59787584　010-65264830

印　　刷： 北京盛通印刷股份有限公司

经　　销： 新华书店

开　　本： 850 × 1168　1/16　　**印张：** 18

字　　数： 533 千字

版　　次： 1987 年 6 月第 1 版　　2024 年 5 月第 8 版

印　　次： 2025 年 4 月第 3 次印刷

标准书号： ISBN 978-7-117-36312-9

定　　价： 55.00 元

打击盗版举报电话：010-59787491　E-mail：WQ @ pmph.com

质量问题联系电话：010-59787234　E-mail：zhiliang @ pmph.com

数字融合服务电话：4001118166　E-mail：zengzhi @ pmph.com

编委名单

编　委（以姓氏笔画为序）

王淑玲　山西医科大学
吕　丹　温州医科大学
刘　婷　温州医科大学
刘春扬　福建医科大学
许超汉　哈尔滨医科大学
李　林　首都医科大学
李冬果　首都医科大学
吴　静　南京医科大学
宋运娜　齐齐哈尔医学院
张喜红　长治医学院
陈　群　宁夏医科大学
侯丽英　上海健康医学院
黄德生　中国医科大学
梁　猛　天津医科大学
董寒晖　山东第一医科大学

编写秘书　刘　婷（兼）

数字编委

新形态教材使用说明

新形态教材是充分利用多种形式的数字资源及现代信息技术，通过二维码将纸书内容与数字资源进行深度融合的教材。本套教材全部以新形态教材形式出版，每本教材均配有特色的数字资源和电子教材，读者阅读纸书时可以扫描二维码，获取数字资源、电子教材。

电子教材是纸质教材的电子阅读版本，其内容及排版与纸质教材保持一致，支持手机、平板及电脑等多终端浏览，具有目录导航、全文检索功能，方便与纸质教材配合使用，进行随时随地阅读。

获取数字资源与电子教材的步骤

1. 扫描封底红标二维码，获取图书“使用说明”。

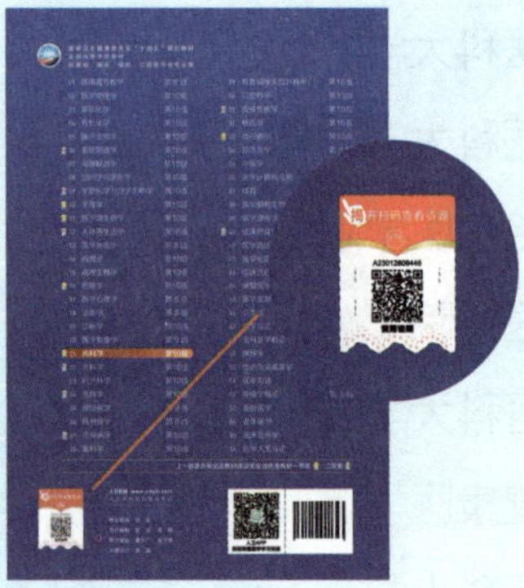

2. 揭开红标，扫描绿标激活码，注册 / 登录人卫账号获取数字资源与电子教材。

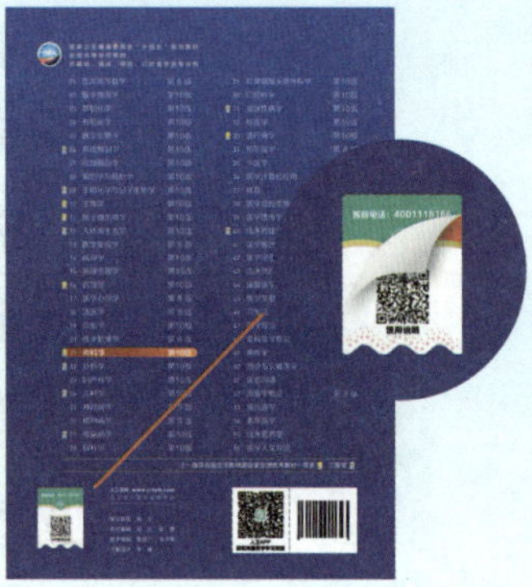

3. 扫描书内二维码或封底绿标激活码，随时查看数字资源和电子教材。

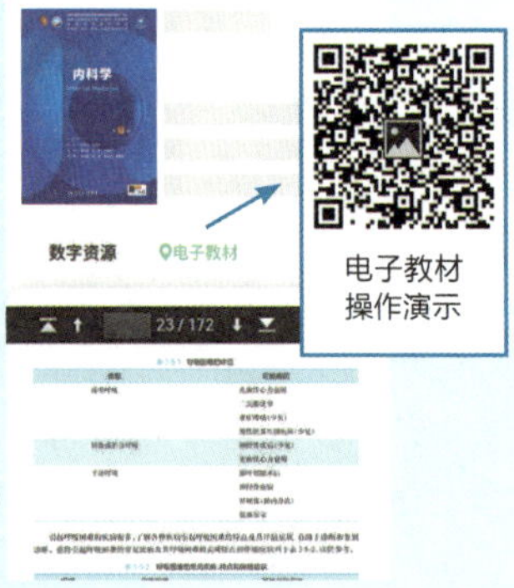

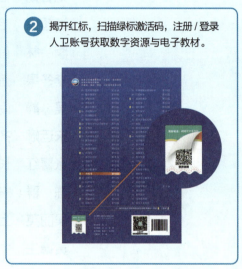

4. 登录 zengzhi.ipmph.com 或下载应用体验更多功能和服务。

扫描下载应用

客户服务热线 400-111-8166

读者信息反馈方式

人卫e教
medu.pmph.com

欢迎登录“人卫 e 教”平台官网“medu.pmph.com”，在首页注册登录后，即可通过输入书名、书号或主编姓名等关键字，查询我社已出版教材，并可对该教材进行读者反馈、图书纠错、撰写书评以及分享资源等。

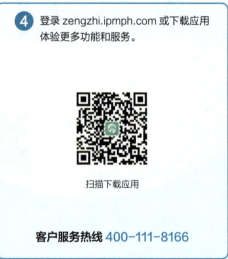

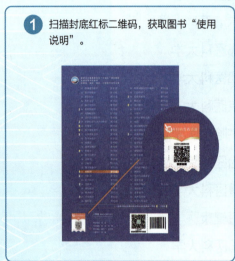

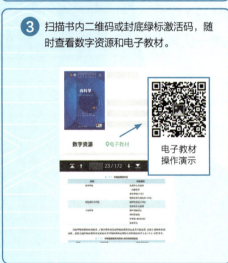

序言

百年大计，教育为本。教育立德树人，教材培根铸魂。

过去几年，面对突如其来的新冠疫情，以习近平同志为核心的党中央坚持人民至上、生命至上，团结带领全党全国各族人民同心抗疫，取得疫情防控重大决定性胜利。在这场抗疫战中，我国广大医务工作者为最大限度保护人民生命安全和身体健康发挥了至关重要的作用。事实证明，我国的医学教育培养出了一代代优秀的医务工作者，我国的医学教材体系发挥了重要的支撑作用。

党的二十大报告提出到2035年建成教育强国、健康中国的奋斗目标。我们必须深刻领会党的二十大精神，深刻理解新时代、新征程赋予医学教育的重大使命，立足基本国情，尊重医学教育规律，不断改革创新，加快建设更高质量的医学教育体系，全面提高医学人才培养质量。

尺寸教材，国家事权，国之大者。面对新时代对医学教育改革和医学人才培养的新要求，第十轮教材的修订工作落实习近平总书记的重要指示精神，用心打造培根铸魂、启智增慧、适应时代需求的精品教材，主要体现了以下特点。

1. 进一步落实立德树人根本任务。遵循《习近平新时代中国特色社会主义思想进课程教材指南》要求，努力发掘专业课程蕴含的思想政治教育资源，将课程思政贯穿于医学人才培养过程之中。注重加强医学人文精神培养，在医学院校普遍开设医学伦理学、卫生法以及医患沟通课程基础上，新增蕴含医学温度的《医学人文导论》，培养情系人民、服务人民、医德高尚、医术精湛的仁心医者。

2. 落实"大健康"理念。将保障人民全生命周期健康体现在医学教材中，聚焦人民健康服务需求，努力实现"以治病为中心"转向"以健康为中心"，推动医学教育创新发展。为弥合临床与预防的裂痕作出积极探索，梳理临床医学教材体系中公共卫生与预防医学相关课程，建立更为系统的预防医学知识结构。进一步优化重组《流行病学》《预防医学》等教材内容，撤销内容重复的《卫生学》，推进医防协同、医防融合。

3. 守正创新。传承我国几代医学教育家探索形成的具有中国特色的高等医学教育教材体系和人才培养模式，准确反映学科新进展，把握跟进医学教育改革新趋势新要求，推进医科与理科、工科、文科等学科交叉融合，有机衔接毕业后教育和继续教育，着力提升医学生实践能力和创新能力。

4. 坚持新形态教材的纸数一体化设计。数字内容建设与教材知识内容契合，有效服务于教学应用，拓展教学内容和学习过程；充分体现“人工智能 +”在我国医学教育数字化转型升级、融合发展中的促进和引领作用。打造融合新技术、新形式和优质资源的新形态教材，推动重塑医学教育教学新生态。

5. 积极适应社会发展，增设一批新教材。包括：聚焦老年医疗、健康服务需求，新增《老年医学》，维护老年健康和生命尊严，与原有的《妇产科学》《儿科学》等形成较为完整的重点人群医学教材体系；重视营养的基础与一线治疗作用，新增《临床营养学》，更新营养治疗理念，规范营养治疗路径，提升营养治疗技能和全民营养素养；以满足重大疾病临床需求为导向，新增《重症医学》，强化重症医学人才的规范化培养，推进实现重症管理关口前移，提升应对突发重大公共卫生事件的能力。

我相信，第十轮教材的修订，能够传承老一辈医学教育家、医学科学家胸怀祖国、服务人民的爱国精神，勇攀高峰、敢为人先的创新精神，追求真理、严谨治学的求实精神，淡泊名利、潜心研究的奉献精神，集智攻关、团结协作的协同精神。在人民卫生出版社与全体编者的共同努力下，新修订教材将全面体现教材的思想性、科学性、先进性、启发性和适用性，以全套新形态教材的崭新面貌，以数字赋能医学教育现代化、培养医学领域时代新人的强劲动力，为推动健康中国建设作出积极贡献。

教育部医学教育专家委员会主任委员

教育部原副部长

林蕙青

2024 年 5 月

全国高等学校五年制本科临床医学专业
第十轮　规划教材修订说明

全国高等学校五年制本科临床医学专业国家卫生健康委员会规划教材自 1978 年第一轮出版至今已有 46 年的历史。近半个世纪以来，在教育部、国家卫生健康委员会的领导和支持下，以吴阶平、裘法祖、吴孟超、陈灏珠等院士为代表的几代德高望重、有丰富的临床和教学经验、有高度责任感和敬业精神的国内外著名院士、专家、医学家、教育家参与了本套教材的创建和每一轮教材的修订工作，使我国的五年制本科临床医学教材从无到有、从少到多、从多到精，不断丰富、完善与创新，形成了课程门类齐全、学科系统优化、内容衔接合理、结构体系科学的由纸质教材与数字教材、在线课程、专业题库、虚拟仿真和人工智能等深度融合的立体化教材格局。这套教材为我国千百万医学生的培养和成才提供了根本保障，为我国培养了一代又一代高水平、高素质的合格医学人才，为推动我国医疗卫生事业的改革和发展作出了历史性巨大贡献，并通过教材的创新建设和高质量发展，推动了我国高等医学本科教育的改革和发展，促进了我国医药学相关学科或领域的教材建设和教育发展，走出了一条适合中国医药学教育和卫生事业发展实际的具有中国特色医药学教材建设和发展的道路，创建了中国特色医药学教育教材建设模式。老一辈医学教育家和科学家们亲切地称这套教材是中国医学教育的“干细胞”教材。

本套第十轮教材修订启动之时，正是全党上下深入学习贯彻党的二十大精神之际。党的二十大报告首次提出要“加强教材建设和管理”，表明了教材建设是国家事权的重要属性，体现了以习近平同志为核心的党中央对教材工作的高度重视和对“尺寸课本、国之大者”的殷切期望。第十轮教材的修订始终坚持将贯彻落实习近平新时代中国特色社会主义思想和党的二十大精神进教材作为首要任务。同时以高度的政治责任感、使命感和紧迫感，与全体教材编者共同把打造精品落实到每一本教材、每一幅插图、每一个知识点，与全国院校共同将教材审核把关贯穿到编、审、出、修、选、用的每一个环节。

本轮教材修订全面贯彻党的教育方针，全面贯彻落实全国高校思想政治工作会议精神、全国医学教育改革发展工作会议精神、首届全国教材工作会议精神，以及《国务院办公厅关于深化医教协同进一步推进医学教育改革与发展的意见》(国办发〔2017〕63 号)与《国务院办公厅关于加快医学教育创新发展的指导意见》(国办发〔2020〕34 号)对深化医学教育机制体制改革的要求。认真贯彻执行《普通高等学校教材管理办法》，加强教材建设和管理，推进教育数字化，通过第十轮规划教材的全面修订，打造新一轮高质量新形态教材，不断拓展新领域、建设新赛道、激发新动能、形成新优势。

其修订和编写特点如下：

1. 坚持教材立德树人课程思政　认真贯彻落实教育部《高等学校课程思政建设指导纲要》，以教材思政明确培养什么人、怎样培养人、为谁培养人的根本问题，落实立德树人的根本任务，积极推进习近平新时代中国特色社会主义思想进教材进课堂进头脑，坚持不懈用习近平新时代中国特色社会主义思想铸魂育人。在医学教材中注重加强医德医风教育，着力培养学生"敬佑生命、救死扶伤、甘于奉献、大爱无疆"的医者精神，注重加强医者仁心教育，在培养精湛医术的同时，教育引导学生始终把人民群众生命安全和身体健康放在首位，提升综合素养和人文修养，做党和人民信赖的好医生。

2. 坚持教材守正创新提质增效　为了更好地适应新时代卫生健康改革及人才培养需求，进一步优化、完善教材品种。新增《重症医学》《老年医学》《临床营养学》《医学人文导论》，以顺应人民健康迫切需求，提高医学生积极应对突发重大公共卫生事件及人口老龄化的能力，提升医学生营养治疗技能，培养医学生传承中华优秀传统文化、厚植大医精诚医者仁心的人文素养。同时，不再修订第9版《卫生学》，将其内容有机融入《预防医学》《医学统计学》等教材，减轻学生课程负担。教材品种的调整，凸显了教材建设顺应新时代自我革新精神的要求。

3. 坚持教材精品质量铸就经典　教材编写修订工作是在教育部、国家卫生健康委员会的领导和支持下，由全国高等医药教材建设学组规划，临床医学专业教材评审委员会审定，院士专家把关，全国各医学院校知名专家教授编写，人民卫生出版社高质量出版。在首届全国教材建设奖评选过程中，五年制本科临床医学专业第九轮规划教材共有13种教材获奖，其中一等奖5种、二等奖8种，先进个人7人，并助力人卫社荣获先进集体。在全国医学教材中获奖数量与比例之高，独树一帜，足以证明本套教材的精品质量，再造了本套教材经典传承的又一重要里程碑。

4. 坚持教材"三基""五性"编写原则　教材编写立足临床医学专业五年制本科教育，牢牢坚持教材"三基"（基础理论、基本知识、基本技能）和"五性"（思想性、科学性、先进性、启发性、适用性）编写原则。严格控制纸质教材编写字数，主动响应广大师生坚决反对教材"越编越厚"的强烈呼声；提升全套教材印刷质量，在双色印制基础上，全彩教材调整纸张类型，便于书写、不反光。努力为院校提供最优质的内容、最准确的知识、最生动的载体、最满意的体验。

5. 坚持教材数字赋能开辟新赛道　为了进一步满足教育数字化需求，实现教材系统化、立体化建设，同步建设了与纸质教材配套的电子教材、数字资源及在线课程。数字资源在延续第九轮教材的教学课件、案例、视频、动画、英文索引词读音、AR互动等内容基础上，创新提供基于虚拟现实和人工智能等技术打造的数字人案例和三维模型，并在教材中融入思维导图、目标测试、思考题解题思路，拓展数字切片、DICOM等图像内容。力争以教材的数字化开发与使用，全方位服务院校教学，持续推动教育数字化转型。

第十轮教材共有56种，均为国家卫生健康委员会"十四五"规划教材。全套教材将于2024年秋季出版发行，数字内容和电子教材也将同步上线。希望全国广大院校在使用过程中能够多提供宝贵意见，反馈使用信息，以逐步修改和完善教材内容，提高教材质量，为第十一轮教材的修订工作建言献策。

主编简介

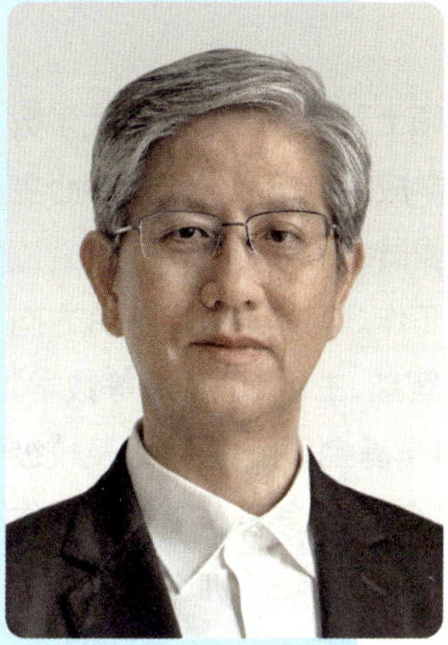

吕 丹

男，1960 年 9 月生于浙江温州，教授。曾任温州医科大学数学教研室主任，中国数学会会员，教育部高等学校大学数学课程教学指导委员会委员，中国工业与应用数学学会大数据与人工智能专业委员会委员，中国大学生数学建模竞赛命题专家和国家级奖项评审专家，省自然科学基金项目评审专家，省统计调查方案设计竞赛评审专家。

从事医药数学教学和科研工作 42 年，研究方向为大数据与人工智能之生物医药大数据处理和生物医药数学模型建立；主持参与国家自然科学基金、省自然科学基金等项目多项；主编专著 1 部、主编教材 7 部，以第一作者或通信作者发表科研和教学论文 20 余篇，主讲多层次必修课和选修课 7 门，指导学生参加数学建模竞赛获奖 48 项（包括国家级一等奖及省级以上奖项），荣获浙江省优秀指导教师、温州市优秀教师、温州市先进工会工作者、温州医科大学优秀党务工作者、“三育人”先进个人、优秀教师、先进工作者等荣誉称号。

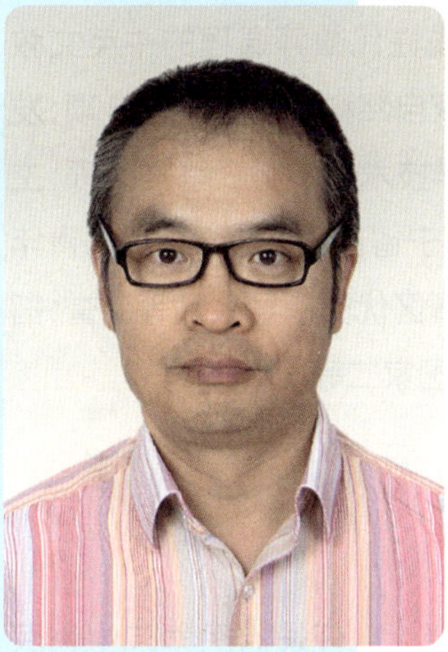

李 林

男，1963 年 11 月生于河南南阳，教授，博士生导师。曾任首都医科大学生物医学工程学院生物医学信息学系主任，北京高校数学教育发展研究中心专家组成员，北京数学会理事，教育部高等学校大学数学课程教学指导委员会委员（2013—2017 年）。

长期从事“高等数学”“医用高等数学”“线性代数”“数学实验与数学建模”“数值分析”等课程的教学。从事软组织生物力学、生物医学系统数学建模与计算等应用基础方面的研究工作。公开发表科学研究论文 120 余篇（其中以第一或通信作者发表论文 80 余篇）、发表教学研究论文 18 篇。出版专著 1 部、主编教材 6 部。教学成果“医学生理工素质教育的研究与实践”（第二完成人）获第七届北京市高等教育教学成果奖二等奖（2013 年）。

副主编简介

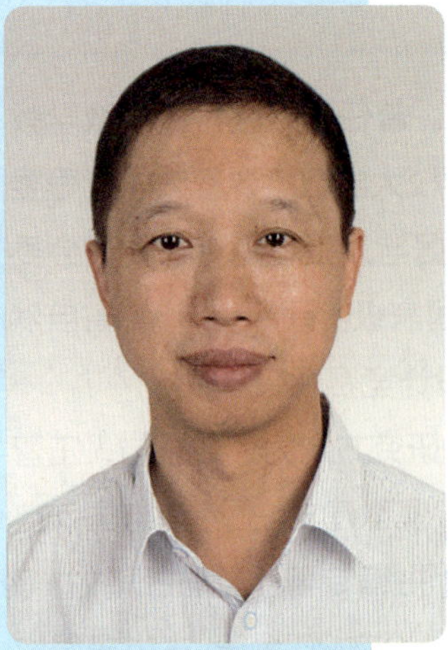

刘春扬

男，1968 年 2 月生于江西九江，理学硕士。现任福建医科大学数理与计算机教学部主任、计算机基础与医学应用实验教学示范中心主任。兼任中国医药教育协会职能医学专业委员会常务委员。

从事医用高等数学及相关课程的教学工作 30 余年，主要研究方向为图论及其应用、医学大数据应用与人工智能，主讲“医用高等数学”等数学类课程 6 门。主持参与国家自然科学基金项目、省厅级及校级教学改革项目多项；主编、副主编各类教材 6 部；以第一作者或通信作者发表国内外科研和教学研究论文 10 余篇；指导学生参加全国大学生数学建模竞赛并获奖多项。

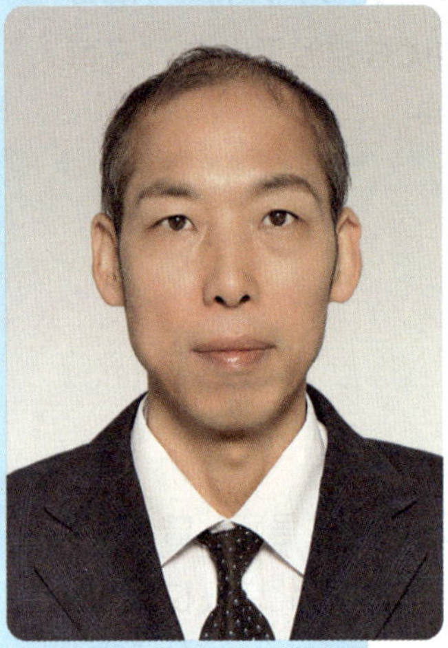

黄德生

男，1974 年 6 月生于辽宁辽阳，教授，博士生导师。现任中国医科大学智能计算教研室主任。兼任中国卫生信息与健康医疗大数据学会统计理论与方法专业委员会委员，辽宁省预防医学会流行病与卫生统计学专业委员会常务委员，辽宁省预防医学会健康测量与评价专业委员会委员，《中国卫生统计》杂志编委。

从事高等数学、概率论与数理统计、线性代数等课程的中英文教学，科研方向为流行病学方法学。主持国家自然科学基金课题 4 项；发表教学、科研论文 150 余篇；获辽宁省科学技术进步奖三等奖 1 项；主编专著 1 部，参编专著与教材 4 部；曾获辽宁省普通高等学校优秀青年骨干教师、全国大学生数学建模竞赛辽宁赛区优秀指导教师等荣誉；指导学生多次获得全国大学生数学建模竞赛国家二等奖。

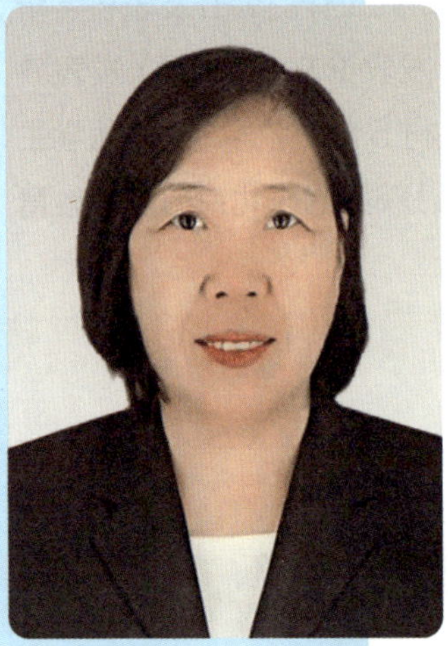

张喜红

女，1965 年 10 月生于山西太原，教授。现任长治医学院生物医学工程系副主任，兼任山西省工业与应用数学学会理事。

从事教学和相关科研工作 36 年。主要研究方向为生物数学建模与医学数据处理。主持省级教改项目 1 项，参加教育部教改课题 1 项，主持校级教改课题 2 项；参编国家级规划教材 8 部，发表论文多篇；获山西省教学成果奖一等奖 1 项；指导学生参加全国大学生数学建模竞赛获国家二等奖。

前言

《医用高等数学》教材自 1987 年 6 月第 1 版出版以来，历经三十多年，通过几代医用高数人的努力耕耘，得到了广大读者的认可与好评。

医药科研的发展，以及互联网的出现和大数据时代的到来，对医药院校的人才培养目标、教学、教材都提出了新的要求。为了全面贯彻党的教育方针，全面贯彻落实全国高校思想政治工作会议精神、全国医学教育改革发展工作会议精神、首届全国教材工作会议精神，人民卫生出版社启动全国高等学校五年制本科临床医学专业第十轮规划教材的修订工作。

此次《医用高等数学》(第 8 版)修订的总体思想是：纠错补缺，降低难度，增加题例，提高实用性，提高学生们的理论知识和科学技能水平，通过数学知识在医学中的应用，引导学生用数学思维观察社会，培养医学生全心全意为人民服务的意识。此次修订保持了第 7 版教材的理论体系、风格、特色和基本内容，采用纸数融合的新形式编写，参考了大量的文献资料，对上版教材中的欠缺和错误之处进行了补充和订正，删除了罗尔中值定理、积分上限函数、变力沿直线所做的功和伯努利方程，增加了极坐标简介等内容，使其在传承前版教材经典内容的同时，更好地适应时代要求、符合医学教育改革精神。

第 8 版教材内容包括函数和极限、一元函数微分学、一元函数积分学、多元函数微积分、微分方程基础、概率论基础、线性代数初步和 MATLAB 软件及其应用入门等。本教材前七章每节后配有练习题，第八章后配有数学实验，每章后配有复习题，供读者练习和巩固知识之用，并在书末附有所有练习题和复习题的答案或提示，详细解答请阅读配套教材《医用高等数学学习指导与习题集》(第 5 版)。

本教材的特点为精练实用，既注重理论又联系实际，既注意内容的广度和系统性，又兼顾知识的深度和科学性，力求形式新颖，深入浅出。

各章主要执笔人：第一章福建医科大学刘春扬老师和宁夏医科大学陈群老师；第二章中国医科大学黄德生老师和山西医科大学王淑玲老师；第三章温州医科大学吕丹老师和齐齐哈尔医学院宋运娜老师；第四章哈尔滨医科大学许超汉老师和山东第一医科大学董寒晖老师；第五章长治医学院张喜红老师和首都医科大学李冬果老师；第六章天津医科大学梁猛老师和上海健康医学院侯丽英老师；第七章温州医科大学刘婷老师；第八章首都医科大学李林老师和南京医科大学吴静老师，全书由主编吕丹老师统稿。其间还得到了许多专家的大力支持，在此一并致以诚挚的谢意，并恳请广大读者对书中的疏漏与不妥之处予以指正。

吕 丹

2023 年 8 月于温州医科大学同仁楼

目录

第一章　函数和极限

本章数字资源

函数是变量之间相互联系、相互制约关系的抽象表示，是事物运动、变化及相互影响的复杂关系在数量方面的反映；极限刻画了变量的变化趋势，是研究函数的重要方法. 本章内容主要包括函数、极限和函数的连续性等基本概念，以及它们的主要性质.

第一节　函　数

函数是微积分的主要研究对象，而微积分学研究的函数主要是在实数集上定义的函数，因此，本节首先复习与函数概念相关的基本概念，即常量、变量及区间，然后，在此基础上进一步讨论函数.

一、函数的概念

1. 常量与变量

我们经常会遇到各种不同的量，如长度、重量、面积、温度、时间、距离等，其中：有的量在某一现象或变化过程中始终保持同一数值，称为常量（constant）；有的量在某一现象或变化过程中可取不同的数值，称为变量（variable）.

一个量究竟是常量还是变量，不是绝对的，要根据具体过程和具体条件来确定. 即使同一个量，在某一过程或条件下可以认为是常量，而在另一过程或条件下就可能是变量. 例如人的身高，在研究少儿发育成长的过程中是变量，而在研究成人的健康状况时通常是常量.

常量也可看作是一种特殊的变量，即在某一过程中，该变量都取相同的数值.

变量的变化范围，也就是变量的取值范围，在取实数值的时候，通常用区间表示. 满足不等式 $a\leqslant x\leqslant b$ 的实数 x 的全体组成一个闭区间，记为 $[a,b]$；满足不等式 $a<x<b$ 的实数 x 的全体组成一个开区间 (a,b)；而满足不等式 $a<x\leqslant b$（或 $a\leqslant x<b$）的实数 x 的全体组成一个半开半闭区间 $(a,b]$（或半闭半开区间 $[a,b)$）；如果变量 x 能够取实数轴上所有的数，记为 $\mathbf{R}$ 或 $(-\infty,+\infty)$.

以 x_0 为中心，长度为 2δ 的开区间 $(x_0-\delta,x_0+\delta)$，称为点 x_0 的 δ 邻域（neighbourhood），记作 $\boldsymbol{U}(x_0,\delta)$. 点 x_0 称为邻域的中心，δ 称为邻域的半径. 在后面章节的讨论中，邻域是常用的一个概念.

2. 函数的概念

定义 1-1　设 x、y 是同一变化过程中的两个变量，如果对于变量 x 的每一个允许的取值，变量 y 按照一定的规律总有一个确定的值与之对应，则称变量 y 是变量 x 的函数（function），记为

$$y=f(x).$$

此时，变量 x 称为自变量（independent variable），y 又称为因变量（dependent variable），自变量的所有允许值的集合称为函数的定义域（domain of definition）. 函数的定义域通常用区间来表示. 如果 x_0 是函数 $f(x)$ 定义域中的一点，我们也说函数 $f(x)$ 在 x_0 点有定义，与 x_0 对应的因变量的值称为函数值，记为 $f(x_0)$，有时也记为 $y|_{x=x_0}$，即 $y|_{x=x_0}=f(x_0)$. 所有函数值的集合称为函数 $f(x)$ 的值域（domain of functional value）.

对应规律和定义域是函数概念中的两大要素，两个函数只有当它们的对应规律和定义域都完全相同时，才被认为是两个相同的函数. 函数的定义中，对应规律常用记号 f 表示，它具有广泛的含义，其表达方式通常有解析法（公式法）、图像法和表格法；函数的定义域在实际中是由问题的实际意义确

NOTES

定的，在不考虑函数的实际意义时，函数的定义域是使函数的解析表达式有意义的一切实数所构成的数集.

根据函数的定义，$y=f(x)$对定义域内每一确定的x值，只有唯一的y值与其对应，称此函数为单值函数(single valued function)，否则就称为多值函数(multiple valued function). 以后如无特别说明，所用的函数都是指单值函数.

例 1-1 在出生后1~6个月内，正常婴儿的体重近似满足关系式$y=3+0.6x$，式中：x表示婴儿的月龄，是自变量；y表示其体重(kg)，是x的函数. 函数的定义域为[1,6]. 这是公式法表达的函数关系. 若不考虑该问题的实际意义，函数$f(x)=3+0.6x$的定义域为$(-\infty,+\infty)$.

例 1-2 监护仪自动记录了某患者一段时间内体温T的变化曲线，如图1-1所示. 对于这段时间的任意时刻t都能读出患者体温T的值，即患者体温T是时间t的一个函数$T=T(t)$. 这是用图像法表达的函数关系. 如果记录的是静卧在床上健康人的体温$T=37℃$，它仍然是t的函数，此时无论t取何值，T的取值总是37℃，反映在图像上则是平行于t轴的直线.

例 1-3 某地区统计了某年1~12月中当地流行性出血热的发病率，见表1-1. 可以看出，对每一个月份t，都有一个发病率y与之对应. y是t的函数，其定义域为1~12月，对应规律则由表1-1所示，这是用表格法表达的函数关系.

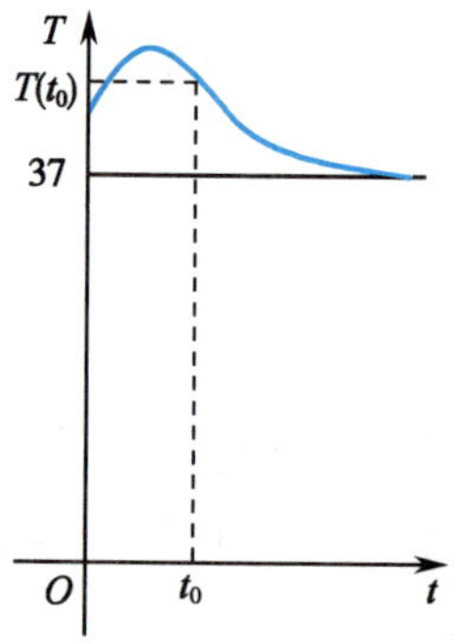

图 1-1

表 1-1 某年1~12月中当地流行性出血热的发病率

t/月份	1	2	3	4	5	6	7	8	9	10	11	12
y/‰	16.6	8.3	7.1	6.5	7.0	10.0	2.5	3.5	5.7	10.0	17.1	7.0

二、分段函数和反函数

1. 分段函数

有些函数，对于其定义域内自变量x不同的值，不能用一个统一的解析式表示，而要用两个或两个以上的式子表示，这类函数称为分段函数(piecewise function). 分段函数在实际医学问题中也是常见的.

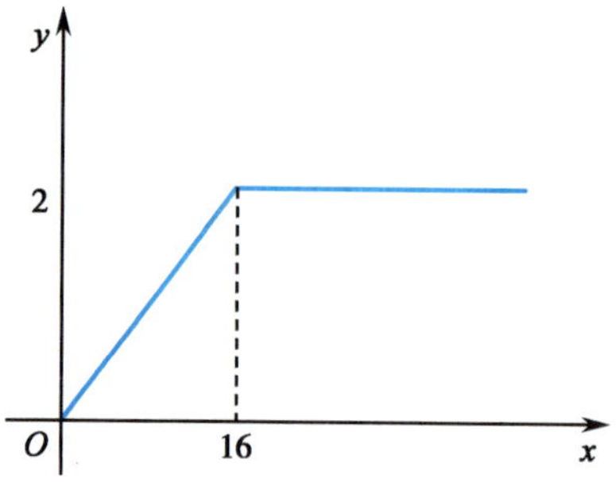

图 1-2

例 1-4 设某药物的每天剂量为y(单位：mg)，对于16岁或以上的成年人用药剂量是一常数，设为2mg，而对于16岁以下的未成年人，则每天的用药剂量y正比于年龄x，比例常数为0.125mg/岁，其函数关系(图1-2)为

$$y=\begin{cases}0.125x, & 0<x<16,\\ 2, & x\geqslant 16.\end{cases}$$

这里，用药剂量y是年龄x的函数，但其函数关系是用两个解析式表示的.

应该注意的是，分段函数是一个函数，而不是两个或几个函数. 求分段函数的函数值时，不同范围内的自变量的值要代入相应范围内的函数表达式进行运算.

2. 反函数

函数关系中的两个变量(自变量和因变量)，其地位是不同的，但在实际问题中，两个变量中哪个看作自变量，哪个看作因变量，不是绝对的. 这就引出了反函数的概念.

设函数$y=f(x)$定义于D上，值域为W，若对于任意$y\in W$，都只有一个确定的$x\in D$与之对应，且

NOTES

满足 $y=f(x)$，则这样确定的以 y 为自变量，以 x 为因变量的函数 $x=\varphi(y)$ 或 $x=f^{-1}(y)$ 称为函数 $y=f(x)$ 的反函数（inverse function）.

事实上，函数 $y=f(x)$ 与其反函数 $x=\varphi(y)=f^{-1}(y)$ 互为反函数，但为了研究方便，对反函数 $x=f^{-1}(y)$，习惯上仍选用 x 作为自变量，y 作为因变量，写成 $y=f^{-1}(x)$. 这样，在同一坐标平面内，函数 $y=f(x)$ 以及反函数 $y=f^{-1}(x)$ 的图形，就关于直线 $y=x$ 是对称的.

不难证明，定义在实数集 D 上的单值单调函数必有反函数.

三、函数的几种简单特性

1. 有界性

设函数 $f(x)$ 在区间 D 内有定义，如果存在一个正数 M，使对所有的 $x\in D$，恒有 $|f(x)|\leqslant M$，则称函数 $f(x)$ 在 D 内是有界的. 如果不存在这样的正数 M，则称 $f(x)$ 在 D 内是无界的.

2. 单调性

设 x_1、x_2 是函数 $f(x)$ 的定义区间 (a,b) 内的任意两点，且 $x_1<x_2$. 若 $f(x_1)<f(x_2)$，则称 $f(x)$ 在 (a,b) 内是单调递增的；若 $f(x_1)>f(x_2)$，则称 $f(x)$ 在 (a,b) 内是单调递减的.

3. 奇偶性

如果对于函数 $f(x)$ 定义域内的任意点 x，恒有 $f(-x)=f(x)$，则称 $f(x)$ 是偶函数；如果对于函数 $f(x)$ 定义域内的任意点 x，恒有 $f(-x)=-f(x)$，则称 $f(x)$ 为奇函数. 偶函数的图像是关于 y 轴对称的，而奇函数的图像是关于坐标原点对称的.

4. 周期性

对于函数 $f(x)$，如果存在一个不为零的常数 T，使得 $f(x)=f(x+T)$ 恒成立，则称 $f(x)$ 为周期函数，T 称为函数 $f(x)$ 的周期. 满足这个等式的最小正数 T，称为函数的最小正周期.

四、初等函数

1. 基本初等函数

基本初等函数（basic elementary function）包括以下六种函数.

常数函数：$y=C$（C 为常数）；

幂函数：$y=x^a$（a 为任意实数）；

指数函数：$y=a^x$（$a>0, a\neq1$）；

对数函数：$y=\log_a x$（$a>0, a\neq1$）；

三角函数：$y=\sin x$、$y=\cos x$、$y=\tan x$、$y=\cot x=\dfrac{1}{\tan x}$、$y=\sec x=\dfrac{1}{\cos x}$、$y=\csc x=\dfrac{1}{\sin x}$；

反三角函数：$y=\arcsin x$、$y=\arccos x$、$y=\arctan x$、$y=\text{arccot}\,x$.

其中大部分基本初等函数在中学数学课程中已经介绍过，在附录 4 中补充部分三角函数公式.

由于三角函数都是周期函数，对于值域的每个 y 值，与之对应的 x 值有无穷多个，所以，在三角函数的整个定义域上，其单值反函数是不存在的，必须将它的定义域限定在某一个单调区间内，这样得到的函数就存在单值反函数，称为反三角函数. 下面分别在它们的一个单值分支上讨论反三角函数.

（1）反正弦函数

正弦函数 $y=\sin x$ 在区间 $\left[-\dfrac{\pi}{2},\dfrac{\pi}{2}\right]$ 上单调，在此区间上反函数存在，称此反函数为反正弦函数，记为 $y=\arcsin x$. 它的定义域为 $[-1,1]$，值域为 $\left[-\dfrac{\pi}{2},\dfrac{\pi}{2}\right]$，图像如图 1-3 所示. 它是奇函数，$\arcsin(-x)=-\arcsin x$，且是单调递增的函数.

NOTES

（2）反余弦函数

余弦函数 $y=\cos x$ 在区间 $[0,\pi]$ 上单调，在此区间上反函数存在，称此反函数为反余弦函数，记为 $y=\arccos x$. 它的定义域为 $[-1,1]$，值域为 $[0,\pi]$，图像如图 1-4 所示. 它是单调递减的函数，$\arccos(-x)=\pi-\arccos x$.

（3）反正切函数

正切函数 $y=\tan x$ 在区间 $\left(-\frac{\pi}{2},\frac{\pi}{2}\right)$ 上单调，在此区间上反函数存在，称此反函数为反正切函数，记为 $y=\arctan x$. 它的定义域为 $(-\infty,+\infty)$，值域为 $\left(-\frac{\pi}{2},\frac{\pi}{2}\right)$，图像如图 1-5 所示. 它是奇函数，$\arctan(-x)=-\arctan x$，且是单调递增的函数.

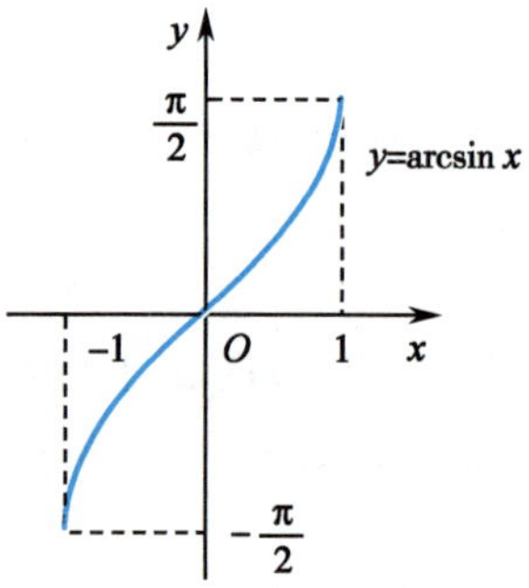

图 1-3

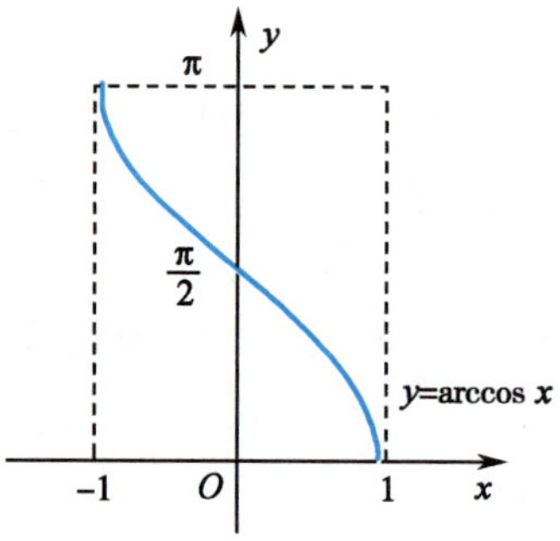

图 1-4

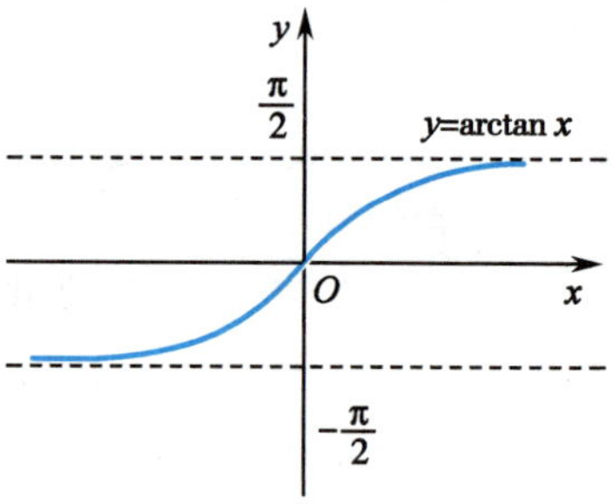

图 1-5

（4）反余切函数

余切函数 $y=\cot x$ 在区间 $(0,\pi)$ 上单调，在此区间上反函数存在，称此反函数为反余切函数，记为 $y=\operatorname{arccot} x$. 它的定义域为 $(-\infty,+\infty)$，值域为 $(0,\pi)$，图像如图 1-6 所示. 它是单调递减的函数，$\operatorname{arccot}(-x)=\pi-\operatorname{arccot} x$.

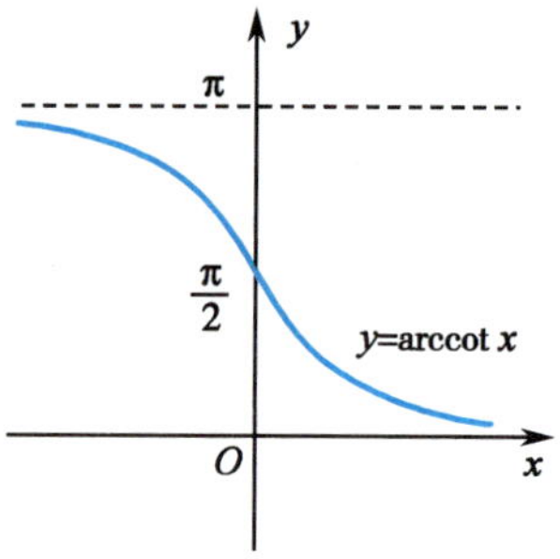

图 1-6

上述各反三角函数中 y 所在区间称为主值区间.

2. 复合函数

定义 1-2　设变量 y 是变量 u 的函数，变量 u 又是变量 x 的函数，即

$$y=f(u),u=\varphi(x).$$

如果变量 x 的某些值通过变量 u 可以确定变量 y 的值，则称 y 是 x 的复合函数（compound function），记为

$$y=f[\varphi(x)].$$

变量 u 称为中间变量. 复合函数概念可以推广到多个函数构成情况，此时函数是通过多个中间变量的传递而形成的.

例 1-5　试通过 $y=\lg u,u=\arctan v,v=x+1$，求出 y 关于 x 的复合函数.

解　$y=\lg u,u=\arctan v,v=x+1$，则 y 关于 x 的复合函数是 $y=\lg\arctan(x+1)$，其定义域为 $(-1,+\infty)$.

例 1-6　设 $f(x)=x^2,g(x)=\dfrac{x}{1-x}$，试求：$f[g(x)]$、$f[f(x)]$、$g[f(x)]$、$g[g(x)]$.

解　$f[g(x)]=\left(\dfrac{x}{1-x}\right)^2,f[f(x)]=(x^2)^2=x^4$，

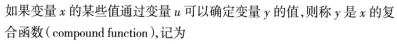

$$g[f(x)]=\frac{x^2}{1-x^2},g[g(x)]=\frac{\frac{x}{1-x}}{1-\frac{x}{1-x}}=\frac{x}{1-2x}.$$

如果由两个函数复合而成的函数的定义域为空集，则此复合函数无意义（或称它们不能复合）. 例

如，由 $y=\arcsin u, u=2+x^2$ 复合而成的函数 $y=\arcsin(2+x^2)$ 因 $2+x^2>1$，其定义域为空集，即函数 $\arcsin(2+x^2)$ 无意义.

以上是将多个函数"合成"为一个表达式，而在后面的很多计算问题中，往往需要把复合函数的中间变量找出来，把它"分解"为若干个基本初等函数或由它们通过四则运算而得到的简单函数形式，以便于利用公式进行计算.

例 1-7　将下列复合函数"分解"为简单函数

（1）$y=a\sin(bx+c)$；　（2）$y=\dfrac{a}{1+2^{kx}}$；　（3）$y=\lg(1+\sqrt{1+\cos^2 x})$.

解　（1）$y=a\sin(bx+c)$ 可以看成是由 $y=a\sin u$ 和 $u=bx+c$ 复合而成的.

（2）$y=\dfrac{a}{1+2^{kx}}$ 可以看成是由 $y=\dfrac{a}{u}, u=1+2^v, v=kx$ 复合而成的.

（3）$y=\lg(1+\sqrt{1+\cos^2 x})$ 可以看成是由 $y=\lg u, u=1+\sqrt{v}, v=1+w^2, w=\cos x$ 复合而成的.

3. 初等函数

定义 1-3　由基本初等函数经过有限次四则运算以及函数复合所得到的仅用一个解析式表达的函数，称为初等函数（elementary function）.

例如，$y=\dfrac{\lg x}{\sqrt{1-x^2}}$、$y=x\tan x+\sin(1-e^x)$ 等都是初等函数.

练习题 1-1

1. 判断下列各组中的函数是否为相同的函数：

（1）$f(x)=\sqrt{x^2}$ 与 $g(x)=x$；　（2）$f(x)=\sqrt[3]{x^3}$ 与 $g(x)=x$；

（3）$f(x)=\dfrac{x-1}{x^2-1}$ 与 $g(x)=\dfrac{1}{x+1}$；　（4）$f(x)=10^{\lg x}$ 与 $g(x)=x$；

（5）$f(x)=\cos^2 x+\sin^2 x$ 与 $g(x)=1$；　（6）$y=\tan(x+1)$ 与 $u=\tan(v+1)$.

2. 设 $f(x)$ 是奇函数，$g(x)$ 是偶函数，考察下列函数的奇偶性：

（1）$f(x)g(x)$；　（2）$f[g(x)]$；　（3）$f[f(x)]$.

3. 下列函数中哪些是奇函数，哪些是偶函数，哪些是非奇非偶函数？

（1）$f(x)=x^3+|\sin x|$；　（2）$f(x)=(2^x+2^{-x})\cos x$.

4. 指出下列各函数中哪些是周期函数，并指出其周期：

（1）$f(x)=\arctan(\tan x)$；　（2）$f(x)=\sin\pi x+\cos\pi x$；

（3）$f(x)=\sin\dfrac{1}{x}$；　（4）$f(x)=1+\cos 2x$.

第二节　极　限

在研究实际问题时，除了了解有关函数在变化过程中如何取值之外，往往还需要弄清楚：当自变量按一定的趋势变化时，函数值的变化趋势. 这就是极限（limit）概念所要描述和解答的问题.

极限是研究函数连续性、可导性和可积性的理论基础，它是贯穿微积分的一条主线. 本节先复习数列极限，然后介绍函数极限及其运算等内容.

一、数列的极限

数列（sequence of numbers）是按正整数顺序依次排列的一列数：

$$a_1, a_2, a_3, \cdots, a_n \cdots.$$

数列中每一个数称为数列的项，其中 a_n 称为第 n 项，也称为数列的通项（general term）. 数列可简

NOTES

记为 $\{a_n\}$. 以下给出几个数列的例子.

(1) 数列 $\left\{\frac{(-1)^n}{n}\right\}$: $-1,\frac{1}{2},-\frac{1}{3},\frac{1}{4},\cdots$

(2) 数列 $\left\{\frac{n}{n+1}\right\}$: $\frac{1}{2},\frac{2}{3},\frac{3}{4},\frac{4}{5},\cdots$

(3) 数列 $\{2n\}$: $2,4,6,8,\cdots$

(4) 数列 $\left\{\frac{1+(-1)^n}{2}\right\}$: $0,1,0,1,\cdots$

数列 $\{a_n\}$ 的极限可描述为：当 n 无限增大时，若 a_n 无限趋近于一个常数 A，则称当 n 趋于无穷大时，a_n 以 A 为极限(或收敛于 A)，记为

$$\lim_{n\to\infty} a_n = A \quad 或 \quad a_n \to A(n\to\infty).$$

例如上面的 4 个数列，(1)、(2) 的极限存在：

$$\lim_{n\to\infty}\frac{(-1)^n}{n}=0 \quad 和 \quad \lim_{n\to\infty}\frac{n}{n+1}=1.$$

而(3)、(4)的极限不存在. 对于(3)可记为

$$\lim_{n\to\infty} 2n=+\infty.$$

二、函数的极限

1. 函数极限的概念

对于函数 $y=f(x)$，自变量 x 的变化趋势有两种情形：一种是自变量 x 的绝对值无限增大(记为 $x\to\infty$)；另一种是自变量的值无限趋近于某一定值 x_0(记为 $x\to x_0$). 下面我们分别考察这两种情况下函数 $y=f(x)$ 的变化趋势.

(1) $x\to\infty$ 时函数的极限

考察函数，$f(x)=\frac{1}{x}$，当 $x\to\infty$ 时的变化趋势. 由表 1-2 可看出，无论 x 是取正值并无限增大(记作 $x\to+\infty$)，还是取负值且其绝对值无限增大(记作 $x\to-\infty$)，函数 $f(x)=\frac{1}{x}$ 的变化趋势都是无限趋近于 0.

表 1-2　函数 $f(x)=\frac{1}{x}$ 当 $x\to\infty$ 时的变化趋势

x	±1	±10	±100	$\pm1\,000$	$\pm10\,000$	$\pm100\,000$	$\cdots$	$\to\infty$
$f(x)$	±1	±0.1	±0.01	±0.001	$\pm0.000\,1$	$\pm0.000\,01$	$\cdots$	$\to0$

从图 1-7 也可看出，当 $|x|$ 无限增大时，函数 $y=\frac{1}{x}$ 上的图像无限地接近于 x 轴，即以直线 $y=0$ 为渐近线. 由此可见：0 是函数 $y=\frac{1}{x}$ 当 $x\to\infty$ 时无限接近的一个常数.

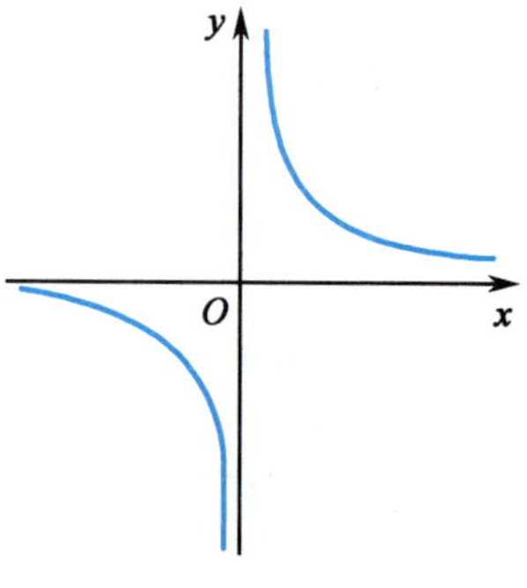

图 1-7

定义 1-4　当自变量 x 的绝对值无限增大时，如果函数 $f(x)$ 无限趋近于一个常数 A，就称当 x 趋于无穷大时，函数 $f(x)$ 以 A 为极限(或收敛于 A)，记为

$$\lim_{x\to\infty} f(x)=A \quad 或 \quad f(x)\to A(x\to\infty).$$

对于函数 $f(x)=\frac{1}{x}$，当 $x\to\infty$ 时，$f(x)\to0$，即 $\lim_{x\to\infty}f(x)=\lim_{x\to\infty}\frac{1}{x}=0$.

如果当$|x|$无限增大时，函数$f(x)$不趋于某一个常数，我们就称$x\to\infty$时，$f(x)$的极限不存在（或称为发散）.

例如函数$y=\sin x$和$y=x^2$，当$x\to\infty$时极限都不存在. 前者在$x\to\infty$时函数值始终在-1与1之间波动；后者当$x\to\infty$时，函数值是无限增大的. 对于后一种情形，我们也常记为

$$\lim_{x\to\infty}x^2=\infty \quad 或 \quad x^2\to\infty\ (x\to\infty).$$

若仅当自变量x的变化沿x轴正方向无限增大（或沿x轴负方向绝对值无限增大）时，函数$f(x)$无限趋近于一个常数A，则称A为函数$f(x)$的单侧极限，记为

$$\lim_{x\to+\infty}f(x)=A\left(或\lim_{x\to-\infty}f(x)=A\right).$$

例如，由图1-5知，对于函数$f(x)=\arctan x$，当$x\to+\infty$时，$f(x)\to\frac{\pi}{2}$；当$x\to-\infty$时，$f(x)\to-\frac{\pi}{2}$，即

$$\lim_{x\to+\infty}\arctan x=\frac{\pi}{2},\qquad \lim_{x\to-\infty}\arctan x=-\frac{\pi}{2}.$$

可以证明：$\lim\limits_{x\to\infty}f(x)=A$的充分必要条件是$\lim\limits_{x\to-\infty}f(x)=\lim\limits_{x\to+\infty}f(x)=A$.

（2）$x\to x_0$时函数的极限

考察函数$f(x)=\frac{1}{x}$，当自变量从x轴上$x=1$的左右趋近于1（记为$x\to1$）时，函数$f(x)=\frac{1}{x}$的变化趋势见表1-3.

表1-3　函数$f(x)=\frac{1}{x}$当$x\to1$时的变化趋势

x	0.5	0.7	0.9	0.99	0.999	…	→1
$f(x)$	2	1.492	1.11	1.010	1.001	…	→1
x	1.5	1.2	1.1	1.01	1.001	…	→1
$f(x)$	0.667	0.833	0.909	0.990	0.999	…	→1

由表1-3可见，当$x\to1$，在数轴上不论是从大于1的右边还是从小于1的左边趋近于1，函数$f(x)$都趋近于1，可见1是当自变量$x\to1$时函数$f(x)=\frac{1}{x}$无限接近的常数.

定义1-5　设函数$f(x)$在点x_0的某邻域内有定义（点x_0可以除外），当自变量x以任意方式无限趋近于定点x_0时，若函数$f(x)$无限趋近于一个常数A，就称当x趋近于x_0时，函数$f(x)$以A为极限（或收敛于A），记为

$$\lim_{x\to x_0}f(x)=A \quad 或 \quad f(x)\to A(x\to x_0).$$

由此，当$x\to1$时，$f(x)=\frac{1}{x}\to1$，即$\lim\limits_{x\to1}\frac{1}{x}=1$. 如果当$x\to x_0$时，$f(x)$不趋近一个常数，则称当$x\to x_0$时，$f(x)$的极限不存在（或称为发散）. 例如当$x\to0$时，$\frac{1}{x}$、$\sin\frac{1}{x}$的极限都不存在. 显然，前者趋于无穷大，而后者在$-1$与1之间波动. 对于前者，我们也常记为

$$\lim_{x\to0}\frac{1}{x}=\infty \quad 或 \quad \frac{1}{x}\to\infty\ (x\to0).$$

在上述定义中，若自变量x趋近于定点x_0，仅限于$x<x_0$（或$x>x_0$），即从x_0的左侧（或从x_0的右侧）趋近于x_0时，函数$f(x)$趋近于一个常数A，则A就称为函数$f(x)$当$x\to x_0$时的左极限（或右极限），记为

$$\lim_{x\to x_0^-}f(x)=A \quad 或 \quad f(x_0-0)=f(x_0^-)=A;$$

$$\left(\lim_{x\to x_0^+}f(x)=A \quad 或 \quad f(x_0+0)=f(x_0^+)=A\right).$$

NOTES

显然，当 $x \to x_0$ 时，函数 $f(x)$ 的极限存在的必要充分条件是左、右极限都存在并且相等，即 $\lim\limits_{x \to x_0} f(x)=A$ 的充分必要条件是 $\lim\limits_{x \to x_0^+} f(x)=\lim\limits_{x \to x_0^-} f(x)=A$.

例 1-8　讨论函数 $f(x)=\begin{cases} x+1, & x<0, \\ 0, & x=0, \\ x-1, & x>0, \end{cases}$ 当 $x \to 0$ 时的极限.

解　这是分段函数，$f(x)$ 在 $x=0$ 处的左、右极限分别为：

$$\lim_{x \to 0^-} f(x)=\lim_{x \to 0^-}(x+1)=1;$$

$$\lim_{x \to 0^+} f(x)=\lim_{x \to 0^+}(x-1)=-1.$$

由于左极限不等于右极限，所以当 $x \to 0$ 时，函数 $f(x)$ 的极限不存在（图 1-8）.

若考察函数 $f(x)=\begin{cases} x+1, & x<0, \\ 1-x, & x>0, \end{cases}$ 当 $x=0$ 时的极限（图 1-9），由于

$$\lim_{x \to 0^-} f(x)=\lim_{x \to 0^-}(x+1)=1, \quad \lim_{x \to 0^+} f(x)=\lim_{x \to 0^+}(1-x)=1,$$

左右极限相等，所以 $x \to 0$ 时，$f(x)$ 的极限存在且 $\lim\limits_{x \to 0} f(x)=1$.

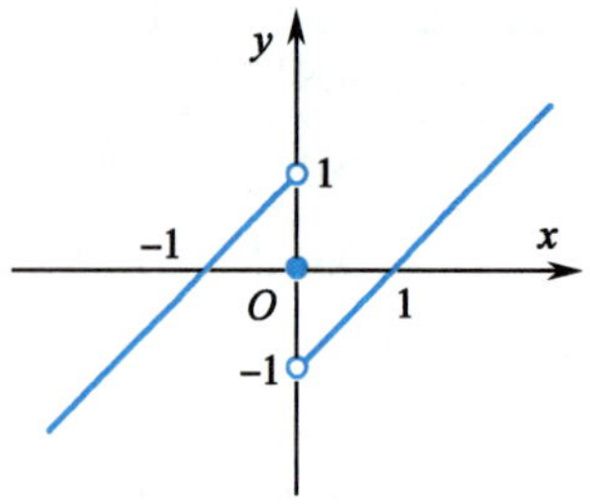

图 1-8

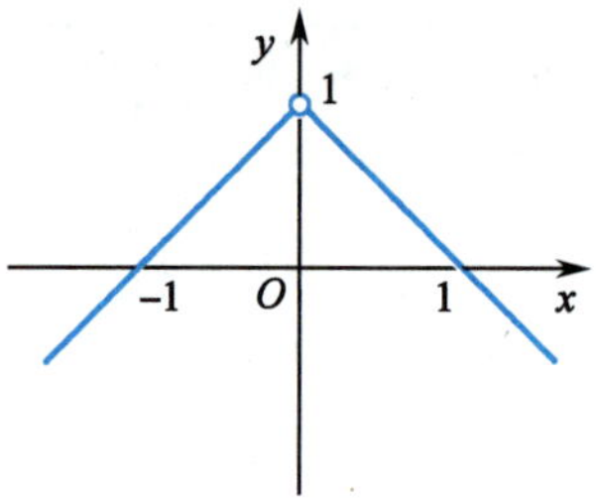

图 1-9

在以下的内容中，为了简化讨论的过程，用没有标注自变量变化过程的记号“lim”，代表对 $x \to x_0$ 和 $x \to \infty$ 以及单侧极限的各种情况均成立.

2. 判别极限存在的法则

法则 1（夹逼法则）　若在同一极限过程中，三个函数 $f_1(x)$、$f(x)$ 及 $f_2(x)$ 之间有如下关系：

$$f_1(x) \leqslant f(x) \leqslant f_2(x),$$

且 $\lim f_1(x)=\lim f_2(x)=A$，则 $\lim f(x)=A$.

法则 2（单调有界法则）　单调有界数列一定有极限，即对数列 $\{a_n\}$ 而言，若有 $a_1 \geqslant a_2 \cdots \geqslant a_n \cdots$（递减）或 $a_1 \leqslant a_2 \cdots \leqslant a_n \cdots$（递增），且对一切 n，有 $|a_n| \leqslant M$（有界），则数列 $\{a_n\}$ 必有极限.

法则 2 对函数极限也是有效的.

三、无穷小量及其性质

1. 无穷小量与无穷大量

定义 1-6　如果

$$\lim_{x \to x_0} f(x)=0 \left(\text{或} \lim_{x \to \infty} f(x)=0\right),$$

则称函数 $f(x)$ 是当 $x \to x_0$（或 $x \to \infty$）时的无穷小量（infinitesimal），简称无穷小.

定义 1-7　如果当 $x \to x_0$（或 $x \to \infty$）时 $|f(x)|$ 可无限增大，则称 $f(x)$ 是当 $x \to x_0$（或 $x \to \infty$）时的无穷大量（infinity），简称无穷大，记为

$$\lim_{x \to x_0} f(x) = \infty \ (\text{或} \lim_{x \to \infty} f(x) = \infty).$$

注意：无论是无穷小量还是无穷大量，它们都是相应于某一变化过程而言的. 例如：当 $x \to \infty$ 时，$\frac{1}{x}$ 是无穷小量；当 $x \to 0$ 时，$\frac{1}{x}$ 是无穷大量；而当 $x \to 1$ 时，$\frac{1}{x}$ 既不是无穷小量也不是无穷大量. 另外，它们都是变量，任何很小的常数或任何很大的常数都不能称为无穷小量或无穷大量. 常数函数中的零函数是一个很特殊的无穷小量.

由定义 1-6 及 1-7 容易看出，在自变量的同一变化过程中：若 $f(x)$ 是无穷大量，则 $\frac{1}{f(x)}$ 是无穷小量；反之，若 $f(x)$ 是无穷小量且 $f(x) \neq 0$，则 $\frac{1}{f(x)}$ 是无穷大量.

2. 无穷小量定理及性质

定理 1-1　$\lim f(x) = A$ 成立的必要充分条件是 $\lim[f(x) - A] = 0$.

定理 1-1 指出无穷小量与函数极限之间的关系，即：若函数 $f(x)$ 以 A 为极限，则函数 $f(x) - A$ 是无穷小量；反之，若 $f(x) - A$ 是无穷小量，则 $f(x)$ 以 A 为极限. 因此，我们通常也可将 $\lim f(x) = A$ 表达为

$$f(x) = A + \alpha \ (\lim \alpha = 0).$$

性质 1-1　有限个无穷小量的代数和或乘积仍是无穷小量，即：若 $\lim \alpha_i = 0 \ (i = 1, 2, \cdots, n)$，则 $\lim \sum_{i=1}^{n} \alpha_i = 0$，$\lim \prod_{i=1}^{n} \alpha_i = 0$.

性质 1-2　有界变量或常数与无穷小量的乘积是无穷小量，即：若 $|f(x)| \leqslant M$，$\lim \alpha = 0$，则 $\lim \alpha f(x) = 0$.

例 1-9　说明当 $x \to 1$ 时，$\frac{1}{x} + 2 \to 3$.

解　因为 $\left(\frac{1}{x} + 2\right) - 3 = \left(\frac{1}{x} - 1\right) \to 0$（当 $x \to 1$ 时）是无穷小量，由定理 1-1，便有 $\lim_{x \to 1}\left(\frac{1}{x} + 2\right) = 3$.

例 1-10　求 $\lim_{x \to 1} \frac{1}{x-1}$.

解　因为 $\lim_{x \to 1}(x-1) = 0$，由无穷小与无穷大的关系可知 $\lim_{x \to 1} \frac{1}{x-1} = \infty$.

例 1-11　求 $\lim_{x \to \infty} \frac{\sin x}{x}$.

解　因为 $|\sin x| \leqslant 1$，即 $\sin x$ 是有界变量，而当 $x \to \infty$，$\frac{1}{x}$ 是无穷小量，由性质 1-2 可知：$\frac{\sin x}{x}$ 也是无穷小量，即 $\lim_{x \to \infty} \frac{\sin x}{x} = 0$.

例 1-12　证明 $\lim_{x \to 0} \sin x = 0$，$\lim_{x \to 0} \cos x = 1$.

证明　因为对任何实数 x，有 $0 \leqslant |\sin x| \leqslant |x|$，则

$$0 \leqslant |\cos x - 1| = \left|2\sin^2 \frac{x}{2}\right| \leqslant 2\left|\frac{x}{2}\right|^2 = \frac{x^2}{2},$$

而 x 是当 $x \to 0$ 时的无穷小量，由夹逼法则及定理 1-1、性质 1-1、性质 1-2 可知

$$\lim_{x \to 0} \sin x = 0, \quad \lim_{x \to 0} \cos x = 1.$$

NOTES

3. 无穷小量的比较与阶

在同一个变化过程中的两个无穷小量，虽然都趋于零，但它们趋于零的快慢程度可能有所不同. 比较两个无穷小量这种差异的方法，是看这两个无穷小量的比值在这一极限过程中的变化趋势如何. 例如，当 $x\to 0$ 时，$\frac{x^2}{x}$、$\frac{2x}{x}$、$\frac{x}{x^2}$、$\frac{x\sin\frac{1}{x}}{x}$ 都是两个无穷小量之比，它们的极限分别是 0、2、∞、不存在(但有界).

为此，我们根据无穷小量比值极限的情况，给出无穷小量阶的定义，用无穷小量的阶来表达其趋于零的快慢程度.

定义 1-8　设 $\alpha=\alpha(x)$、$\beta=\beta(x)$是同一变化过程中的无穷小量，且 $\alpha\neq 0$.

(1) 如果 $\lim\frac{\beta}{\alpha}=0$，则称 β 是相对于 α 的较高阶无穷小量.

(2) 如果 $\lim\frac{\beta}{\alpha}=\infty$，则称 β 是相对于 α 的较低阶无穷小量.

(3) 如果 $\lim\frac{\beta}{\alpha}=C\neq 0$，则称 β 与 α 是同阶无穷小量. 特别地，当 $C=1$ 时，称 β 与 α 是等价无穷小量，记为 $\alpha\sim\beta$.

此外，若 x 是一无穷小量，而无穷小量 $f(x)$ 与 $x^k(k>0)$ 同阶，就称 $f(x)$ 是相对于 x 的 k 阶无穷小量.

不难证明，当 $x\to 0$ 时，有 $\sin x\sim x$，$\tan x\sim x$，$1-\cos x\sim\frac{1}{2}x^2$，$\ln(1+x)\sim x$，$e^x-1\sim x$，$\arcsin x\sim x$，$\sqrt[n]{1+x}-1\sim\frac{1}{n}x$ 等，利用这些无穷小量的等价关系，在计算有些两个无穷小量之比的极限时，可使计算简化.

关于等价无穷小量，还有如下重要性质：

若 $\alpha_1\sim\alpha_2$，$\beta_1\sim\beta_2$，且 $\lim\frac{\beta_2}{\alpha_2}$ 存在，则 $\lim\frac{\beta_1}{\alpha_1}=\lim\frac{\beta_2}{\alpha_2}$. 这是因为

$$\lim\frac{\beta_1}{\alpha_1}=\lim\left(\frac{\beta_1}{\beta_2}\cdot\frac{\beta_2}{\alpha_2}\cdot\frac{\alpha_2}{\alpha_1}\right)=\lim\frac{\beta_1}{\beta_2}\cdot\lim\frac{\beta_2}{\alpha_2}\cdot\lim\frac{\alpha_2}{\alpha_1}=\lim\frac{\beta_2}{\alpha_2}.$$

这个性质表明，求两个无穷小量之比的极限时，分子及分母都可分别用与其等价的无穷小量来代替. 如果用来代替的等价无穷小量选择适当的话，可以使计算简化.

例 1-13　求 $\lim\limits_{x\to 0}\frac{\sin x}{x^3+3x}$.

解　当 $x\to 0$ 时 $\sin x\sim x$，无穷小 x^3+3x 与它本身是等价的，所以

$$\lim_{x\to 0}\frac{\sin x}{x^3+3x}=\lim_{x\to 0}\frac{x}{x^3+3x}=\lim_{x\to 0}\frac{1}{x^2+3}=\frac{1}{3}.$$

四、极限的四则运算

定理 1-2　若在自变量 x 的某一个变化过程中，函数 $f(x)$ 和 $g(x)$ 的极限都存在，分别为 A 和 B，即 $\lim f(x)=A$，$\lim g(x)=B$，则

(1) $\lim[f(x)\pm g(x)]=\lim f(x)\pm\lim g(x)=A\pm B$.

(2) $\lim[f(x)g(x)]=\lim f(x)\lim g(x)=AB$. 特别地，$\lim kf(x)=k\lim f(x)$ (k 为常数).

(3) 当 $B\neq 0$，$\lim\frac{f(x)}{g(x)}=\frac{\lim f(x)}{\lim g(x)}=\frac{A}{B}$.

证明　(1)、(2)、(3)式的证法相同，这里以(2)式为例加以证明.

由定理 1-1，可设 $f(x)=A+\alpha(x)$，$g(x)=B+\beta(x)$，且 $\alpha(x)$、$\beta(x)$都是无穷小量. 因为 $f(x)g(x)-AB=[A+\alpha(x)][B+\beta(x)]-AB=A\beta(x)+B\alpha(x)+\alpha(x)\beta(x)$，而 $A\beta(x)$、$B\alpha(x)$、$\alpha(x)\beta(x)$ 都是

NOTES

无穷小量，其和也是无穷小量，故$f(x)g(x)-AB$是无穷小量，所以

$$\lim[f(x)g(x)]=AB.$$

定理 1-2 中的（1）、（2）都可推广到有限多个函数时的情形，因此，容易得到当n为正数时，$\lim x^n=x_0^n$. 对于更一般的情形，如果函数x^a（a是任意的实数）在x_0有定义，则

$$\lim x^a=x_0^a.$$

也成立，这个应用在下一节“初等函数的连续性”中予以证明.

例 1-14　求$\lim\limits_{x\to+\infty}x(\sqrt{x^2+2}-x)$.

解　这里不能直接用定理 1-2 中的有关结论，需要先通过有理化变形后，再求极限.

$$\lim_{x\to+\infty}x(\sqrt{x^2+2}-x)=\lim_{x\to+\infty}\frac{x(\sqrt{x^2+2}-x)(\sqrt{x^2+2}+x)}{\sqrt{x^2+2}+x}=\lim_{x\to+\infty}\frac{2x}{\sqrt{x^2+2}+x}$$

$$=\lim_{x\to\infty}\frac{2}{\sqrt{1+\frac{2}{x^2}}+1}=1.$$

五、两个重要极限

1. $\lim\limits_{x\to0}\frac{\sin x}{x}=1$

作单位圆，在图 1-10 所示的单位圆中，设$\angle AOB=x\left(0<x<\frac{\pi}{2}\right)$，过$A$作圆的切线与$OB$的延长线交于$P$，过$B$作$OA$的垂线交于$C$. 从图 1-10 可看出，$\Delta OAB$的面积<扇形$OAB$的面积<$\Delta OAP$的面积，再由$OA=1$，$AP=\tan x$，有

$$\frac{1}{2}\sin x<\frac{x}{2}<\frac{1}{2}\tan x.$$

当$0<x<\frac{\pi}{2}$时，上式各项同除以$\frac{1}{2}\sin x$，得

$$1<\frac{x}{\sin x}<\frac{1}{\cos x},$$

即$\cos x<\frac{\sin x}{x}<1$.

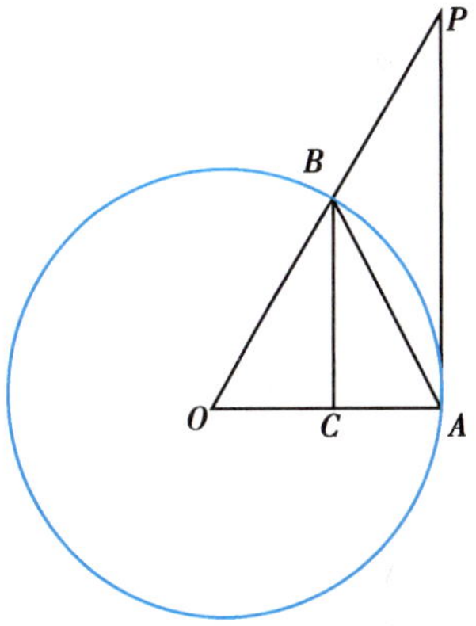

图 1-10

由$\lim\limits_{x\to0^+}\cos x=1$及夹逼法则，有

$$\lim_{x\to0^+}\frac{\sin x}{x}=1.$$

当$-\frac{\pi}{2}<x<0$时，$-x>0$时，$\lim\limits_{x\to0^-}\frac{\sin x}{x}=\lim\limits_{-x\to0^+}\frac{\sin(-x)}{-x}=1$，综上所述便可得到

$$\lim_{x\to0}\frac{\sin x}{x}=1.$$

例 1-15　求$\lim\limits_{x\to\infty}x\sin\frac{1}{x}$.

解　令$x=\frac{1}{t}$，则当$x\to\infty$，$t\to0$，于是

$$\lim_{x\to\infty}x\sin\frac{1}{x}=\lim_{t\to0}\frac{\sin t}{t}=1.$$

例 1-16　求$\lim\limits_{x\to0}\frac{\sin mx}{\sin nx}(m\neq0,n\neq0)$.

解　$\lim\limits_{x\to0}\frac{\sin mx}{\sin nx}=\lim\limits_{x\to0}\frac{m}{n}\frac{\sin mx}{mx}\frac{nx}{\sin nx}=\frac{m}{n}\lim\limits_{x\to0}\frac{\sin mx}{mx}\times\lim\limits_{x\to0}\frac{nx}{\sin nx}=\frac{m}{n}$.

NOTES

例 1-17 求 $\lim\limits_{x\to0}\dfrac{1-\cos x}{x^2}$.

解 $\lim\limits_{x\to0}\dfrac{1-\cos x}{x^2}=\lim\limits_{x\to0}\dfrac{2\sin^2\dfrac{x}{2}}{x^2}=\lim\limits_{x\to0}\dfrac{2\sin^2\dfrac{x}{2}}{4\left(\dfrac{x}{2}\right)^2}=\dfrac{1}{2}\lim\limits_{x\to0}\left[\dfrac{\sin\dfrac{x}{2}}{\dfrac{x}{2}}\right]^2=\dfrac{1}{2}$.

2. $\lim\limits_{x\to\infty}\left(1+\dfrac{1}{x}\right)^x=\mathrm{e}$

这一极限可用单调有界法则证明(证明略),e 是一个无理数,取小数点后 5 位的近似值是 e≈2.718 28.

例 1-18 求 $\lim\limits_{x\to0}(1+x)^{\frac{1}{x}}$.

解 令 $x=\dfrac{1}{t}$,当 $x\to0$ 时,$t\to\infty$,则

$$\lim_{x\to0}(1+x)^{\frac{1}{x}}=\lim_{t\to\infty}\left(1+\frac{1}{t}\right)^t=\mathrm{e}.$$

例 1-19 求 $\lim\limits_{x\to\infty}\left(1-\dfrac{2}{x}\right)^{3x}$.

解 令 $\dfrac{1}{t}=-\dfrac{2}{x}$,$x\to\infty$ 时,$t\to\infty$,故

$$\lim_{x\to\infty}\left(1-\frac{2}{x}\right)^{3x}=\lim_{t\to\infty}\left(1+\frac{1}{t}\right)^{-6t}=\lim_{t\to\infty}\left[\left(1+\frac{1}{t}\right)^t\right]^{-6}=\mathrm{e}^{-6}.$$

例 1-20 求 $\lim\limits_{x\to\infty}\left(\dfrac{x}{1+x}\right)^{x-1}$.

解 $\lim\limits_{x\to\infty}\left(\dfrac{x}{1+x}\right)^{x-1}=\lim\limits_{x\to\infty}\left(1+\dfrac{1}{x}\right)^{1-x}=\lim\limits_{x\to\infty}\dfrac{\left(1+\dfrac{1}{x}\right)}{\left(1+\dfrac{1}{x}\right)^x}=\dfrac{\lim\limits_{x\to\infty}\left(1+\dfrac{1}{x}\right)}{\lim\limits_{x\to\infty}\left(1+\dfrac{1}{x}\right)^x}=\dfrac{1}{\mathrm{e}}$.

练习题 1-2

1. 在 $\lim\limits_{x\to x_0}f(x)=A$ 中,x 能否取 x_0,$f(x)$ 能否取值 A?
2. 无穷小量是否为常数 0? 常数函数 0 是否为无穷小量?
3. 当 $x\to0$ 时,$1-\cos x$ 是 x 的几阶无穷小量?
4. 计算过程 $\lim\limits_{x\to1}\dfrac{x}{x-1}=\dfrac{\lim\limits_{x\to1}x}{\lim\limits_{x\to1}(x-1)}=\infty$ 对否?
5. 无穷小量可通过它们比值的极限来比较其趋于零的快慢程度,无穷大量是否也可类似地比较它们趋于无穷大的快慢程度呢?
6. 当 $x\to\infty$时,$f(x)=x^3\cos x$ 是无穷大量吗,它有界吗?
7. 若 $\lim\limits_{n\to\infty}x_n=1$,则 $\lim\limits_{n\to\infty}\dfrac{x_{n-1}+x_n+x_{n+1}}{3}$ 的值为多少?

第三节 | 函数的连续性

现实世界中很多变量的变化都是连续不断的,例如气温的升降、生物的生长、血液的流动等都是连续地变化着的,这种现象反映在数学上就是函数的连续性.

NOTES

一、函数连续的概念

自然现象中连续变动的量，用函数来描述时都有这样一个特点：当自变量的值改变非常小时，相应的函数值的改变也非常小. 例如，胎儿的体重是孕育时间的函数，在很短的时间内，胎儿体重的变化是很小的. 为此，先引入函数的增量的概念.

1. 函数的增量

为便于研究函数 $y=f(x)$ 在点 x_0 附近的变化情况，把点 x_0 附近的点 x 记为 $x_0+\Delta x$，这时 $\Delta x=x-x_0$ 称为自变量 x 由 x_0 变到 $x_0+\Delta x$ 时的增量（increment）（或称改变量）. 当自变量 x 由 x_0 变到 $x_0+\Delta x$ 时，函数值由 $f(x_0)$ 变到 $f(x_0+\Delta x)$. 我们称 $f(x_0+\Delta x)-f(x_0)$ 为函数 $y=f(x)$ 在点 x_0 处的增量（或称改变量），记为

$$\Delta y=f(x_0+\Delta x)-f(x_0).$$

2. 函数连续性的定义

有了增量的概念，我们便可用自变量的增量 Δx 的变动反映自变量在 x_0 处的改变情况，用函数的增量 Δy 的变动反映相应函数值的改变情况（图 1-11）.

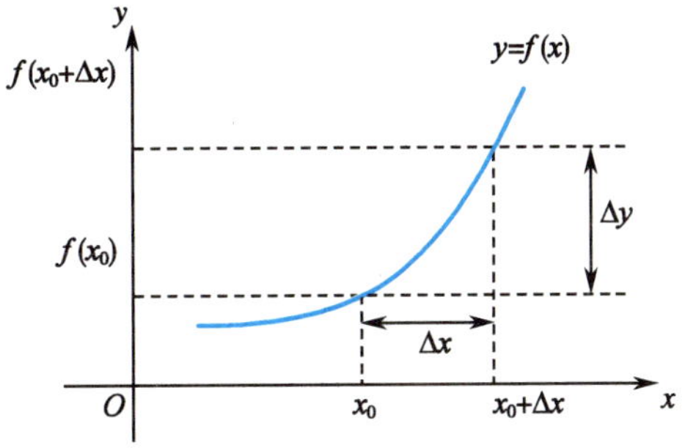

图 1-11

定义 1-9　设函数 $y=f(x)$ 在点 x_0 点的某邻域内有定义，当自变量 x 在 x_0 处有一个增量 Δx 时（$x_0+\Delta x$ 要属于此邻域），函数相应有一个增量 $\Delta y=f(x_0+\Delta x)-f(x_0)$，若

$$\lim_{\Delta x\to 0}\Delta y=0, \tag{1-1}$$

则称函数 $f(x)$ 在点 x_0 处连续，x_0 称为 $f(x)$ 的连续点（continuity point）.

由 $\Delta x=x-x_0$，当 $\Delta x\to 0$，有 $x\to x_0$. 上述定义中的极限可改写为

$$\lim_{x\to x_0}[f(x)-f(x_0)]=0,$$

即

$$\lim_{x\to x_0}f(x)=f(x_0). \tag{1-2}$$

因此，函数在 x_0 处连续的定义也可用这一极限式来表示. 也可以说函数 $y=f(x)$ 在 x_0 处连续的必要充分条件是：

①$f(x)$ 在 x_0 处有定义，即 $f(x_0)$ 存在且为一常数；

②$f(x)$ 在 x_0 的极限存在；

③$f(x)$ 在 x_0 的极限值等于 $f(x)$ 在 x_0 的函数值.

如果函数 $f(x)$ 在 x_0 处的左极限 $\lim\limits_{x\to x_0^-}f(x)=f(x_0)$，则称 $f(x)$ 在 x_0 处左连续（continuity from the left）；同样，$\lim\limits_{x\to x_0^+}f(x)=f(x_0)$，则称 $f(x)$ 在 x_0 处右连续（continuity from the right）. 显然，函数 $f(x)$ 在 x_0 处连续的必要充分条件是 $f(x)$ 在 x_0 处左、右都连续，即

$$\lim_{x\to x_0^-}f(x)=\lim_{x\to x_0^+}f(x)=f(x_0). \tag{1-3}$$

式（1-1）、（1-2）、（1-3）给出了函数 $y=f(x)$ 在点 x_0 连续的三种等价的定义.

如果函数 $f(x)$ 在开区间 (a,b) 内任一点连续，则称 $f(x)$ 是区间 (a,b) 内的连续函数. 如果函数 $f(x)$ 在区间 (a,b) 内连续，且有 $\lim\limits_{x\to a^+}f(x)=f(a)$，$\lim\limits_{x\to b^-}f(x)=f(b)$，则称 $f(x)$ 是闭区间 $[a,b]$ 上的连续函数.

连续函数图像称为连续曲线（continuous curve）.

例 1-21　证明函数 $y=\sin x$ 在其定义域内任一点处都连续.

证明　设 x_0 是 $y=\sin x$ 定义域内任意一点，在点 x_0 处有增量 Δx 时，对应的函数增量为 $\Delta y=$

NOTES

$\sin(x_0+\Delta x)-\sin x_0=2\sin\dfrac{\Delta x}{2}\cos\left(x_0+\dfrac{\Delta x}{2}\right)$，因为当 $\Delta x\to 0$ 时有 $\left|\cos\left(x_0+\dfrac{\Delta x}{2}\right)\right|\leqslant 1$ 及 $\left|\sin\dfrac{\Delta x}{2}\right|\leqslant\left|\dfrac{\Delta x}{2}\right|$，则 $|\Delta y|=\left|2\sin\dfrac{\Delta x}{2}\cos\left(x_0+\dfrac{\Delta x}{2}\right)\right|\leqslant 2\left|\dfrac{\Delta x}{2}\right|=|\Delta x|$，所以当 $\Delta x\to 0$ 时，有 $\Delta y\to 0$，故函数 $y=\sin x$ 在点 x_0 处连续. 由 x_0 的任意性知函数 $y=\sin x$ 在定义域内任一点都是连续的.

例 1-22　设 $f(x)=\begin{cases}a+bx, & x\leqslant 0,\\ \dfrac{\sin bx}{x}, & x>0,\end{cases}$ 在点 $x=0$ 处连续，a,b 应满足什么关系？

解　这是分段函数，在分段点 $x=0$ 处有 $f(0)=a$，$\lim\limits_{x\to 0^-}f(x)=\lim\limits_{x\to 0^-}(a+bx)=a$，$\lim\limits_{x\to 0^+}f(x)=\lim\limits_{x\to 0^+}\dfrac{\sin bx}{x}=b$，又因为已知 $f(x)$ 在 $x=0$ 处连续，所以必然在 $x=0$ 处左、右都连续，即 $\lim\limits_{x\to 0^-}f(x)=\lim\limits_{x\to 0^+}f(x)=f(0)=a$，即有 $a=b$.

3. 函数的间断点

函数的不连续点就是函数的间断点（discontinuous point），即满足下列三个条件之一的点 x_0 就是函数 $f(x)$ 的间断点：

（1）$f(x)$ 在点 x_0 没有定义；

（2）$\lim\limits_{x\to x_0}f(x)$ 不存在；

（3）$\lim\limits_{x\to x_0}f(x)$ 存在，但 $\lim\limits_{x\to x_0}f(x)\neq f(x_0)$.

函数的间断点通常分为两类. 设 x_0 是 $f(x)$ 间断点，如果 $f(x)$ 在 x_0 处的左、右极限都存在，则称 x_0 是 $f(x)$ 的第一类间断点. 第一类间断点以外的其他间断点统称为第二类间断点.

例 1-23　函数 $y=\dfrac{\sin x}{x}$ 在点 $x=0$ 处无定义，所以函数在点 $x=0$ 处是间断点，但是 $\lim\limits_{x\to 0}\dfrac{\sin x}{x}=1$，可知 $x=0$ 属于第一类间断点.

如果定义 $f(x)=\begin{cases}\dfrac{\sin x}{x}, & x\neq 0,\\ 1, & x=0,\end{cases}$ 则函数 $f(x)$ 在点 $x=0$ 处连续. 这种情况的第一类间断点称为可去间断点.

例 1-24　讨论函数 $f(x)=\begin{cases}x+1, & x>0,\\ x-1, & x\leqslant 0,\end{cases}$ 在点 $x=0$ 处的连续性.

解　因为 $\lim\limits_{x\to 0^+}f(x)=1$，$\lim\limits_{x\to 0^-}f(x)=-1$，当 $x\to 0$ 时 $f(x)$ 的极限不存在，所以函数 $f(x)$ 在 $x=0$ 点间断. 由于 $f(x)$ 在 $x=0$ 处的左、右极限存在，可知属于第一类间断点.

这种左、右极限存在但不相等情况下的间断点，称为跳跃间断点，如图 1-12 所示.

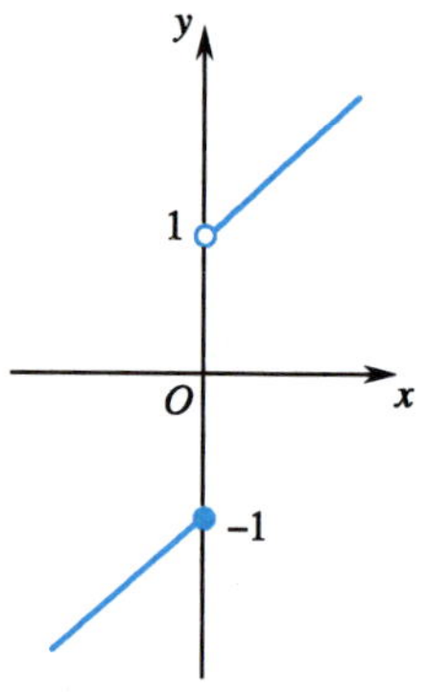

图 1-12

例 1-25　函数 $y=\dfrac{1}{x}$ 在点 $x=0$ 处无定义，可知点 $x=0$ 是函数 $y=\dfrac{1}{x}$ 的间断点. 因为 $\lim\limits_{x\to 0}\dfrac{1}{x}=\infty$，称 $x=0$ 为函数 $y=\dfrac{1}{x}$ 的无穷间断点，属于第二类间断点.

例 1-26　讨论函数 $f(x)=\begin{cases}\sin\dfrac{1}{x}, & x\neq 0,\\ 0, & x=0,\end{cases}$ 在点 $x=0$ 的连续性.

解　因为 $x\to 0$ 时，$\sin\dfrac{1}{x}$ 在 -1 与 1 之间振荡，$\lim\limits_{x\to 0}f(x)=\lim\limits_{x\to 0}\sin\dfrac{1}{x}$ 不存在，所以 $f(x)$ 在 $x=0$ 点间断.

NOTES

这种间断点称为振荡间断点，属于第二类间断点.

二、初等函数的连续性

这里不加证明地给出以下几个结论：

（1）一切基本初等函数在其有定义的点都是连续的.

（2）若函数$f(x)$与$g(x)$在$x=x_0$处连续，则函数$f(x)\pm g(x)$、$f(x)g(x)$及$\dfrac{f(x)}{g(x)}[g(x_0)\neq 0]$在$x=x_0$点连续.

（3）若函数$u=\varphi(x)$在点$x=x_0$处连续，设$u_0=\varphi(x_0)$，而函数$y=f(u)$在点$u=u_0$处连续，则复合函数$y=f[\varphi(x)]$在点$x=x_0$处连续.

由以上结论可知：初等函数在其定义区间内都是连续的.

由于函数在其连续点x_0满足

$$\lim_{x\to x_0}f(x)=f(\lim_{x\to x_0}x)=f(x_0),$$

初等函数在其连续的点处求极限的问题可以转化为求这一点的函数值问题.

例 1-27　求$\lim\limits_{x\to 1}\dfrac{\arctan x}{\sqrt{5-x^2}}$.

解　因为函数$y=\lim\limits_{x\to 1}\dfrac{\arctan x}{\sqrt{5-x^2}}$在$x=1$处连续，所以$\lim\limits_{x\to 1}\dfrac{\arctan x}{\sqrt{5-x^2}}=\dfrac{\arctan 1}{\sqrt{5-1^2}}=\dfrac{\pi}{8}$.

例 1-28　求$\lim\limits_{x\to 0}e^{\frac{\sin x}{x}}$.

解　因$\lim\limits_{x\to 0}\dfrac{\sin x}{x}=1$，而函数$y=e^u$在点$u=1$连续，所以

$$\lim_{x\to 0}e^{\frac{\sin x}{x}}=e^{\lim\limits_{x\to 0}\frac{\sin x}{x}}=e^1=e.$$

三、闭区间上连续函数的性质

这里介绍闭区间上连续函数的两个重要性质.

定理 1-3（最值定理）　设函数$f(x)$在闭区间$[a,b]$上连续，则$f(x)$在该区间必有最大值和最小值.

定理 1-4（介值定理）　设函数$f(x)$在闭区间$[a,b]$上连续，则对介于$f(a)$和$f(b)$之间的任何值c，在开区间(a,b)内至少存在一点ξ，使

$$f(\xi)=c\quad(a<\xi<b).$$

此定理的几何意义是：连续曲线$y=f(x)$与水平直线$y=c$至少相交于一点，如图 1-13 所示.

特别地，若$f(a)$与$f(b)$异号$(f(a)f(b)<0)$，则连续曲线$y=f(x)$与x轴至少有一个交点，亦即方程$f(x)=0$在区间$[a,b]$内至少有一个实根（图 1-14）.

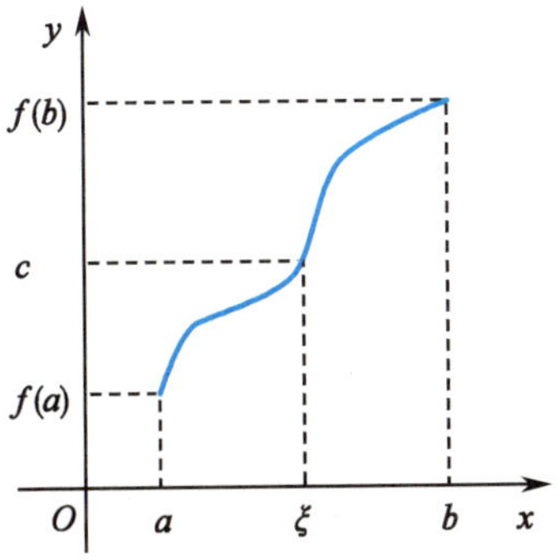

图 1-13

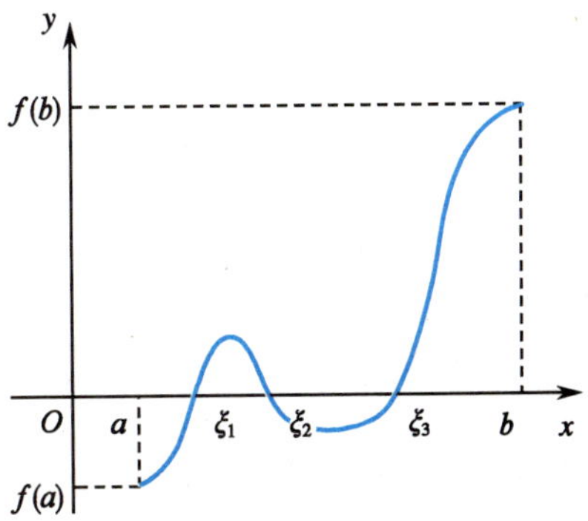

图 1-14

练习题 1-3

1. 若函数$f(x)$在点x_0处间断，能断言$\lim\limits_{x\to x_0}f(x)$不存在吗？

2. 分段函数是否一定有间断点？

3. 若$f(x)$在点x_0连续，$g(x)$在点x_0间断，能否断定$f(x)+g(x)$在点x_0必间断？若$f(x)$、$g(x)$在点x_0都间断，能否断定$f(x)+g(x)$在点x_0间断？

4. 开区间连续的函数是否必有最大值、最小值，又是否必定没有最大值、最小值？

5. 若$f(x)$在$[a,b]$上有定义，在(a,b)内连续，且$f(a)f(b)<0$，能否保证方程$f(x)=0$在(a,b)内必有实根？

6. 证明方程$x=\sin x+2$至少有一个不超过3的实根.

复习题一

1. 求下列函数的定义域：

(1) $y=\sqrt{(x+2)(x-1)}$；　(2) $y=\arccos(x-3)$；

(3) $y=\lg\dfrac{x-1}{x+2}$；　(4) $y=\dfrac{\sqrt{\ln(2+x)}}{x(x-4)}$；

(5) $y=\dfrac{1}{\sqrt{2-x^2}}+\arcsin\left(\dfrac{1}{2}x-1\right)$；　(6) $y=\dfrac{x}{\sin x}$.

2. 设$f(x)=\begin{cases}1+x^2, & x<0,\\ \dfrac{1}{2}, & x=0,\\ -x, & x>0,\end{cases}$ 求$f(0)$、$f\left(\dfrac{1}{2}\right)$、$f\left(\lg\dfrac{1}{2}\right)$.

3. 设函数$y=f(x)$的定义域为$[0,1]$，求下列函数的定义域：

(1) $f\left(x+\dfrac{1}{3}\right)+f\left(x-\dfrac{1}{3}\right)$；　(2) $f(\sin x)$；

(3) $f(\ln x+1)$；　(4) $f(x^2)$.

4. 写出y关于x的复合函数：

(1) $y=\lg u, u=\tan(x+1)$；　(2) $y=u^3, u=\sqrt{x^2+1}$；

(3) $y=u+\sin u, u=1-v, v=x^3$；　(4) $y=e^u, u=v^2, v=\sin\omega, \omega=\dfrac{1}{x}$.

5. 指出下列各函数是由哪些基本初等函数或简单函数复合而成：

(1) $y=e^{\arctan(2x+1)}$；　(2) $y=\sqrt{\sin^3(x+2)}$；

(3) $y=\tan\sqrt{\dfrac{1+x}{1-x}}$；　(4) $y=\cos\ln^3\sqrt{x^2+1}$.

6. 已知$f(e^x+1)=e^{2x}+e^x+1$，求$f(x)$表达式.

7. 已知$f\left(\tan x+\dfrac{1}{\tan x}\right)=\tan^2x+\dfrac{1}{\tan^2x}+3, x\neq\dfrac{k\pi}{2}(k=0,\pm1,\pm2,\cdots)$，求$f(x)$的表达式.

8. 求下列数列的极限：

(1) $\lim\limits_{n\to\infty}(\sqrt{n+1}-\sqrt{n})$；　(2) $\lim\limits_{n\to\infty}\dfrac{\sqrt{n}\sin n}{n+1}$；

(3) $\lim\limits_{n\to\infty}\left(\dfrac{1}{n^2}+\dfrac{2}{n^2}+\cdots+\dfrac{n-1}{n^2}\right)$.

9. 求下列函数的极限：

（1）$\lim\limits_{x\to -1}\dfrac{x^3-1}{x-1}$；　　（2）$\lim\limits_{x\to 1}\dfrac{x^2-1}{2x^2-x-1}$；

（3）$\lim\limits_{x\to \infty}\dfrac{x^2-1}{3x^2-x-1}$；　　（4）$\lim\limits_{x\to 1}\dfrac{2x-1}{x^2-5x+4}$；

（5）$\lim\limits_{x\to 3}\dfrac{\sqrt{x+13}-2\sqrt{x+1}}{x^2-9}$；　　（6）$\lim\limits_{x\to +\infty}\dfrac{\sqrt{x^2+1}-1}{x}$；

（7）$\lim\limits_{x\to 1}\left(\dfrac{1}{1-x}-\dfrac{2}{1-x^2}\right)$；　　（8）$\lim\limits_{x\to 0}\dfrac{1-\cos x}{x\sin x}$；

（9）$\lim\limits_{x\to 1}(1-x)\tan\dfrac{\pi}{2}x$；　　（10）$\lim\limits_{x\to 0}\dfrac{\tan x-\sin x}{x^3}$；

（11）$\lim\limits_{x\to 1}x^{\frac{2}{1-x}}$；　　（12）$\lim\limits_{x\to 0}(1-3x)^{\frac{1}{x}}$；

（13）$\lim\limits_{x\to \infty}\left(\dfrac{x-1}{1+x}\right)^{x-1}$；　　（14）$\lim\limits_{x\to 0}\dfrac{x+\ln(1+x)}{3x-\ln(1+x)}$；

（15）$\lim\limits_{x\to -1}\dfrac{\ln(2+x)}{\sqrt[3]{1+2x}+1}$；　　（16）$\lim\limits_{x\to \infty}\left(\dfrac{2x+3}{2x+1}\right)^{x+1}$.

10. 已知 $\lim\limits_{x\to 1}\dfrac{x^2+bx+6}{1-x}=5$，试确定 b 的值.

11. 已知极限 $\lim\limits_{x\to +\infty}\left(2x-\sqrt{ax^2-x+1}\right)$ 存在，试确定 a 的值，并求出极限值.

12. 当 $x\to 0$ 时，将下列函数与 x 进行比较，哪些是高阶无穷小量，哪些是低阶无穷小量，哪些是同阶无穷小量，哪些是等价无穷小量？

（1）$\tan^3x$；　　（2）$\sqrt{1+x^2}-1$；

（3）$\csc x-\cot x$；　　（4）$x+x^2\sin\dfrac{1}{x}$；

（5）$\cos\left[\dfrac{\pi}{2}(1-x)\right]$；　　（6）$\sqrt{1+\tan x}-\sqrt{1-\sin x}$.

13. 已知当 $x\to 0$ 时，$\sqrt{1+ax^2}-1$ 与 $\sin^2x$ 是等价无穷小，求 a 的值.

14. 设 $f(x)=\begin{cases}e^x, & x<0,\\ a+\ln(1+x), & x\geqslant 0,\end{cases}$ 在 $(-\infty,+\infty)$ 内连续，试确定 a 的值.

15. 讨论函数 $f(x)=\begin{cases}e^{\frac{1}{x}}, & x<0,\\ 0, & x=0,\\ x\sin\dfrac{1}{x}, & x>0,\end{cases}$ 在点 $x=0$ 处的连续性.

16. 讨论函数 $f(x)=\begin{cases}\dfrac{1}{x}\sin x, & x\neq 0,\\ 1, & x=0,\end{cases}$ 在点 $x=0$ 处的连续性.

17. 设 $f(x)=\begin{cases}\dfrac{\ln(1+ax)}{x}, & x\neq 0,\\ 2, & x=0,\end{cases}$ 在点 $x=0$ 处连续，求 a 的值.

18. 确定下列函数的间断点及间断点类型并写出其连续区间

（1）$y=\dfrac{x}{\ln x}$；　　（2）$y=\dfrac{x-2}{x^2-5x+6}$；

（3）$y=\begin{cases}1-x^2, & x\geqslant 0,\\ \dfrac{\sin|x|}{x}, & x<0;\end{cases}$　　（4）$f(x)=\lim\limits_{n\to +\infty}\dfrac{1}{1+x^n}\quad(x\geqslant 0)$.

NOTES

19. 设函数$f(x)$在$[a,b]$上连续，且$f(a)<a$, $f(b)>b$，证明：方程$f(x)=x$在(a,b)内至少有一实根.

20. 设函数$f(x)$、$g(x)$在$[a,b]$上连续，且$f(a)>g(a)$, $f(b)<g(b)$，证明：在(a,b)内，曲线$y=f(x)$与$y=g(x)$至少有一个交点.

NOTES

第二章　一元函数微分学

本章数字资源

微分学和积分学统称为微积分学，它是高等数学的核心内容. 一元函数微分学最基本的概念是导数与微分. 导数描述了一个函数的因变量相对于自变量变化的快慢程度，即因变量关于自变量的变化率；微分表述了函数当自变量有微小变化时，因变量增量的近似程度. 本章将从实际例子出发，抽象出导数与微分的概念，进而给出计算导数与微分的方法，并且在此基础上，进一步讨论微分学的基本理论，最后介绍应用导数来研究函数的某些性态，并利用这些知识解决生物学、医药学等方面的实际问题.

第一节　导数的概念

导数的概念是许多自然现象在数量关系上抽象出来的研究这些数量变化率结构的数学模型. 例如，物体运动的瞬时速度、加速度，化学反应速度，放射性物质的蜕变速度，生物学中的出生率、死亡率、自然生长率、人口增长率、细胞增殖速度等，都涉及导数的概念.

一、导数的实例

1. 变速直线运动的瞬时速度

设某质点 M 沿直线做变速运动，其运动规律（函数）为

$$s=s(t),$$

其中 t 是时间，s 为路程，下面讨论在时刻 t_0 的瞬时速度.

当时间由时刻 t_0 变化到 t（记 $t=t_0+\Delta t$）时，路程由 $s(t_0)$ 变化到 $s(t_0+\Delta t)$，路程的增量为

$$\Delta s=s(t_0+\Delta t)-s(t_0).$$

质点 M 在时间 $|\Delta t|$ 内，平均速度为

$$\bar{v}=\frac{\Delta s}{\Delta t}=\frac{s(t_0+\Delta t)-s(t_0)}{\Delta t}.$$

若质点 M 做匀速运动，则平均速度 $\bar{v}$ 是一常数，且为任意时刻的速度. 但在实际问题中，质点 M 运动的速度每时每刻都在变化，当 Δt 变化时，平均速度 $\bar{v}$ 也随之变化，且 Δt 变化较小时，平均速度 $\bar{v}$ 是质点在时刻 t_0 的"瞬时速度"的近似值. 显然，Δt 变化愈小，平均速度 $\bar{v}$ 与在时刻 t_0 的"瞬时速度"近似程度愈好. 当 $\Delta t\to 0$ 时，若 $\bar{v}$ 趋于确定值，该值就是质点 M 在时刻 t_0 的瞬时速度 v，即

$$v(t_0)=\lim_{\Delta t\to 0}\bar{v}=\lim_{\Delta t\to 0}\frac{\Delta s}{\Delta t}=\lim_{\Delta t\to 0}\frac{s(t_0+\Delta t)-s(t_0)}{\Delta t}. \tag{2-1}$$

平均速度 $\bar{v}$ 反映了质点在 Δt 内速度的概貌，而瞬时速度 v 则反映了路程函数 $s(t)$ 相对于时间 t 变化的快慢程度，在此，称之为函数 $s(t)$ 相对于自变量 t 的变化率.

2. 细菌的繁殖速率

在细菌繁殖的过程中，细菌的数量会随着时间的推移而变化. 下面讨论细菌在时刻 t_0 的瞬时繁殖速率.

设细菌在某一时刻 t 的总数为 N，显然 N 是时间 t 的函数

$$N=N(t),$$

NOTES

那么从 t_0 变化到 $t(t=t_0+\Delta t)$ 这段时间内，细菌的平均繁殖速率为

$$\bar{v}=\frac{\Delta N}{\Delta t}=\frac{N(t_0+\Delta t)-N(t_0)}{\Delta t}.$$

当 $|\Delta t|$ 很小时，平均繁殖速率 $\bar{v}$ 是 t_0 时刻的瞬时繁殖速率的近似值，当 $|\Delta t|$ 愈小，它的近似程度愈好. 当 $\Delta t\to 0$ 时，$\bar{v}$ 的极限值(如果存在的话)就是细菌在时刻 t_0 的瞬时繁殖速率，即

$$v=\lim_{\Delta t\to 0}\bar{v}=\lim_{\Delta t\to 0}\frac{\Delta N}{\Delta t}=\lim_{\Delta t\to 0}\frac{N(t_0+\Delta t)-N(t_0)}{\Delta t}. \tag{2-2}$$

二、导数的定义及其几何意义

我们研究了变速直线运动的瞬时速度和细菌的繁殖速率问题，尽管它们的实际背景不同，但它们处理问题的数学方法是完全一致的，式(2-1)和(2-2)的数学结构是完全相同的. 它们都是通过以下三个步骤，抽象出函数的增量与自变量的增量之比的极限(当自变量增量趋于 0 时)，即：

(1) 当自变量在给定值 x_0 处有一增量 Δx，函数 $y=f(x)$ 相应地有一增量 Δy

$$\Delta y=f(x_0+\Delta x)-f(x_0).$$

(2) 函数的增量 Δy 与自变量的增量 Δx 的比值

$$\frac{\Delta y}{\Delta x}=\frac{f(x_0+\Delta x)-f(x_0)}{\Delta x},$$

就是函数在区间 $(x_0,x_0+\Delta x)$ 或 $(x_0+\Delta x,x_0)$ 内的平均变化率.

(3) 当自变量的增量 $\Delta x\to 0$ 时，平均变化率的极限(如果存在的话)

$$\lim_{\Delta x\to 0}\frac{\Delta y}{\Delta x}=\lim_{\Delta x\to 0}\frac{f(x_0+\Delta x)-f(x_0)}{\Delta x},$$

就是函数 $y=f(x)$ 在 $x=x_0$ 处的瞬时变化率，或简称为变化率，这就引出了微分学的基本概念——导数.

定义 2-1　设函数 $y=f(x)$ 在 $x=x_0$ 的某邻域内有定义，当自变量 x 在 x_0 处有增量 Δx ($x_0+\Delta x$ 在该邻域内)时，函数相应地有增量 $\Delta y=f(x_0+\Delta x)-f(x_0)$. 如果极限

$$\lim_{\Delta x\to 0}\frac{\Delta y}{\Delta x}=\lim_{\Delta x\to 0}\frac{f(x_0+\Delta x)-f(x_0)}{\Delta x}, \tag{2-3}$$

存在，则称函数 $y=f(x)$ 在 $x=x_0$ 处可导，并称此极限值为函数 $y=f(x)$ 在 $x=x_0$ 处的导数(derivative)值，记作 $f'(x_0)$, $y'|_{x=x_0}$, $\frac{\mathrm{d}y}{\mathrm{d}x}\big|_{x=x_0}$, $\frac{\mathrm{d}f(x)}{\mathrm{d}x}\big|_{x=x_0}$，即

$$f'(x_0)=y'|_{x=x_0}=\frac{\mathrm{d}y}{\mathrm{d}x}\Big|_{x=x_0}=\frac{\mathrm{d}f(x)}{\mathrm{d}x}\Big|_{x=x_0}=\lim_{\Delta x\to 0}\frac{\Delta y}{\Delta x}=\lim_{\Delta x\to 0}\frac{f(x_0+\Delta x)-f(x_0)}{\Delta x}.$$

如果上述极限(2-3)不存在，就称函数 $f(x)$ 在 $x=x_0$ 处不可导或导数不存在. 若不可导，且增量比值趋近于无穷大，为方便起见，我们也称函数 $f(x)$ 在 $x=x_0$ 处的导数为无穷大，记为 $f'(x_0)=\infty$.

不难看到，前面两个实例都是导数的问题，质点的变速直线运动规律是 $s=s(t)$，则质点在时刻 t_0 的瞬时速度 v 是 $s(t)$ 在 $t=t_0$ 处的导数 $s'(t_0)$. 若细菌在时刻 t 的总数为 $N=N(t)$，则细菌在时刻 t_0 的瞬时繁殖速率为 $N(t)$ 在 $t=t_0$ 处的导数 $N'(t_0)$.

在式(2-3)中，令 $x=x_0+\Delta x$，则式(2-3)可以写成如下等价的形式

$$f'(x_0)=\lim_{x\to x_0}\frac{f(x)-f(x_0)}{x-x_0}. \tag{2-4}$$

用式(2-4)来求函数在 $x=x_0$ 处的导数有时更为简便.

在式(2-3)中，当自变量的增量 Δx 只从大于 0 的方向或小于 0 的方向趋近于 0 时，和在式(2-4)中，当自变量 x 只从大于 x_0 的方向或小于 x_0 的方向趋近于 x_0 时等价，若极限

$$\lim_{\Delta x\to 0^+}\frac{\Delta y}{\Delta x}=\lim_{\Delta x\to 0^+}\frac{f(x_0+\Delta x)-f(x_0)}{\Delta x}=\lim_{x\to x_0^+}\frac{f(x)-f(x_0)}{x-x_0} \quad 或 \quad \lim_{\Delta x\to 0^-}\frac{\Delta y}{\Delta x}=\lim_{\Delta x\to 0^-}\frac{f(x_0+\Delta x)-f(x_0)}{\Delta x}=$$

NOTES

$\lim\limits_{x\to x_0^-}\dfrac{f(x)-f(x_0)}{x-x_0}$存在，则称函数$f(x)$在$x=x_0$处右可导或左可导，此极限值称为函数$f(x)$在$x=x_0$处的右导数（derivative on the right）值或左导数（derivative on the left）值，记作$f'_+(x_0)$，或$f'_-(x_0)$.

左导数值与右导数值统称为单侧导数值.

由导数、左右导数的定义及极限理论可知：函数$f(x)$在$x=x_0$处可导的充分必要条件是，函数$f(x)$在$x=x_0$处左导数值、右导数值都存在且相等，即$f'_-(x_0)=f'_+(x_0)$.

若函数$y=f(x)$在开区间(a,b)内的每一点都可导，则称函数$f(x)$在开区间(a,b)内可导. 这时，对于(a,b)上任意一点x，都有唯一确定的导数值$f'(x)$与之相对应，因此它是定义在区间(a,b)内的一个关于x的新函数，称它为函数$y=f(x)$的导函数（derived function），简称为导数，记作$f'(x)$，y'，$\dfrac{dy}{dx}$，$\dfrac{df(x)}{dx}$，即

$$f'(x)=y'=\frac{dy}{dx}=\frac{df(x)}{dx}=\lim_{\Delta x\to 0}\frac{\Delta y}{\Delta x}=\lim_{\Delta x\to 0}\frac{f(x+\Delta x)-f(x)}{\Delta x}, x\in(a,b). \tag{2-5}$$

若函数$f(x)$在开区间(a,b)内可导，且$f'_+(a)$和$f'_-(b)$都存在，则称$f(x)$在闭区间$[a,b]$上可导，它的导数仍然称为导函数，且$f'(x_0)=f'(x)\big|_{x=x_0}$.

若用导数定义求函数$y=f(x)$在一具体点$x=x_0$处的导数，则常用式（2-4），若求任意一点x处的导数，常用式（2-5）.

求导数的步骤：

（1）求函数增量

当自变量在x处有一增量Δx，函数$y=f(x)$相应地有一增量Δy，

$$\Delta y=f(x+\Delta x)-f(x).$$

（2）求函数增量Δy与自变量增量Δx的比值

$$\frac{\Delta y}{\Delta x}=\frac{f(x+\Delta x)-f(x)}{\Delta x}.$$

（3）求增量比值的极限（如果存在的话）

$$\lim_{\Delta x\to 0}\frac{\Delta y}{\Delta x}=\lim_{\Delta x\to 0}\frac{f(x+\Delta x)-f(x)}{\Delta x}.$$

例 2-1　已知函数$f(x)=\sqrt{x}$，求$f'(9)$.

解法 1　利用式（2-3）

$$\Delta y=f(9+\Delta x)-f(9)=\sqrt{9+\Delta x}-\sqrt{9}=\sqrt{9+\Delta x}-3,$$

$$\frac{\Delta y}{\Delta x}=\frac{\sqrt{9+\Delta x}-3}{\Delta x}=\frac{1}{\sqrt{9+\Delta x}+3},$$

$$f'(9)=\lim_{\Delta x\to 0}\frac{\Delta y}{\Delta x}=\lim_{\Delta x\to 0}\frac{1}{\sqrt{9+\Delta x}+3}=\frac{1}{6}.$$

解法 2　利用式（2-4）

$$f'(9)=\lim_{x\to 9}\frac{f(x)-f(9)}{x-9}=\lim_{x\to 9}\frac{\sqrt{x}-3}{x-9}=\lim_{x\to 9}\frac{\sqrt{x}-3}{(\sqrt{x}-3)(\sqrt{x}+3)}=\lim_{x\to 9}\frac{1}{\sqrt{x}+3}=\frac{1}{6}.$$

解法 3　利用式（2-5），先求导函数$f'(x)$，再求$f'(9)$

$$\Delta y=f(x+\Delta x)-f(x)=\sqrt{x+\Delta x}-\sqrt{x},$$

$$\frac{\Delta y}{\Delta x}=\frac{\sqrt{x+\Delta x}-\sqrt{x}}{\Delta x}=\frac{1}{\sqrt{x+\Delta x}+\sqrt{x}},$$

$$f'(x)=\lim_{\Delta x\to 0}\frac{\Delta y}{\Delta x}=\lim_{\Delta x\to 0}\frac{1}{\sqrt{x+\Delta x}+\sqrt{x}}=\frac{1}{2\sqrt{x}},\text{则 } f'(9)=\frac{1}{2\sqrt{x}}\bigg|_{x=9}=\frac{1}{6}.$$

为了使我们对“导数是函数在某点的变化率”有一个直观的认识，下面讨论导数的几何意义.

如图 2-1，设曲线 L 为函数 $y=f(x)$ 的图像. 在 x 轴上取一点 x_0，并给其增量 Δx，则在 x 轴上可取到另一点 $x_0+\Delta x$，曲线 L 上对应点分别为 $M_0(x_0, f(x_0))$ 和 $M(x_0+\Delta x, f(x_0+\Delta x))$，直线 M_0M 为曲线 L 上的割线，β 为割角. 割线 M_0M 的斜率为

$$K_{割}=K_{M_0M}=\tan\beta=\frac{\Delta y}{\Delta x}=\frac{f(x_0+\Delta x)-f(x_0)}{\Delta x}.$$

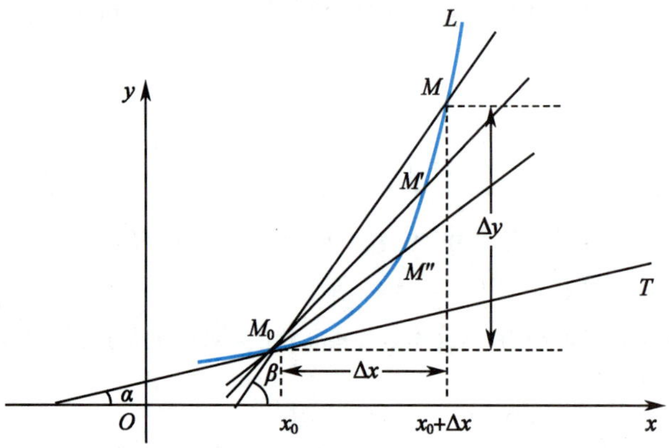

图 2-1

当 $\Delta x\to 0$ 时，点 M 沿着曲线 $y=f(x)$ 无限接近 M_0 点，此时，割线 M_0M 以点 M_0 为支点转动趋向于直线 M_0T，直线 M_0M'、M_0M'' 表示割线 M_0M 趋向于直线 M_0T 的过程，割线 M_0M 的极限位置 M_0T 叫做曲线 $y=f(x)$ 的切线，α 为切角. 显然切线 M_0T 的斜率为

$$K_{切}=K_{M_0T}=\tan\alpha=\lim_{M\to M_0}K_{M_0M}=\lim_{\beta\to\alpha}\tan\beta$$

$$=\lim_{\Delta x\to 0}\frac{\Delta y}{\Delta x}=\lim_{\Delta x\to 0}\frac{f(x_0+\Delta x)-f(x_0)}{\Delta x}=f'(x_0).$$

导数的几何意义：$f'(x_0)$ 表示曲线 $y=f(x)$ 在点 $M_0(x_0, f(x_0))$ 处切线的斜率.

由平面解析几何知识，若 $f'(x_0)$ 存在，曲线 $y=f(x)$ 在点 $M_0(x_0, f(x_0))$ 处的切线方程、法线方程分别为

$$y-f(x_0)=f'(x_0)(x-x_0)\text{ 和 } y-f(x_0)=-\frac{1}{f'(x_0)}(x-x_0)\ (f'(x_0)\neq 0)$$

显然当 $f'(x_0)=0$ 时，曲线的切线方程为 $y=f(x_0)$，法线方程为 $x=x_0$. 值得注意，当 $f'(x_0)=\infty$ 时，曲线的切线、法线仍然存在. 切线方程为 $x=x_0$，法线方程为 $y=f(x_0)$.

例 2-2　求曲线 $y=\sqrt{x}$ 在点 $M_0(9,3)$ 的切线方程与法线方程.

解　由例 2-1，$y'|_{x=9}=\frac{1}{2\sqrt{x}}\Big|_{x=9}=\frac{1}{6}$，得 $k_{切}=\frac{1}{6}$，$k_{法}=-6$.

于是曲线 $y=\sqrt{x}$ 在点 $M_0(9,3)$ 的切线方程为 $y-3=\frac{1}{6}(x-9)$，即 $6y-x-9=0$.

法线方程为 $y-3=-6(x-9)$，即 $y+6x-57=0$.

三、函数可导与连续的关系

如果函数 $y=f(x)$ 在 $x=x_0$ 处可导，则有 $f'(x_0)=\lim\limits_{\Delta x\to 0}\frac{\Delta y}{\Delta x}$，于是

NOTES

$$\lim_{\Delta x\to 0}\Delta y=\lim_{\Delta x\to 0}\left(\frac{\Delta y}{\Delta x}\cdot\Delta x\right)=\lim_{\Delta x\to 0}\frac{\Delta y}{\Delta x}\lim_{\Delta x\to 0}\Delta x=f'(x_0)\cdot 0=0.$$

由此表明，$y=f(x)$ 在 $x=x_0$ 处连续. 因此，函数 $y=f(x)$ 在 $x=x_0$ 处可导，则函数在 $x=x_0$ 处必连续.

反之，如果函数 $y=f(x)$ 在 $x=x_0$ 处连续，但在 $x=x_0$ 处未必可导. 例如，函数 $f(x)=|x|=\sqrt{x^2}$ 为初等函数，在其定义域 $(-\infty,+\infty)$ 内连续，故在 $x=0$ 处连续，但在 $x=0$ 处不可导. 这是因为

$$f'_-(0)=\lim_{x\to 0^-}\frac{f(x)-f(0)}{x-0}=\lim_{x\to 0^-}\frac{|x|}{x}=\lim_{x\to 0^-}\frac{-x}{x}=-1,$$

$$f'_+(0)=\lim_{x\to 0^+}\frac{f(x)-f(0)}{x-0}=\lim_{x\to 0^+}\frac{|x|}{x}=\lim_{x\to 0^+}\frac{x}{x}=1.$$

由于 $f'_-(0)\neq f'_+(0)$，所以，函数 $f(x)=|x|$ 在 $x=0$ 处不可导，见图 2-2.

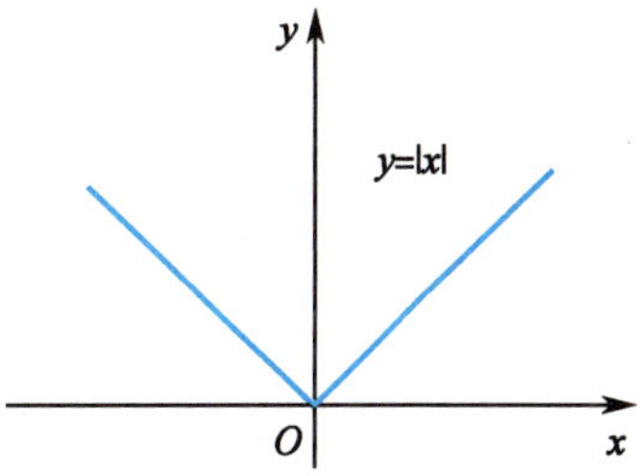

图 2-2

练习题 2-1

1. 填空题

(1) 设函数 $f(x)$ 在 $x=0$ 处可导，则 $\lim\limits_{h\to 0}\dfrac{f(-2h)-f(0)}{h}=$________.

(2) 设函数 $f(x)$ 在 $x=x_0$ 处可导，则 $\lim\limits_{\Delta x\to 0}\dfrac{f(x_0+\Delta x)-f(x_0-2\Delta x)}{2\Delta x}=$________.

(3) 设函数 $f(x)=\begin{cases}\ln(1+x), & x\geqslant 0,\\ x, & x<0,\end{cases}$ 则 $f(0)=$________，$f'(0)=$________.

2. 单项选择题

(1) 已知 $f(0)=0$ 且 $f'(0)=2$，则 $\lim\limits_{x\to 0}\dfrac{f(x)}{x}=($　　$)$.

A. 0　　B. 1　　C. 2　　D. 3

(2) 函数 $y=\dfrac{1}{x}$ 在点 $\left(\dfrac{1}{2},2\right)$ 处的切线的斜率为(　　).

A. 2　　B. −2　　C. 4　　D. −4

(3) 函数 $f(x)$ 在 x_0 处连续是在该点处可导的(　　).

A. 充分条件　　B. 必要条件　　C. 充要条件　　D. 既不充分也不必要条件

3. 求与直线 $x+9y-1=0$ 垂直的曲线 $y=x^3-3x^2+5$ 的切线方程.

4. 已知函数 $f(x)=\begin{cases}x^2, x\geqslant 0,\\ -x, x<0,\end{cases}$ 求 $f'_+(0)$ 及 $f'_-(0)$，判断 $f'(0)$ 是否存在.

第二节 | 初等函数的导数

前面我们给出了利用定义求导数的步骤，但利用定义求导数的方法非常烦琐，有时甚至是不可行的. 为此，本节将介绍基本初等函数的求导公式和运算法则，借助于这些公式和法则，可以比较方便地求出常见的初等函数的导数.

一、几个基本初等函数的导数

1. 常数函数的导数

设函数 $y=f(x)=C$（C 为常数），则有 $(C)'=0$.

NOTES

2. 幂函数的导数

设函数 $y=x^n$（n 为自然数），则 $(x^n)'=nx^{n-1}$. 更一般地，对于幂函数 $y=x^\alpha$（α 为实数），也有

$$(x^\alpha)'=\alpha x^{\alpha-1}.$$

这就是幂函数的导数公式，稍后将会在例 2-10 中证明这个结果.

3. 正弦函数和余弦函数的导数

设函数 $y=\sin x$，则有 $(\sin x)'=\cos x$. 类似地，有 $(\cos x)'=-\sin x$.

4. 对数函数的导数

设函数 $y=\log_a x$，（$a>0$ 且 $a\neq 1$），则有 $(\log_a x)'=\dfrac{1}{x\ln a}$.

证明　$\Delta y=\log_a(x+\Delta x)-\log_a x=\log_a\left(1+\dfrac{\Delta x}{x}\right)$.

$$\frac{\Delta y}{\Delta x}=\frac{1}{\Delta x}\log_a\left(1+\frac{\Delta x}{x}\right)=\frac{1}{x}\log_a\left(1+\frac{\Delta x}{x}\right)^{\frac{x}{\Delta x}}.$$

$\lim\limits_{\Delta x\to 0}\dfrac{\Delta y}{\Delta x}=\lim\limits_{\Delta x\to 0}\left[\dfrac{1}{x}\log_a\left(1+\dfrac{\Delta x}{x}\right)^{\frac{x}{\Delta x}}\right]=\dfrac{1}{x}\log_a\left[\lim\limits_{\Delta x\to 0}\left(1+\dfrac{\Delta x}{x}\right)^{\frac{x}{\Delta x}}\right]=\dfrac{1}{x}\log_a e=\dfrac{1}{x\ln a}$，即 $(\log_a x)'=\dfrac{1}{x\ln a}$，特别地，当 $a=e$ 时，则有 $(\ln x)'=\dfrac{1}{x}$.

其他导数公式，读者可以练习证明.

二、函数四则运算的求导法则

法则　设函数 $u=u(x)$，$v=v(x)$，$u_1=u_1(x)$，$u_2=u_2(x)$，$\cdots$，$u_n=u_n(x)$ 都在点 x 处可导，即 $u'=u'(x)$，$v'=v'(x)$，$u_1'=u_1'(x)$，$u_2'=u_2'(x)$，$\cdots$，$u_n'=u_n'(x)$，则有

（1）$(u\pm v)'=u'\pm v'$；

（2）$(uv)'=u'v+uv'$；

（3）$\left(\dfrac{u}{v}\right)'=\dfrac{u'v-uv'}{v^2}$（$v\neq 0$），特别，$u=1$ 时，$\left(\dfrac{1}{v}\right)'=-\dfrac{v'}{v^2}$.

推论

（1）$(u_1\pm u_2\pm\cdots\pm u_n)'=u_1'\pm u_2'\pm\cdots\pm u_n'$；

（2）$(Cu)'=Cu'$（C 为常数）；

（3）$(u_1u_2\cdots u_n)'=u_1'u_2\cdots u_n+u_1u_2'\cdots u_n+\cdots+u_1u_2\cdots u_n'$.

以上三个法则可由导数的定义加以证明，请读者自行证明.

例 2-3　已知函数 $y=\sqrt{x}-\dfrac{1}{x}+\sin x-\ln 2$，求 y'.

解　$y'=(\sqrt{x})'-\left(\dfrac{1}{x}\right)'+(\sin x)'-(\ln 2)'=\dfrac{1}{2\sqrt{x}}+\dfrac{1}{x^2}+\cos x-0=\dfrac{x\sqrt{x}+2}{2x^2}+\cos x$.

例 2-4　已知函数 $y=\tan x$，求 y'

解　$y'=\left(\dfrac{\sin x}{\cos x}\right)'=\dfrac{(\sin x)'\cos x-\sin x(\cos x)'}{\cos^2 x}=\dfrac{\cos^2 x+\sin^2 x}{\cos^2 x}=\dfrac{1}{\cos^2 x}=\sec^2 x$，即 $(\tan x)'=\sec^2 x$.

同理可得 $(\cot x)'=-\csc^2 x$，$(\sec x)'=\sec x\tan x$，$(\csc x)'=-\csc x\cot x$.

例 2-4 中的函数的导数可作为公式.

例 2-5　已知函数 $y=x^2\tan x+\dfrac{\ln x}{x}$，求 y'.

解

$$y'=(x^2\tan x)'+\left(\frac{\ln x}{x}\right)'=(x^2)'\tan x+x^2(\tan x)'+\frac{(\ln x)'x-(x)'\ln x}{x^2}$$

$$=2x\tan x+x^2\sec^2x+\frac{\frac{1}{x}\cdot x-\ln x}{x^2}=2x\tan x+(x\sec x)^2+\frac{1-\ln x}{x^2}.$$

三、反函数的求导法则

为了讨论指数函数(对数函数的反函数)与反三角函数(三角函数的反函数)的导数,我们首先讨论反函数的求导法则.

定理 2-1 如果函数 $x=\varphi(y)$ 在区间 I_y 上单调、可导,且 $\varphi'(y)\neq 0$,则它的反函数 $y=f(x)$ 在对应区间 I_x($I_x=\{x|x=\varphi(y),y\in I_y\}$)上可导,且

$$f'(x)=\frac{1}{\varphi'(y)}.$$

证明从略. 此定理表明,反函数的导数等于直接函数导数的倒数.

例 2-6 已知 $y=a^x$,($a>0$ 且 $a\neq 1$),求 y'.

解 已知 $y=a^x$ 是 $x=\log_a y$ 的反函数,而 $x=\log_a y$ 在 $(0,+\infty)$ 上单调可导,且 $(\log_a y)'=\frac{1}{y\ln a}\neq 0$,故在对应的区间 $(-\infty,+\infty)$ 内,有

$$(a^x)'=\frac{1}{(\log_a y)'}=y\ln a=a^x\ln a,$$

即 $(a^x)'=a^x\ln a$.

特别地,$a=\mathrm{e}$ 时,有 $(\mathrm{e}^x)'=\mathrm{e}^x$.

例 2-7 已知函数 $y=\arcsin x$,$\left(-1<x<1,-\frac{\pi}{2}<y<\frac{\pi}{2}\right)$,求 y'.

解 已知 $y=\arcsin x$ 是 $x=\sin y$(y 为自变量,x 为因变量)的反函数. $x=\sin y$ 在区间 $\left(-\frac{\pi}{2},\frac{\pi}{2}\right)$ 单调、可导,且 $(\sin y)'=\cos y>0$,故在 $(-1,1)$ 内有

$$(\arcsin x)'=\frac{1}{(\sin y)'}=\frac{1}{\cos y}=\frac{1}{\sqrt{1-\sin^2y}}=\frac{1}{\sqrt{1-x^2}},$$

即 $(\arcsin x)'=\frac{1}{\sqrt{1-x^2}}$.

同理可得 $(\arccos x)'=-\frac{1}{\sqrt{1-x^2}}$,$(\arctan x)'=\frac{1}{1+x^2}$,$(\operatorname{arccot} x)'=-\frac{1}{1+x^2}$.

例 2-6、2-7 中函数的导数可作为公式.

四、复合函数的求导法则

我们经常遇到的函数多是由几个基本初等函数复合而成的复合函数. 因此,复合函数的求导法则是求导运算经常用到的重要法则,需要熟练地掌握.

定理 2-2 设函数 $u=\varphi(x)$ 在点 x 处可导,而函数 $y=f(u)$ 在其对应点 u($u=\varphi(x)$)处可导,且复合函数 $y=f(\varphi(x))$ 有意义,则复合函数 $y=f(\varphi(x))$ 在点 x 处可导,且 $\frac{\mathrm{d}y}{\mathrm{d}x}=\frac{\mathrm{d}y}{\mathrm{d}u}\cdot\frac{\mathrm{d}u}{\mathrm{d}x}$ 或 $y_x'=y_u'u_x'$,或写成

$$[f(\varphi(x))]'=f'(\varphi(x))\varphi'(x). \tag{2-6}$$

证明 若自变量 x 有增量 Δx,则有函数 $u=\varphi(x)$ 的增量 Δu,又由 Δu,则有函数 y 的增量 Δy. 已知函数 $y=f(u)$ 在点 u 处可导,则有 $\lim\limits_{\Delta u\to 0}\frac{\Delta y}{\Delta u}=f'(u)$,由极限与无穷小量之间的关系,存在

NOTES

$\Delta u \to 0$ 时的无穷小量 $\alpha=\alpha(\Delta u)$，使 $\dfrac{\Delta y}{\Delta u}=f'(u)+\alpha$，于是 $\Delta y=f'(u)\Delta u+\alpha\Delta u$，$\dfrac{\Delta y}{\Delta x}=f'(u)\dfrac{\Delta u}{\Delta x}+\alpha\cdot\dfrac{\Delta u}{\Delta x}$.

由于 $u=\varphi(x)$ 在点 x 处可导，则 u 在点 x 处连续，所以当 $\Delta x \to 0$ 时，$\Delta u \to 0$，因此

$$\lim_{\Delta x\to 0}\frac{\Delta y}{\Delta x}=f'(u)\lim_{\Delta x\to 0}\frac{\Delta u}{\Delta x}+\lim_{\Delta x\to 0}\frac{\Delta u}{\Delta x}\lim_{\Delta x\to 0}\alpha=f'(u)\varphi'(x)+\varphi'(x)\lim_{\Delta u\to 0}\alpha$$

$$=f'(u)\varphi'(x)=f'(\varphi(x))\varphi'(x)，即 [f(\varphi(x))]'=f'(\varphi(x))\varphi'(x).$$

式(2-6)说明，求复合函数 $y=f(\varphi(x))$ 的导数时，只须求出函数 $y=f(u)$ 对中间变量 u 的导数和 $u=\varphi(x)$ 对 x 的导数，然后两者相乘即可，但要注意最后的计算结果中须将 u 用 $\varphi(x)$ 代换回来.

另外，值得注意的是 $[f(\varphi(x))]'$ 与 $f'(\varphi(x))$ 的区别. 前者表示的是复合函数 $f(\varphi(x))$ 对 x 求导，后者表示的是把 $\varphi(x)$ 看成一个变量，$f(\varphi(x))$ 对 $\varphi(x)$ 求导. 此定理可以推广到多个中间变量情形. 以两个中间变量为例：

若 $y=f(u)$，$u=\varphi(v)$，$v=\psi(x)$ 都可导，且函数 $y=f(\varphi(\psi(x)))$ 满足复合条件，则有

$$\frac{dy}{dx}=\frac{dy}{du}\cdot\frac{du}{dv}\cdot\frac{dv}{dx} 或 y_x'=y_u'u_v'v_x'，或 [f(\varphi(\psi(x)))]'=f'(u)\varphi'(v)\psi'(x). \tag{2-7}$$

由式(2-6)、(2-7)可以看出，复合函数求导时，因变量、中间变量、自变量一环扣一环地求导，就像锁链一样，环环相接，因此将复合函数求导法则形象地称为锁链法则(chain rule).

例 2-8　已知函数 $y=(x^2+x+1)^{100}$，求 y'.

解　令 $y=u^{100}$，$u=x^2+x+1$，则有

$$y'=\frac{dy}{du}\cdot\frac{du}{dx}=(u^{100})'(x^2+x+1)'=100u^{99}(2x+1)=100(x^2+x+1)^{99}(2x+1).$$

例 2-9　已知函数 $y=\ln\sin x^2$，求 y'.

解　令 $y=\ln u$，$u=\sin v$，$v=x^2$，则有

$$y'=\frac{dy}{du}\cdot\frac{du}{dv}\cdot\frac{dv}{dx}=(\ln u)'(\sin v)'(x^2)'=\frac{1}{u}(\cos v)(2x)=2x\frac{\cos x^2}{\sin x^2}=2x\cot x^2.$$

比较熟练后，把中间变量默记于心中，不必写出来，直接按链锁法则对复合函数求导.

例 2-10　已知幂函数 $y=x^{\alpha}$，(α 为实数)，试证明 $(x^{\alpha})'=\alpha x^{\alpha-1}$.

证明　将 $y=x^{\alpha}$ 化成 $y=e^{\alpha\ln x}$，则有

$$y'=(e^{\alpha\ln x})'=e^{\alpha\ln x}(\alpha\ln x)'=x^{\alpha}\alpha\frac{1}{x}=\alpha x^{\alpha-1},$$

即 $(x^{\alpha})'=\alpha x^{\alpha-1}$.

例 2-11　已知函数 $y=x^{\sin x}$，利用复合函数求导法求 y'.

解　$y=x^{\sin x}$ 为幂指型函数，求其导数时先将其化为指数形式，即 $y=e^{\sin x\ln x}$.

$$y'=e^{\sin x\ln x}(\sin x\ln x)'=x^{\sin x}[(\sin x)'\ln x+\sin x(\ln x)']=x^{\sin x}\left(\cos x\ln x+\frac{\sin x}{x}\right).$$

例 2-12　已知函数 $y=\sin 2x\ln\sin x-x\cos 2x$，求 y'.

解　$y'=(\sin 2x\ln\sin x)'-(x\cos 2x)'$

$$=(\sin 2x)'\ln\sin x+\sin 2x(\ln\sin x)'-x'\cos 2x-x(\cos 2x)'$$

$$=\cos 2x\cdot 2\ln\sin x+\sin 2x\frac{1}{\sin x}\cos x-\cos 2x+2x\sin 2x$$

$$=2\cos 2x\ln\sin x+2x\sin 2x+1.$$

例 2-13　放射性核素碘(^{131}I)被广泛用来研究甲状腺的功能. 现将含量为 N_0 的 ^{131}I 静脉推注于患者的血液中，血液中 t 时刻 ^{131}I 的含量为 $N=N_0e^{-kt}$(其中 k 为正常数)，试求血液中 ^{131}I 的衰减速率.

解 $\dfrac{dN}{dt}=(N_0e^{-kt})'=N_0e^{-kt}(-kt)'=N_0e^{-kt}(-k)=-kN_0e^{-kt}$,

因此血液中碘的衰减速度为 $-kN_0e^{-kt}$.

另外由上式可知 $\dfrac{dN}{dt}=-kN$,这表明碘的衰减速率与它当时所存在的含量成正比.

例 2-14 在人口增长阻滞模型中,人口数 x 是时间 t 的函数,其关系式为 $x(t)=\dfrac{k}{1+\left(\dfrac{k}{x_0}-1\right)e^{-rt}}$,其中 k 为自然资源和环境条件所能允许的最大人口数,r 表示净增长率,x_0 为起始年 $t=0$ 时的人口数,求人口的增长速率.

解 $x'(t)=\dfrac{-k\left(\dfrac{k}{x_0}-1\right)e^{-rt}(-rt)'}{\left[1+\left(\dfrac{k}{x_0}-1\right)e^{-rt}\right]^2}=\dfrac{kr\left(\dfrac{k}{x_0}-1\right)e^{-rt}}{\left[1+\left(\dfrac{k}{x_0}-1\right)e^{-rt}\right]^2}$

$$=\frac{k\cdot r}{1+\left(\dfrac{k}{x_0}-1\right)e^{-rt}}\cdot\left[\frac{\left(\dfrac{k}{x_0}-1\right)e^{-rt}+1}{1+\left(\dfrac{k}{x_0}-1\right)e^{-rt}}-\frac{1}{1+\left(\dfrac{k}{x_0}-1\right)e^{-rt}}\right]=rx(t)\left[1-\frac{x(t)}{k}\right],$$

所以人口的增长速率为

$$x'(t)=\frac{kr\left(\dfrac{k}{x_0}-1\right)e^{-rt}}{\left(1+\left(\dfrac{k}{x_0}-1\right)e^{-rt}\right)^2}. \tag{2-8}$$

或写成

$$x'(t)=rx(t)\left[1-\frac{x(t)}{k}\right]. \tag{2-9}$$

注:搞清复合关系是复合函数求导的关键.当运算中既有复合运算,又有四则运算时,应根据函数表达式结构,决定先用复合函数从外到里逐层求导,还是先用四则运算求导.使用对数求导法时,可不考虑对数函数的定义域.

五、隐函数的求导法则

前面我们讨论的函数都是能明确写成关于自变量 x 的解析式 $y=f(x)$,这样的函数称为显函数(explicit function),但有时会遇到自变量 x 与因变量 y 之间的函数对应关系 f 是由方程 $F(x,y)=0$ 在一定条件下所确定的,这样的函数称为隐函数(implicit function).例如,$x^2+y^3=1$ 和 $e^{xy}-x+y=0$ 等都是隐函数.有些隐函数,可以化成显函数,如隐函数 $x^2+y^3=1$ 可化成显函数 $y=\sqrt[3]{1-x^2}$,这叫做隐函数的显化,但隐函数的显化有时是很困难的,甚至是无法进行的,例如 $e^{xy}-x+y=0$.实际上隐函数求导,并不需要将其显化,也不需要引进新的方法,只要在方程 $F(x,y)=0$ 两端分别对 x 求导即可.在求导过程中注意 y 是 x 的函数,即视 $F(x,y)$ 为 x 的复合函数 $F(x,f(x))$,然后利用复合函数求导法则求导,便可得到函数 y 的导数.

例 2-15 由椭圆方程 $\dfrac{x^2}{a^2}+\dfrac{y^2}{b^2}=1$ 确定的函数为 $y=f(x)$,求 y'.

解 方程 $\dfrac{x^2}{a^2}+\dfrac{y^2}{b^2}=1$ 两边分别对 x 求导,得 $\dfrac{2x}{a^2}+\dfrac{2y}{b^2}y'=0$,解得 $y'=-\dfrac{b^2x}{a^2y}$.

例 2-16 由方程 $e^y=xy+e$ 所确定的函数 $y=f(x)$,求 y' 和 $y'|_{x=0}$.

NOTES

解　方程 $e^y=xy+e$ 两边分别对 x 求导，得 $e^y y'=y+xy'$，解得 $y'=\dfrac{y}{e^y-x}$.

当 $x=0$ 时，由方程 $e^y=xy+e$ 解得 $y|_{x=0}=1$，所以 $y'|_{x=0}=e^{-1}$.

例 2-17　利用隐函数求导法求例 2-11 中的 y'.

利用隐函数求导法，对原式两边同时取对数，得 $\ln y=\sin x\ln x$，上式两边再对 x 求导，得 $\dfrac{1}{y}y'=\cos x\ln x+\dfrac{1}{x}\sin x$，解得

$$y'=y\left(\cos x\ln x+\frac{1}{x}\sin x\right)=x^{\sin x}\left(\cos x\ln x+\frac{1}{x}\sin x\right).$$

注：对数求导法适用于幂指型函数及多个因子相乘、相除、乘方或开方的函数. 用此方法求导数时，一般情况下，结果中的 y 用其表达式回代.

例 2-18　利用隐函数求导法求解例 2-14 中的人口增长速率 $x'(t)$.

解　此函数可写成 $x+\left(\dfrac{k}{x_0}-1\right)e^{-rt}x=k$，两边分别对自变量 t 求导，得

$$x'-r\left(\frac{k}{x_0}-1\right)e^{-rt}x+\left(\frac{k}{x_0}-1\right)e^{-rt}x'=0.$$

解得 $x'=\dfrac{r\left(\dfrac{k}{x_0}-1\right)e^{-rt}}{1+\left(\dfrac{k}{x_0}-1\right)e^{-rt}}x$.

把 $x=\dfrac{k}{1+\left(\dfrac{k}{x_0}-1\right)e^{-rt}}$ 代入上式，得如下形式

$$x'=\frac{kr\left(\dfrac{k}{x_0}-1\right)e^{-rt}}{\left(1+\left(\dfrac{k}{x_0}-1\right)e^{-rt}\right)^2}.$$

进一步把 $x'=\dfrac{r\left(\dfrac{k}{x_0}-1\right)e^{-rt}}{1+\left(\dfrac{k}{x_0}-1\right)e^{-rt}}x$ 化为如下形式

$$x'=\frac{r\left(\dfrac{k}{x_0}-1\right)e^{-rt}}{1+\left(\dfrac{k}{x_0}-1\right)e^{-rt}}x=\left(\frac{r\left(\dfrac{k}{x_0}-1\right)e^{-rt}+r}{1+\left(\dfrac{k}{x_0}-1\right)e^{-rt}}-\frac{r}{1+\left(\dfrac{k}{x_0}-1\right)e^{-rt}}\right)x=rx(t)\left[1-\frac{x(t)}{k}\right].$$

注：涉及对隐函数求导时，应时刻牢记 y 是 x 的函数，因而对 x 求导时，要把 y 看成中间变量. 此外，导数结果表达式中可以同时含有变量 x 和 y，因为 y 本来就不一定能表示成 x 的显函数形式.

六、初等函数的导数

初等函数是由基本初等函数经过有限次四则运算和有限次的函数复合而构成的仅由一个解析式表达的函数. 因此，利用前面推得的基本初等函数的导数(称为求导基本公式)、函数的四则运算求导法则和复合函数的求导法则，就可以求出初等函数的导数. 这些公式、法则非常重要，为了便于查阅，将导数公式、求导法则汇总如下.

1. 求导基本公式

(1) $(C)'=0$;(C 为常数);　　　　(2) $(x^\alpha)'=\alpha x^{\alpha-1}$($\alpha$ 为实数);

NOTES

(3) $(\log_a x)'=\frac{1}{x\ln a}$，$(a>0$ 且 $a\neq 1)$；　(4) $(\ln x)'=\frac{1}{x}$；

(5) $(a^x)'=a^x\ln a$，$(a>0$ 且 $a\neq 1)$；　(6) $(e^x)'=e^x$；

(7) $(\sin x)'=\cos x$；　(8) $(\cos x)'=-\sin x$；

(9) $(\tan x)'=\sec^2 x$；　(10) $(\cot x)'=-\csc^2 x$；

(11) $(\sec x)'=\sec x\tan x$；　(12) $(\csc x)'=-\csc x\cot x$；

(13) $(\arcsin x)'=\frac{1}{\sqrt{1-x^2}}$；　(14) $(\arccos x)'=-\frac{1}{\sqrt{1-x^2}}$；

(15) $(\arctan x)'=\frac{1}{1+x^2}$；　(16) $(\operatorname{arccot} x)'=-\frac{1}{1+x^2}$．

2. 求导法则

(1) 四则运算求导法则

设 $u=u(x)$，$v=v(x)$ 均可导，则

①$(u\pm v)'=u'\pm v'$；

②$(uv)'=u'v+uv'$，特别 $v=C$，$(Cu)'=Cu'$；

③$\left(\frac{u}{v}\right)'=\frac{u'v-uv'}{v^2}$，特点 $u=1$，$\left(\frac{1}{v}\right)'=-\frac{v'}{v^2}$，$(v\neq 0)$．

(2) 复合函数求导法则

设函数 $u=\varphi(x)$ 在点 x 处可导，而函数 $y=f(u)$ 在其对应点 $u(u=\varphi(x))$ 处可导，且复合函数 $y=f(\varphi(x))$ 有意义，则复合函数 $y=f(\varphi(x))$ 在点 x 处可导，且其导数为

$$\frac{dy}{dx}=\frac{dy}{du}\cdot\frac{du}{dx} \text{ 或 } y'_x=y'_u u'_x \text{ 或 } [f(\varphi(x))]'=f'(\varphi(x))\varphi'(x).$$

例 2-19　已知函数 $y=e^{\sin x}+\arccos\sqrt{1-x^2}$，求 y'.

解　$y'=e^{\sin x}\cos x-\frac{1}{\sqrt{1-(\sqrt{1-x^2})^2}}(\sqrt{1-x^2})'=e^{\sin x}\cos x+\frac{x}{|x|\sqrt{1-x^2}}$．

七、高阶导数

函数 $y=f(x)$ 的导数 $y'=f'(x)$ 仍然是 x 的函数. 我们可以继续讨论 $f'(x)$ 的导数. 如果 $f'(x)$ 仍然可导，则它的导数称为函数 $y=f(x)$ 的二阶导数(second derivative)，记作

$$y'',\ f''(x),\ \frac{d^2y}{dx^2},\ \frac{d^2f(x)}{dx^2}.$$

类似，如果二阶导数 $y''=f''(x)$ 可导，则它的导数称为函数 $y=f(x)$ 的三阶导数(third derivative)，记作

$$y''',\ f'''(x),\ \frac{d^3y}{dx^3},\ \frac{d^3f(x)}{dx^3}.$$

依此类推，若函数 $y=f(x)$ 的 $n-1$ 阶导数仍然可导，则它的导数，称为 $f(x)$ 的 n 阶导数(n-order derivative)，记作

$$y^{(n)},\ f^{(n)}(x),\ \frac{d^ny}{dx^n},\ \frac{d^nf(x)}{dx^n}.$$

函数 $y=f(x)$ 在点 x 处具有 n 阶导数，则 $f(x)$ 在点 x 的某一邻域内一定具有一切低于 n 阶的导数. 二阶以及二阶以上的导数，统称为高阶导数(higher derivative).

质点做变速直线运动的运动规律(函数)是 $s=s(t)$，则 $s(t)$ 对 t 的导数是质点在 t 时刻的瞬时速度，即 $v(t)=s'(t)$. 速度 $v(t)$ 对时间 t 的变化率($v(t)$ 的导数)是质点在 t 时刻的加速度，即 $a(t)=v'(t)=(s'(t))'=s''(t)$ 也就是说 $s(t)$ 对 t 的二阶导数为加速度，这便是二阶导数的物理意义.

NOTES

例 2-20　已知 n 次多项式 $P_n(x)=a_0x^n+a_1x^{n-1}+\cdots+a_n$，求 $P_n(x)$ 的各阶导数.

解　$P_n'(x)=na_0x^{n-1}+(n-1)a_1x^{n-2}+\cdots+a_{n-1}$，

$P_n''(x)=n(n-1)a_0x^{n-2}+(n-1)(n-2)a_1x^{n-3}+\cdots+2a_{n-2}$.

在求导次数小于等于 n 时，多项式求导仍为多项式，且每求一次导数，$P_n(x)$ 的次数降低一次，不难得到 $P_n(x)$ 的 n 阶导数是

$$P_n^{(n)}(x)=n(n-1)\cdots2\cdot1a_0=n!a_0.$$

而

$$P_n^{(n+1)}(x)=P_n^{(n+2)}(x)=\cdots=0.$$

于是，n 次多项式 $P_n(x)$ 的 n 阶导数是常数 $n!a_0$，高于 n 阶的导数皆为 0.

例 2-21　已知指数函数 $y=e^{ax}$（a 为常数），求 $y^{(n)}$.

解　$y'=ae^{ax}$，$y''=a^2e^{ax}$，$y'''=a^3e^{ax}$，一般地，有 $y^{(n)}=a^ne^{ax}$.

例 2-22　已知正弦函数 $y=\sin x$，求 $y^{(n)}$.

解　$y'=(\sin x)'=\cos x=\sin\left(x+\dfrac{\pi}{2}\right)$，

$$y''=\left[\sin\left(x+\frac{\pi}{2}\right)\right]'=\cos\left(x+\frac{\pi}{2}\right)=\sin\left(x+2\cdot\frac{\pi}{2}\right)$$

$$y'''=\left[\sin\left(x+2\cdot\frac{\pi}{2}\right)\right]'=\cos\left(x+2\cdot\frac{\pi}{2}\right)=\sin\left(x+3\cdot\frac{\pi}{2}\right),$$

一般地，有 $y^{(n)}=\sin\left(x+n\cdot\dfrac{\pi}{2}\right)$，即 $(\sin x)^{(n)}=\sin\left(x+n\cdot\dfrac{\pi}{2}\right)$，类似地，可得

$$(\cos x)^{(n)}=\cos\left(x+n\cdot\frac{\pi}{2}\right).$$

例 2-23　由方程 $y=xe^y$ 确定的函数 $y=f(x)$，求 y''.

解　对方程 $y=xe^y$ 两边关于 x 求导，得 $y'=e^y+xe^yy'$，整理得

$$y'=\frac{e^y}{1-xe^y}=\frac{e^y}{1-y}.$$

于是

$$y''=(y')'=\left(\frac{e^y}{1-y}\right)'=\frac{e^yy'(1-y)-e^y(-y')}{(1-y)^2}$$

$$=\frac{2-y}{(1-y)^2}e^yy'=\frac{2-y}{(1-y)^2}e^y\frac{e^y}{1-y}=\frac{(2-y)e^{2y}}{(1-y)^3}.$$

在求 y'' 时，也可对方程 $y'=e^y+xe^yy'$ 两边关于 x 求导，得

$$y''=e^yy'+e^yy'+xe^y(y')^2+xe^yy''.$$

整理得

$$y''=\frac{e^yy'(2+xy')}{1-xe^y}=\frac{e^y\dfrac{e^y}{1-y}\left(2+x\dfrac{e^y}{1-y}\right)}{1-y}=\frac{(2-y)e^{2y}}{(1-y)^3}.$$

练习题 2-2

1. 求下列函数的导数：

（1）$y=\dfrac{\sec x}{1+x}+\ln(1+x)$；　　（2）$y=x\sqrt{a^2-x^2}+a^2\arcsin\dfrac{x}{a}$.

2. 已知 y 是由方程 $\sin(xy)=x+y$ 所确定的 x 的隐函数，求此隐函数的导数 y'.

3. 假设经静脉快速推注、静脉滴注、肌内注射后的 t 时刻血药浓度 $C(t)$ 分别为①$C(t)=C_0e^{-kt}$；②$C(t)=\dfrac{k_0}{k}(1-e^{-kt})$；③$C(t)=\dfrac{Ak_0}{k_0-k}(e^{-kt}-e^{-k_0t})$. 其中常数 $k_0>0,k>0,A>0$，分别求三种注射方式下的血药浓度变化率 $C'(t)$.

NOTES

第三节 | 函数的微分

通过导数,可以研究函数变化率的大小,即当 $\Delta x\to 0$ 时,$\dfrac{\Delta y}{\Delta x}$ 的极限,但并未研究函数值增量 Δy 本身.而在许多实际问题中,常常需要研究在自变量发生微小变化时,函数值的增量的大小.一般来说,Δy 是 Δx 的复杂的函数,要计算其精确值是非常困难的.我们希望寻求计算函数值增量的近似计算方法.例如,对简单的函数 $y=x^8$,要计算 $\Delta y=(x+\Delta x)^8-x^8$ 是相当麻烦的.我们可以利用微分(关于 Δx 的线性函数)来近似计算 Δy.这样计算既简单,又有较好的精确度.

微分是对函数的局部变化的一种线性描述.微分可以近似地描述当自变量的取值有微小的改变时,函数值是怎样改变的.

先分析一个实例,从而引出微分学另一个基本概念——微分.

一、函数微分的定义

一块正方形金属薄片受温度变化的影响,其边长由 x_0 变化到 $x_0+\Delta x$(图 2-3),此薄片的面积改变了多少?

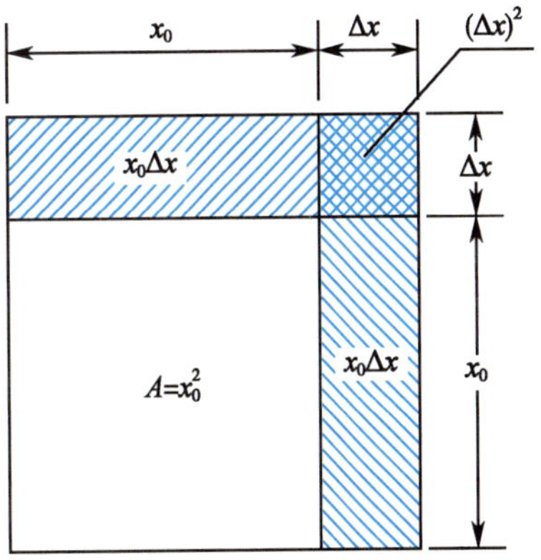

图 2-3

设此薄片的边长为 x,面积为 y,则 y 是 x 的函数:$y=x^2$.薄片受温度变化的影响时面积的改变量,可以看成是当自变量 x 由 x_0 有一个增量 Δx 时,函数 y 相应的增量 Δy,即 $\Delta y=(x_0+\Delta x)^2-x_0^2=2x_0\Delta x+(\Delta x)^2$.

从上式可以看出,Δy 分成两部分.第一部分 $2x_0\Delta x$ 是 Δx 的线性函数,即图中带有斜线的两个矩形面积之和,而第二部分 $(\Delta x)^2$ 是图中带有交叉斜线的小正方形的面积.当 $\Delta x\to 0$ 时,第二部分 $(\Delta x)^2$ 是比 Δx 高阶的无穷小量,即 $(\Delta x)^2=o(\Delta x)$.由此可见,如果边长改变很微小,即 $|\Delta x|$ 很小时,面积的改变量 Δy 可近似地用第一部分来代替.

一般地,如果函数 $y=f(x)$ 满足一定条件,则函数的增量 Δy 可表示为

$$\Delta y=A\Delta x+o(\Delta x),$$

其中 A 是不依赖于 Δx 的常数,因此 $A\Delta x$ 是 Δx 的线性函数,且它与 Δy 之差

$$\Delta y-A\Delta x=o(\Delta x),$$

是比 Δx 高阶的无穷小量,所以,当 $A\neq 0$,且 $|\Delta x|$ 很小时,我们就可近似地用 $A\Delta x$ 来代替 Δy.

定义 2-2 设函数 $y=f(x)$ 在某区间内有定义,$x_0+\Delta x$ 及 x_0 在这个区间内,如果函数的增量 $\Delta y=f(x_0+\Delta x)-f(x_0)$ 可表示为

$$\Delta y=A\Delta x+o(\Delta x),$$

其中 A 是不依赖于 Δx 的常数,而 $o(\Delta x)$ 是比 Δx 高阶的无穷小量(当 $\Delta x\to 0$ 时),那么称函数 $y=f(x)$ 在 $x=x_0$ 处是可微的(differentiable),而且将 $A\Delta x$ 叫做函数 $y=f(x)$ 在 $x=x_0$ 处相应于自变量增量 Δx 的微分(differential),记作 dy,即 $dy=A\Delta x$.若函数 $y=f(x)$ 的增量 Δy 不能写成 $\Delta y=A\Delta x+o(\Delta x)$ 的形式,则称函数 $y=f(x)$ 在 $x=x_0$ 处不可微.

下面讨论函数可微的条件.设函数 $y=f(x)$ 在 $x=x_0$ 处可微,则按定义有 $\Delta y=A\Delta x+o(\Delta x)$ 成立.两边除以 Δx,得 $\dfrac{\Delta y}{\Delta x}=A+\dfrac{o(\Delta x)}{\Delta x}$,于是当 $\Delta x\to 0$ 时,由上式就得到 $A=\lim\limits_{\Delta x\to 0}\dfrac{\Delta y}{\Delta x}=f'(x_0)$,因此,如果函数 $f(x)$ 在 $x=x_0$ 处可微,则 $f(x)$ 也一定在 $x=x_0$ 处可导(即 $f'(x_0)$ 存在),且 $A=f'(x_0)$.

反之,如果 $y=f(x)$ 在 $x=x_0$ 处可导,即 $\lim\limits_{\Delta x\to 0}\dfrac{\Delta y}{\Delta x}=f'(x_0)$,存在,根据极限与无穷小的关系,上式可

NOTES

写成 $\dfrac{\Delta y}{\Delta x}=f'(x_0)+\alpha$，其中 $\alpha\to0$（当 $\Delta x\to0$）. 由此又有 $\Delta y=f'(x_0)\Delta x+\alpha\Delta x$，因为 $\alpha\Delta x=o(\Delta x)$，且 $f'(x_0)$ 不依赖于 Δx，所以 $f(x)$ 在 $x=x_0$ 处也是可微的.

由此可见，函数 $f(x)$ 在 $x=x_0$ 处可微的充分必要条件是函数 $f(x)$ 在 $x=x_0$ 处可导，且当 $f(x)$ 在 $x=x_0$ 处可微时，其微分一定是 $dy=f'(x)\Delta x$，由于自变量 x 的微分 $dx=\Delta x(\Delta x\to0)$，故有 $dy=f'(x)dx$.

根据上述分析，可知微分具有以下两个重要性质：

（1）函数微分 dy 与自变量的增量 Δx 成正比，即 dy 是 Δx 的线性函数.

（2）当 $\Delta x\to0$ 时，函数的微分 dy 与函数的增量 Δy 相差一个高阶无穷小量. 或者说，dy 是在 Δy 中忽略高阶无穷小量后所剩的主要部分.

由此，通常将微分 dy 叫做函数增量 Δy 的线性主部，它是研究函数微小增量的有力工具，在整个微积分学中起着重要的作用.

由微分与导数的关系易知，只要求出导数，微分也就求出来了，因此求微分的问题，可归结为求导数的问题，故求导数的方法又叫做微分法. 同时，可知导数即是函数的微分与自变量微分的商，故导数也称为微商.

二、函数微分的几何意义

为了对微分有比较直观的了解，我们来说明微分的几何意义.

如图 2-4，在横坐标上取一点 $x=x_0$，给其增量 Δx，得横坐标上另一点 $x=x_0+\Delta x$，并标记曲线 $y=f(x)$ 上相应的点分别为 $M_0(x_0,f(x_0))$ 和 $M(x_0+\Delta x,f(x_0+\Delta x))$. 可知 $M_0N=\Delta x$，$MN=\Delta y$. 过 M_0 点作切线，M_0T 交虚线 MN 于 P 点，其斜率为 $\tan\alpha$，则

$$PN=M_0N\cdot\tan\alpha=\Delta x\cdot f'(x_0)=dy.$$

由此，函数 $y=f(x)$ 在 $x=x_0$ 处的微分等于曲线 $y=f(x)$ 在该点切线 M_0T 纵坐标的增量.

因此，用函数的微分 dy 近似代替函数的增量 Δy，就是用点 M_0 处切线的纵坐标的增量 PN 近似代替曲线 $f(x)$ 纵坐标的增量 MN，且误差为 $MP=MN-PN=\Delta y-dy=o(\Delta x)$.

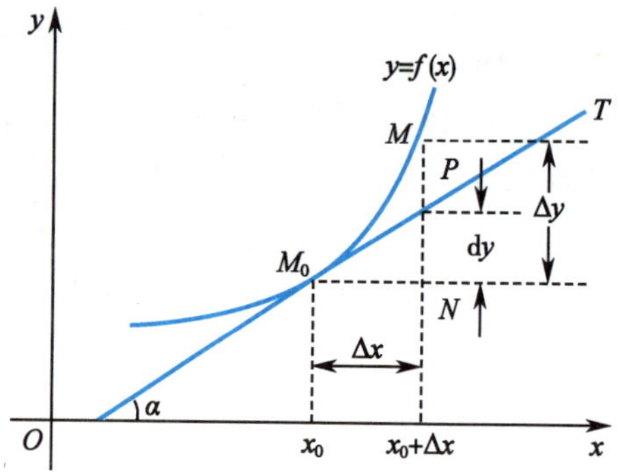

图 2-4

当 $|\Delta x|$ 很小时，$|\Delta y-dy|$ 比 $|\Delta x|$ 小得多. 因此，在 M_0 点附近，可以用切线段 M_0P 上的点近似代替曲线段 M_0M 上相应的点，即用切线段 M_0P 近似代替曲线段 M_0M，称为局部“以直代曲”.

微分概念是在解决直与曲的矛盾中产生的，在微小局部可以用直线去近似替代曲线，它的直接应用就是函数的线性化. 它表示一个微小的量，因此就可以把线性函数的数值计算结果作为函数的数值近似值，这就是运用微分方法进行近似计算的基本思想.

三、函数微分基本公式与微分运算法则

由 $dy=f'(x)dx$ 不难看出，求已知函数的微分，只要求出导数，再乘上自变量的微分 dx 即可. 因此，可根据函数的求导公式和求导法则，得到微分的基本公式及微分的运算法则.

1. 微分的基本公式

（1）$d(C)=0$；　　（2）$d(x^\mu)=\mu x^{\mu-1}dx$；

（3）$d(\sin x)=\cos x dx$；　　（4）$d(\cos x)=-\sin x dx$；

（5）$d(\tan x)=\sec^2 x dx$；　　（6）$d(\cot x)=-\csc^2 x dx$；

（7）$d(\sec x)=\sec x\tan x dx$；　　（8）$d(\csc x)=-\csc x\cot x dx$；

NOTES

(9) $d(a^x)=a^x\ln a dx$;　　(10) $d(e^x)=e^x dx$;

(11) $d(\log_a x)=\frac{1}{x\ln a}dx$;　　(12) $d(\ln x)=\frac{1}{x}dx$;

(13) $d(\arcsin x)=\frac{1}{\sqrt{1-x^2}}dx$;　　(14) $d(\arccos x)=-\frac{1}{\sqrt{1-x^2}}dx$;

(15) $d(\arctan x)=\frac{1}{1+x^2}dx$;　　(16) $d(\text{arccot}x)=-\frac{1}{1+x^2}dx$.

注:上述公式必须记牢,对以后学习积分学很有好处,而且上述公式从右向左背更重要.例如 $\frac{1}{\sqrt{x}}dx=2d\sqrt{x}$,$\frac{1}{x^2}dx=-d\frac{1}{x}$,$dx=\frac{1}{a}d(ax+b)$,$a^x dx=\frac{1}{\ln a}da^x$.

2. 微分的四则运算法则

(1) $d(u\pm v)=du\pm dv$;　　(2) $d(u\cdot v)=vdu+udv$;　　(3) $d\left(\frac{u}{v}\right)=\frac{vdu-udv}{v^2}$.

例 2-24　求 $y=x^3$ 在 $x=2$ 处,分别当 $\Delta x=0.1$ 和 $\Delta x=0.01$ 时的微分 dy 和增量 Δy.

解　先求函数在 x 处的微分表达式 $dy=3x^2\Delta x$,再求函数在 $x=2$ 处,分别当 $\Delta x=0.1$ 和 $\Delta x=0.01$ 时的微分值:$dy\big|_{\substack{x=2\\ \Delta x=0.1}}=3\times2^2\times0.1=1.2$;$dy\big|_{\substack{x=2\\ \Delta x=0.01}}=3\times2^2\times0.01=0.12$.

$x=2$ 处自变量增量下函数的增量分别为:

$\Delta y\big|_{\substack{x=2\\ \Delta x=0.1}}=(2+0.1)^3-2^3=9.261-8=1.261$;$\Delta y\big|_{\substack{x=2\\ \Delta x=0.01}}=(2+0.01)^3-2^3=8.120\,601-8=0.120\,601$.

四、一阶微分的形式不变性

设 $y=f(u)$ 是 u 的可导函数,无论 u 是中间变量,还是自变量,都有 $dy=f'(u)du$ 成立.

事实上,如果 $y=f(u)$,$u=\varphi(x)$ 是 x 的可导函数,则有 $du=\varphi'(x)dx$,又根据复合函数求导法则,$\{f[\varphi(x)]\}'=f'(u)\cdot\varphi'(x)$,从而有

$$dy=\{f[\varphi(x)]\}'dx=f'(u)\varphi'(x)dx=f'(u)du.$$

综上,无论 x 为自变量还是中间变量,函数 $y=f(x)$ 的微分形式总是不变的,即 $dy=f'(x)dx$,这种性质叫做一阶微分形式的不变性.由此可知,基本初等函数的微分公式,其意义也可加以推广,譬如,$d(\tan u)=\sec^2 u du$,$d(e^u)=e^u du$ 等.这里 u 不仅可以是自变量,也可以是一个函数,这对于求复合函数的微分十分方便.用微分形式的不变性求显函数的微分,其好处是“只看下一步”,这样不易漏掉某一层.

例 2-25　设 $y=\ln\cos e^{x^2}$,求 dy.

解

$$dy=\frac{1}{\cos e^{x^2}}d\cos e^{x^2}=\frac{1}{\cos e^{x^2}}(-\sin e^{x^2})de^{x^2}=\frac{1}{\cos e^{x^2}}(-\sin e^{x^2})e^{x^2}dx^2$$
$$=\frac{1}{\cos e^{x^2}}(-\sin e^{x^2})e^{x^2}2xdx=-2xe^{x^2}\tan e^{x^2}dx.$$

例 2-26　在下列等式的括号中填入适当的函数,使等式成立.

(1) $d(\quad)=xdx$;　　(2) $d(\quad)=\frac{1}{x}dx$;　　(3) $d(\quad)=e^{x^2}d(\quad)=2xe^{x^2}dx$.

解　(1) 因为 $xdx=\left(\frac{1}{2}x^2\right)'dx$,所以 $d\left(\frac{1}{2}x^2\right)=xdx$,一般有 $d\left(\frac{1}{2}x^2+C\right)=xdx$.

(2) 因为当 $x>0$ 时,有 $(\ln x)'dx=\frac{1}{x}dx$,所以 $x<0$ 时,有 $(\ln(-x))'dx=\frac{1}{-x}(-1)dx=\frac{1}{x}dx$,从而有 $d(\ln|x|)=\frac{1}{x}dx$.

NOTES

一般地，有 $d(\ln|x|+C)=\frac{1}{x}dx$.

（3）利用导数定义，将其写作分数形式，然后进行约分，$2xe^{x^2}dx=e^{x^2}\frac{dx^2}{dx}dx=e^{x^2}dx^2=\frac{de^{x^2}}{dx^2}dx^2=de^{x^2}$，由于$(C)'=0$，所以

$$d(e^{x^2}+C)=e^{x^2}d(x^2)=2xe^{x^2}dx.$$

例 2-27 已知 $y=1+xe^y$，求 dy.

解 利用隐函数求导和微分的四则运算及微分形式的不变性，得 $dy=d(1+xe^y)=e^ydx+xe^ydy$，所以 $dy=\frac{e^y}{1-xe^y}dx$.

五、微分在近似计算和误差估计中的应用

在实际问题中，常常会遇到一些复杂的计算公式，如果直接用这些公式进行计算费时费力. 利用微分往往可以把一些复杂的计算用简单的近似计算来代替.

1. 函数的近似计算

由函数 $y=f(x)$ 在 $x=x_0$ 处可微可知 $\Delta y=f'(x_0)\Delta x+o(\Delta x)$，因为 $\Delta y=f(x)-f(x_0)$，$\Delta x=x-x_0$，所以有 $f(x)-f(x_0)=f'(x_0)(x-x_0)+o(x-x_0)$，显然，曲线 $y=f(x)$ 在点 $(x_0,f(x_0))$ 的切线方程 $f(x)-f(x_0)=f'(x_0)(x-x_0)$，也就是说，在 $x=x_0$ 附近，可以用切线近似代替曲线，即人们常说的“以直代曲”，从而 $f(x)$ 可以用 $f(x_0)+f'(x_0)(x-x_0)$ 来近似计算，即当 $|x-x_0|$ 很小时，有 $f(x)\approx f(x_0)+f'(x_0)(x-x_0)$，由 $\Delta x=x-x_0$，得

$$f(x_0+\Delta x)\approx f(x_0)+f'(x_0)\Delta x. \tag{2-10}$$

若取 $x_0=0$，$|x|$ 很小时，有 $f(x)\approx f(0)+f'(0)x$，因此，当 $|x|$ 很小时，可推出下列近似公式：

（1）$e^x\approx 1+x$；

（2）$\ln(1+x)\approx x$；

（3）$\sin x\approx x$（x 用弧度单位）；

（4）$\tan x\approx x$（x 用弧度单位）；

（5）$(1+x)^\alpha\approx 1+\alpha x$，特别当 $\alpha=\frac{1}{n}$ 时，$\sqrt[n]{1+x}\approx 1+\frac{1}{n}x$.

例 2-28 计算 $\sqrt[3]{1.003}$ 的近似值.

解法一 令 $f(x)=\sqrt[3]{x}$，$f'(x)=\frac{1}{3\sqrt[3]{x^2}}$，取 $x_0=1$，$\Delta x=0.003$. 由公式(2-10)得 $\sqrt[3]{1.003}=f(1.003)\approx f(1)+f'(1)\times 0.003=1+\frac{1}{3}\times 0.003=1.001$.

解法二 令 $f(x)=\sqrt[3]{1+x}$，$\sqrt[3]{1.003}=\sqrt[3]{1+0.003}$，这里 $|x|=0.003$ 比较小，可利用上面近似公式(5)，当 $n=3$ 时，$\sqrt[3]{1+x}\approx 1+\frac{1}{3}x$，于是 $\sqrt[3]{1.003}\approx 1+\frac{1}{3}\times 0.003=1.001$.

例 2-29 设血药浓度 $C(t)$（mg/ml）随时间 t（h）的变化符合 $C(t)=C_0e^{-0.23t}$，假设某一时刻的血药浓度为 40mg/ml，利用血药浓度微分 dC 估计再过 1 小时后血药浓度增量 ΔC.

解 $dC=C'(t)\Delta t=-0.23C_0e^{-0.23t}\Delta t=-0.23\times 40\times 1=-9.2$mg/ml.

再过 1 小时后血药浓度增量 ΔC 近似为 -9.2mg/ml.

2. 误差估计的近似计算

在测量问题中，有些量的大小可以直接测量，称为直接测量数据（如圆的直径），但有些量的大小不能或不易测量（如圆的周长和面积），必须通过一些量的直接测量再通过一些运算求得. 直接测量存在的误差（取决于量具的精确度），称为直接测量误差，利用这些数据来计算间接测量数据带来的误差，称为间接测量误差.

NOTES

（1）绝对误差和相对误差

假定某个量的精确值为 A，测量值为 a，那么 $|A-a|$ 叫做 A 的绝对误差，比值 $\left|\dfrac{A-a}{A}\right|$ 叫做 A 的相对误差，但在实际问题中精确值往往很难得到，常用 $\left|\dfrac{A-a}{a}\right|$ 来近似.

假定 $y=f(x)$，x 可以由测量获得，由于 x 有测量误差 $|\Delta x|$，所以，$y=f(x)$ 也有计算误差 $|\Delta y|$，如何用 $|\Delta x|$ 来估计 $|\Delta y|$？

在实际问题中，某个量的精确值往往无法知道. 于是，绝对误差和相对误差也就无法精确求得，但是根据测量仪器的精度等因素，有时能够将误差限制在某个范围内.

（2）绝对误差限和相对误差限

如果某个量的精确值为 A，测得它的近似值为 a，又知道它的误差不超过 δ_A，即 $|A-a|\leqslant\delta_A$，那么 δ_A 叫做测量 A 的绝对误差限，$\dfrac{\delta_A}{|a|}$ 叫做测量 A 的相对误差限.

例 2-30　若度量球体形肿瘤的半径 r 的绝对误差限为 0.1cm，测得的 r 值为 6cm，则肿瘤体积计算值的相对误差限是多少？

解　$V=\dfrac{4}{3}\pi r^3$，$V'=4\pi r^2$，当 $r=6$ 时，$V=\dfrac{4}{3}\pi 6^3=288\pi$. 因为半径的绝对误差限为 $\delta_r=0.1$，$V'|_{r=6}=4\pi r^2|_{r=6}=144\pi$，所以体积估计的绝对误差限为

$$\delta_V=144\pi\times 0.1=14.4\pi,$$

体积的相对误差限为

$$\frac{\delta_V}{|V|}=\frac{14.4\pi}{288\pi}=0.05.$$

练习题 2-3

1. 求 $y=x^2$ 在 $x=3$ 处，分别当 $\Delta x=0.1$ 和 $\Delta x=0.01$ 时的微分 dy 和增量 Δy.
2. 求 $y=(\arctan x)^x$ 的微分.
3. 在下列等式的括号中填入适当的函数，使等式成立.

（1）$d(\quad)=\cos x dx$；　　（2）$d(\quad)=\dfrac{1}{t^3}dt$；

（3）$d(\quad)=x dx+\sin x dx$；　　（4）$d(\quad)=\dfrac{1}{\cos^2 x}dx$.

第四节　导数的应用

本节将利用导数来进一步研究函数的性质和函数曲线的某些性态，并利用这些知识来解决一些实际问题. 为此，需要先介绍微分学中的一个基本定理，它将可导函数在两点的函数值与由这两点形成的区间中某一点的导数值联系在一起. 这个定理揭示了函数在区间上整体性质与局部性质的联系，是导数应用的理论基础.

一、拉格朗日中值定理

定理 2-3［拉格朗日（Lagrange）中值定理］　如果函数 $y=f(x)$ 满足：①在闭区间 $[a,b]$ 上连续. ②在开区间 (a,b) 内可导，则在开区间 (a,b) 内至少存在一点 ξ，使下面等式成立

$$f(b)-f(a)=f'(\xi)(b-a)\ (a<\xi<b)\ \text{或}\ f'(\xi)=\frac{f(b)-f(a)}{b-a},\ (a<\xi<b).$$

NOTES

几何意义：$\dfrac{f(b)-f(a)}{b-a}$为弦AB的斜率，而$f'(\xi)$为曲线上P点处切线的斜率，拉格朗日中值定理表明，在满足定理的条件下，曲线上至少有一点P，使得曲线在该点处的切线平行于弦AB，见图2-5.

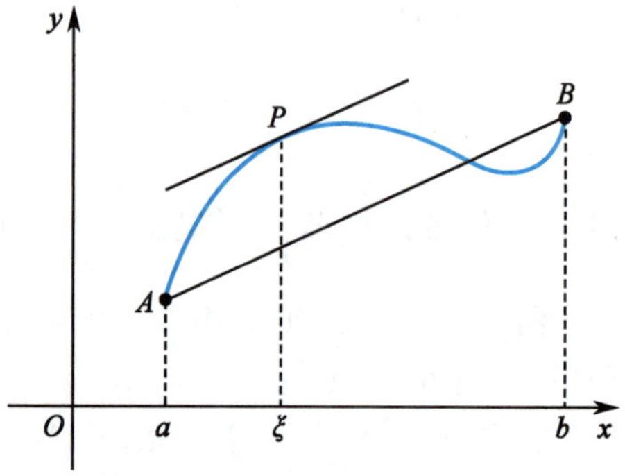

图 2-5

物理意义：若变速直线运动的路程函数$y=f(x)$在$[a,b]$上连续，(a,b)内可导，则在时间区间(a,b)内至少存在时刻ξ，使时刻ξ的瞬时速度$f'(\xi)$等于时间(a,b)内的平均速度$\dfrac{f(b)-f(a)}{b-a}$.

注：拉格朗日中值定理中的两个条件，若有一个不满足，则定理的结论就可能不成立. 如图2-6(a)中函数$y=f(x)$在$[a,b]$上有间断点，图2-6(b)中函数$y=f(x)$在(a,b)内有不可导的点x_0，则相应曲线$f(x)$在(a,b)内可能找不到一点，使该点的切线平行于割线AB.

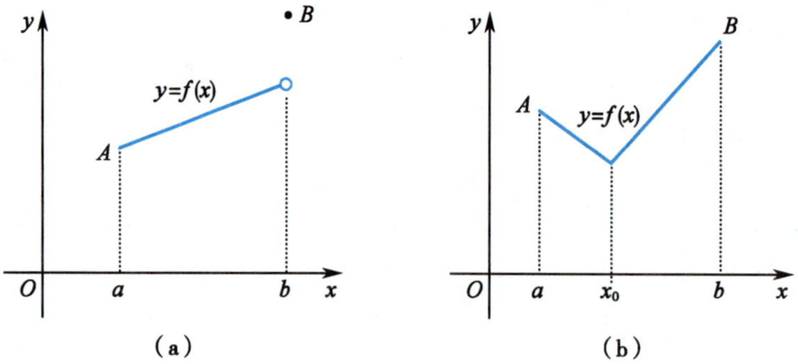

图 2-6

拉格朗日中值定理亦称微分中值定理. 它是利用导数的局部性研究函数整体性的重要工具，是沟通函数与导数之间的桥梁，因此，它是微积分学中的重要定理.

推论 2-1　若函数$f(x)$在(a,b)内可导，且$f'(x)\equiv 0$，则$f(x)=C$(C为常数).

推论 2-2　若函数$f(x)$、$g(x)$在(a,b)内可导，且$f'(x)=g'(x)$，则$f(x)=g(x)+C$(C为常数).

利用拉格朗日中值定理证明等式或不等式是其应用的内容之一.

例 2-31　证明 $\arctan x+\arctan\dfrac{1}{x}=\dfrac{\pi}{2}\ (x>0)$.

证明　设函数 $f(x)=\arctan x+\arctan\dfrac{1}{x}$，$x>0$，由于

$$f'(x)=\frac{1}{1+x^2}+\left[\frac{1}{1+\left(\frac{1}{x}\right)^2}\right]\cdot\left(-\frac{1}{x^2}\right)=0,$$

则由推论2-1知：$f(x)\equiv C$，$x>0$，取$x=1$，得$C=\dfrac{\pi}{2}$，于是得

$$\arctan x+\arctan\frac{1}{x}=\frac{\pi}{2}\quad(x>0).$$

例 2-32　证明不等式$\dfrac{b-a}{b}<\ln\dfrac{b}{a}<\dfrac{b-a}{a}\ (0<a<b)$.

证明　设函数$f(x)=\ln x$，$x\in[a,b]$，由拉格朗日中值定理知，存在$\xi\in(a,b)$，使得$f(b)-f(a)=f'(\xi)(b-a)$成立，即$\ln\dfrac{b}{a}=\ln b-\ln a=\dfrac{1}{\xi}(b-a)$，又$\dfrac{1}{b}<\dfrac{1}{\xi}<\dfrac{1}{a}$，故可得$\dfrac{b-a}{b}<\ln\dfrac{b}{a}<\dfrac{b-a}{a}\ (0<a<b)$.

NOTES

二、洛必达法则

如果在某一极限过程中，函数 $f(x)$、$g(x)$ 均为无穷小量(或无穷大量)，即它们的极限 $\lim f(x)$、$\lim g(x)$ 均为 0(或均为 ∞)，那么极限 $\lim\dfrac{f(x)}{g(x)}$ 可能存在，也可能不存在，通常将这种极限叫做未定式，分别记作 $\dfrac{0}{0}$ 或 $\dfrac{\infty}{\infty}$，其中约定用"0"表示无穷小量，用"∞"表示无穷大量. 以往计算 $\dfrac{0}{0}$ 或 $\dfrac{\infty}{\infty}$ 型的极限是经过适当的变形，转化为可利用极限的运算法则或两个重要极限进行计算的形式，但这种变形没有一般方法，需要根据具体的函数而定，而洛必达(L'Hospital)法则给了我们更为简便而有效的计算方法.

定理 2-4(洛必达法则)　如果函数 $f(x)$ 与 $g(x)$ 在同一极限过程中满足下列条件：

(1) $\lim f(x)=0$，$\lim g(x)=0$(或 $\lim f(x)=\infty$，$\lim g(x)=\infty$)，即函数 $f(x)$ 和 $g(x)$ 在同一极限过程中均为无穷小量或均为无穷大量；

(2) $f'(x)$、$g'(x)$ 均存在，且 $g'(x)\neq 0$；

(3) $\lim\dfrac{f'(x)}{g'(x)}$ 存在或为无穷大，则

$$\lim\frac{f(x)}{g(x)}=\lim\frac{f'(x)}{g'(x)}.\tag{2-11}$$

以上极限过程可为 $x\to x_0$ 或 $x\to x_0^-$ 或 $x\to x_0^+$ 或 $x\to-\infty$ 或 $x\to+\infty$ 或 $x\to\infty$.

公式(2-11)说明，在一定条件下，可将两个函数比的极限化为这两个函数导数比的极限，这种求未定式的方法，称为洛必达法则. 当导数比的极限仍是未定式，且满足定理中的条件时，可继续使用洛必达法则，即

$$\lim\frac{f(x)}{g(x)}=\lim\frac{f'(x)}{g'(x)}=\lim\frac{f''(x)}{g''(x)},$$

直到它不再是未定式或不满足定理 2-4 的条件为止.

例 2-33　求 $\lim\limits_{x\to 0}\dfrac{x-\sin x}{x^3}\left(\dfrac{0}{0}\text{型}\right)$.

解　这是 $\dfrac{0}{0}$ 型未定式，连续使用两次洛必达法则，有

$$\lim_{x\to 0}\frac{x-\sin x}{x^3}=\lim_{x\to 0}\frac{1-\cos x}{3x^2}=\lim_{x\to 0}\frac{\sin x}{6x}=\frac{1}{6}.$$

例 2-34　求 $\lim\limits_{x\to 1}\dfrac{x^3-3x+2}{x^3-x^2-x+1}\left(\dfrac{0}{0}\text{型}\right)$.

解　这是 $\dfrac{0}{0}$ 型未定式，连续使用两次洛必达法则，有

$$\lim_{x\to 1}\frac{x^3-3x+2}{x^3-x^2-x+1}=\lim_{x\to 1}\frac{3x^2-3}{3x^2-2x-1}=\lim_{x\to 1}\frac{6x}{6x-2}=\frac{3}{2}.$$

上式中的 $\lim\limits_{x\to 1}\dfrac{6x}{6x-2}$ 已不再是未定式，不能再对它使用洛必达法则了，否则会导致错误的结论.

例 2-35　求 $\lim\limits_{x\to 0}\dfrac{e^x-e^{-x}-2x}{x-\sin x}\left(\dfrac{0}{0}\text{型}\right)$.

解　连续使用三次洛必达法则，有

$$\lim_{x\to 0}\frac{e^x-e^{-x}-2x}{x-\sin x}=\lim_{x\to 0}\frac{e^x+e^{-x}-2}{1-\cos x}=\lim_{x\to 0}\frac{e^x-e^{-x}}{\sin x}=\lim_{x\to 0}\frac{e^x+e^{-x}}{\cos x}=2.$$

例 2-36　求极限 $\lim\limits_{x\to 0^+}\dfrac{\ln\tan ax}{\ln\tan bx}(a>0,b>0)\left(\dfrac{\infty}{\infty}\text{型}\right)$.

NOTES

解 $\lim\limits_{x\to0^+}\dfrac{\ln\tan ax}{\ln\tan bx}=\lim\limits_{x\to0^+}\dfrac{\tan bx\cdot a\sec^2 ax}{\tan ax\cdot b\sec^2 bx}=\lim\limits_{x\to0^+}\dfrac{a\tan bx}{b\tan ax}\cdot\lim\limits_{x\to0^+}\dfrac{\cos^2 bx}{\cos^2 ax}$

$$=\lim_{x\to0^+}\frac{a\tan bx}{b\tan ax}\cdot 1=\lim_{x\to0^+}\frac{ab\cdot\dfrac{\tan bx}{bx}}{ba\cdot\dfrac{\tan ax}{ax}}=1.$$

未定式还有 $0\cdot\infty$、1^∞、0^0、∞^0、$\infty-\infty$ 等其他类型，其中约定用“1”表示以 1 为极限的函数. $0\cdot\infty$、$\infty-\infty$、0^0、∞^0 及 1^∞ 型这五种未定式均可转化成 $\dfrac{0}{0}$ 型或 $\dfrac{\infty}{\infty}$ 型，然后再使用洛必达法则.

$0\cdot\infty$ 型可以通过 $0\cdot\infty\Rightarrow 0\cdot\dfrac{1}{0}$ 或 $0\cdot\infty\Rightarrow\dfrac{1}{\infty}\cdot\infty$，转化为 $\dfrac{0}{0}$ 型或 $\dfrac{\infty}{\infty}$ 型.

$\infty-\infty$ 型可以通过 $\infty-\infty\Rightarrow\dfrac{1}{0}-\dfrac{1}{0}\Rightarrow\dfrac{0-0}{0\cdot0}$，转化为 $\dfrac{0}{0}$ 型.

而对于 0^0，∞^0 及 1^∞ 型，先将其化为指数形式，并利用指数函数的连续性，转化为求指数部分 $0\cdot\infty$ 型未定式的极限，最后再把 $0\cdot\infty$ 未定式转化为 $\dfrac{0}{0}$ 型或 $\dfrac{\infty}{\infty}$ 型.

例 2-37　求极限 $\lim\limits_{x\to+\infty}x\left(\dfrac{\pi}{2}-\arctan x\right)$（$0\cdot\infty$ 型）.

解 $\lim\limits_{x\to+\infty}x\left(\dfrac{\pi}{2}-\arctan x\right)=\lim\limits_{x\to+\infty}\dfrac{\dfrac{\pi}{2}-\arctan x}{\dfrac{1}{x}}=\lim\limits_{x\to+\infty}\dfrac{-\dfrac{1}{1+x^2}}{-\dfrac{1}{x^2}}=\lim\limits_{x\to+\infty}\dfrac{x^2}{1+x^2}=1.$

例 2-38　求极限 $\lim\limits_{x\to0}\left(\dfrac{1}{x}-\dfrac{1}{\sin x}\right)$（$\infty-\infty$ 型）.

解 $\lim\limits_{x\to0}\left(\dfrac{1}{x}-\dfrac{1}{\sin x}\right)=\lim\limits_{x\to0}\dfrac{\sin x-x}{x\cdot\sin x}=\lim\limits_{x\to0}\dfrac{\cos x-1}{\sin x+x\cos x}=\lim\limits_{x\to0}\dfrac{-\sin x}{2\cos x-x\sin x}=0.$

例 2-39　求极限 $\lim\limits_{x\to0^+}x^x$（0^0 型）.

解 $\lim\limits_{x\to0^+}x^x=\lim\limits_{x\to0^+}e^{\ln x^x}=\lim\limits_{x\to0^+}e^{x\ln x}=e^{\lim\limits_{x\to0^+}x\ln x}=e^{\lim\limits_{x\to0^+}\frac{\ln x}{\frac{1}{x}}}=e^{\lim\limits_{x\to0^+}\frac{\frac{1}{x}}{-\frac{1}{x^2}}}=e^0=1.$

例 2-40　求极限 $\lim\limits_{x\to0^+}\left(\dfrac{1}{x}\right)^{\tan x}$（$\infty^0$ 型）.

解 $\lim\limits_{x\to0^+}\left(\dfrac{1}{x}\right)^{\tan x}=\lim\limits_{x\to0^+}e^{\tan x\ln\frac{1}{x}}=e^{\lim\limits_{x\to0^+}\frac{-\ln x}{\cot x}}=e^{\lim\limits_{x\to0^+}\frac{-\frac{1}{x}}{-\csc^2 x}}=e^{\lim\limits_{x\to0^+}\frac{\sin^2 x}{x}}=e^0=1.$

例 2-41　求极限 $\lim\limits_{x\to1}x^{\frac{1}{1-x}}$（$1^\infty$ 型）.

解 $\lim\limits_{x\to1}x^{\frac{1}{1-x}}=\lim\limits_{x\to1}e^{\frac{1}{1-x}\ln x}=e^{\lim\limits_{x\to1}\frac{\ln x}{1-x}}=e^{\lim\limits_{x\to1}\frac{\frac{1}{x}}{-1}}=e^{-1}.$

例 2-42　说明下列极限存在，但不能使用洛必达法则.

（1）$\lim\limits_{x\to+\infty}\dfrac{x+\sin x}{x}$；　　（2）$\lim\limits_{x\to+\infty}\dfrac{e^x-e^{-x}}{e^x+e^{-x}}$. $\left(\dfrac{\infty}{\infty}\text{型}\right)$.

解 （1）由于 $\lim\limits_{x\to+\infty}\dfrac{x+\sin x}{x}=\lim\limits_{x\to+\infty}\left(1+\dfrac{\sin x}{x}\right)=1+\lim\limits_{x\to+\infty}\dfrac{\sin x}{x}$，由例 1-11 知 $\lim\limits_{x\to+\infty}\dfrac{\sin x}{x}=0$，所以，$\lim\limits_{x\to+\infty}\dfrac{x+\sin x}{x}=1$.

因为 $\lim\limits_{x\to+\infty}\dfrac{(x+\sin x)'}{x'}=\lim\limits_{x\to+\infty}(1+\cos x)$ 不存在，且不是无穷大，所以它不满足洛必达法则第三个条

件,故不能使用洛必达法则,即

$$\lim_{x\to+\infty}\frac{x+\sin x}{x}\neq\lim_{x\to+\infty}\frac{(x+\sin x)'}{x'}.$$

(2) $\lim\limits_{x\to+\infty}\dfrac{e^{x}-e^{-x}}{e^{x}+e^{-x}}=\lim\limits_{x\to+\infty}\dfrac{1-e^{-2x}}{1+e^{-2x}}=1$.

因为 $\lim\limits_{x\to+\infty}\dfrac{e^{x}-e^{-x}}{e^{x}+e^{-x}}=\lim\limits_{x\to+\infty}\dfrac{e^{x}+e^{-x}}{e^{x}-e^{-x}}=\lim\limits_{x\to+\infty}\dfrac{e^{x}-e^{-x}}{e^{x}+e^{-x}}$,出现了循环的情况,无法确定原极限是否存在,故不能使用洛必达法则.

此时,称洛必达法则失效,故在使用洛必达法则时,一定要在每一步验证是否满足洛必达法则的条件. 如果两个函数之比的极限不存在且不为无穷大,则不能应用该法则.

从上面例题中看出,洛必达法则是计算未定式极限的有力工具,但在具体使用时应注意法则可用的条件,同时应注意任何法则都不是万能的. 另外,即使可以使用洛必达法则,但有时用洛必达法则往往会十分烦琐. 因此,在求未定式极限时,应注意与第一章介绍的方法结合使用.

三、函数的单调性和极值

1. 函数单调性的判定定理

如果函数 $y=f(x)$ 在 $[a,b]$ 上单调增加(单调减少),那么它的图形是一条沿 x 轴正向上升(下降)的曲线. 由图 2-7 可以看出,这时曲线的各点处的切线斜率是非负的(非正的),即 $y'=f'(x)\geqslant0$ $(y'=f'(x)\leqslant0)$. 由此可见,函数的单调性与导数的符号有着密切关系.

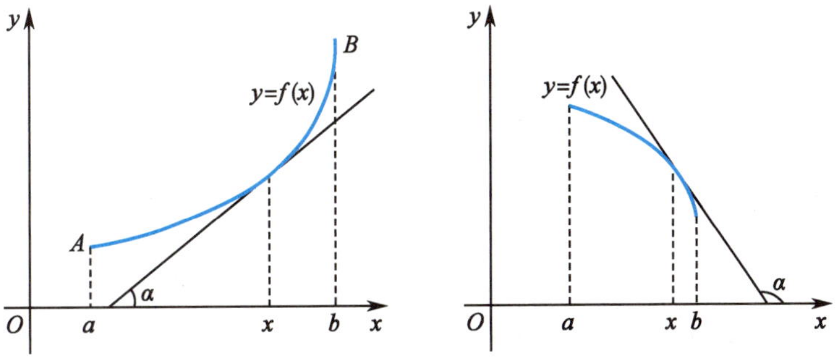

图 2-7

定理 2-5(函数单调性的判定法) 若函数 $f(x)$ 在区间 (a,b) 内可导,且 $f'(x)>0(f'(x)<0)$,则函数 $f(x)$ 在区间 (a,b) 内单调递增(单调递减).

证明 任取 $x_1,x_2\in(a,b)$,设 $x_1<x_2$,则 $[x_1,x_2]\subset(a,b)$.

因为函数 $f(x)$ 在区间 (a,b) 内可导,所以函数 $f(x)$ 在区间 $[x_1,x_2]$ 上可导,从而 $f(x)$ 在闭区间 $[x_1,x_2]$ 上连续,在开区间 (x_1,x_2) 内可导,满足拉格朗日中值定理条件,故有

$$f(x_2)-f(x_1)=f'(\xi)(x_2-x_1),\xi\in(x_1,x_2).$$

已知 $f'(\xi)>0,x_2-x_1>0$,所以 $f(x_2)-f(x_1)>0$,即 $f(x_1)<f(x_2)$,从而函数 $f(x)$ 在 (a,b) 上单调递增.

同理可证,当 $f'(x)<0$ 时,$f(x)$ 在 (a,b) 上单调递减.

显然,若将闭区间换成其他区间(包括无穷区间),当有个别点处的导数为零或不存在时,定理 2-5 的结论仍然成立. 例如,$y=x^3$,在 $x=0$ 处的导数为零,在 $(-\infty,+\infty)$ 上单调递增,而 $y=\sqrt[3]{x}$,在 $x=0$ 处的导数不存在,在 $(-\infty,+\infty)$ 上单调递增.

例 2-43 讨论函数 $f(x)=\arctan x-x$ 的单调性.

解 函数 $f(x)$ 的定义域为 $(-\infty,+\infty)$,

$$f'(x)=\frac{1}{1+x^2}-1=-\frac{x^2}{1+x^2}.$$

除了当 $x=0$ 时，$f'(x)=0$ 外，恒有 $f'(x)=-\frac{x^2}{1+x^2}<0$，因此，$f(x)$ 在 $(-\infty,+\infty)$ 内单调递减.

研究函数的单调性，就是求函数的单调区间，我们把单调递增区间、单调递减区间统称为单调区间.

例 2-44　求函数 $f(x)=x^3-6x^2+9x+16$ 的单调区间.

解　函数 $f(x)$ 的定义域为 $(-\infty,+\infty)$，

$$f'(x)=3x^2-12x+9=3(x-1)(x-3).$$

令 $f'(x)=0$，得两个根 $x_1=1$，$x_2=3$. 它们将定义域分成三个子区间：$(-\infty,1)$，$(1,3)$，$(3,+\infty)$. 在区间 $(-\infty,1)$ 和 $(3,+\infty)$ 内，$f'(x)>0$，则 $f(x)$ 在该区间内单调递增；在区间 $(1,3)$ 内，$f'(x)<0$，则 $f(x)$ 在该区间内单调递减.

$f(-1)=0$，$f(0)=16$，$f(1)=20$，$f(3)=16$. 函数 $f(x)$ 的图形如图 2-8 所示.

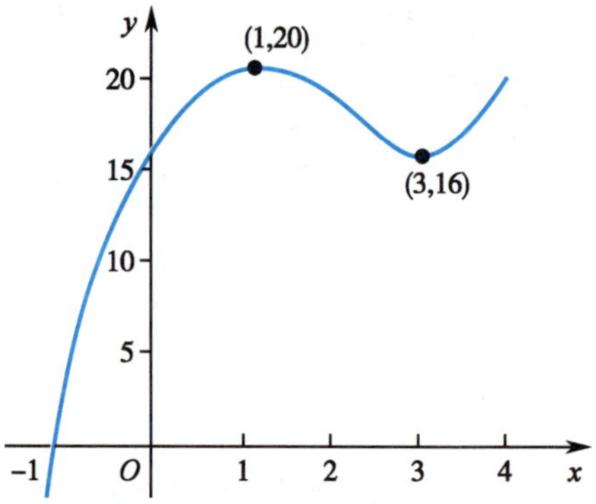

图 2-8

例 2-45　讨论函数 $y=\sqrt[3]{x^2}$ 的单调性.

解　函数的定义域为 $(-\infty,+\infty)$，而函数的一阶导数为 $y'=\frac{2}{3\sqrt[3]{x}}\ (x\neq 0)$，并且在 $x=0$ 处一阶导数不存在. 而当 $x<0$ 时，$y'<0$，所以函数在 $(-\infty,0)$ 上单调递减；当 $x>0$ 时，$y'>0$，所以函数在 $(0,+\infty)$ 上单调递增（表 2-1）.

表 2-1　函数 $y=\sqrt[3]{x^2}$ 的单调性

x	$(-\infty,0)$	0	$(0,+\infty)$
$f'(x)$	−	不存在	+
$f(x)$	↘	$f(0)=0$	↗

由此可见，如果函数在定义区间上连续，对于一阶导数不存在的点和一阶导数为零的点均可用于划分函数的定义区间，使函数在每个部分区间上均有一致的单调性.

一般地，对于定义区间上的连续函数 $f(x)$，除有限个点外一阶导数处处存在，那么一阶导数等于零的点及一阶导数不存在的点就特别值得关注：这些点两侧的一阶导数 $f'(x)$ 符号可能改变. 因此用这些点将定义区间分成若干个子区间，使得每个子区间上的一阶导数符号恒定，由其符号判别出每个子区间上函数的单调性.

2. 极值的判别定理

函数 $f(x)=x^3-6x^2+9x+16$ 的图形（见图 2-8）在区间 $(-\infty,1)$ 内单调递增，在区间 $(1,3)$ 内单调递减，在区间 $(3,+\infty)$ 内单调递增，而点 $(1,20)$ 是曲线上的一个“高峰”，点 $(3,16)$ 为曲线上的“低谷”. 这样的“高峰”和“低谷”，在数学里叫做极大值和极小值.

定义 2-3　设函数 $f(x)$ 在点 x_0 的某一邻域内有定义，如果对于 x_0 的去心邻域内的任何点 x，都有 $f(x)<f(x_0)$，则称 $f(x_0)$ 是函数 $f(x)$ 的一个极大值（local maximum）；同样条件下若有 $f(x)>f(x_0)$，则称 $f(x_0)$ 是函数 $f(x)$ 的一个极小值（local minimum）. 函数的极大值与极小值统称为函数的极值（extremum），使函数取得极值的点称为极值点（extreme point）.

极值的概念是局部性的，它是根据点 x_0 的函数值与其附近一个局部范围内的点的函数值比较而来的. 极大（小）值不一定是整个所讨论区间的最大（小）值. 函数在整个区间上可能有若干个极大值和极小值，极大值可能比极小值还小. 整个区间上的最大（小）值，不一定是极大（小）值，但极大（小）值有可能为最大（小）值，见图 2-9.

NOTES

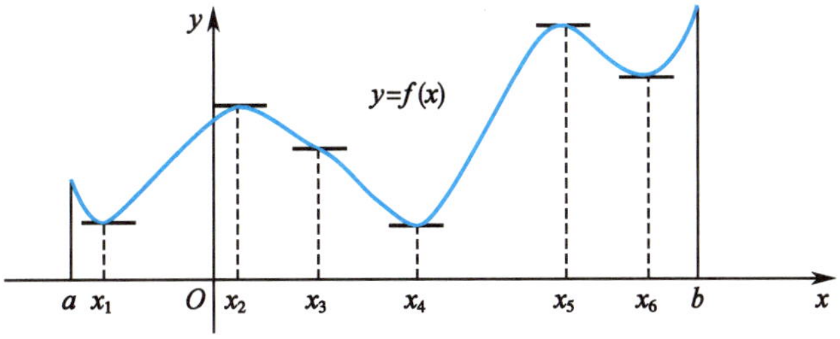

图 2-9

由图 2-9 还可看到，在函数取得极值处，曲线的切线是水平的，即 $f'(x)=0$；但曲线切线是水平的，即 $f'(x)=0$，该点又未必取得极值，如 $f'(x_3)=0$，但 $f(x_3)$ 不是极值.

定理 2-6（必要条件） 若函数 $f(x)$ 在 x_0 处可导，且 $f(x)$ 在 x_0 处取得极值，则 $f'(x_0)=0$.

满足 $f'(x)=0$ 的点，称为函数 $f(x)$ 的驻点. 显然，可导函数的极值点必是驻点. 但反之，函数的驻点并不一定是极值点.

下面具体讨论判定驻点是否为极值点的方法.

定理 2-7（极值的第一判定定理） 设函数 $y=f(x)$ 在 x_0 的某邻域内可导，且 $f'(x_0)=0$，则：

（1）若 $x<x_0$ 时，$f'(x)>0$，$x>x_0$ 时，$f'(x)<0$，则 $f(x)$ 在 x_0 处取得极大值.

（2）若 $x<x_0$ 时，$f'(x)<0$，$x>x_0$ 时，$f'(x)>0$，则 $f(x)$ 在 x_0 处取得极小值.

（3）若当 x 在 x_0 左右两侧时，$f'(x)$ 符号恒定，则 $f(x)$ 在 x_0 处不取得极值.

定理 2-8（极值的第二判定定理） 设函数 $y=f(x)$ 在 x_0 处具有二阶导数 $f''(x_0)$，且 $f'(x_0)=0$，则：

（1）当 $f''(x_0)<0$ 时，$f(x)$ 在 x_0 处取得极大值.

（2）当 $f''(x_0)>0$ 时，$f(x)$ 在 x_0 处取得极小值.

（3）当 $f''(x_0)=0$ 时，无法判定 $f(x)$ 在 x_0 处是否取得极值.

由定理 2-8 中的（3）可知，$f'(x_0)=f''(x_0)=0$ 时，无法判断 $f(x)$ 在 x_0 处是否取得极值. 例如 $f(x)=x^3$，$g(x)=x^4$，$f'(0)=f''(0)=0$，$g'(0)=g''(0)=0$，$f(x)=x^3$ 在 $x=0$ 处不取极值，见图 2-10，而 $g(x)=x^4$ 在 $x=0$ 处取得极小值，见图 2-11. 因此当 $f''(x_0)=0$ 时，无法用定理 2-8 判定 $f(x)$ 在 x_0 处是否取得极值.

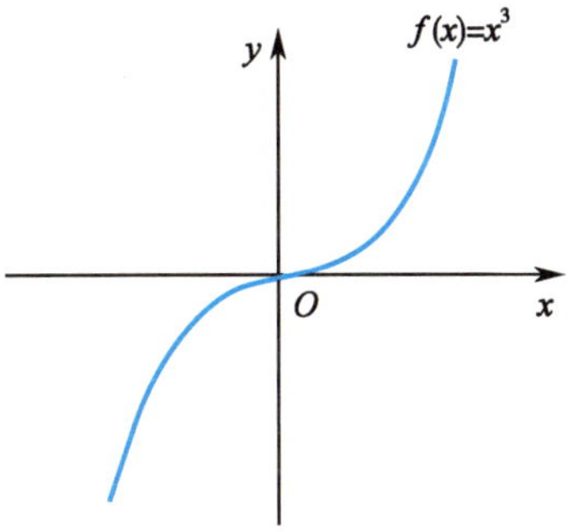

图 2-10

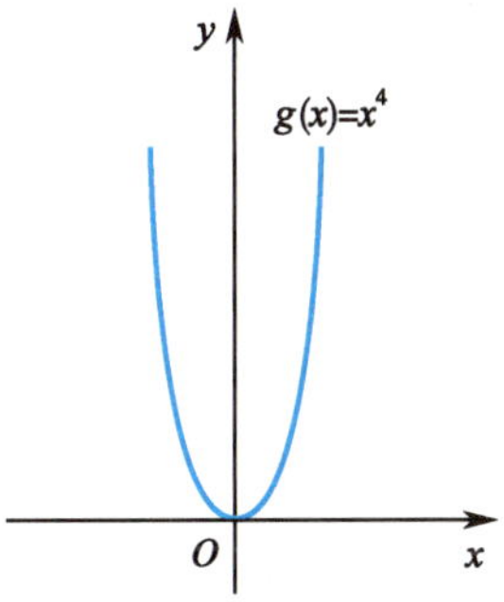

图 2-11

另外，函数不可导的点也可能是极值点. 例如，函数 $f(x)=|x|$ 在 $x=0$ 处不可导，显然 $f(x)=|x|$ 在 $x=0$ 处取得极小值. 函数 $f(x)=\sqrt[3]{x}$，在 $x=0$ 处不可导，显然 $f(x)=\sqrt[3]{x}$ 在 $x=0$ 处不取得极值.

注意：在定理 2-7 中，若函数 $f(x)$ 在 $x=x_0$ 处一阶导数不存在，其他条件不变，定理 2-7 中（1）、（2）、（3）三条法则仍然适用.

函数 $f(x)$ 在某区间的极值点可能是驻点，也可能是一阶导数不存在的点. 将驻点和一阶导数不存在的点，统称为函数的可能极值点. 如何来判定可能极值点是否取得极值，可按下列步骤进行：

（1）求函数 $f(x)$ 的定义域及导数.

NOTES

（2）求出 $f(x)$ 在定义域内的全部可能极值点（驻点及导数不存在的点）.

（3）由第一判定定理或第二判定定理判定这些点是否为极值点. 若是极值点，则求出该点的函数值，即为极值.

例 2-46　求函数 $f(x)=x-\frac{3}{2}\sqrt[3]{x^2}$ 的极值.

解　函数 $f(x)$ 的定义域为 $(-\infty,+\infty)$，$f'(x)=1-x^{-\frac{1}{3}}$，令 $f'(x)=0$，得驻点 $x=1$；又知当 $x=0$ 时，$f'(x)$ 不存在. 列表讨论（表 2-2）.

表 2-2　函数 $f(x)=x-\frac{3}{2}\sqrt[3]{x^2}$ 的极值

x	$(-\infty,0)$	0	$(0,1)$	1	$(1,+\infty)$
$f'(x)$	+	不存在	−	0	+
$f(x)$	↗	$f_{极大}(0)=0$	↘	$f_{极小}(1)=-\frac{1}{2}$	↗

例 2-47　求函数 $f(x)=2x^2-x^4$ 的极值.

解　定义域为 $(-\infty,+\infty)$，$f'(x)=4x-4x^3=4x(1-x^2)$. 令 $f'(x)=0$，得驻点 $x=0,x=-1,x=1$. 而 $f''(x)=4-12x^2=4(1-3x^2)$，$f''(0)=4>0$，所以 $f(x)$ 在 $x=0$ 处取得极小值 $f(0)=0$. $f''(\pm1)=-8<0$，所以 $f(x)$ 在 $x=-1,x=1$ 处均取得极大值 $f(-1)=f(+1)=1$.

注：如果函数在某一区间内连续，个别点的一阶导数等于零或不存在，而其余点的一阶导数均大于零（均小于零），则在该区间内函数为单调递增函数（单调递减函数），即个别点处一阶导数等于零或不存在，不影响其单调性. 如 $y=x^3$，$y=\sqrt[3]{x}$，取得极值的点一定是一阶导数等于零或导数不存在的点.

3. 最值问题

在医学研究领域中，经常要考虑在一定条件下，怎样才能取到所研究问题的最大值和最小值的问题，如：在临床用药的过程中，常常考虑能获得治疗效果时的最低血药浓度，以及药物在体内产生毒性反应的最低血药浓度；口服或肌内注射一定剂量的某种药物后，血药浓度何时达到最高值；在一定条件下，如何使用药物最经济、疗效最佳、毒性最小等问题. 这类问题反映到数学上，就是所谓的函数的最大值、最小值问题，反映在数学建模上就是最优化问题.

设函数 $f(x)$ 在闭区间 $[a,b]$ 上连续，则 $f(x)$ 的最大值和最小值一定存在. 如果最大值在开区间 (a,b) 内取得，则在这种情况下，最大值一定是函数的极大值. 因此，函数在闭区间 $[a,b]$ 上的最大值一定是函数的所有极大值和函数在区间端点的函数值中的最大者；同样在闭区间 $[a,b]$ 上的最小值一定是函数的所有极小值和函数在区间端点的函数值中的最小者.

因此，闭区间上连续函数的最大值和最小值的求法如下：

（1）求函数 $f(x)$ 在 (a,b) 内的驻点和不可导点.

（2）求这些点的函数值及端点的函数值.

（3）比较大小，其中最大的便是函数 $f(x)$ 在 $[a,b]$ 上的最大值，最小的便是函数 $f(x)$ 在 $[a,b]$ 上的最小值.

例 2-48　求函数 $f(x)=(x+4)\sqrt[3]{(x-1)^2}$ 在 $[-2,2]$ 上的最大值和最小值.

解　$f'(x)=\sqrt[3]{(x-1)^2}+\frac{2}{3}(x+4)(x-1)^{-\frac{1}{3}}=\frac{5(x+1)}{3\sqrt[3]{x-1}}$. 令 $f'(x)=0$，得驻点 $x=-1$；$f'(x)$ 不存在的点为 $x=1$.

$$f(-2)=2\sqrt[3]{9}\approx4.16,\ f(-1)=3\sqrt[3]{4}\approx4.76,\ f(1)=0,\ f(2)=6.$$

比较上述函数值，得 $f(x)$ 的最大值为 $f(2)=6$，最小值为 $f(1)=0$.

NOTES

另外，若函数 $f(x)$ 在一个区间（有限或无限，开或闭）内可导且只有一个驻点 x_0，并且这个驻点 x_0 是函数 $f(x)$ 的极值点，那么，当 $f(x_0)$ 是极大值（极小值）时，$f(x_0)$ 就是 $f(x)$ 在该区间上的最大值（最小值）.

在实际问题中，往往根据问题的性质就可以断定可导函数是否存在最大值或最小值，且一定在所考虑的定义区间内部取得. 此时，若在该区间内部只有一个驻点，那么不必再作讨论，就可断定 $f(x_0)$ 是所求的最大值或最小值.

例 2-49 肌内或皮下注射后，药物在血液中的浓度随时间变化而变化，血药浓度 C 可以表示为时间 t 的函数 $C=C(t)$，

$$C(t)=\frac{A}{\alpha_2-\alpha_1}(e^{-\alpha_1 t}-e^{-\alpha_2 t}), A>0, 0<\alpha_1<\alpha_2,$$

其中 α_1 为一级消除速度常数，α_2 为一级吸收速度常数，A 是与给药剂量有关的常数，以时间 t 为横坐标，血药浓度 C 为纵坐标得到的血药浓度 - 时间曲线称为药时曲线，药时曲线对观察药效快慢、药效强弱及药物的生物利用度和其他参数有重要意义. 现在我们要求 t 为何值时，血药浓度达到最大值.

解 令 $\frac{dC}{dt}=\frac{A}{\alpha_2-\alpha_1}(-\alpha_1 e^{-\alpha_1 t}+\alpha_2 e^{-\alpha_2 t})=0$，即 $\alpha_1 e^{-\alpha_1 t}=\alpha_2 e^{-\alpha_2 t}$，由此可得唯一驻点 $t_0=\frac{\ln\alpha_2-\ln\alpha_1}{\alpha_2-\alpha_1}$，而 $C|_{t=0}=0$，又

$$\begin{aligned}C|_{t=+\infty}&=\lim_{t\to+\infty}\frac{A}{\alpha_2-\alpha_1}(e^{-\alpha_1 t}-e^{-\alpha_2 t})=\frac{A}{\alpha_2-\alpha_1}\lim_{t\to+\infty}\frac{e^{(\alpha_2-\alpha_1)t}-1}{e^{\alpha_2 t}}\\&=\frac{A}{\alpha_2-\alpha_1}\lim_{t\to+\infty}\frac{(\alpha_2-\alpha_1)e^{(\alpha_2-\alpha_1)t}}{\alpha_2 e^{\alpha_2 t}}=A\lim_{t\to+\infty}\frac{1}{\alpha_2 e^{\alpha_1 t}}=0,\end{aligned}$$

说明药物最终全部从体内消除，药物的副作用小.

因此当 $t=t_0=\frac{\ln\alpha_2-\ln\alpha_1}{\alpha_2-\alpha_1}$ 时，血中药物的浓度达到最大值，此时函数值 $C(t_0)$ 称为峰浓度，$t_0=\frac{\ln\alpha_2-\ln\alpha_1}{\alpha_2-\alpha_1}$ 为达峰时间. 若 t_0 值小，说明药效快；$C(t_0)$ 值大，说明药效强；t_0 值小且 $C(t_0)$ 值大，说明药物吸收快且好.

四、函数曲线的凹凸性和拐点

函数的单调性和极值在函数图形的描绘中起着重要作用，但仅有这些，还不能准确描绘函数的图形. 它们的弯曲方向（曲线的凹凸性）可能不同. 因此研究函数曲线凹凸性及拐点（曲线改变弯曲方向的点）十分必要.

定义 2-4 设函数 $f(x)$ 在区间 I 上连续，如果对区间 I 上的任意两点 x_1, x_2，恒有 $f\left(\frac{x_1+x_2}{2}\right)<\frac{1}{2}[f(x_1)+f(x_2)]$，则称函数 $f(x)$ 在区间 I 上为凹函数（concave function），并称函数在此区间上的曲线弧为凹的；如果对区间 I 上的任意两点 x_1, x_2，恒有 $f\left(\frac{x_1+x_2}{2}\right)>\frac{1}{2}[f(x_1)+f(x_2)]$，则称函数 $f(x)$ 在区间 I 上为凸函数（convex function），并称函数在此区间上的曲线弧为凸的，见图 2-12.

由图 2-12 还可以看出：对于凹的曲线弧，切线的斜率随 x 的增大而增大；对于凸的曲线弧，切线的斜率随 x 的增大而减小. 由于切线的斜率就是函数 $y=f(x)$ 的导数，所以凹的曲线弧，导数是单调增加的，而凸的曲线弧，导数是单调减少的. 由此可见，曲线 $y=f(x)$ 的凹凸性可以用一阶导数 $f'(x)$ 的单调性来判定. 而 $f'(x)$ 的单调性又可以用它的导数，即 $y=f(x)$ 的二阶导数 $f''(x)$ 的符号来判定，故曲线 $y=f(x)$ 的凹凸性与 $f''(x)$ 的符号有关. 由此提出了函数曲线的凹凸性判定定理.

NOTES

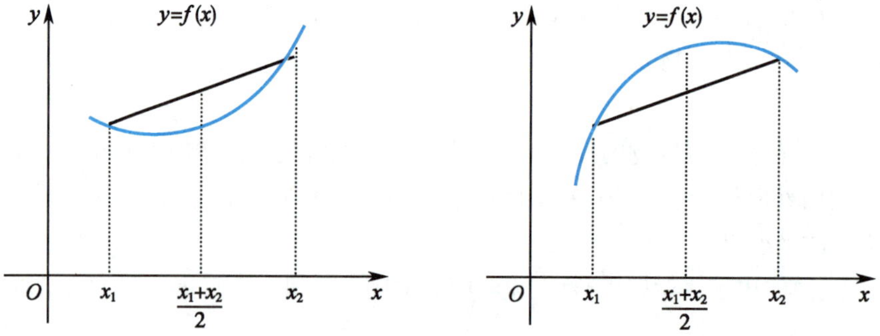

（a）凹函数　　　　（b）凸函数

图 2-12

定理 2-9　设函数 $y=f(x)$ 在 (a,b) 内具有二阶导数，则有：

（1）若对任意 $x\in(a,b)$，都有 $f''(x)>0$，则函数 $f(x)$ 在 (a,b) 内的图形是凹的.

（2）若对任意 $x\in(a,b)$，都有 $f''(x)<0$，则函数 $f(x)$ 在 (a,b) 内的图形是凸的.

例 2-50　判定曲线 $f(x)=3x-x^3$ 的凹凸性.

解　函数 $f(x)$ 的定义域为 $(-\infty,+\infty)$. $f'(x)=3-3x^2$，$f''(x)=-6x$，显然：在 $(-\infty,0)$ 上，$f''(x)>0$，则曲线 $f(x)$ 在 $(-\infty,0)$ 上是凹的；在 $(0,+\infty)$ 上，$f''(x)<0$，则曲线 $f(x)$ 在 $(0,+\infty)$ 上是凸的，见图 2-13.

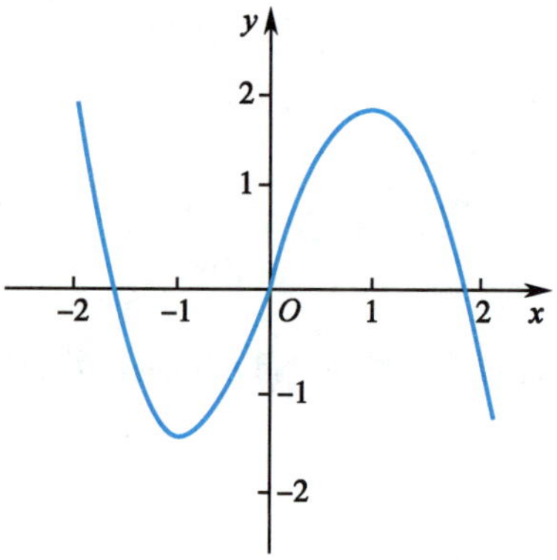

图 2-13

由图 2-13 可见，点 $(0,0)$ 是曲线上的由凹变凸的分界点，这种曲线凹凸的分界点，称为拐点（inflection point）. 拐点两侧的凹凸性不同，那么 $f''(x)$ 的符号也就不同. 可按下列步骤判定曲线的凹凸性及拐点.

（1）求函数 $f(x)$ 的定义域.

（2）求 $f''(x)$ 及在定义域内 $f''(x)$ 等于零的点和不存在的点，并用这些点将其定义域分成若干个子区间.

（3）判定 $f''(x)$ 在每个子区间内的符号，从而得出曲线 $f(x)$ 在各个子区间内的凹凸性，同时可确定上述各点对应的曲线上的点是否为拐点.

例 2-51　讨论曲线 $f(x)=\dfrac{1}{2}x^2+\dfrac{9}{10}(x-1)^{\frac{5}{3}}$ 的凹凸性及拐点.

解　函数 $f(x)$ 的定义域为 $(-\infty,+\infty)$. $f'(x)=x+\dfrac{3}{2}(x-1)^{\frac{2}{3}}$，$f''(x)=1+(x-1)^{-\frac{1}{3}}$.

令 $f''(x)=0$，得 $x=0$；$f''(x)$ 不存在的点为 $x=1$. 由 $x=0,1$ 将定义域分成三个子区间，列表讨论（表 2-3）.

表 2-3　函数 $f(x)=\dfrac{1}{2}x^2+\dfrac{9}{10}(x-1)^{\frac{5}{3}}$ 的凹凸性及拐点

x	$(-\infty,0)$	0	$(0,1)$	1	$(1,+\infty)$
$f''(x)$	+	0	-	不存在	+
$f(x)$	凹的	拐点 $\left(0,-\dfrac{9}{10}\right)$	凸的	拐点 $\left(1,\dfrac{1}{2}\right)$	凹的

所以曲线 $f(x)$ 在区间 $(-\infty,0)$ 和 $(1,+\infty)$ 上是凹的，在区间 $(0,1)$ 上是凸的，$f(0)=-\dfrac{9}{10}$，$f(1)=$

NOTES

$\frac{1}{2}$，所以点$\left(0,-\frac{9}{10}\right)$和$\left(1,\frac{1}{2}\right)$是拐点.

注：如果函数在某一区间内连续，个别点的二阶导数等于零或不存在，而其余点的二阶导数均大于零（均小于零），则在该区间内函数为凹函数（凸函数），即个别点处二阶导数等于零或不存在，不影响其凹凸性. 如 $y=x^4$，$y=x^{\frac{2}{3}}$.

五、函数曲线的渐近线

为了更准确地描绘函数的图形，下面研究曲线的渐近线.

定义 2-5　当曲线 C 上的动点沿着曲线 C 无限远离原点时，若动点与某一直线 L 的距离或纵坐标差（偏差）趋于 0，则称此直线 L 为曲线 C 的渐近线（asymptote）.

曲线的渐近线有三种，水平渐近线、垂直渐近线和斜渐近线.

1. 水平渐近线（horizontal asymptote）

设曲线 $y=f(x)$，若 $\lim\limits_{x\to\infty}f(x)=A$ 或 $\lim\limits_{x\to-\infty}f(x)=A$，或 $\lim\limits_{x\to+\infty}f(x)=A$，则直线 $y=A$ 是曲线 $f(x)$ 的水平渐近线（平行于 x 轴）.

例如，由图 1-5 知 $\lim\limits_{x\to-\infty}\arctan x=-\frac{\pi}{2}$，$\lim\limits_{x\to+\infty}\arctan x=\frac{\pi}{2}$，则直线 $y=-\frac{\pi}{2}$，$y=\frac{\pi}{2}$ 皆为曲线 $y=\arctan x$ 的水平渐近线.

2. 垂直渐近线（vertical asymptote）

设曲线 $y=f(x)$，若极限 $\lim\limits_{x\to x_0}f(x)=\infty$，或 $\lim\limits_{x\to x_0^-}f(x)=\infty$，或 $\lim\limits_{x\to x_0^+}f(x)=\infty$，则直线 $x=x_0$ 是曲线 $y=f(x)$ 的垂直渐近线（垂直于 x 轴）.

例如，曲线 $y=\ln x$，因为 $\lim\limits_{x\to0^+}\ln x=-\infty$，直线 $x=0$ 是曲线 $y=\ln x$ 的垂直渐近线. 曲线 $y=\frac{1}{(x+2)(x-3)}$ 有两条垂直渐近线 $x=-2$，$x=3$.

3. 斜渐近线（skew asymptote）

如果 $\lim\limits_{x\to+\infty}[f(x)-(ax+b)]=0$ 或 $\lim\limits_{x\to-\infty}[f(x)-(ax+b)]=0$（$a,b$ 为常数），则 $y=ax+b$ 就是曲线 $y=f(x)$ 的一条斜渐近线，如图 2-14.

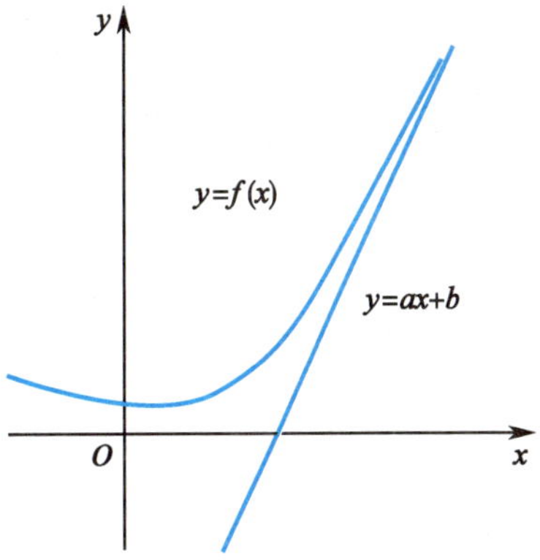

图 2-14

斜渐近线的求法：设曲线 $y=f(x)$，求出 $\lim\limits_{x\to\infty}\frac{f(x)}{x}=a$，$\lim\limits_{x\to\infty}(f(x)-ax)=b$，则 $y=ax+b$ 就是曲线 $y=f(x)$ 的斜渐近线. 如果 $\lim\limits_{x\to\infty}\frac{f(x)}{x}=a$ 不存在，或 $\lim\limits_{x\to\infty}\frac{f(x)}{x}$ 存在，而 $\lim\limits_{x\to\infty}(f(x)-ax)$ 不存在，那么曲线 $y=f(x)$ 无斜渐近线，其中，$x\to\infty$ 也可换成 $x\to-\infty$ 或 $x\to+\infty$.

例 2-52　求曲线 $f(x)=\frac{2(x-2)(x+3)}{x-1}$ 的渐近线.

解　函数的定义域为 $(-\infty,1)\cup(1,+\infty)$，因为 $\lim\limits_{x\to1^+}f(x)=-\infty$，$\lim\limits_{x\to1^-}f(x)=+\infty$，所以 $x=1$ 是垂直渐近线. 又因为 $a=\lim\limits_{x\to\infty}\frac{f(x)}{x}=\lim\limits_{x\to\infty}\frac{2(x-2)(x+3)}{x(x-1)}=2$，$b=\lim\limits_{x\to\infty}[f(x)-ax]=\lim\limits_{x\to\infty}\left[\frac{2(x-2)(x+3)}{x-1}-2x\right]=4$，所以 $y=2x+4$ 为斜渐近线. 无水平渐近线.

注：（1）只有定义域为无穷区间时才可能有水平渐近线或斜渐近线.

NOTES

（2）在同一过程中，水平渐近线和斜渐近线不能同时存在，水平渐近线或斜渐近线的总数不超过两条.

（3）如果函数为整个区间上的连续函数，则此曲线没有垂直渐近线.

六、函数图形的描绘

在医药学研究中，医学相关函数常常需要以图形的形式出现. 函数的图形能够直观地反映函数的各种特性. 因此，准确地描绘函数图形就显得尤为重要.

以前我们是用描点法描绘函数的图形. 这样函数的一些重要特性，如单调性、凹凸性等不易掌握，一些重要的点如极值点、拐点等也极易被忽视，作出的图形难以准确地把函数的性态显示出来. 本节将应用导数讨论函数的单调性和极值、凹凸性和拐点，从而能比较准确地描绘函数的图形. 描绘函数图形的基本步骤如下.

（1）求出函数 $y=f(x)$ 的定义域和值域，以确定函数图形的描绘范围.

（2）讨论函数 $f(x)$ 的基本性质，如奇偶性、周期性，以便缩小描绘函数图形的范围，有利于从部分掌握整体.

（3）求函数曲线的渐近线.

（4）求函数 $f(x)$ 的一阶、二阶导数，在定义域内求使其为零的点和不存在的点，并用这些点将定义域分成若干个子区间. 在每个子区间上讨论 $f(x)$ 的单调性与极值、凹凸性与拐点.

（5）求出函数可能极值点的函数值，从而得到曲线上相应点的坐标，再求出拐点的坐标以及曲线与坐标轴交点（不易求时，可略去）的坐标，有时还需要适当补充一些辅助点的坐标.

（6）在直角坐标系中，首先画出渐近线，标明这些关键点，最后按照曲线的性态沿 x 增大的方向逐段描绘，便得到函数的图形.

例 2-53　描绘函数 $f(x)=\dfrac{(x+1)^3}{(x-1)^2}$ 的图形.

解　函数 $f(x)$ 的定义域为 $(-\infty,1)\cup(1,+\infty)$，

因为 $\lim\limits_{x\to1}f(x)=\lim\limits_{x\to1}\dfrac{(x+1)^3}{(x-1)^2}=\infty$，所以 $x=1$ 为曲线 $f(x)$ 的垂直渐近线；又 $a=\lim\limits_{x\to\infty}\dfrac{f(x)}{x}=\lim\limits_{x\to\infty}\dfrac{(x+1)^3}{x(x-1)^2}=1$，$b=\lim\limits_{x\to\infty}[f(x)-ax]=\lim\limits_{x\to\infty}\left[\dfrac{(x+1)^3}{(x-1)^2}-x\right]=5$，所以 $y=x+5$ 为 $f(x)$ 的斜渐近线.

$$f'(x)=\frac{(x+1)^2(x-5)}{(x-1)^3},\quad f''(x)=\frac{24(x+1)}{(x-1)^4}.$$

令 $f'(x)=0$，得 $x=-1$ 和 $x=5$；令 $f''(x)=0$，得 $x=-1$. 列表讨论（表 2-4）.

表 2-4　函数 $f(x)=\dfrac{(x+1)^3}{(x-1)^2}$ 图形的描绘

x	$(-\infty,-1)$	-1	$(-1,1)$	$(1,5)$	5	$(5,+\infty)$
$f'(x)$	+	0	+	−	0	+
$f''(x)$	−	0	+	+	+	+
$f(x)$	↗	拐点$(-1,0)$	⤴	⤵	$f_{极小}(5)=\dfrac{27}{2}$	⤴

注：“↗”表示曲线弧是凸的且单调递增，“⤴”表示曲线弧是凹的且单调递增，“⤵”表示曲线弧是凹的且单调递减.

补充 $f(0)=1$，$f(3)=16$，得曲线上点 $(-1,0)$，$\left(5,\dfrac{27}{2}\right)$，$(0,1)$ 和 $(3,16)$.

在直角坐标系中，参照上述信息描绘函数 $f(x)$ 的图形，见图 2-15.

例 2-54　1970 年，Page 在实验室饲养雌性小鼠，通过收集的大量资料分析，得到小鼠生长函数

NOTES

为 $W=\dfrac{36}{1+30e^{-\frac{2}{3}t}}$，其中 W 为重量，t 为时间，试描绘小鼠生长函数的曲线.

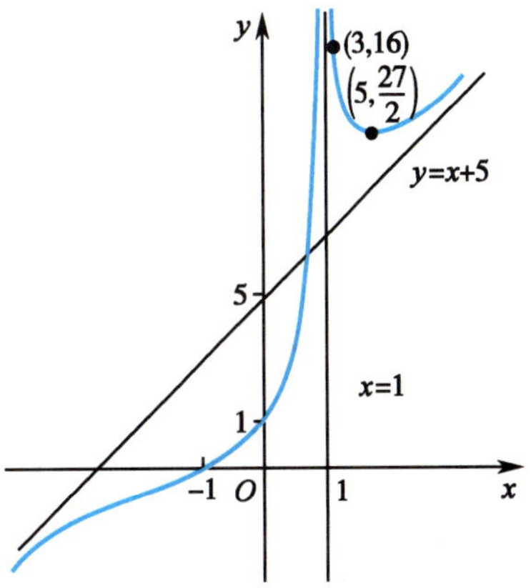

图 2-15

解　W 的定义域为 $[0,+\infty)$，因为 $\lim\limits_{t\to+\infty}W=\lim\limits_{t\to+\infty}\dfrac{36}{1+30e^{-\frac{2}{3}t}}=36$，所以 $W=36$ 为水平渐近线.

$W'=\dfrac{720e^{-\frac{2}{3}t}}{(1+30e^{-\frac{2}{3}t})^2}>0$，$W''=\dfrac{480(30e^{-\frac{2}{3}t}-1)e^{-\frac{2}{3}t}}{(1+30e^{-\frac{2}{3}t})^3}$，令 $W''=0$，得 $t=\dfrac{3\ln30}{2}$.

列表讨论，见表 2-5.

表 2-5　函数 $W=\dfrac{36}{1+30e^{-\frac{2}{3}t}}$ 图形的描绘

t	$\left[0,\dfrac{3\ln30}{2}\right)$	$\dfrac{3\ln30}{2}$	$\left(\dfrac{3\ln30}{2},+\infty\right)$
W'	+	+	+
W''	+	0	−
W	↗	拐点	↗

$W(0)=\dfrac{36}{31}$，$W\left(\dfrac{3\ln30}{2}\right)=18$，得曲线上点 $\left(0,\dfrac{36}{31}\right)$ 和 $\left(\dfrac{3\ln30}{2},18\right)$.

在直角坐标系中，参照上述信息，描绘小鼠的生长曲线，见图 2-16.

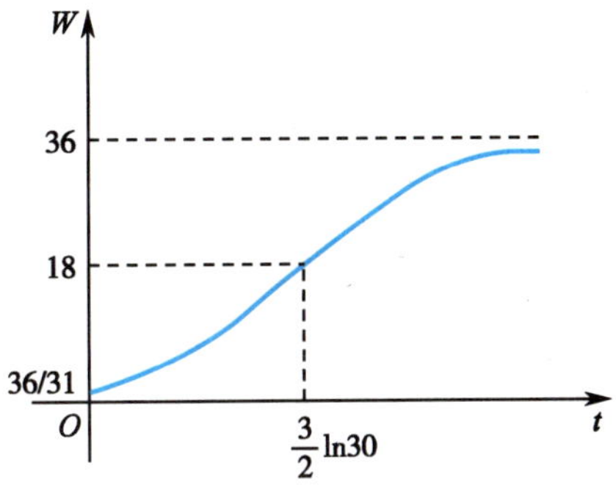

图 2-16

此曲线称为 Logistic 生长曲线. 由图形可看出，小鼠开始时增长缓慢，然后较快，最后又变缓慢，而在拐点处附近生长最快.

Logistic 曲线在许多医学研究领域中有着广泛的应用，如人口增长阻滞、儿童生长发育等生物自然生长及传染病传播等研究.

练习题 2-4

1. 单项选择题

（1）函数 $f(x)$ 在 $[a,b]$ 上连续，在 (a,b) 内可导，$a<x_1<x_2<b$，则至少存在一点 ξ，使得（　　）.

A. $f(b)-f(a)=f'(\xi)(x_2-x_1)$，$\xi\in(x_1,x_2)$

B. $f(x_2)-f(x_1)=f'(\xi)(x_2-x_1)$，$\xi\in(a,b)$

C. $f(b)-f(a)=f'(\xi)(b-a)$，$\xi\in(x_1,x_2)$

D. $f(x_2)-f(x_1)=f'(\xi)(b-a)$，$\xi\in(x_1,x_2)$

（2）下列函数在闭区间 $[1,e]$ 上满足拉格朗日中值定理条件的是（　　）.

A. $\ln x$　　B. $\ln\ln x$　　C. $\dfrac{1}{\ln x}$　　D. $\ln(2-x)$

NOTES

（3）下列计算正确的是（　　）.

A. $\lim\limits_{x\to\infty}\dfrac{\arctan x}{x}=\lim\limits_{x\to\infty}\dfrac{1}{1+x^2}=0$

B. $\lim\limits_{x\to\infty}\dfrac{x+\sin x}{x-\sin x}=\lim\limits_{x\to\infty}\dfrac{1+\cos x}{1-\cos x}=\lim\limits_{x\to\infty}\dfrac{-\sin x}{\sin x}=-1$

C. $\lim\limits_{x\to\infty}\dfrac{x+\sin x}{x}=\lim\limits_{x\to\infty}(1+\cos x)$ 不存在

D. $\lim\limits_{x\to\infty}\dfrac{1}{x}=0$，又 $|\cos x|\leqslant 1$，所以 $\lim\limits_{x\to\infty}\dfrac{\cos x}{x}=\lim\limits_{x\to\infty}\left(\dfrac{1}{x}\cos x\right)=0$

2. 证明：$\arcsin x+\arccos x=\dfrac{\pi}{2}(-1\leqslant x\leqslant 1)$.

3. 填空题

（1）曲线 $y=\dfrac{x}{2-x}$ 的渐近线为________.

（2）若点 $(1,0)$ 是曲线 $y=ax^3+bx^2+2$ 的拐点，则 $a=$________，$b=$________.

4. 求函数 $f(x)=(x^2-1)^3+1$ 的极值.

5. 通过讨论作出函数 $f(x)=\dfrac{4(x+1)}{x^2}-2$ 的图形.

复习题二

1. 单项选择题

（1）已知 $f'(3)=2$，则 $\lim\limits_{h\to 0}\dfrac{f(3+h)-f(3-h)}{h}=$（　　）.

A. 1　　B. 2　　C. 3　　D. 4

（2）若 $f\left(\dfrac{1}{x}\right)=x$，则 $f'(x)=$（　　）.

A. $\dfrac{1}{x}$　　B. $-\dfrac{1}{x}$　　C. $\dfrac{1}{x^2}$　　D. $-\dfrac{1}{x^2}$

（3）函数 $y=\ln(2x+1)$ 在 $[0,1]$ 上满足拉格朗日中值定理的 $\xi=$（　　）.

A. 0　　B. 1　　C. $\dfrac{1}{\ln 3}-\dfrac{1}{2}$　　D. $\ln 3$

（4）已知曲线 $y=\dfrac{1}{|x|}$，下列描述正确的是（　　）.

A. 只有水平渐近线

B. 只有垂直渐近线

C. 既有水平渐近线又有垂直渐近线

D. 既无水平渐近线又无垂直渐近线

（5）设函数 $f(x)=e^{ax}$，则 $f^{(n)}(x)=$（　　）.

A. ae^{ax}　　B. a^ne^{ax}　　C. e^{ax}　　D. $a^3e^{ax}A$

2. 设某种细菌繁殖的数量 N 可近似表示为 $N=1\,000+52t+t^2$，其中时间 t 以小时（h）计，试计算从 $t=2$ 到 $t=2+\Delta t$ 之间的平均繁殖速率，并分别计算当 $\Delta t=0.1$，$\Delta t=0.01$ 时的平均繁殖速率，再计算 $t=2$ 时的瞬时繁殖速率.

3. 假设某年某地人口数为 10.15 亿，人口平均年增长率为 1.489%，根据指数模型人口理论，此地的人口增长模型为

$$f(x)=10.15e^{0.014\,89x},$$

其中，x 代表年数（0，1，2，…），并定义当时所在年份为起始年，即 $x=0$. 按照此模型预测 15 年后此地

的人口数为 12.690 1 亿，求此地的人口增长率函数.

4. 设 $f(x)$ 在 $x=x_0$ 处可导，试计算下列极限：

（1）$\lim\limits_{\Delta x\to 0}\dfrac{f(x_0+2\Delta x)-f(x_0)}{\Delta x}$；　（2）$\lim\limits_{\Delta x\to 0}\dfrac{f(x_0)-f(x_0-\Delta x)}{\Delta x}$；

（3）$\lim\limits_{n\to\infty}n\left[f\left(x_0+\dfrac{1}{n}\right)-f(x_0)\right]$；　（4）$\lim\limits_{t\to 0}\dfrac{f(x_0+\alpha t)-f(x_0+\beta t)}{t}$.

5. 设函数 $f(x)$ 在 $x=0$ 的某邻域内可导，$f(0)=0$，$f'(0)=\dfrac{1}{2}$，求 $\lim\limits_{x\to 0}\dfrac{f(2x)}{x}$.

6. 讨论下列函数在 $x=0$ 处是否可导：

（1）$f(x)=\begin{cases}x^{\frac{3}{2}}\sin\dfrac{1}{x}, & x>0,\\ 0, & x\leqslant 0;\end{cases}$　（2）$f(x)=\begin{cases}x^{\frac{1}{2}}\sin\dfrac{1}{x}, & x>0,\\ 0, & x\leqslant 0.\end{cases}$

7. 试确定 a,b 的值，使得 $f(x)=\begin{cases}x^2, & x\leqslant 1\\ ax+b, & x>1\end{cases}$ 在 $x=1$ 处可导.

8. 设曲线 $y=2x-x^3$：

（1）求点 $(1,1)$ 处的切线方程及法线方程；

（2）若点 (x_0,y_0) 处的切线通过点 $(0,-2)$，求点 (x_0,y_0) 及该点处的切线方程、法线方程.

9. 求下列函数的导数：

（1）$y=x^a+a^x+a^a$；　（2）$y=x\tan x\ln x$；

（3）$y=\dfrac{1-\ln x}{1+\ln x}$；　（4）$y=\sqrt{x}\arctan x+\dfrac{\sin x}{x}$.

10. 求下列函数的导数：

（1）$y=\ln(\cot x)$；　（2）$y=e^{\sin x}+\arccos\sqrt{1-x^2}$；

（3）$y=\sqrt{x+\sqrt{x+\sqrt{x}}}$；　（4）$y=\log_2(x^2-\sin x)$.

11. 求下列函数的导数：

（1）$y=x^{\ln x}$；　（2）$y=x^{2x}+(2x)^x$；

（3）$y=\sqrt[3]{\dfrac{x(x^3+1)}{(x-1)^2}}$；　（4）$y=\sqrt{(x\sin x)\sqrt{1-e^x}}$.

12. 求由下列方程确定的隐函数 $y=f(x)$ 的导数：

（1）$y=1+xe^y$；　（2）$y=\tan(x+y)$；

（3）$x^y=y^x$；　（4）$xy=\ln(x+y)$.

13. 求下列函数的二阶导数：

（1）$y=x\ln x$；　（2）$\ln\sqrt{x^2+y^2}=\arctan\dfrac{y}{x}$.

14. 设 $f''(x)$ 存在，求下列函数的二阶导数：

（1）$y=f(x+e^{-x})$；　（2）$y=\ln[f(x)]$.

15. 求下列函数的 n 阶导数：

（1）$y=\ln(1+x)$；　（2）$y=\sin^2x$.

16. 一质点做直线运动，其运动规律为 $s=\sqrt{t}$，其中，路程 s 的单位为米(m)，时间 t 的单位为秒(s)，求质点在第 4 秒末的速度与加速度.

17. 许多肿瘤的生长规律为 $v=v_0e^{\frac{A}{\alpha}(1-e^{-\alpha t})}$，其中，$v$ 表示 t 时刻的肿瘤大小（体积或重量），v_0 为开始观察时 $(t=0)$ 肿瘤的大小，α 和 A 为正常数. 问：肿瘤在 t 时刻的增长速度是多少？

18. 患者服药后，设药物通过肾脏排泄的血药浓度 C 和时间 t 的关系为 $C(t)=C_0(1-e^{-kt})$，C_0 为

NOTES

初始血药浓度，k 为正常数，求该药物的排泄速率.

19. 在下列括号中，填入适当的函数：

(1) $d(\quad)=\frac{1}{\sqrt{x}}dx$；　　(2) $d(\quad)=\frac{1}{x^2}dx$；

(3) $d(\quad)=e^{ax}dx$；　　(4) $d(\quad)=\sin(\omega t+\varphi)dt$；

(5) $d(\quad)=\frac{1}{4+x^2}dx$；　　(6) $d(\quad)=\frac{\arcsin x}{\sqrt{1-x^2}}dx$.

20. 求下列函数的微分：

(1) $y=x^2+1-\sqrt[3]{1+x^2}$；　　(2) $y=\sqrt{x}(1+\sin^2 x)$；

(3) $y=\arctan e^x+\ln(1+x^2)$；　　(4) $y=\ln\arctan\frac{1}{x}$；

(5) $y=\sqrt{x-\sqrt{x}}$；　　(6) $y=a^x+\sqrt{1-a^{2x}}\arccos(a^x)$.

21. 求由下列方程所确定的函数 $y=f(x)$ 的微分：

(1) $2y-x=(x-y)\ln(x-y)$；　　(2) $\sin(xy)=xy^2$.

22. 利用微分求近似值：

(1) $\sqrt[100]{1.002}$；　　(2) $\sin 29°$；

(3) $\arcsin 0.4998$；　　(4) $\arctan 1.01$.

23. 已知 $y=x^3+2x$，计算在 $x=3$ 处，当 $\Delta x=0.01$ 时的微分 dy 和增量 Δy.

24. 若通过某种方式可测量球体形肿瘤直径 d，再根据测量值 d 计算出肿瘤体积 V，如果要使体积 V 的相对误差不超过5%，则直径 d 测量值的相对测量误差应不超过多少？

25. 验证下列函数在闭区间上满足拉格朗日中值定理条件，并求满足定理中的值 ξ：

(1) $y=\arctan x, x\in[0,1]$；　　(2) $y=\ln x, x\in[1,e]$.

26. 证明下列等式或不等式：

(1) $\arctan x+\operatorname{arccot} x=\frac{\pi}{2}$；　　(2) $2\arctan x+\arcsin\frac{2x}{1+x^2}=\pi\ (x\geqslant 1)$；

(3) 当 $b>a>0, n>1$ 时，$na^{n-1}(b-a)<b^n-a^n<nb^{n-1}(b-a)$；

(4) $|\arctan b-\arctan a|\leqslant|b-a|$.

27. 利用洛必达法则求下列函数极限：

(1) $\lim\limits_{x\to 0}\frac{e^x-e^{-x}-2x}{x-\sin x}$；　　(2) $\lim\limits_{x\to\frac{\pi}{2}}\frac{\ln\sin x}{(\pi-2x)^2}$；

(3) $\lim\limits_{x\to+\infty}\frac{xe^{\frac{x}{2}}}{x+e^x}$；　　(4) $\lim\limits_{x\to\frac{\pi}{2}}\frac{\tan x}{\tan 3x}$；

(5) $\lim\limits_{x\to 0^+}x^2\ln x$；　　(6) $\lim\limits_{x\to 0}\left(\frac{1}{x}-\frac{1}{e^x-1}\right)$；

(7) $\lim\limits_{x\to\frac{\pi}{2}}(\tan x)^{2\cos x}$；　　(8) $\lim\limits_{x\to 0}(e^x+x)^{\frac{1}{x}}$；

(9) $\lim\limits_{x\to 0^+}\left(\frac{1}{x}\right)^{\tan x}$.

*28. 设函数 $f(x)$ 存在二阶导数，$f(0)=0, f'(0)=1, f''(0)=2$，试求 $\lim\limits_{x\to 0}\frac{f(x)-x}{x^2}$（提示：用洛必达法则及导数定义）.

29. 试确定下列函数的单调区间：

(1) $f(x)=2x^2-12x+5$；　　(2) $f(x)=2x^2-\ln x$；

NOTES

（3）$f(x)=xe^{-x}$；　　（4）$f(x)=\frac{\sqrt{x}}{1+x}$.

30. 求下列函数的极值：

（1）$f(x)=3x-x^3$；　　（2）$f(x)=\frac{x}{\ln x}$；

（3）$f(x)=\frac{6x}{x^2+1}$；　　（4）$f(x)=(2x-1)\cdot\sqrt[3]{(x-3)^2}$.

31. a 为何值时，函数 $f(x)=a\sin x+\frac{1}{3}\sin 3x$ 在 $x=\frac{\pi}{3}$ 处取得极值？它是极大值，还是极小值？并求此极值.

32. 求下列函数的最大值、最小值：

（1）$y=x^2e^{-x}, x\in[-1,3]$；　　（2）$y=x^2-\frac{54}{x}, x\in(-\infty,0)$.

33. 求下列曲线的凹凸区间与拐点：

（1）$y=3x^4-4x^3+1$；　　（2）$y=\ln(1+x^2)$.

34. 求下列曲线的渐近线：

（1）$y=\frac{1}{x^2-4x-5}$；　　（2）$y=\frac{x^2+2x-1}{x}$.

35. 描绘下列函数的图形：

（1）$y=x^3-3x^2-9x+14$；　　（2）$y=\frac{x}{1+x^2}$.

36.（续例 2-49）求 t 为何值时，血药浓度变化率达到最小值，并通过分析 $C(t)$ 的单调性和极值、凹凸性和拐点，绘制药时曲线.

第三章 一元函数积分学

本章数字资源

一元函数积分学包括不定积分、定积分和广义积分. 这三种积分含义不同,但有着密切联系.

第一节 不定积分

微分学中讨论了求函数导数的运算,现在讨论其逆运算:由一个函数的已知导数去求该函数. 例如,设曲线任一点处的切线斜率 $y'=2x$,则不难得出 $(x^2)'=2x$,于是 $y=x^2$ 就是所求曲线方程之一;又对于任意常数 C,$(x^2+C)'=2x$,故曲线方程的一般表达式应为 $y=x^2+C$. 由 $y'=2x$ 求 y,这类问题就是不定积分问题.

一、不定积分的概念

定义 3-1 若在某区间上 $F'(x)=f(x)$,则称 $F(x)$ 为 $f(x)$ 在该区间上的一个原函数(primitive function).

例如,$\sin x$ 是 $\cos x$ 在区间 $(-\infty,+\infty)$ 上的一个原函数;$\ln x$ 是 $\dfrac{1}{x}$ 在区间 $(0,+\infty)$ 上的一个原函数.

对于一个给定的函数 $f(x)$,假如它有一个原函数 $F(x)$,那么它便有无穷多个原函数. 因为对任意常数 C,都有

$$[F(x)+C]'=F'(x)=f(x).$$

这表明 $F(x)+C$ 也是 $f(x)$ 的原函数.

同时,$F(x)+C$ 已将 $f(x)$ 的所有原函数包罗无遗. 因为若 $G(x)$ 也是 $f(x)$ 的原函数,则

$$[G(x)-F(x)]'=G'(x)-F'(x)=f(x)-f(x)\equiv 0.$$

由拉格朗日中值定理的推论可知:导数恒为零的函数必为常数,因此

$$G(x)-F(x)=C(C\text{ 为任意常数}),$$

即 $G(x)$ 也应具有 $F(x)+C$ 的形式.

定义 3-2 函数 $f(x)$ 的全体原函数称为 $f(x)$ 的不定积分(indefinite integral),又称为 $f(x)$ 的原函数族,记作 $\int f(x)\mathrm{d}x$. 其中 $\int$ 为积分号,$f(x)$ 为被积函数,$f(x)\mathrm{d}x$ 为被积表达式,x 为积分变量.

如果 $F(x)$ 是 $f(x)$ 的某一原函数,由定义有 $\int f(x)\mathrm{d}x=F(x)+C$,其中 C 为积分常数.

由此可知,求 $f(x)$ 的不定积分只须求出 $f(x)$ 的一个原函数,再加上任意常数 C.

例如,$\int 2x\mathrm{d}x=x^2+C$;$\int \cos x\,\mathrm{d}x=\sin x+C$;$\int gt\mathrm{d}t=\dfrac{1}{2}gt^2+C$.

不定积分的几何意义:求函数 $f(x)$ 的不定积分,从几何的观点来看,就是要找出所有这样的曲线,它们在横坐标为 x 的点处切线的斜率等于 $f(x)$. 如果 $y=F(x)$ 是这些曲线之一,它即被称为 $f(x)$ 的一条积分曲线. 将这条曲线沿着 y 轴作上下平行移动,便可以得到一族积分曲线 $y=F(x)+C$(图 3-1).

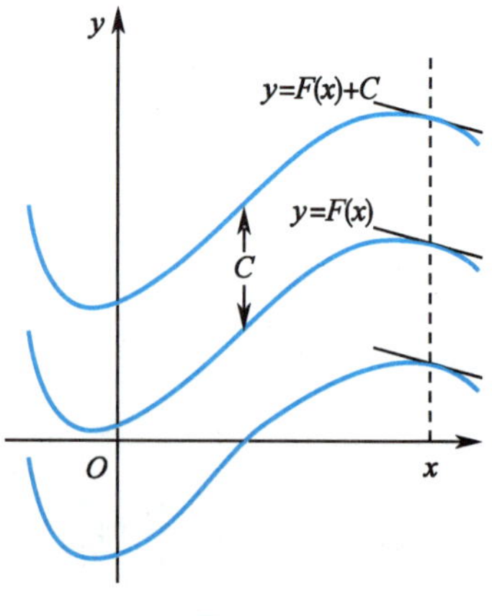

图 3-1

NOTES

例 3-1　求经过点(1,3),且其切线的斜率为 $3x^2$ 的曲线方程.

解　因为$(x^3)'=3x^2$,所以由$\int 3x^2\mathrm{d}x=x^3+C$,得曲线族 $y=x^3+C$.

将 $x=1,y=3$ 代入,得 $C=2$,故所求曲线为 $y=x^3+2$.

二、不定积分的性质和基本积分公式

根据不定积分的定义,有:

性质 3-1　$\left[\int f(x)\mathrm{d}x\right]'=f(x)$或 $\mathrm{d}\int f(x)\mathrm{d}x=f(x)\mathrm{d}x$.

性质 3-2　$\int f'(x)\mathrm{d}x=f(x)+C$ 或 $\int \mathrm{d}f(x)=f(x)+C$.

例如$\left(\int \mathrm{e}^{-x^2}\mathrm{d}x\right)'=\mathrm{e}^{-x^2}$,而$\int(\mathrm{e}^{-x^2})'\mathrm{d}x=\mathrm{e}^{-x^2}+C$.

上述两个性质清楚地表明,求不定积分与求导数(或微分)互为逆运算.因此,有一个导数公式,就相应地有一个积分公式.例如,从$\left(\dfrac{x^{\alpha+1}}{\alpha+1}\right)'=x^{\alpha}(\alpha\neq-1)$,便有$\int x^{\alpha}\mathrm{d}x=\dfrac{x^{\alpha+1}}{\alpha+1}+C\ (\alpha\neq-1)$.于是有基本积分公式:

(1) $\int k\mathrm{d}x=kx+C$(k 为任意常数);

(2) $\int x^{\alpha}\mathrm{d}x=\dfrac{x^{\alpha+1}}{\alpha+1}+C\quad(\alpha\neq-1)$;

(3) $\int\dfrac{1}{x}\mathrm{d}x=\ln|x|+C$;

(4) $\int \mathrm{e}^x\mathrm{d}x=\mathrm{e}^x+C$;

(5) $\int a^x\mathrm{d}x=\dfrac{a^x}{\ln a}+C$;

(6) $\int\cos x\mathrm{d}x=\sin x+C$;

(7) $\int\sin x\mathrm{d}x=-\cos x+C$;

(8) $\int\sec^2x\mathrm{d}x=\tan x+C$;

(9) $\int\csc^2x\mathrm{d}x=-\cot x+C$;

(10) $\int\sec x\tan x\mathrm{d}x=\sec x+C$;

(11) $\int\csc x\cot x\mathrm{d}x=-\csc x+C$;

(12) $\int\dfrac{1}{1+x^2}\mathrm{d}x=\arctan x+C_1=-\operatorname{arccot}x+C_2$;

(13) $\int\dfrac{1}{\sqrt{1-x^2}}\mathrm{d}x=\arcsin x+C_1=-\arccos x+C_2$.

检验积分结果是否正确,只要对结果求导,若其导数等于被积函数则正确.

例 3-2　验证$\int\dfrac{1}{x}\mathrm{d}x=\ln|x|+C$.

证　因为当 $x>0$ 时,$(\ln|x|)'=(\ln x)'=\dfrac{1}{x}$;当 $x<0$ 时,$(\ln|x|)'=[\ln(-x)]'=\dfrac{1}{(-x)}(-x)'=\dfrac{1}{x}$,所以$\int\dfrac{1}{x}\mathrm{d}x=\ln|x|+C$.

性质 3-3　$\int kf(x)\mathrm{d}x=k\int f(x)\mathrm{d}x$　(k 为非零常数).

性质 3-4　$\int[f(x)\pm g(x)]\mathrm{d}x=\int f(x)\mathrm{d}x\pm\int g(x)\mathrm{d}x$.

上述两个性质都很容易由相应的求导法则推导出来.

例 3-3　求$\int\left(3x^2-\dfrac{1}{2\sqrt{x}}+1\right)\mathrm{d}x$.

解　$\int\left(3x^2-\dfrac{1}{2\sqrt{x}}+1\right)\mathrm{d}x=3\int x^2\mathrm{d}x-\dfrac{1}{2}\int x^{-\frac{1}{2}}\mathrm{d}x+\int\mathrm{d}x=x^3-\sqrt{x}+x+C$.

注意:此处只须写一个积分常数 C.

NOTES

例 3-4　求：(1) $\int \frac{x^4}{1+x^2}dx$；(2) $\int \tan^2 x dx$；(3) $\int \sqrt{x}(x^2-5)dx$；(4) $\int e^x(3+2^x)dx$.

解　(1) $\int \frac{x^4}{1+x^2}dx=\int \frac{x^4-1+1}{1+x^2}dx=\int\left(x^2-1+\frac{1}{1+x^2}\right)dx=\frac{x^3}{3}-x+\arctan x+C$.

(2) $\int \tan^2 x dx=\int(\sec^2 x-1)dx=\tan x-x+C$.

(3) $\int \sqrt{x}(x^2-5)dx=\int\left(x^{\frac{5}{2}}-5x^{\frac{1}{2}}\right)dx=\frac{2}{7}x^{\frac{7}{2}}-\frac{10}{3}x^{\frac{3}{2}}+C$.

(4) $\int e^x(3+2^x)dx=3\int e^x dx+\int(2e)^x dx=3e^x+\frac{(2e)^x}{\ln(2e)}+C=3e^x+\frac{2^x e^x}{\ln 2+1}+C$.

从以上的例子看到，直接利用基本积分公式及不定积分的运算性质（有时要先将被积函数作代数或三角恒等变换），可以求出一些简单的不定积分，这种积分方法称为直接积分法，但对于 $\int \frac{1}{1+\sqrt{x}}dx$、$\int e^x \sin x dx$ 等，不能使用直接积分法，因此，必须进一步研究积分方法.

三、不定积分的换元积分法

引例 $\int e^{2x}dx=e^{2x}+C$ 是否成立？

解决方法：利用复合函数，设置中间变量. 令 $u=2x$，$dx=\frac{1}{2}du$，则

$$\int e^{2x}dx=\frac{1}{2}\int e^u du=\frac{1}{2}e^u+C=\frac{1}{2}e^{2x}+C.$$

由引例可以看出，将复合函数求导法则反过来用于不定积分，就得到不定积分的换元积分法（integration by substitution）. 通常将换元积分法分为第一换元积分法和第二换元积分法.

1. 第一换元积分法（凑微分法或配元法）

定理 3-1　设 $f(u)$ 具有原函数 $F(u)$，$u=\varphi(x)$ 可导，则

$$\int f[\varphi(x)]\varphi'(x)dx=\left[\int f(u)du\right]_{u=\varphi(x)}=F[\varphi(x)]+C \tag{3-1}$$

证　由假设 $F'(u)=f(u)$，应用复合函数求导法则，得 $\frac{d}{dx}F[\varphi(x)]=F'(u)\varphi'(x)=f(u)\varphi'(x)=f[\varphi(x)]\varphi'(x)$，故式(3-1)成立.

第一换元积分法的关键，是通过引入中间变量 $u=\varphi(x)$，把被积表达式凑成某个函数的微分，然后利用基本积分公式求出结果，故又称为凑微分法或配元法.

例 3-5　求：(1) $\int \frac{dx}{a^2+x^2}\ (a>0)$；　(2) $\int \tan x dx$.

解　(1) $\int \frac{dx}{a^2+x^2}=\frac{1}{a}\int \frac{d\left(\frac{x}{a}\right)}{1+\left(\frac{x}{a}\right)^2}\xlongequal{\frac{x}{a}=u}\frac{1}{a}\int\frac{du}{1+u^2}=\frac{1}{a}\arctan u+C\xlongequal{u=\frac{x}{a}}\frac{1}{a}\arctan\frac{x}{a}+C$;

(2) $\int \tan x dx=\int\frac{\sin x}{\cos x}dx=-\int\frac{d\cos x}{\cos x}\xlongequal{\cos x=u}-\int\frac{du}{u}=-\ln|u|+C\xlongequal{u=\cos x}-\ln|\cos x|+C$.

当运用换元积分比较熟练后，不必写出中间变量 u.

例 3-6　不同药物存储的条件有很大差异，温度对药品质量有很大影响，过高或过低都会导致药品变质和失效并造成损失. 特别是，生物制品、血液制品、胰岛素、疫苗以及大多数靶向制剂和单克隆抗体只能储存在合适的规定温度范围内，以将温度对药物质量的影响降至最低. 一般要求冷藏药品在收货区转移至符合温度要求的待验区的时间：冷藏药品在 30 分钟内；冷冻药品是 15 分钟内. 药品在空气中冷却的速度和药品与空气的温差成正比（服从冷却定律）. 如果空气的温度为 20℃，某药品在

20 分钟内从 0℃升温至 5℃，问：在多长时间内药品的温度为 10℃？

解　设 T 表示温度（单位：℃），t 表示时间（单位：min），则药物升温速度为 $\frac{dT}{dt}$. 由题意，有 $T|_{t=0}=0, T|_{t=20}=5$. 因为升温的速度与药物和空气的温度差成正比，所以 $\frac{dT}{dt}=k(20-T)$，k 为常数，即 $\frac{1}{(20-T)}dT=kdt$，两边积分得 $\int\frac{1}{(20-T)}dT=k\int dt, T=20-Ce^{-kt}$.

由 $T|_{t=0}=0, T|_{t=20}=5$，得 $\begin{cases}20-Ce^{0}=0,\\20-Ce^{-20k}=5,\end{cases}$ 所以 $\begin{cases}C=20,\\k=-\frac{1}{20}\ln\frac{3}{4}\approx-0.014.\end{cases}$

故 $T=20-20e^{-0.014t}$，将 $T=10$ 代入上式，解 $t=49.51$，即此药品从 0℃升温至 10℃大约需要 49.51 分钟.

例 3-7　太阳能光伏（PV）系统特别适用于医疗设施，因为与其他系统相比，它们具有高度可移动性、可扩展性和低维护性. 据国际可再生能源机构（IRENA）产能统计，2017 年全球大约有 21 000 个医疗设施依赖太阳能光伏发电，以小型诊所的应用尤为普遍. 某太阳能电池的能量 $Q(x)$ 相对于与太阳能接触的表面积 x 的变化率为 $\frac{dQ}{dx}=\frac{0.005}{\sqrt{0.01x+1}}$，且满足 $Q(0)=0$. 求 $Q(x)$ 的函数表达式.

解　$Q(x)=\int\frac{0.005}{\sqrt{0.001x+1}}dx=5\int\frac{1}{\sqrt{0.001x+1}}d(0.001x+1)=10\sqrt{0.001x+1}+C.$

已知 $Q(0)=0$，所以可得 $C=-10$，即 $Q(x)=10\sqrt{0.001x+1}-10$.
在此题求积分过程中，把微分 dx 凑成或配成所需要的微分 $d(0.001x+1)$.

例 3-8　求 $\int\sqrt{x+a}\,dx$.

解　$\int\sqrt{x+a}\,dx=\int(x+a)^{\frac{1}{2}}d(x+a)=\frac{2}{3}(x+a)^{\frac{3}{2}}+C.$

例 3-9　求 $\int\frac{dx}{a^2-x^2}\quad(a>0)$.

解　$\int\frac{dx}{a^2-x^2}=\frac{1}{2a}\int\left(\frac{1}{a+x}+\frac{1}{a-x}\right)dx=\frac{1}{2a}\left[\int\frac{d(a+x)}{a+x}-\int\frac{d(a-x)}{a-x}\right]=\frac{1}{2a}\ln\left|\frac{a+x}{a-x}\right|+C.$

例 3-10　求 $\int\sec x\,dx$.

解　$$\int\sec x\,dx=\int\frac{dx}{\cos x}=\int\frac{\cos x\,dx}{\cos^2x}=\int\frac{d\sin x}{1-\sin^2x}\xlongequal{\text{由例 3-9}}\frac{1}{2}\ln\left|\frac{1+\sin x}{1-\sin x}\right|+C$$

$$=\frac{1}{2}\ln\left|\frac{(1+\sin x)^2}{1-\sin^2x}\right|+C=\ln\left|\frac{1+\sin x}{\cos x}\right|+C=\ln|\sec x+\tan x|+C.$$

同理
$$\int\csc x\,dx=\ln|\csc x-\cot x|+C.$$

当被积函数是正弦函数的整数次幂与余弦函数的整数次幂相乘时，可拆开奇次项去凑微分.

例 3-11　求 $\int\sin^2x\cos^3x\,dx$.

解　$$\int\sin^2x\cos^3x\,dx=\int\sin^2x\cos^2x\,d\sin x=\int\sin^2x(1-\sin^2x)\,d\sin x$$

$$=\frac{1}{3}\sin^3x-\frac{1}{5}\sin^5x+C.$$

被积函数为正弦函数或余弦函数的偶次幂时，一般应先降幂（利用倍角公式或半角公式），再积分.

NOTES

例 3-12 求$\int \sin^2 x\mathrm{d}x$.

解 $\int \sin^2 x\mathrm{d}x=\int \frac{1-\cos 2x}{2}\mathrm{d}x=\frac{x}{2}-\frac{\sin 2x}{4}+C$.

当被积函数为正弦函数与余弦函数的乘积时,可利用积化和差公式,先把它转化为正弦函数或余弦函数的和或差再积分.

例 3-13 求$\int \sin 6x\cos 2x\mathrm{d}x$.

解 $\int \sin 6x\cos 2x\mathrm{d}x=\int \frac{\sin 8x+\sin 4x}{2}\mathrm{d}x=-\frac{1}{16}\cos 8x-\frac{1}{8}\cos 4x+C$.

同一积分,可以有几种不同的解法,其结果在形式上可能不同,但实质上它们只是相差一个常数.

例 3-14 求$\int \sin x\cos x\mathrm{d}x$.

解法 1 $\int \sin x\cos x\mathrm{d}x=\int \sin x\mathrm{d}(\sin x)=\frac{\sin^2 x}{2}+C$.

解法 2 $\int \sin x\cos x\mathrm{d}x=-\int \cos x\mathrm{d}(\cos x)=-\frac{\cos^2 x}{2}+C$.

解法 3 $\int \sin x\cos x\mathrm{d}x=\frac{1}{2}\int \sin 2x\mathrm{d}x=\frac{1}{4}\int \sin 2x\mathrm{d}(2x)=-\frac{\cos 2x}{4}+C$.

通过以上举例可以看出,在求不定积分时,一般比利用复合函数求导法则求函数的导数要困难得多,需要一定的技巧.在被积表达式中凑出$\mathrm{d}\varphi(x)$是解决问题的核心,但无一定规律可循,须不断练习,方可熟能生巧.除要熟悉一些典型的例题外,还要熟记一些常用的微分公式和常见的微分类型.凑微分常见的类型:

(1) $\int f(x^{n+1})x^n\mathrm{d}x=\int \frac{f(x^{n+1})\mathrm{d}(x^{n+1})}{n+1}$;

(2) $\int \frac{f(\sqrt{x})}{\sqrt{x}}\mathrm{d}x=2\int f(\sqrt{x})\mathrm{d}(\sqrt{x})$;

(3) $\int \frac{f(\ln x)}{x}\mathrm{d}x=\int f(\ln x)\mathrm{d}(\ln x)$;

(4) $\int \frac{f\left(\frac{1}{x}\right)}{x^2}\mathrm{d}x=-\int f\left(\frac{1}{x}\right)\mathrm{d}\left(\frac{1}{x}\right)$;

(5) $\int f(\sin x)\cos x\mathrm{d}x=\int f(\sin x)\mathrm{d}(\sin x)$;

(6) $\int f(\mathrm{e}^x)\mathrm{e}^x\mathrm{d}x=\int f(\mathrm{e}^x)\mathrm{d}(\mathrm{e}^x)$;

(7) $\int f(\tan x)\sec^2 x\mathrm{d}x=\int f(\tan x)\mathrm{d}(\tan x)$;

(8) $\int \frac{f(\arctan x)}{1+x^2}\mathrm{d}x=\int f(\arctan x)\mathrm{d}(\arctan x)$.

2. 第二换元积分法

第一换元积分法是通过引入中间变量$u=\varphi(x)$,把被积表达式凑成某个函数的微分,但有时凑微分不容易,而如果选择$u=\varphi(x)$的反函数$x=\psi(u)$进行换元,则换元后较容易积分,这种换元的方法就是第二换元积分法.此换元法通常解决被积函数是无理函数的积分问题,其目的是去掉根号或将被积函数化为基本积分公式中的某种形式.

定理 3-2(第二换元积分法) 设$x=\psi(u)$单调、可微,且$\psi'(u)\neq 0$.又设$f[\psi(u)]\psi'(u)$具有原函数$F(u)$,则有

$$\int f(x)\mathrm{d}x=\left[\int f[\psi(u)]\psi'(u)\mathrm{d}u\right]_{u=\psi^{-1}(x)}=\mathrm{F}(\psi^{-1}(x))+\mathrm{C}.$$

例 3-15 求$\int \frac{\mathrm{d}x}{1+\sqrt{x}}$.

解 令$\sqrt{x}=t$,$x=t^2$,$\mathrm{d}x=2t\mathrm{d}t$,所以

$$\int \frac{\mathrm{d}x}{1+\sqrt{x}}=2\int \frac{t\mathrm{d}t}{1+t}=2\int \frac{(1+t)-1}{1+t}\mathrm{d}t=2\int \mathrm{d}t-2\int \frac{\mathrm{d}t}{1+t}=2t-2\ln|1+t|+C$$

$$=2[\sqrt{x}-\ln(1+\sqrt{x})]+C.$$

NOTES

例 3-16　求 $\int\frac{\mathrm{d}x}{(1+\sqrt[3]{x})\sqrt{x}}$.

解 $\int\frac{\mathrm{d}x}{(1+\sqrt[3]{x})\sqrt{x}}\xlongequal{x=t^6}\int\frac{6t^5}{(1+t^2)t^3}\mathrm{d}t=6\int\frac{t^2}{1+t^2}\mathrm{d}t=6\int\left(1-\frac{1}{1+t^2}\right)\mathrm{d}t$

$$=6(t-\arctan t)+C\xlongequal{t=\sqrt[6]{x}}6(\sqrt[6]{x}-\arctan\sqrt[6]{x})+C.$$

若被积函数含有根式 $\sqrt{a^2-x^2}$、$\sqrt{a^2+x^2}$、$\sqrt{x^2-a^2}$，可令 $x=a\sin t$、$x=a\tan t$、$x=a\sec t$ 进行代换化去根式，这种方法称为三角代换法.

例 3-17　求不定积分 $\int\sqrt{a^2-x^2}\,\mathrm{d}x\quad(a>0)$.

解　作三角替换 $x=a\sin t\left(-\frac{\pi}{2}<t<\frac{\pi}{2}\right)$，则 $\sqrt{a^2-x^2}=a\cos t$，$\mathrm{d}x=a\cos t\mathrm{d}t$，于是

$$\int\sqrt{a^2-x^2}\,\mathrm{d}x=\int a^2\cos^2t\mathrm{d}t=\frac{a^2}{2}\int(1+\cos2t)\mathrm{d}t=\frac{a^2}{2}\left(t+\frac{\sin2t}{2}\right)+C$$

$$=\frac{a^2}{2}(t+\sin t\cos t)+C.$$

为便于把上式右端换回为 x 的函数，根据换元关系式 $x=a\sin t$，即 $\sin t=\frac{x}{a}$，可作如图 3-2 所示的直角三角形，由图 3-2 可得 $\cos t=\frac{\sqrt{a^2-x^2}}{a}$，所以

$$\int\sqrt{a^2-x^2}\,\mathrm{d}x=\frac{a^2}{2}\arcsin\frac{x}{a}+\frac{1}{2}x\sqrt{a^2-x^2}+C.$$

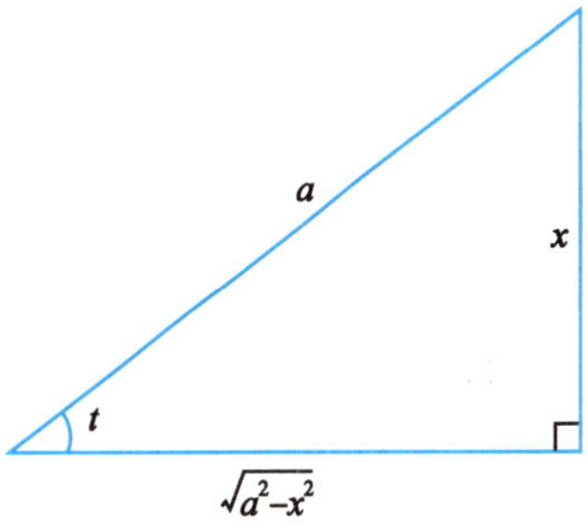

图 3-2

例 3-18　求 $\int\frac{\mathrm{d}x}{\sqrt{x^2+a^2}}(a>0)$.

解 $\int\frac{\mathrm{d}x}{\sqrt{x^2+a^2}}\xlongequal{x=a\tan t}\int\frac{a\sec^2t}{a\sec t}\mathrm{d}t=\int\sec t\mathrm{d}t\xlongequal{\text{由例 3-10}}\ln|\sec t+\tan t|+C_1$

$$\xlongequal{(*)}\ln\left|\frac{\sqrt{x^2+a^2}}{a}+\frac{x}{a}\right|+C_1=\ln\left|x+\sqrt{x^2+a^2}\right|+C,$$

其中(*)由 $\tan t=\frac{x}{a}$ 作辅助三角形(与图 3-2 类似)，得 $\sec t=\frac{\sqrt{x^2+a^2}}{a}$.

例 3-19　求 $\int\frac{\mathrm{d}x}{\sqrt{x^2-a^2}}$.

解 $\int\frac{\mathrm{d}x}{\sqrt{x^2-a^2}}\xlongequal{x=a\sec t}\int\frac{a\sec t\cdot\tan t}{a\tan t}\mathrm{d}t=\int\sec t\mathrm{d}t=\ln|\sec t+\tan t|+C_1$

$$\xlongequal{(**)}\ln\left|\frac{x}{a}+\frac{\sqrt{x^2-a^2}}{a}\right|+C_1=\ln\left|x+\sqrt{x^2-a^2}\right|+C,$$

其中(**)由 $\sec t=\frac{x}{a}$ 作辅助三角形(与图 3-2 类似)，得 $\tan t=\frac{\sqrt{x^2-a^2}}{a}$.

要根据被积函数的具体情况，选取简便的代换，对 $\int\frac{\mathrm{d}x}{\sqrt{a^2-x^2}}$ 用第一换元法较简单，而 $\int\sqrt{a^2-x^2}\,\mathrm{d}x$ 却要用三角代换，对形如 $\int\frac{\sqrt{x^2-a^2}}{x^4}\mathrm{d}x$、$\int\frac{\mathrm{d}x}{x\sqrt{a^2\pm x^2}}$、$\int\frac{\mathrm{d}x}{x^2\sqrt{a^2\pm x^2}}$、$\int\frac{\sqrt{a^2\pm x^2}}{x^4}\mathrm{d}x$ 的积分，当被积函数分母中积分变量 x 的次数比较高时，采用倒代换 $\left(x=\frac{1}{u}\right)$ 更为方便，如例 3-20、3-21.

NOTES

例 3-20 求 $\int \frac{\sqrt{a^2-x^2}}{x^4}dx(a>0)$.

解 $\int \frac{\sqrt{a^2-x^2}}{x^4}dx \xlongequal{x=\frac{1}{u}} \int \frac{\sqrt{a^2-\frac{1}{u^2}}}{\frac{1}{u^4}}\left(-\frac{du}{u^2}\right)=-\int (a^2u^2-1)^{\frac{1}{2}}udu$

$$=-\frac{1}{2a^2}\int (a^2u^2-1)^{\frac{1}{2}}d(a^2u^2-1)=-\frac{(a^2u^2-1)^{\frac{3}{2}}}{3a^2}+C \xlongequal{u=\frac{1}{x}} -\frac{(a^2-x^2)^{\frac{3}{2}}}{3a^2x^3}+C.$$

例 3-21 求 $\int \frac{1}{x^2\sqrt{1-x^2}}dx(x>0)$.

解法 1 $\int \frac{1}{x^2\sqrt{1-x^2}}dx=\int \frac{dx}{x^3\sqrt{\frac{1}{x^2}-1}}=-\frac{1}{2}\int \frac{d\left(\frac{1}{x^2}-1\right)}{\left(\frac{1}{x^2}-1\right)^{\frac{1}{2}}}$

$$=-\sqrt{\frac{1}{x^2}-1}+C=-\frac{\sqrt{1-x^2}}{x}+C.$$

解法 2 $\int \frac{1}{x^2\sqrt{1-x^2}}dx \xlongequal[0<u<\frac{\pi}{2}]{x=\sin u} \int \frac{\cos udu}{\sin^2u\cos u}=\int \frac{du}{\sin^2u}=-\cot u+C$

$$=-\frac{\cos u}{\sin u}+C=-\frac{\sqrt{1-\sin^2u}}{\sin u}+C \xlongequal{\sin u=x} -\frac{\sqrt{1-x^2}}{x}+C.$$

解法 3 $\int \frac{1}{x^2\sqrt{1-x^2}}dx \xlongequal{x=\frac{1}{u}} \int \frac{d\left(\frac{1}{u}\right)}{\frac{1}{u^2}\sqrt{1-\left(\frac{1}{u}\right)^2}}=-\int \frac{udu}{\sqrt{u^2-1}}=-\frac{1}{2}\int \frac{d(u^2-1)}{(u^2-1)^{\frac{1}{2}}}$

$$=-\sqrt{u^2-1}+C \xlongequal{u=\frac{1}{x}} -\sqrt{\frac{1}{x^2}-1}+C=-\frac{\sqrt{1-x^2}}{x}+C.$$

四、不定积分的分部积分法

设 $u=u(x)$ 与 $v=v(x)$ 均是可微函数，由乘积的求导法则 $(uv)'=uv'+u'v$，有

$$uv'=(uv)'-u'v.$$

对等式两边求不定积分，得到

$$\int uv'dx=uv-\int u'vdx \text{ 或 } \int udv=uv-\int vdu.$$

上式就是分部积分公式（integration by parts），能使不便求的 $\int udv$ 转变为比较易求的 $\int vdu$ 来计算.

1. 当被积函数为一个函数时，可以直接用分部积分公式求积分.

例 3-22 求 $\int \ln xdx$.

解 $\int \ln xdx=x\ln x-\int xd\ln x=x\ln x-\int \frac{x}{x}dx=x\ln x-x+C.$

例 3-23 求 $\int \arcsin xdx$.

解 $\int \arcsin xdx=x\arcsin x-\int xd\arcsin x=x\arcsin x-\int \frac{x}{\sqrt{1-x^2}}dx$

$$=x\arcsin x+\frac{1}{2}\int \frac{d(1-x^2)}{\sqrt{1-x^2}}=x\arcsin x+\sqrt{1-x^2}+C.$$

NOTES

例 3-24　求 $\int \sqrt{x^2+a^2}\,dx\,(a>0)$.

解　$$\int \sqrt{x^2+a^2}\,dx = x\sqrt{x^2+a^2} - \int x\,d\sqrt{x^2+a^2} = x\sqrt{x^2+a^2} - \int \frac{x^2}{\sqrt{x^2+a^2}}dx$$
$$= x\sqrt{x^2+a^2} - \int \frac{x^2+a^2-a^2}{\sqrt{x^2+a^2}}dx = x\sqrt{x^2+a^2} - \int \sqrt{x^2+a^2}\,dx + a^2\int \frac{dx}{\sqrt{x^2+a^2}}$$
$$\xlongequal{\text{由例 3-18}} x\sqrt{x^2+a^2} - \int \sqrt{x^2+a^2}\,dx + a^2\ln\left|x+\sqrt{x^2+a^2}\right|;$$

移项化简得

$$\int \sqrt{x^2+a^2}\,dx = \frac{x}{2}\sqrt{x^2+a^2} + \frac{a^2}{2}\ln\left|x+\sqrt{x^2+a^2}\right| + C.$$

2. 当被积函数由两个函数的乘积组成时，则依次选取指数函数、三角函数、幂函数、对数函数、反三角函数，凑到微分号后面去，再用分部积分公式求解.

例 3-25　求 $\int xe^x dx$.

解　$\int xe^x dx = \int x\,de^x = xe^x - \int e^x dx = xe^x - e^x + C.$

例 3-26　求 $\int x\sin x\,dx$.

解　$\int x\sin x\,dx = \int x\,d(-\cos x) = -x\cos x + \int \cos x\,dx = -x\cos x + \sin x + C.$

例 3-27　求 $\int x\ln x\,dx$.

解　$$\int x\ln x\,dx = \int \ln x\,d\left(\frac{1}{2}x^2\right) = \frac{1}{2}x^2\ln x - \int \frac{1}{2}x^2\,d\ln x = \frac{1}{2}x^2\ln x - \frac{1}{2}\int x\,dx$$
$$= \frac{1}{2}x^2\ln x - \frac{1}{4}x^2 + C.$$

例 3-28　求 $\int e^x\sin x\,dx$.

解　$$\int e^x\sin x\,dx = \int \sin x\,de^x = e^x\sin x - \int e^x\,d\sin x = e^x\sin x - \int e^x\cos x\,dx$$
$$= e^x\sin x - \int \cos x\,de^x = e^x\sin x - e^x\cos x - \int e^x\sin x\,dx;$$

把右端末项移到左端，再两端同除以 2，有

$$\int e^x\sin x\,dx = \frac{e^x}{2}(\sin x - \cos x) + C;$$

上式右端已不含积分项，故加上了任意常数 C.

3. 当被积函数由三个及以上函数的乘积组成时，则首先要通过适当的恒等变换，将其化成或看成两个函数乘积的形式，再用分部积分公式求解.

例 3-29　求 $\int \sec^3 x\,dx$.

解　$$\int \sec^3 x\,dx = \int \sec x\cdot\sec^2 x\,dx = \int \sec x\,d\tan x = \sec x\tan x - \int \tan x\,d\sec x$$
$$= \sec x\tan x - \int \tan x\cdot\tan x\sec x\,dx = \sec x\tan x - \int (\sec^2 x - 1)\sec x\,dx$$
$$= \sec x\tan x - \int \sec^3 x\,dx + \int \sec x\,dx \xlongequal{\text{由例 3-10}} \sec x\tan x - \int \sec^3 x\,dx + \ln|\sec x + \tan x|;$$

移项化简得

$$\int \sec^3 x\,dx = \frac{1}{2}\sec x\tan x + \frac{1}{2}\ln|\sec x + \tan x| + C.$$

例 3-30　求 $\int x\sin x\cos x\,dx$.

NOTES

解 $\int x\sin x\cos x\mathrm{d}x=\int\frac{x}{2}\sin 2x\mathrm{d}x=\int\frac{x}{4}\sin 2x\mathrm{d}(2x)=\int\frac{x}{4}\mathrm{d}(-\cos 2x)$

$$=-\frac{x}{4}\cos 2x+\int\cos 2x\mathrm{d}\left(\frac{x}{4}\right)=-\frac{x}{4}\cos 2x+\frac{1}{8}\int\cos 2x\mathrm{d}(2x)$$

$$=-\frac{x}{4}\cos 2x+\frac{1}{8}\sin 2x+C.$$

利用分部积分公式求不定积分的思路和步骤如下.

(1) 当被积函数为一个函数时,可以直接用分部积分公式求积分.

(2) 当被积函数由两个函数的乘积组成时,则依次选取指数函数、三角函数、幂函数、对数函数、反三角函数("指三幂对反"的顺序),凑到微分号后面去,再用分部积分公式求解.

(3) 当被积函数由三个及以上函数的乘积组成时,则首先要通过适当的恒等变换,将其化成两个函数乘积的形式,再用分部积分公式求解.

(4) 有些积分必须综合应用换元积分法和分部积分法.

例 3-31 求 $\int\frac{\ln\sqrt{x}}{\sqrt{x}}\mathrm{d}x$.

解 设 $u=\sqrt{x}$, $x=u^2$, $\mathrm{d}x=2u\mathrm{d}u$,则

$$\int\frac{\ln\sqrt{x}}{\sqrt{x}}\mathrm{d}x=2\int\ln u\mathrm{d}u=2\left(u\ln u-\int\mathrm{d}u\right)=2u(\ln u-1)+C=2\sqrt{x}(\ln\sqrt{x}-1)+C.$$

对于实际问题中所碰到的积分,通常可以查阅已经编成的积分公式表.大多数积分公式表均按被积函数的类型编排,使用时可直接或经过简单变形后从积分公式表中查得所需结果.

因为初等函数在其定义区间内均连续,所以其原函数一定存在,但不一定都是初等函数.例如 $\int e^{-x^2}\mathrm{d}x$、$\int\frac{\mathrm{d}x}{\ln x}$、$\int\frac{\sin x}{x}\mathrm{d}x$、$\int\sin x^2\mathrm{d}x$、$\int\frac{\mathrm{d}x}{\sqrt{x^4+1}}$ 等都不是初等函数,这类积分称为"积不出"的积分.

练习题 3-1

1. 利用求导验证以下等式:

(1) $\int\frac{1}{\sqrt{x^2+1}}\mathrm{d}x=\ln\left(x+\sqrt{x^2+1}\right)+C$;　　(2) $\int\frac{x}{\sqrt{x^2+1}}\mathrm{d}x=\sqrt{x^2+1}+C$;

(3) $\int\frac{1}{x^2\sqrt{x^2-1}}\mathrm{d}x=\frac{\sqrt{x^2-1}}{x}+C$;　　(4) $\int x\cos x\mathrm{d}x=x\sin x+\cos x+C$;

(5) $\int\sec x\mathrm{d}x=\ln|\tan x+\sec x|+C$;　　(6) $\int\cos^2 x\mathrm{d}x=\frac{1}{2}x+\frac{1}{4}\sin 2x+C$.

2. 在下列空格里填入合适的函数:

(1) (　　)$'=2x-3$;　　(2) (　　)$'=x^2$;

(3) (　　)$'=x^{-1}$;　　(4) (　　)$'=\sin x$;

(5) (　　)$'=e^x$;　　(6) d(　　)$=x^{-2}\mathrm{d}x$;

(7) d(　　)$=\frac{3}{x^2+1}\mathrm{d}x$;　　(8) d(　　)$=-\frac{1}{\sqrt{1-x^2}}\mathrm{d}x$;

(9) d(　　)$=\sec^2 x\mathrm{d}x$;　　(10) d(　　)$=-\csc^2 x\mathrm{d}x$.

3. 利用不定积分性质和基本积分公式求下列不定积分:

(1) $\int(x^2-2)^2\mathrm{d}x$;　　(2) $\int x^4(x+2)^3\mathrm{d}x$;　　(3) $\int(1+x)(1+x^2)\mathrm{d}x$;

(4) $\int\left(\frac{1-x}{x}\right)^2\mathrm{d}x$;　　(5) $\int\left(1+\frac{1}{x}\right)\sqrt{x\sqrt{x}}\mathrm{d}x$;　　(6) $\int\frac{x^2-2}{x^2+1}\mathrm{d}x$;

(7) $\int \frac{x^2}{1-x^2}dx$;　(8) $\int \frac{(1+x)^2}{x\sqrt{x}}dx$;　(9) $\int (2^x+3^x)^2dx$;

(10) $\int \frac{e^{3x}-1}{e^x-1}dx$;　(11) $\int \frac{\sqrt{x^4+x^{-4}+2}}{x^2}dx$;　(12) $\int \cos^2\frac{x}{2}dx$.

4. 在空格中填入合适的系数,使得下列等式成立[例如:$dx=\left(\frac{1}{4}\right)d(4x+7)$]:

(1) $dx=(\quad)d(ax)$;　(2) $dx=(\quad)d(7x-3)$;

(3) $xdx=(\quad)d(x^2)$;　(4) $xdx=(\quad)d(5x^2)$;

(5) $xdx=(\quad)d(1-x^2)$;　(6) $xdx=(\quad)d(3x^2-2)$;

(7) $e^{2x}dx=(\quad)d(e^{2x})$;　(8) $e^{-\frac{1}{2}x}dx=(\quad)d\left(1+e^{-\frac{1}{2}x}\right)$;

(9) $\sin\frac{3}{2}xdx=(\quad)d\left(\cos\frac{3}{2}x\right)$;　(10) $\frac{1}{x}dx=(\quad)d(5\ln|x|)$;

(11) $\frac{dx}{\sqrt{1-x^2}}=(\quad)d(1+\arccos x)$;　(12) $\frac{1}{1+9x^2}dx=(\quad)d(\arctan 3x)$;

(13) $\frac{dx}{\sqrt{1-x^2}}=(\quad)d(1-\arcsin x)$;　(14) $\frac{xdx}{\sqrt{1-x^2}}=(\quad)d(\sqrt{1-x^2})$.

5. 用换元积分法求下列不定积分:

(1) $\int \frac{dx}{x-a}$;　(2) $\int (1+2x)^{10}dx$;　(3) $\int \sqrt{2-x}\,dx$;

(4) $\int \frac{1}{\sqrt{2x-1}}dx$;　(5) $\int \frac{1}{\sqrt{(1+3x)^3}}dx$;　(6) $\int \frac{\sqrt[3]{1-2x+x^2}}{(1-x)^2}dx$;

(7) $\int \frac{dx}{2+x^2}$;　(8) $\int \frac{1}{4-x^2}dx$;　(9) $\int \frac{dx}{\sqrt{3-2x^2}}$;

(10) $\int \frac{1}{e^x}dx$;　(11) $\int (e^x+e^{-x})^2dx$;　(12) $\int \frac{x}{\sqrt{1-x^2}}dx$;

(13) $\int x^2\sqrt{1-x^3}\,dx$;　(14) $\int \frac{x}{3+2x^2}dx$;　(15) $\int \frac{x}{x^4+4}dx$;

(16) $\int \frac{1}{x\sqrt{x-x^2}}dx$;　(17) $\int xe^{-x^2}dx$;　(18) $\int \frac{1}{e^x+e^{-x}}dx$;

(19) $\int \frac{\ln(\ln x)}{x\ln x}dx$;　(20) $\int \frac{\sin x+\cos x}{\sqrt{\sin x-\cos x}}dx$;　(21) $\int \frac{dx}{1+\cos x}$;

(22) $\int \frac{1}{1+\sin x}dx$;　(23) $\int \sin x\cos^3 xdx$;　(24) $\int \sin 4x\cos 2xdx$;

(25) $\int \frac{dx}{\sqrt{x^2-a^2}}(a>0)$;　(26) $\int \frac{dx}{\sqrt{x^2+2x-3}}$;　(27) $\int \frac{xdx}{1-\sqrt{x}}$;

(28) $\int \frac{dx}{x^{\frac{1}{2}}-x^{\frac{1}{3}}}$.

6. 用分部积分法求下列不定积分:

(1) $\int \left(\frac{\ln x}{x}\right)^2dx$;　(2) $\int \arctan xdx$;　(3) $\int xe^{-x}dx$;

(4) $\int x\cos xdx$;　(5) $\int x^2\sin 2xdx$;　(6) $\int x^3e^{x^2}dx$;

(7) $\int \cos^3 xdx$;　(8) $\int x\ln\frac{1+x}{1-x}dx$;　(9) $\int x\sin^2 xdx$;

(10) $\int \sin\sqrt{x}\,dx$;　　(11) $\int \sin(\ln x)\,dx$;　　(12) $\int e^x\cos x\,dx$;

(13) $\int (\sin x+e^x)^2dx$;　　(14) $\int \frac{x}{\cos^2 x}dx$.

7. 函数 $f(x)$ 的原函数为 $e^{-x}+\cos 2x+e^2$，则 $f'(x)=$(　　).

8. (1) $d\left(\int \frac{\sin x}{x}dx\right)=$(　　);　　(2) $\int d\left(\frac{\sin x}{x}\right)=$(　　).

第二节 | 定积分

定积分是积分学的一个重要概念，在科学研究和生产实践中应用十分广泛，如平面图形面积等都可以归结为定积分问题. 本节从两个实例——求曲边梯形的面积和细胞增殖的数量入手，引出定积分概念，接着讨论定积分的性质、定积分与不定积分的内在联系.

一、定积分的概念

1. 两个定积分的实例

例 3-32（曲边梯形的面积） 由连续曲线 $y=f(x)$ $(x\geqslant 0)$ 与直线 $x=a$、$x=b$、$y=0$ 围成的平面图形称为曲边梯形（图 3-3）. 求曲边梯形的面积 A.

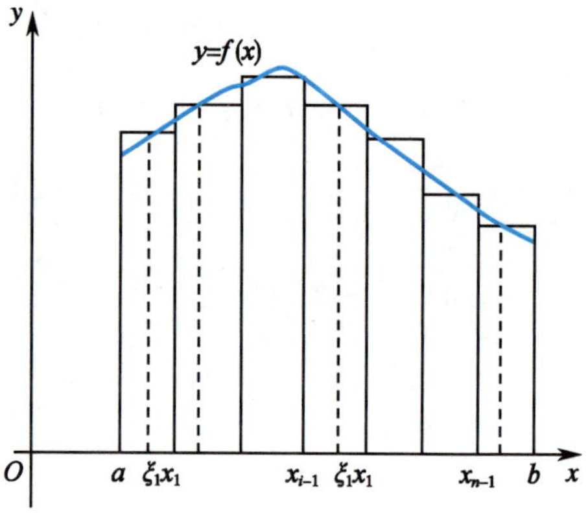

图 3-3

由于曲边梯形有一边是曲线，其高 $f(x)$ 是变动的，而矩形的高是不变的，所以不能直接用矩形面积的公式来计算. 但如果把区间 $[a,b]$ 划分为若干个小区间，则所求的曲边梯形分割成若干个以小区间为底的小曲边梯形，由于 $f(x)$ 在 $[a,b]$ 连续，而小区间长度很小，小曲边梯形的高度变化很小，所以小曲边梯形面积可由小区间上任一点的函数值为高的小矩形面积近似代替. 这些小矩形面积之和作为曲边梯形面积 A 的近似值.

显然，把区间 $[a,b]$ 分割得越细，所得面积近似程度就越好，当每个小区间的长度趋于零时，其极限值就是曲边梯形面积 A 的精确值. 具体做法如下.

(1) 分割

将曲边梯形分割为 n 个小曲边梯形，在区间 $[a,b]$ 内任意插入 $n-1$ 个分点：

$$a=x_0<x_1<x_2<\cdots<x_n=b.$$

把 $[a,b]$ 任意分成 n 个小区间，每个小区间的长度为

$$\Delta x_i=x_i-x_{i-1}\ (i=1,2,\ \cdots,n).$$

(2) 近似

在每个小区间 $[x_{i-1},x_i]$ $(i=1,2,\ \cdots,n)$ 上任取一点 ξ_i，则小曲边梯形的面积 ΔA_i 可近似地用以 Δx_i 为底、$f(\xi_i)$ 为高（以直代曲）的小矩形面积代替，即

$$\Delta A_i\approx f(\xi_i)\Delta x_i\ (i=1,2,\ \cdots,n).$$

(3) 求和

将上述 n 个小矩形面积加起来，就得到曲边梯形面积的近似值

$$A=\sum_{i=1}^{n}\Delta A_i\approx\sum_{i=1}^{n}f(\xi_i)\Delta x_i.$$

(4) 取极限

记 $\lambda=\max\limits_{1\leqslant i\leqslant n}\{\Delta x_i\}$，$\lambda\to 0$ 表示每个小区间长度都趋于 0，则曲边梯形面积的精确值为

$$A = \lim_{\lambda \to 0} \sum_{i=1}^{n} f(\xi_i) \Delta x_i .$$

例 3-33（肿瘤细胞数量） 肿瘤细胞有三个显著的基本特征，即不死性、迁移性和失去接触抑制. 细胞周期失控，不受正常生长调控系统的控制，能持续地分裂与增殖. 如何确定肿瘤细胞在某时刻的细胞数量？

解 设肿瘤细胞增长速度函数 $v(t)$ 是时间间隔 $[T_1, T_2]$ 上的连续函数，求这段时间内肿瘤细胞的数量函数 $N(t)$.

由于速度函数是连续变化的，故解法与求曲边梯形的面积类似.

（1）分割

在时间间隔 $[T_1, T_2]$ 内任意插入 $n-1$ 个分点：

$$T_1 = t_0 < t_1 < t_2 < \cdots < t_n = T_2.$$

把 $[T_1, T_2]$ 任意分成 n 个小区间，各小区间的长度为

$$\Delta t_i = t_i - t_{i-1} (i = 1, 2, \cdots, n).$$

（2）近似

在区间 $[t_{i-1}, t_i]$ $(i = 1, 2, \cdots, n)$ 内任取一时刻 τ_i，以此时刻的肿瘤细胞增长速度 $v(\tau_i)$ 代替 $[t_{i-1}, t_i]$ 上各个时刻的速度，则每小段时间肿瘤细胞数量的近似值为

$$\Delta N_i \approx v(\tau_i) \Delta t_i (i = 1, 2, \cdots, n).$$

（3）求和

求出肿瘤细胞数量的近似值

$$N = \sum_{i=1}^{n} \Delta N_i \approx \sum_{i=1}^{n} v(\tau_i) \Delta t_i .$$

（4）取极限

得到总时间段 $[T_1, T_2]$ 肿瘤细胞数量的精确值

$$N = \lim_{\lambda \to 0} \sum_{i=1}^{n} v(\tau_i) \Delta t_i，其中\ \lambda = \max_{1 \leqslant i \leqslant n} \{\Delta t_i\}.$$

从上面两例来看，虽然实际意义不同——前者为数学中平面几何图形面积，后者为医学中的肿瘤细胞数量，但都由一个函数及其自变量的变化区间所决定，其解决问题的方法和步骤完全相同，并且都归结为求一个具有完全相同数学结构——乘积和式的极限.

2. 定积分的概念

定义 3-3 设函数 $f(x)$ 在区间 $[a, b]$ 上有定义，任取分点

$$a = x_0 < x_1 < x_2 < \cdots < x_n = b,$$

将 $[a, b]$ 分成 n 个小区间，在每个小区间 $[x_{i-1}, x_i]$ 上任取一点 $\xi_i (x_{i-1} \leqslant \xi_i \leqslant x_i)$，作和式

$$\sum_{i=1}^{n} f(\xi_i) \Delta x_i \ (\Delta x_i = x_i - x_{i-1}). \tag{3-2}$$

如果不论对 $[a, b]$ 如何分法以及 ξ_i 如何取法，只要当 $\lambda = \max\limits_{1 \leqslant i \leqslant n} \{\Delta x_i\} \to 0$ 时，和式（3-2）的极限存在，则称此极限值为 $f(x)$ 在 $[a, b]$ 上的定积分（definite integral），记为 $\int_a^b f(x) \mathrm{d}x$，即

$$\int_a^b f(x) \mathrm{d}x = \lim_{\lambda \to 0} \sum_{i=1}^{n} f(\xi_i) \Delta x_i,$$

其中称 $f(x)$ 为被积函数，$f(x)\mathrm{d}x$ 为被积表达式，x 为积分变量，a 和 b 分别为积分下限和积分上限，$[a, b]$ 为积分区间，$\sum\limits_{i=1}^{n} f(\xi_i) \Delta x_i$ 为积分和.

定积分 $\int_a^b f(x) \mathrm{d}x$ 作为和式（3-2）的极限，是唯一的数，只与被积函数、积分区间有关，而与积分变

NOTES

量选用的字母无关,即

$$\int_a^b f(x)\,dx=\int_a^b f(t)\,dt=\int_a^b f(u)\,du.$$

根据定积分的定义,前面两个实例中的曲边梯形面积或肿瘤细胞数量都可以用定积分表示.

曲边梯形的面积可表示为 $A=\int_a^b f(x)\,dx$.

肿瘤细胞的数量可表示为 $N=\int_{T_1}^{T_2} v(t)\,dt$.

当 $f(x)\geqslant 0$ 时,$\int_a^b f(x)\,dx$ 表示由曲线 $y=f(x)$、直线 $x=a$、直线 $x=b$ 及 x 轴所围成的曲边梯形面积.

当 $f(x)\leqslant 0$ 时,$\int_a^b f(x)\,dx$ 表示由曲线 $y=f(x)$、直线 $x=a$、直线 $x=b$ 及 x 轴所围成的曲边梯形面积的负值.

一般情况下,把处于 x 轴上方的图形的面积赋以正号,处于 x 轴下方的图形的面积赋以负号,定积分 $\int_a^b f(x)\,dx$ 的几何意义为:它是介于 x 轴、曲线 $y=f(x)$ 及直线 $x=a$、$x=b$ 之间的各部分面积的代数和(图 3-4),即

$$\int_a^b f(x)\,dx=S_1-S_2+S_3-S_4.$$

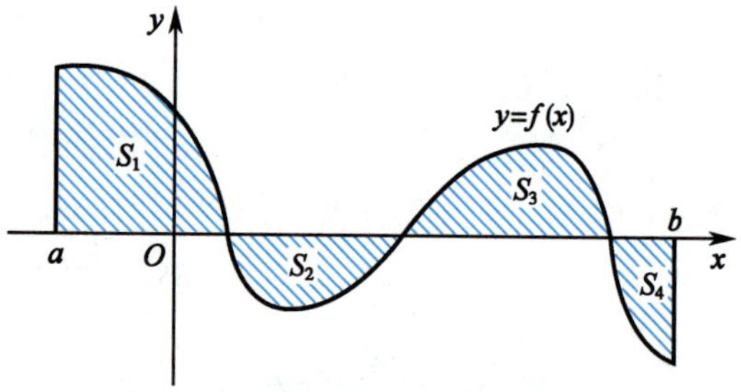

图 3-4

如果函数 $y=f(x)$ 在区间 $[a,b]$ 上的定积分存在,则称 $y=f(x)$ 在 $[a,b]$ 上可积. 可以证明:

(1) 若 $f(x)$ 在区间 $[a,b]$ 上连续,则 $f(x)$ 在区间 $[a,b]$ 上可积.

(2) 若 $f(x)$ 在区间 $[a,b]$ 上有界,且只有有限个间断点,则 $f(x)$ 在区间 $[a,b]$ 上可积.

例 3-34 由定积分定义计算 $\int_0^1 x^2\,dx$.

解 因被积函数 $f(x)=x^2$ 在 $[0,1]$ 连续,故可积. 为方便计算,把区间 $[0,1]$ 分成 n 等份,分点为 $x_i=\frac{i}{n}(i=1,2,\ \cdots,n)$,每个小区间的长度 $\Delta x_i=\frac{1}{n}$,取小区间右端点为 $\xi_i=\frac{i}{n}(i=1,2,\ \cdots,n)$. 于是

$$\begin{aligned}\int_0^1 x^2\,dx&=\lim_{\lambda\to 0}\sum_{i=1}^{n} f(\xi_i)\Delta x_i=\lim_{n\to\infty}\sum_{i=1}^{n}\xi_i^2\Delta x=\lim_{n\to\infty}\sum_{i=1}^{n}\left(\frac{i}{n}\right)^2\cdot\frac{1}{n}\\&=\lim_{n\to\infty}\frac{n(n+1)(2n+1)}{6n^3}=\frac{1}{3}.\end{aligned}$$

对定积分补充如下定义:

(1) $\int_a^a f(x)\,dx=0$; (2) $\int_a^b f(x)\,dx=-\int_b^a f(x)\,dx$.

二、定积分的性质

性质 3-5 $\int_a^b kf(x)\,dx=k\int_a^b f(x)\,dx$($k$ 是常数).

性质 3-6 $\int_a^b [f(x)\pm g(x)]\,dx=\int_a^b f(x)\,dx\pm\int_a^b g(x)\,dx$.

性质 3-7 定积分对积分区间具有可加性,即 $\int_a^b f(x)\,dx=\int_a^c f(x)\,dx+\int_c^b f(x)\,dx$(其中 a、b、c 是为三个任意常数).

性质 3-8　如果在区间 $[a,b]$ 上，$f(x)\leqslant g(x)$，则 $\int_a^b f(x)\mathrm{d}x\leqslant\int_a^b g(x)\mathrm{d}x$.

性质 3-9　设 M、m 是函数 $f(x)$ 在区间 $[a,b]$ 上的最大值和最小值，则 $m(b-a)\leqslant\int_a^b f(x)\mathrm{d}x\leqslant M(b-a)$.

性质 3-10（定积分中值定理）　如果函数 $f(x)$ 在闭区间 $[a,b]$ 上连续，则在 $[a,b]$ 上至少存在一点 ξ，使得 $\int_a^b f(x)\mathrm{d}x=f(\xi)(b-a)\ (a\leqslant\xi\leqslant b)$.

定积分中值定理的几何意义：以区间 $[a,b]$ 为底、曲线 $y=f(x)$ 为曲边的曲边梯形面积等于同底、高为 $f(\xi)$ 的矩形面积（图 3-5）. 通常称 $\frac{1}{b-a}\int_a^b f(x)\mathrm{d}x$ 为函数 $y=f(x)$ 在区间 $[a,b]$ 上的平均值.

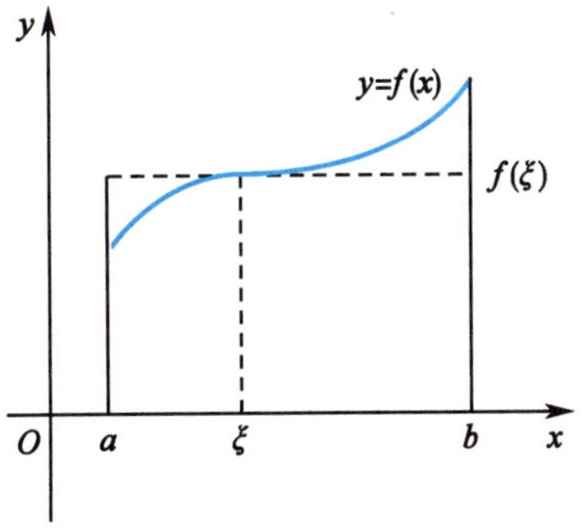

图 3-5

三、牛顿 - 莱布尼兹公式

按定义计算定积分是困难的，因此需要解决定积分的计算问题. 牛顿和莱布尼兹把定积分的计算归结为求原函数的运算，这就是本节要介绍的微积分基本定理.

定理 3-3（微积分基本定理）　设函数 $f(x)$ 在 $[a,b]$ 上连续，如果 $F(x)$ 是 $f(x)$ 的一个原函数，则

$$\int_a^b f(x)\mathrm{d}x=F(b)-F(a) \tag{3-3}$$

公式（3-3）就是著名的牛顿 - 莱布尼兹公式（Newton-Leibniz formula），这个公式将定积分的计算转化为求原函数的问题.

注：牛顿 - 莱布尼兹公式可以用积分上限函数及其相应的定理证明，具体证明过程可阅读数字教材知识拓展相关内容.

例 3-35　用牛顿 - 莱布尼兹公式计算例 3-34，即求 $\int_0^1 x^2\mathrm{d}x$.

解　$\int_0^1 x^2\mathrm{d}x=\left.\frac{x^3}{3}\right|_0^1=\frac{1}{3}-0=\frac{1}{3}$.

例 3-36　求 $\int_{-1}^3|2-x|\mathrm{d}x$.

解　因为 $|2-x|=\begin{cases}2-x, & x\leqslant 2,\\ x-2, & x>2,\end{cases}$ 所以

$$\int_{-1}^3|2-x|\mathrm{d}x=\int_{-1}^2(2-x)\mathrm{d}x+\int_2^3(x-2)\mathrm{d}x=\left.\left(2x-\frac{x^2}{2}\right)\right|_{-1}^2+\left.\left(\frac{x^2}{2}-2x\right)\right|_2^3=5.$$

例 3-37　药物在体内发生氧化、还原、水解的化学反应，设某药物体内的量 $s(t)$ 在化学反应中的反应速度是 $v(t)=ak\mathrm{e}^{-kt}$，其中 a 是药物初始给药量，k 是常数，求从 $t=t_0$ 到 $t=t_1$ 这段时间内反应速度的平均值.

解　先求定积分，然后再求 $\frac{\Delta s}{\Delta t}$.

$$\Delta s=\int_{t_0}^{t_1}v(t)\mathrm{d}t=\int_{t_0}^{t_1}ak\mathrm{e}^{-kt}\mathrm{d}t=-a\mathrm{e}^{-kt}\Big|_{t_0}^{t_1}=-a(\mathrm{e}^{-kt_1}-\mathrm{e}^{-kt_0}),$$

$$\bar{v}=\frac{\Delta s}{\Delta t}=\frac{-a(\mathrm{e}^{-kt_1}-\mathrm{e}^{-kt_0})}{t_1-t_0}=\frac{-a}{t_1-t_0}(\mathrm{e}^{-kt_1}-\mathrm{e}^{-kt_0}).$$

NOTES

四、定积分的换元积分法和分部积分法

微积分基本定理说明定积分的计算可归结为求不定积分的计算,而不定积分的运算主要有换元积分法和分部积分法.因此,在一定条件下,也可以在定积分的计算中应用换元积分法和分部积分法.

1. 定积分的换元积分法

如果函数 $f(x)$ 在区间 $[a,b]$ 上连续,而 $x=\varphi(t)$ 在 $[\alpha,\beta]$ 上是单值的且有连续的导数,由函数 $x=\varphi(t)$ 所确定的 x 值在 $[a,b]$ 上变化,$\varphi(\alpha)=a$、$\varphi(\beta)=b$,则

$$\int_a^b f(x)\mathrm{d}x=\int_\alpha^\beta f[\varphi(t)]\varphi'(t)\mathrm{d}t. \tag{3-4}$$

公式(3-4)称为定积分的换元积分公式.在应用时必须注意:

(1) 换元后定积分的上下限要相应改变,即换元必换限.

(2) 求出新变量的积分后,只要将新的积分限代入计算,不必换回原来的变量.

例 3-38　求:(1) $\int_0^1 (x^2+1)^3 x\mathrm{d}x$;　(2) $\int_0^{\frac{\pi}{2}} \cos^5 x\sin x\mathrm{d}x$.

解　(1) 令 $x^2+1=t$,则 $x\mathrm{d}x=\frac{1}{2}\mathrm{d}t$. 当 $x=0$ 时,$t=1$;$x=1$ 时,$t=2$. 故

$$\int_0^1 (x^2+1)^3 x\mathrm{d}x=\int_1^2 t^3\cdot\frac{1}{2}\mathrm{d}t=\frac{1}{2}\left(\frac{1}{4}t^4\Big|_1^2\right)=\frac{15}{8}.$$

如果不明显地写出新变量 t(用配元法或凑微分),则不必改变积分限,即

$$\int_0^1 (x^2+1)^3 x\mathrm{d}x=\frac{1}{2}\int_0^1 (x^2+1)^3\mathrm{d}(x^2+1)=\frac{1}{2}\left[\frac{1}{4}(x^2+1)^4\right]_0^1=\frac{15}{8}.$$

(2) $\int_0^{\frac{\pi}{2}} \cos^5 x\sin x\mathrm{d}x=-\int_0^{\frac{\pi}{2}} \cos^5 x\mathrm{d}(\cos x)=-\left[\frac{1}{6}\cos^6 x\right]_0^{\frac{\pi}{2}}=\frac{1}{6}$.

例 3-39　求 $\int_0^1 x^2\sqrt{1-x^2}\mathrm{d}x$.

分析　本例可用第二换元积分法求解,注意换元时必须换限.

解

$$\int_0^1 x^2\sqrt{1-x^2}\mathrm{d}x \xlongequal{x=\sin t} \int_0^{\frac{\pi}{2}} \sin^2 t\cos^2 t\mathrm{d}t=\frac{1}{4}\int_0^{\frac{\pi}{2}} \sin^2 2t\mathrm{d}t=\frac{1}{4}\int_0^{\frac{\pi}{2}} \frac{1-\cos 4t}{2}\mathrm{d}t$$

$$=\frac{1}{8}\left[t-\frac{\sin 4t}{4}\right]_0^{\frac{\pi}{2}}=\frac{\pi}{16}.$$

例 3-40　设函数 $f(x)$ 在区间 $[-a,a]$ 上连续,试证明:

$$\int_{-a}^a f(x)\mathrm{d}x=\begin{cases}0, & \text{当 } f(x) \text{ 为奇函数},\\ 2\int_0^a f(x)\mathrm{d}x, & \text{当 } f(x) \text{ 为偶函数}.\end{cases}$$

证　$\int_{-a}^a f(x)\mathrm{d}x=\int_{-a}^0 f(x)\mathrm{d}x+\int_0^a f(x)\mathrm{d}x$,$\int_{-a}^0 f(x)\mathrm{d}x \xlongequal{x=-u} -\int_a^0 f(-u)\mathrm{d}u=\int_0^a f(-x)\mathrm{d}x$,所以 $\int_{-a}^a f(x)\mathrm{d}x=\begin{cases}0, & \text{当 } f(x) \text{ 为奇函数},\\ 2\int_0^a f(x)\mathrm{d}x, & \text{当 } f(x) \text{ 为偶函数}.\end{cases}$

例如 $\int_{-1}^1 x^4\sin x\mathrm{d}x=0$,$\int_{-2}^2 |x|\mathrm{d}x=2\int_0^2 |x|\mathrm{d}x=2\int_0^2 x\mathrm{d}x=4$.

2. 定积分的分部积分法

设函数 $u=u(x)$ 和 $v=v(x)$ 都在 $[a,b]$ 上有连续的导函数,对公式 $uv'=(uv)'-u'v$ 两端取从 a 到 b 的定积分,有 $\int_a^b uv'\mathrm{d}x=\int_a^b (uv)'\mathrm{d}x-\int_a^b u'v\mathrm{d}x$,故

NOTES

$$\int_a^b uv'\mathrm{d}x = uv\Big|_a^b - \int_a^b u'v\mathrm{d}x \text{ 或 } \int_a^b u\mathrm{d}v = uv\Big|_a^b - \int_a^b v\mathrm{d}u \tag{3-5}$$

公式(3-5)称为定积分的分部积分公式.

例 3-41 求 $\int_1^e \ln x\mathrm{d}x$.

解 $\int_1^e \ln x\mathrm{d}x \xlongequal{\text{由例 3-22}} (x\ln x - x)\Big|_1^e = 1$.

例 3-42 随着医疗技术的发展,许多设备应用金属涂层以提高性能和质量.金属表面处理可以在短期和长期内确保患者的安全,特别是对于放置在体内的植入物,因为有助于提高植入物与人体组织的兼容性.金属涂层的主要成分为金属铬.全球铬资源丰富,现有探明储量约为 5.1 亿吨.2017 年,世界铬铁产量为 3 100 万吨,其中南非的产量约占 48.39%(按每年开采量不变的标准).然而铬的世界消费率每年呈指数增长,2017 年年初,增长指数大约为 0.026.问:

(1) 如果铬的利用率按指数增长,已探明的铬储量大约能够维持多少年?

(2) 如果铬的储量探明继续增加,使总储量变为原来的 5 倍,又能维持多少年?

解 (1) 设从 2017 年起第 t 年后铬的消费量为 $x(t)=3\ 100\mathrm{e}^{0.026t}$(万吨),则从第 1 年到第 t_1 年的消耗总量为

$$x(t_1)=\int_0^{t_1} 0.31\mathrm{e}^{0.026t}\mathrm{d}t \approx 11.923(\mathrm{e}^{0.026t_1}-1)\approx 5.1.$$

当 $t_1=13.846$ 时,$x(13.846)\approx 5.1$,即 2017 年探明的铬储量预计能维持 14 年左右.

(2) 当总储量变为原来的 5 倍时,即总储量为 25.5 亿,即

$$x(t_2)=\int_0^{t_2} 0.31\mathrm{e}^{0.026t}\mathrm{d}t \approx 11.923(\mathrm{e}^{0.026t_2}-1)\approx 25.5.$$

当 $t_2=44$ 时,$x(44)\approx 25.5$ 亿吨,即全世界的铬储量预计能维持 44 年(到 2061 年).

例 3-43 近年来世界范围内,每年的石油消耗率呈指数增长,增长指数大约为 0.07.据统计,2002 年我国石油消耗量大约为 2.39 亿吨.设 $X(t)$ 表示从 2002 年起第 t 年的石油消耗率.已知 $X(t)=2.39\mathrm{e}^{0.07t}$ 亿吨,计算从 2002 年初到 2011 年底石油消耗的总量.

解 设 $R(t)$ 表示从 2002 年($t=0$)起到第 t 年石油消耗的总量.$R'(t)$ 是石油消耗率,即 $R'(t)=X(t)$.于是由变化率求总改变量,得

$$R(10)-R(0)=\int_0^{10} R'(t)\mathrm{d}t=\int_0^{10} X(t)\mathrm{d}t=\int_0^{10} 2.39\mathrm{e}^{0.07t}\mathrm{d}t$$

$$=\frac{2.39}{0.07}\int_0^{10}\mathrm{e}^{0.07t}\mathrm{d}(0.07t)=\frac{2.39}{0.07}\mathrm{e}^{0.07t}\Big|_0^{10}\approx 34.6(\text{亿吨}).$$

练习题 3-2

1. 用定积分的定义,计算由抛物线 $y=x^2+1$、直线 $x=1$、直线 $x=2$ 及 x 轴所围成的曲边梯形面积.

2. 用定积分的几何意义,证明下列各式:

(1) $\int_{-\pi}^{\pi}\sin x\mathrm{d}x=0$; (2) $\int_0^1\sqrt{1-x^2}\mathrm{d}x=\frac{\pi}{4}$.

3. 用牛顿-莱布尼兹公式求下列定积分:

(1) $\int_1^8\sqrt[3]{x}\mathrm{d}x$; (2) $\int_0^{\frac{\pi}{2}}\sin x\mathrm{d}x$; (3) $\int_0^2|1-x|\mathrm{d}x$;

(4) $\int_1^{\sqrt{3}}\frac{2}{1+x^2}\mathrm{d}x$; (5) $\int_0^1(3x^2-x+1)\mathrm{d}x$; (6) $\int_0^{\frac{\pi}{4}}\tan^2\theta\mathrm{d}\theta$.

4. 用换元积分法求下列定积分:

(1) $\int_1^2\frac{x}{2x-1}\mathrm{d}x$; (2) $\int_0^{\frac{\pi}{3}}\cos\left(x+\frac{\pi}{3}\right)\mathrm{d}x$; (3) $\int_{-1}^1\frac{x}{\sqrt{5-4x}}\mathrm{d}x$;

NOTES

(4) $\int_0^2 \frac{1}{2-2x+x^2}dx$;　　(5) $\int_0^1 \frac{e^{2x}-1}{e^x+1}dx$;　　(6) $\int_2^3 \frac{3}{x-1}dx$;

(7) $\int_0^1 xe^{-\frac{x^2}{2}}dx$;　　(8) $\int_0^4 \frac{1}{1+\sqrt{x}}dx$;　　(9) $\int_{-2}^1 \frac{1}{(11+5x)^3}dx$;

(10) $\int_0^{\pi}(1-\sin^3\theta)d\theta$;　　(11) $\int_{\frac{\pi}{4}}^{\frac{\pi}{2}}\cos^2 t dt$;　　(12) $\int_0^{\sqrt{2}}\sqrt{2-x^2}dx$;

(13) $\int_{-\pi}^{\pi}x^4\sin x dx$;　　(14) $\int_{-\frac{1}{2}}^{\frac{1}{2}}\frac{(\arcsin x)^2}{\sqrt{1-x^2}}dx$;　　(15) $\int_1^{\sqrt{3}}\frac{1}{x^2\sqrt{1+x^2}}dx$;

(16) $\int_{-\frac{1}{2}}^{\frac{1}{2}}\frac{x^3\sin^2 x}{x^4+2x^2+1}dx$.

5. 用分部积分法求下列定积分:

(1) $\int_1^e \sin(\ln x)dx$;　　(2) $\int_0^1 xe^{-x}dx$;　　(3) $\int_0^1 x\arcsin x dx$;

(4) $\int_0^{\frac{\pi}{2}} e^{2x}\cos x dx$.

第三节 | 广义积分

在许多实际问题中,会遇到积分区间无限或被积函数无界的积分,这两类积分统称为广义积分(improper integral),又称为反常积分,广义积分不属于前面所说的定积分.

一、无穷区间上的广义积分

定义 3-4 设函数$f(x)$在区间$[a,+\infty)$上连续,如果极限 $\lim\limits_{b\to+\infty}\int_a^b f(x)dx\ (a<b)$存在,则称此极限为$f(x)$在$[a,+\infty)$上的广义积分,记为

$$\int_a^{+\infty} f(x)dx = \lim_{b\to+\infty}\int_a^b f(x)dx.$$

这时也称无穷限广义积分 $\int_a^{+\infty}f(x)dx$ 存在或收敛(convergence);若极限不存在,则称广义积分 $\int_a^{+\infty}f(x)dx$ 不存在或发散(divergence).

若记 $F(+\infty)=\lim\limits_{x\to+\infty}F(x)$,则广义积分的计算可统一到牛顿 - 莱布尼兹公式的情形:

$$\int_a^{+\infty} f(x)dx = F(x)\Big|_a^{+\infty} = F(+\infty)-F(a) \tag{3-6}$$

类似地,定义广义积分:

$$\int_{-\infty}^{b} f(x)dx = \lim_{a\to-\infty}\int_a^b f(x)dx$$

$$\int_{-\infty}^{+\infty} f(x)dx = \lim_{a\to-\infty}\int_a^c f(x)dx + \lim_{b\to+\infty}\int_c^b f(x)dx \quad (c\text{ 为任意常数}).$$

当$\int_{-\infty}^{+\infty} f(x)dx = \lim\limits_{a\to-\infty}\int_a^c f(x)dx + \lim\limits_{b\to+\infty}\int_c^b f(x)dx$右端两个广义积分都收敛时,称广义积分$\int_{-\infty}^{+\infty}f(x)dx$收敛,否则称广义积分发散.

与公式(3-6)类似,有

$$\int_{-\infty}^{+\infty} f(x)dx = F(x)\Big|_{-\infty}^{+\infty} = F(+\infty)-F(-\infty).$$

NOTES

例 3-44　求广义积分：

(1) $\int_{-\infty}^{+\infty}\frac{dx}{1+x^2}$；　(2) $\int_{1}^{+\infty}\frac{dx}{x}$.

解　(1) $\int_{-\infty}^{+\infty}\frac{dx}{1+x^2}=\arctan x\Big|_{-\infty}^{+\infty}=\lim\limits_{x\to+\infty}\arctan x-\lim\limits_{x\to-\infty}\arctan x$

$$=\frac{\pi}{2}-\left(-\frac{\pi}{2}\right)=\pi.$$

(2) $\int_{1}^{+\infty}\frac{dx}{x}=\ln x\Big|_{1}^{+\infty}=+\infty.$

广义积分 $\int_{-\infty}^{+\infty}\frac{dx}{1+x^2}$ 在几何上表示曲线 $y=\frac{1}{1+x^2}$ 与 x 轴所围图形的面积为 π(图 3-6).

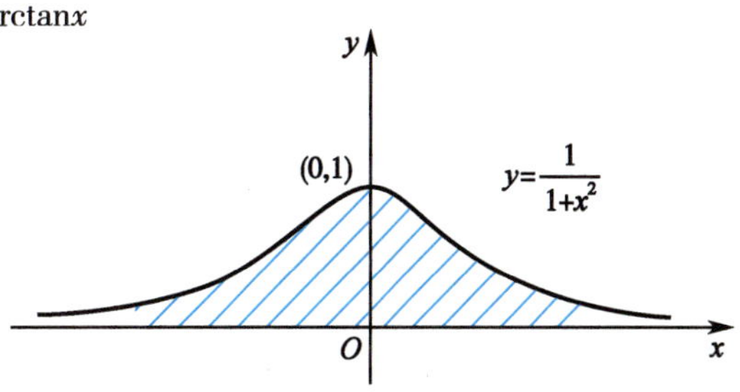

图 3-6

注：无界区域的面积可能是一个有限数值.

二、被积函数为无界函数的广义积分

定义 3-5　设函数 $f(x)$ 在区间 $(a,b]$ 上连续，且 $\lim\limits_{x\to a^+}f(x)=\infty$，如果 $\lim\limits_{\varepsilon\to0^+}\int_{a+\varepsilon}^{b}f(x)dx$ $(\varepsilon>0)$ 存在，则称这个极限为函数 $f(x)$ 在区间 $(a,b]$ 上的广义积分，记为 $\int_a^b f(x)dx$，即

$$\int_a^b f(x)dx=\lim_{\varepsilon\to0^+}\int_{a+\varepsilon}^{b}f(x)dx.$$

这时称无界函数广义积分 $\int_a^b f(x)dx$ 收敛，否则称广义积分发散.

类似地，对函数 $f(x)$ 在 $x=b$ 及 $x=c(a<c<b)$ 处有无穷间断点的广义积分分别定义为：

$$\int_a^b f(x)dx=\lim_{\varepsilon\to0^+}\int_a^{b-\varepsilon}f(x)dx\quad(\varepsilon>0)$$

$$\int_a^b f(x)dx=\lim_{\varepsilon_1\to0^+}\int_a^{c-\varepsilon_1}f(x)dx+\lim_{\varepsilon_2\to0^+}\int_{c+\varepsilon_2}^{b}f(x)dx\quad(\varepsilon_1>0,\varepsilon_2>0).$$

若 $\lim\limits_{x\to c}f(x)=\infty$，只有当 $\int_a^b f(x)dx=\lim\limits_{\varepsilon_1\to0^+}\int_a^{c-\varepsilon_1}f(x)dx+\lim\limits_{\varepsilon_2\to0^+}\int_{c+\varepsilon_2}^{b}f(x)dx$ 右端两个极限都存在时，称广义积分 $\int_a^b f(x)dx$ 收敛，否则称此广义积分发散.

例 3-45　计算 $\int_0^1\frac{dx}{\sqrt{1-x^2}}$.

解　因 $x=1$ 是被积函数的无穷间断点，故

$$\int_0^1\frac{dx}{\sqrt{1-x^2}}=\lim_{\varepsilon\to0^+}\int_0^{1-\varepsilon}\frac{dx}{\sqrt{1-x^2}}=\lim_{\varepsilon\to0^+}[\arcsin x]\Big|_0^{1-\varepsilon}=\lim_{\varepsilon\to0^+}\arcsin(1-\varepsilon)=\frac{\pi}{2}.$$

例 3-46　求 $\int_{-1}^1\frac{dx}{x^2}$.

解　$x=0$ 是被积函数的无穷间断点，由于

$$\lim_{\varepsilon_2\to0^+}\int_{0+\varepsilon_2}^1\frac{dx}{x^2}=\lim_{\varepsilon_2\to0^+}\left[-\frac{1}{x}\right]\Bigg|_{0+\varepsilon_2}^1=\lim_{\varepsilon_2\to0^+}\left(-1+\frac{1}{\varepsilon_2}\right)=+\infty,$$

即广义积分 $\int_0^1\frac{dx}{x^2}$ 发散，所以 $\int_{-1}^1\frac{dx}{x^2}$ 发散.

如果没有注意到 $x=0$ 是无穷间断点，就会得出以下的错误结果：

$$\int_{-1}^{1}\frac{dx}{x^2}=\left[-\frac{1}{x}\right]\Big|_{-1}^{1}=-2.$$

练习题 3-3

1. 判断下列各广义积分的敛散性，若收敛，则求其值：

（1）$\int_0^1 \ln x dx$；　（2）$\int_1^{+\infty}\frac{1}{\sqrt{x^3}}dx$；　（3）$\int_0^{+\infty}\frac{dx}{x^2+3x+2}$；

（4）$\int_{-\infty}^{+\infty}\frac{dx}{5+4x+x^2}$；　（5）$\int_0^2\frac{1}{x^2-4x+3}dx$；　（6）$\int_0^{+\infty}e^{-\sqrt{x}}dx$；

（7）$\int_0^1\frac{dx}{\sqrt{1-x^2}}$；　（8）$\int_0^{+\infty}e^{-x}\sin x dx$.

2. 由概率统计学研究知，X 为服从概率密度函数 $f(x)$ 的随机变量，则其取值小于等于 x 的概率可以用广义积分 $\int_{-\infty}^{x}f(x)dx$ 计算. 已知某药物输入某患者静脉后其血药浓度衰减服从概率密度函数为 $f(t)=\begin{cases}0.1e^{-0.1t}, & t\geqslant 0\\ 0, & t<0\end{cases}$ 的指数分布，计算给药 10 小时的血药浓度衰减了百分之多少？

3. 若 $\int_1^{+\infty}\frac{1}{x^p}dx=0$ 收敛，则 p 的取值范围为（　　）.

4. 以下定积分不属于无界函数积分的是（　　）.

A. $\int_0^{+\infty}\ln(1+x)dx=0$；　B. $\int_0^1\frac{\sin x}{x}dx=0$；　C. $\int_{-1}^{1}\frac{1}{x^2}dx$；　D. $\int_{-3}^{0}\frac{1}{1+x}dx$.

5. 已知无穷限广义积分 $\int_{-\infty}^{+\infty}e^{k|x|}dx=1$，求 k 的值.

第四节 | 积分的应用

定积分在科学研究、工程技术等各个方面都有广泛的应用. 本节将应用定积分理论，分析和解决一些实际问题. 在应用定积分解决实际问题中，一般先将实际问题抽象为数学模型，把所求的量归纳为某个定积分的分析方法来进行，而微元法就是一种简化的定积分分析方法.

一、微元法

将实际问题转化成定积分定义中的“分割、近似、求和、取极限”的方法称为微元法（infinitesimal method）. 微元法是高等数学中非常重要的思想方法，用微元法解决实际问题归结为：

（1）根据问题的具体情况，选取一个变量，例如 x 为积分变量，并确定它的变化区间 $[a,b]$.

（2）在 $[a,b]$ 中任取一小区间 $[x,x+dx]$，求出相应于这个一小区间的部分量 ΔA 的近似值. 如果 ΔA 能近似地表示为 $[a,b]$ 上的一个连续函数在 x 处的值 $f(x)$ 与 dx 的乘积，就把 $f(x)dx$ 称为所求量 A 的元素（或微元），且记作 dA，即 $dA=f(x)dx$.

（3）以所求量 A 的元素 $f(x)dx$ 为被积表达式，在 $[a,b]$ 上作定积分，即得 A 的定积分表达式：$A=\int_a^b f(x)dx$.

以上三步中，关键是第二步，即要正确地列出所求量 A 的微元 $dA=f(x)dx$.

注意，所求量 A 必须同时满足下列必要条件：

（1）所求量 A 对区间 $[a,b]$ 具有代数可加性（数量可加性）. 注：对于矢量，如力、动量等，由于矢量的加减法不满足代数可加性，所以不能直接用微元法.

（2）ΔA 与 dA 相差一个比 Δx 高阶的无穷小量，即 $\Delta A-dA=o(\Delta x)$.

NOTES

二、平面图形的面积

由曲线 $y=f_1(x)$、$y=f_2(x)$（$f_1(x)\geqslant f_2(x)$）和直线 $x=a$、$x=b$（$a<b$）围成的平面图形如图 3-7 所示，求其面积 A.

现用微元法求解：在 $[a,b]$ 内任取小区间 $[x,x+\mathrm{d}x]$，它所相应的面积微元近似等于高为 $f_1(x)-f_2(x)$（以直代曲）、底为 $\mathrm{d}x$ 的矩形小面积，故微元 $\mathrm{d}A=[f_1(x)-f_2(x)]\mathrm{d}x$，因此

$$A=\int_a^b[f_1(x)-f_2(x)]\mathrm{d}x.$$

同理，由曲线 $x=\varphi_1(y)$、$x=\varphi_2(y)$（$\varphi_1(y)\geqslant\varphi_2(y)$）及 $y=c$、$y=d$（$c<d$）围成的平面图形面积（图 3-8）为

$$A=\int_c^d[\varphi_1(y)-\varphi_2(y)]\mathrm{d}y.$$

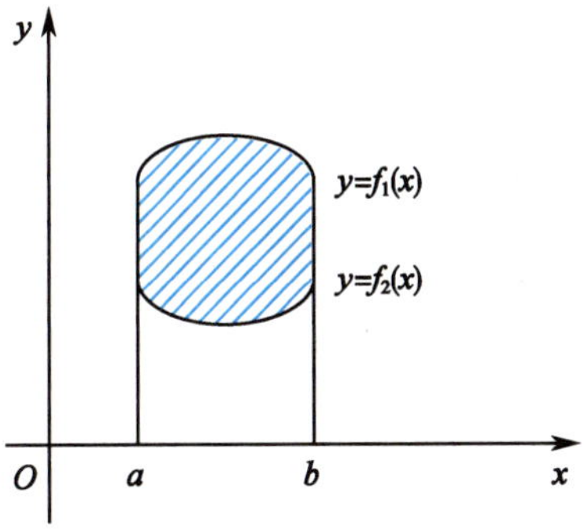

图 3-7

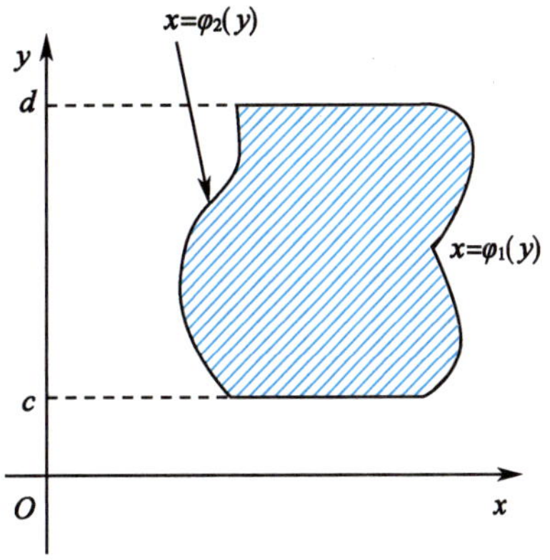

图 3-8

例 3-47　求由曲线 $y=2-x^2$ 和 $y=x^2$ 所围成图形的面积（图 3-9）.

解　解方程组 $\begin{cases}y=2-x^2\\ y=x^2\end{cases}$ 得交点 $(-1,1)$、$(1,1)$，积分变量 x 从 -1 变 1，面积为

$$A=\int_{-1}^{1}[(2-x^2)-x^2]\mathrm{d}x=\int_{-1}^{1}(2-2x^2)\mathrm{d}x=4\int_0^1(1-x^2)\mathrm{d}x=\frac{8}{3}.$$

例 3-48　求椭圆 $\dfrac{x^2}{a^2}+\dfrac{y^2}{b^2}=1$ 的面积 S.

解　所求面积如图 3-10. 由对称性，椭圆的面积等于它在第一象限内部分面积的 4 倍.

$$S=4\int_0^a\frac{b}{a}\sqrt{a^2-x^2}\,\mathrm{d}x\xlongequal{x=a\sin t}4ab\int_0^{\frac{\pi}{2}}\sqrt{1-\sin^2 t}\cos t\mathrm{d}t$$

$$=4ab\int_0^{\frac{\pi}{2}}\cos^2 t\mathrm{d}t=4ab\left(\frac{t}{2}+\frac{\sin 2t}{4}\right)\Bigg|_0^{\frac{\pi}{2}}=\pi ab.$$

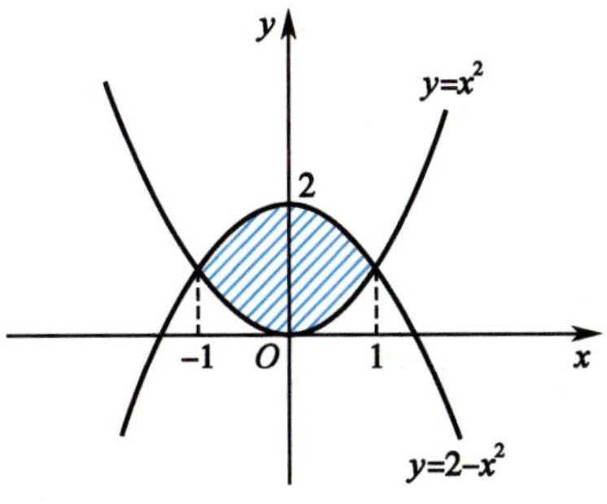

图 3-9

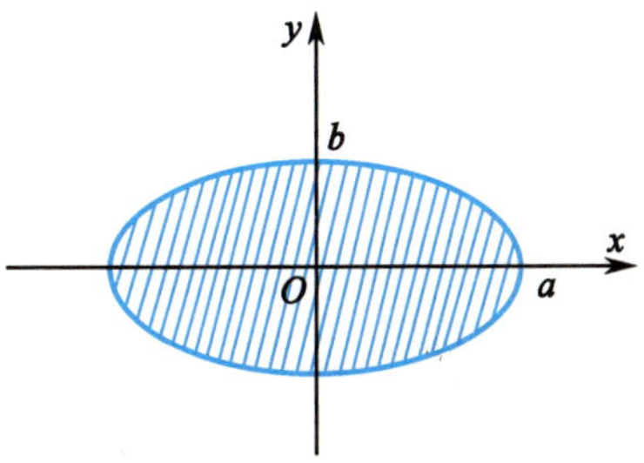

图 3-10

当 $b=a$ 时,就得到圆面积公式 $S=\pi a^2$.

例 3-49　求抛物线 $y^2=2x$ 与直线 $y=x-4$ 所围图形的面积 S.

解　解方程组 $\begin{cases} y^2=2x \\ y=x-4 \end{cases}$ 得两曲线交点 $(2,-2)$、$(8,4)$.

解法 1　取 x 为积分变量(图 3-11),则

$$S=\int_0^2[\sqrt{2x}-(-\sqrt{2x})]\mathrm{d}x+\int_2^8[\sqrt{2x}-(x-4)]\mathrm{d}x$$
$$=\frac{4\sqrt{2}}{3}x^{\frac{3}{2}}\Big|_0^2+\left(\frac{2\sqrt{2}}{3}x^{\frac{3}{2}}-\frac{x^2}{2}+4x\right)\Big|_2^8=18.$$

解法 2　选取积分变量为 y(图 3-12),则

$$S=\int_{-2}^4\left(y+4-\frac{y^2}{2}\right)\mathrm{d}y=\left[\frac{y^2}{2}+4y-\frac{y^3}{6}\right]\Big|_{-2}^4=18.$$

显然,解法 2 较简便.

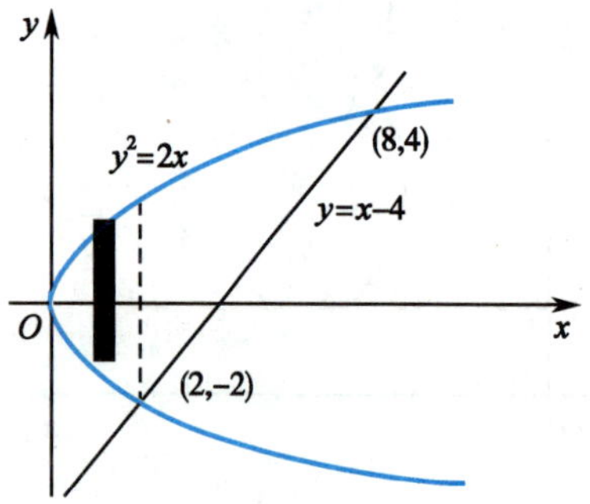

图 3-11

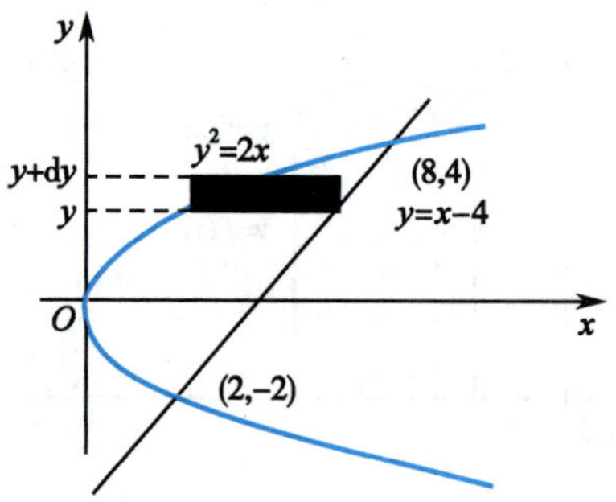

图 3-12

三、旋转体的体积

旋转体可以看成是由一个平面图形绕某轴旋转而成的. 如矩形绕它的一条边旋转便得到圆柱体,直角三角形绕它的一条直角边旋转便得到圆锥体等. 下面讨论由曲线 $y=f(x)$ 与直线 $x=a$、$x=b(a<b)$ 及 x 轴所围成的平面图形绕 x 轴旋转一周而成的旋转体的体积 V_x 的计算公式.

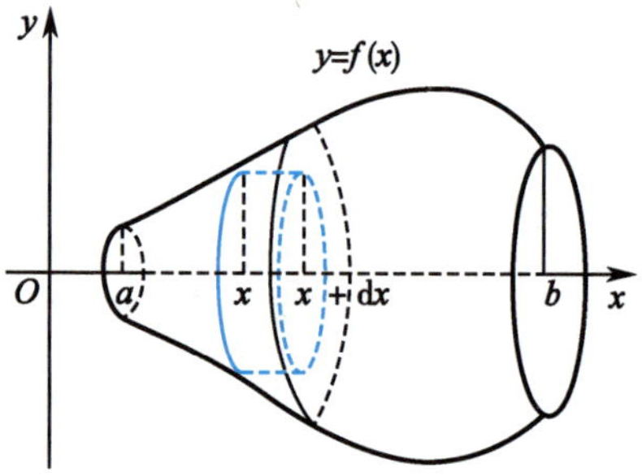

图 3-13

在 $[a,b]$ 内任取一小区间 $[x,x+\mathrm{d}x]$,过点 x 及 $x+\mathrm{d}x$ 并垂直于 x 轴的两个平面截得旋转体上一小薄片(图 3-13),由于 $\mathrm{d}x$ 很小,小薄片体积 ΔV 可近似看成是以 πy^2 为底面积、以 $\mathrm{d}x$ 为高的小圆柱体的体积,故体积微元 $\mathrm{d}V=\pi y^2\mathrm{d}x$,于是

$$V_x=\int_a^b\pi y^2\mathrm{d}x=\int_a^b\pi f^2(x)\mathrm{d}x.$$

同理,由曲线 $x=\varphi(y)$ 及直线 $y=c$、$y=d(c<d)$ 与 y 轴所围成的平面图形绕 y 轴旋转一周所成的旋转体的体积为

$$V_y=\int_c^d\pi x^2\mathrm{d}y=\int_c^d\pi\varphi^2(y)\mathrm{d}y.$$

例 3-50　求由椭圆 $\frac{x^2}{a^2}+\frac{y^2}{b^2}=1$ 绕 x 轴旋转而成的椭球体的体积.

解　$V_x=\int_{-a}^a\pi y^2\mathrm{d}x=\pi\int_{-a}^a b^2\left(1-\frac{x^2}{a^2}\right)\mathrm{d}x=\frac{4}{3}\pi ab^2.$

NOTES

如果令 $a=b=R$，就得到半径为 R 的球的体积公式 $V=\frac{4}{3}\pi R^3$.

例 3-51　求由抛物线 $y=x^2$、直线 $x=2$ 及 x 轴所围成的平面图形绕 y 轴旋转一周所得的旋转体体积.

解　旋转体的图形如图 3-14 所示，所求体积为圆柱体的体积减去中间杯状体的体积：

$$V_y=\int_0^4 \pi x^2\mathrm{d}y-\int_0^4 \pi(\sqrt{y})^2\mathrm{d}y=\int_0^4 \pi(4-y)\mathrm{d}y=8\pi.$$

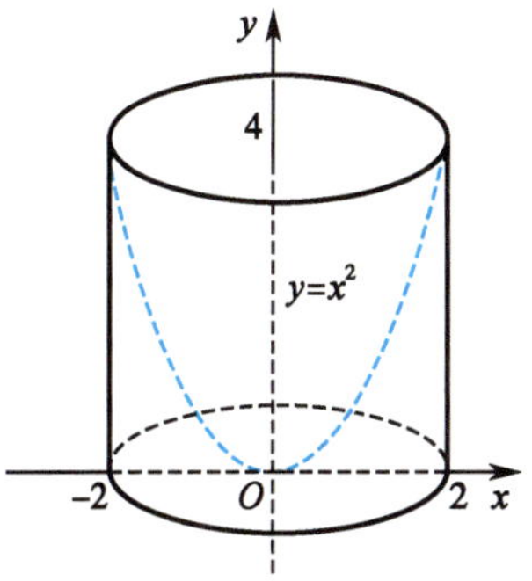

图 3-14

四、连续函数在已知区间上的平均值

"平均"这个概念经常出现于生产实践及科学实验中，例如平均速度和平均血药浓度等. 积分中值定理给出了计算函数平均值的公式：

$$\bar{y}=\frac{1}{b-a}\int_a^b f(x)\mathrm{d}x.$$

例 3-52　求函数 $y=1-x^2$ 在区间 $[-1,1]$ 上的平均值.

解　$\bar{y}=\frac{1}{1-(-1)}\int_{-1}^{1}(1-x^2)\mathrm{d}x=\frac{2}{3}$.

五、积分在医药中的应用

例 3-53　心输出量是指每分钟一侧心室射出的血液总量，在生理学实验中常用染料稀释法来测定. 把一定量的染料注入静脉，染料将随血液循环通过心脏到达肺部，再返回心脏而进入动脉.

假定在时刻 $t=0$ 时注入 5mg 染料，自染料注入后便开始在外周动脉中连续 30 秒监测血液中染料的浓度，它是时间的函数 $C(t)$（图 3-15）.

$$C(t)=\begin{cases}0, & 0\leqslant t\leqslant 3 \text{ 或 } 18<t\leqslant 30,\\ (t^3-40t^2+453t-1\,026)10^{-2}, & 3<t\leqslant 18,\end{cases}$$

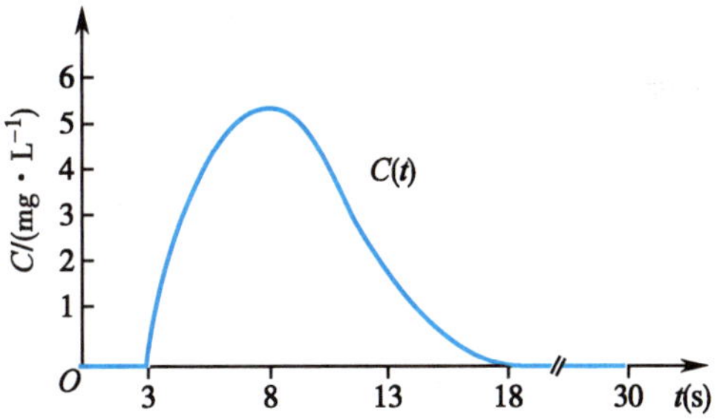

图 3-15

注入染料的量 M 与在 30 秒钟之内测到的平均浓度 $\overline{C}(t)$ 的比值是半分钟里心脏泵出的血量，因此，每分钟的心输出量 Q 是这一比值的 2 倍，即

$$Q=\frac{2M}{\overline{C}(t)}.$$

试求这一实验中的心输出量 Q.

解　$\overline{C}(t)=\frac{1}{30-0}\int_0^{30}C(t)\mathrm{d}t=\frac{1}{30}\int_3^{18}(t^3-40t^2+453t-1\,026)10^{-2}\mathrm{d}t$

$$=\frac{10^{-2}}{30}\left(\frac{t^4}{4}-\frac{40t^3}{3}+\frac{453t^2}{2}-1\,026t\right)\Bigg|_3^{18}=\frac{10^{-2}}{30}[3\,402-(-1\,379.25)]$$

$=1.593\,75$.

因此
$$Q=\frac{2M}{\overline{C}(t)}=\frac{2\times5}{1.59375}\approx6.275(\mathrm{L}).$$

例 3-54　假定由实验测得患者的血液中胰岛素的浓度 $C(t)$(U/ml)为 $C(t)=\begin{cases}t(10-t), & 0\leqslant t\leqslant5,\\ 25\mathrm{e}^{-k(t-5)}, & t>5,\end{cases}$

其中 $k=\frac{\ln2}{20}$,时间 t 的单位是分钟,求血液中的胰岛素在 1 小时内的平均浓度 $\overline{C}(t)$.

解
$$\overline{C}(t)=\frac{1}{60-0}\int_0^{60}C(t)\mathrm{d}t=\frac{1}{60-0}\left[\int_0^5C(t)\mathrm{d}t+\int_5^{60}C(t)\mathrm{d}t\right]$$
$$=\frac{1}{60}\left[\int_0^5t(10-t)\mathrm{d}t+\int_5^{60}25\mathrm{e}^{-k(t-5)}\mathrm{d}t\right]$$
$$\approx\frac{1}{60}(83.33+614.12)\approx11.6\ (\mathrm{U/ml}).$$

例 3-55　设有半径为 R,长为 L 的一段刚性血管,两端的血压分别为 p_1 和 $p_2(p_1>p_2)$. 已知在血管的横截面上离血管中心 r 处的血流速度符合泊肃叶(Poiseuille)公式
$$V(r)=\frac{p_1-p_2}{4\eta L}(R^2-r^2),$$
其中 η 为血液黏滞系数. 求在单位时间流过该横截面的血流量 Q.

解　将半径为 R 的截面圆分为 n 个圆环,使每个圆环的厚度为 $\Delta r=\frac{R}{n}$. 又因为圆环面积的近似值为 $2\pi r_i\Delta r$,所以在单位时间内通过第 i 个圆环的血流量 ΔQ_i 的近似值为 $\Delta Q_i\approx V(\xi_i)\cdot2\pi r_i\cdot\Delta r$,其中 $\xi_i\in[r_i,r_i+\Delta r]$,故
$$Q=\lim_{n\to\infty}\sum_{i=1}^nV(\xi_i)\cdot2\pi r_i\Delta r=\int_0^RV(r)2\pi r\mathrm{d}r=\int_0^R\frac{p_1-p_2}{4\eta L}(R^2-r^2)2\pi r\mathrm{d}r$$
$$=\frac{\pi(p_1-p_2)}{2\eta L}\int_0^R(R^2r-r^3)\mathrm{d}r=\frac{\pi(p_1-p_2)R^4}{8\eta L}.$$

例 3-56　设小鼠的能量代谢率(EMR)以日为周期而变化
$$\mathrm{EMR}(t)=-0.6\cos\frac{\pi t}{12}+1.2(\mathrm{kJ/h}),$$
求小鼠的日代谢值 EM.

解　小鼠 1 天之内的能量代谢值可用 0~24 小时这一时间间隔里代谢率的积分求得,即
$$\mathrm{EM}=\int_0^{24}\mathrm{EMR}(t)\mathrm{d}t=\int_0^{24}\left(-0.6\cos\frac{\pi t}{12}+1.2\right)\mathrm{d}t=\left[-0.6\times\frac{12}{\pi}\sin\frac{\pi t}{12}+1.2t\right]\Big|_0^{24}$$
$$=29(\mathrm{kJ}).$$

例 3-57　药物从患者的尿液中排出,一种典型的排泄速率函数是 $x(t)=t\mathrm{e}^{-kt}$,其中 k 是常数. 求在时间间隔 $[0,T]$ 内,排出药物的量 D.

解
$$D=\int_0^Tx(t)\mathrm{d}t=\int_0^Tt\mathrm{e}^{-kt}\mathrm{d}t=-\frac{1}{k}\left(t\mathrm{e}^{-kt}\Big|_0^T-\int_0^T\mathrm{e}^{-kt}\mathrm{d}t\right)=-\frac{T}{k}\mathrm{e}^{-kT}-\frac{1}{k^2}\mathrm{e}^{-kt}\Big|_0^T$$
$$=\frac{1}{k^2}-\mathrm{e}^{-kT}\left(\frac{T}{k}+\frac{1}{k^2}\right).$$

例 3-58　设静脉注射某药的血药浓度 - 时间曲线符合函数 $C=C_0e^{-kt}$,其中 C_0 为 $t=0$ 时的血药浓度,k 为正常数,试求 C-t 曲线下的总面积 AUC.

解
$$AUC=\int_0^{+\infty}C_0\mathrm{e}^{-kt}\mathrm{d}t=\frac{-C_0}{k}[\mathrm{e}^{-kt}]\Big|_0^{+\infty}=\frac{C_0}{k}.$$

练习题 3-4

1. 求由下列曲线围成的平面图形面积：

（1）曲线 $y=\sin x$ 和直线 $x=0,x=\pi$ 及 x 轴；

（2）曲线 $y=2x-x^2$ 和直线 $y=-x$；

（3）抛物线 $y^2=2x$ 与圆 $x^2+y^2=8$ 的相交部分（图 3-16）；

（4）曲线 $y=\sqrt{x}$ 和直线 $y=x$；

（5）曲线 $y=e^x$ 和直线 $y=e$ 及 y 轴；

（6）曲线 $y=\dfrac{1}{x}$ 与直线 $y=x$ 及 $x=2$；

（7）曲线 $y=e^x$、$y=e^{-x}$ 与直线 $x=1$；

（8）余弦曲线 $y=\cos x,-\dfrac{\pi}{2}\leqslant x\leqslant\dfrac{\pi}{2}$ 与 x 轴所围成图形；

（9）直线 $y=2x+3$ 和曲线 $y=x^2$；

（10）直线 $y=2x$ 和曲线 $y=3-x^2$.

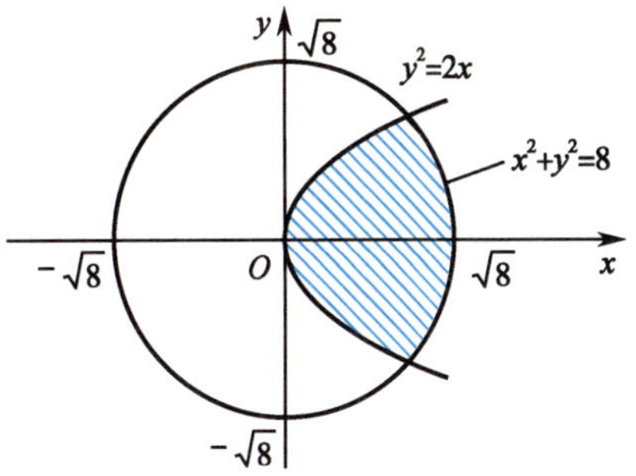

图 3-16

2. 求抛物线 $y=-x^2+4x-3$ 及其在点（0，-3）和（3，0）处的切线所围成的图形的面积.

3. 某肿瘤体为椭圆 $\dfrac{x^2}{2^2}+\dfrac{y^2}{3^2}=1$ 绕 y 轴旋转所产生的旋转体，求此肿瘤体的体积.

4. 经研究发现，某一个小伤口表面其修复的速度为 $\dfrac{dA}{dt}=-5t^{-2}$，其中 t 表示时间，单位为天，$1\leqslant t\leqslant 5$，A 表示伤口的表面积，假设 $A(1)=5$，问患者受伤 5 天后伤口的表面积有多大？

5. 已知某药物输入某患者静脉后其血药浓度衰减为 $C(t)=10e^{-0.1t}$，计算给药 10 小时内的平均血药浓度 $\overline{C}(t)$.

复习题三

1. 用直接积分法求下列不定积分：

（1）$\int(x^3+1)dx$；　（2）$\int\sqrt[3]{x}dx$；

（3）$\int(e^x-2)dx$；　（4）$\int 3\sin x dx$；

（5）$\int x\sqrt{x}dx$；　（6）$\int(\sqrt{x}+1)(x-\sqrt{x}+1)dx$；

（7）$\int\cot^2 x dx$；　（8）$\int(1+\sin x+\cos x)dx$；

（9）$\int\dfrac{1}{\sqrt{x}}dx$；　（10）$\int\dfrac{4x-3\sqrt{x}-5}{x}dx$；

（11）$\int\dfrac{x^3-27}{x-3}dx$；　（12）$\int\dfrac{\sqrt{1+x^2}}{\sqrt{1-x^4}}dx$；

（13）$\int\dfrac{\cos 2x}{\cos x-\sin x}dx$；　（14）$\int\dfrac{1}{\sin^2 x\cos^2 x}dx$.

2. 用换元积分法求下列不定积分：

（1）$\int\sin^3 x\cos x dx$；　（2）$\int\sin 2x\cos^3 x dx$；

（3）$\int\dfrac{3dx}{(1-2x)^2}$；　（4）$\int\dfrac{\sqrt{\ln x}}{x}dx$；

（5）$\int\dfrac{1}{1-x^2}\ln\dfrac{1+x}{1-x}dx$；　（6）$\int\dfrac{2x-3}{x^2-3x+8}dx$；

(7) $\int 2x\sqrt{x^2+1}\,dx$;　　(8) $\int (3-2x)^8 dx$;

(9) $\int \frac{dx}{1+9x^2}$;　　(10) $\int \frac{dx}{\sqrt{4-9x^2}}$;

(11) $\int \frac{dx}{\sqrt{1+e^{2x}}}$;　　(12) $\int \frac{\sec x \cdot \tan x}{\sqrt{\sec^2 x+1}}dx$;

(13) $\int \sin^4 x dx$;　　(14) $\int (\tan x-\cot x) dx$;

(15) $\int \frac{x dx}{\sqrt{4-x^4}}$;　　(16) $\int \frac{dx}{\sin^4 x}$;

(17) $\int \frac{dx}{(1-x^2)^{3/2}}$;　　(18) $\int \frac{dx}{\sqrt{x^2-3}}$;

(19) $\int \frac{dx}{x^2\sqrt{1-x^2}}$;　　(20) $\int \frac{dx}{x^2\sqrt{x^2+3}}$;

(21) $\int \frac{\sqrt{x^2-4}}{x}dx$;　　(22) $\int \frac{dx}{(1+x^2)^{3/2}}$.

3. 用分部积分法求下列不定积分:

(1) $\int x e^{-x} dx$;　　(2) $\int x\sin 2x dx$;

(3) $\int x^2\cos^2 x dx$;　　(4) $\int \ln(x^2+1) dx$;

(5) $\int (\arcsin x)^2 dx$;　　(6) $\int \cos(\ln x) dx$;

(7) $\int \frac{(\ln x)^3}{x^2}dx$;　　(8) $\int \frac{\ln\cos x}{\cos^2 x}dx$;

(9) $\int \sqrt{9-x^2}\,dx$;　　(10) $\int x^2\sin x dx$;

(11) $\int \ln^2 x dx$;　　(12) $\int e^{ax}\sin bx dx$.

4. 求下列不定积分:

(1) $\int \frac{x+3}{x^2-5x+6}dx$;　　(2) $\int \frac{x+1}{x^2+4x+5}dx$;

(3) $\int \frac{x^3}{x+3}dx$;　　(4) $\int \frac{dx}{x(x^2+1)}$;

(5) $\int \frac{\sin\sqrt{x}}{\sqrt{x}}dx$;　　(6) $\int \frac{e^{\frac{1}{x}}}{x^2}dx$;

(7) $\int \frac{(\arcsin x)^3}{\sqrt{1-x^2}}dx$;　　(8) $\int \frac{\arctan x}{1+x^2}dx$;

(9) $\int \frac{1}{\sqrt{25+3x}}dx$;　　(10) $\int \frac{x}{\sqrt{25+3x}}dx$;

(11) $\int x^2\arctan x dx$;　　(12) $\int x^2\ln x dx$;

(13) $\int x^2 e^x dx$;　　(14) $\int e^{\sqrt{x}} dx$.

5. 用牛顿 - 莱布尼兹公式或定积分的性质计算下列定积分:

(1) $\int_{-1}^{8} \sqrt[3]{x}\,dx$;　　(2) $\int_0^{\pi} \sin x dx$;

NOTES

(3) $\int_{-\frac{1}{\sqrt{3}}}^{\sqrt{3}}\frac{dx}{1+x^2}$；　(4) $\int_{-\frac{1}{2}}^{\frac{1}{2}}\frac{dx}{\sqrt{1-x^2}}$；

(5) $\int_{-1}^{1}f(x)dx$，其中 $f(x)=\begin{cases}x, & x\geqslant 0\\ \sin x, & x<0\end{cases}$.

6. 用换元法计算下列定积分：

(1) $\int_a^b\frac{dx}{(x+1)^2}(b>a>0)$；　(2) $\int_{-1}^{1}\frac{xdx}{\sqrt{5-4x}}$；

(3) $\int_0^a x^2\sqrt{a^2-x^2}dx$；　(4) $\int_0^{\ln 2}\sqrt{e^x-1}dx$；

(5) $\int_0^1\frac{dx}{2x+1}$；　(6) $\int_0^{\frac{\pi}{2}}\sin\left(x-\frac{\pi}{2}\right)dx$；

(7) $\int_{-2}^{1}\frac{x}{\sqrt{2-x}}dx$；　(8) $\int_1^e\frac{dx}{x\sqrt{1+\ln x}}$.

7. 用分部法计算下列定积分：

(1) $\int_1^e\cos(\ln x)dx$；　(2) $\int_0^{\frac{\pi}{2}}x\sin x dx$；

(3) $\int_0^1 x\arctan x dx$；　(4) $\int_0^{\frac{\pi}{2}}e^{2x}\sin x dx$；

(5) $\int_0^{2\pi}x^2\cos x dx$；　(6) $\int_{\frac{1}{e}}^{e}|\ln x|dx$.

8. 证明：

(1) $\int_0^{\frac{\pi}{2}}f(\sin x)dx=\int_0^{\frac{\pi}{2}}f(\cos x)dx$；　(2) $\int_0^1 x^m(1-x)^n dx=\int_0^1 x^n(1-x)^m dx$.

9. 设 $f(x)$ 是在 $(-\infty,+\infty)$ 定义的以 T 为周期的连续函数，即对任意的 x，$f(x)=f(x+T)$ 总成立，证明：$\int_a^{a+T}f(x)dx=\int_0^T f(x)dx$（$a$ 为任意实数）.

10. 大多数植物的生长率是以若干天为周期的连续函数. 假定一种谷物以 $g(t)=\sin^2(\pi t)$ 的速率生长，其中 t 的单位是天，求在前10天内谷物生长的量.

11. 口服药物必须先被吸收进入血液循环，然后才能在机体的不同部位发挥作用. 一种典型的吸收率函数具有以下形式，$f(t)=kt(t-b)^2(0\leqslant t\leqslant b)$，其中 k 和 b 是常数，求药物吸收的总量.

12. 判断下列各广义积分的敛散性，若收敛，则求其值：

(1) $\int_1^{+\infty}\frac{dx}{x^3}$；　(2) $\int_0^{+\infty}e^{-3x}dx$；

(3) $\int_{-\infty}^{+\infty}\frac{2xdx}{1+x^2}$；　(4) $\int_0^{\pi}\tan x dx$；

(5) $\int_0^2\frac{dx}{(1-x)^2}$；　(6) $\int_1^2\frac{dx}{\sqrt{x^2-1}}$；

(7) $\int_{-\infty}^{0}\frac{dx}{x^2-3x+2}$；　(8) $\int_1^e\frac{dx}{x\sqrt{1-(\ln x)^2}}$；

(9) $\int_0^1\frac{xdx}{\sqrt{1-x^2}}$；　(10) 当 $\lambda>0$ 时，$\int_0^{+\infty}e^{-\lambda x}dx$.

13. 求由抛物线 $y=x^2-4x+5$，x 轴及直线 $x=3$、$x=5$ 所围成图形的面积.

14. 求由抛物线 $y^2=4(x+1)$ 与 $y^2=4(1-x)$ 所围成图形的面积.

15. 求由曲线 $y=\ln x$、纵轴与直线 $y=\ln b$、$y=\ln a$ $(b>a>0)$ 所围成图形的面积.

NOTES

16. 求椭圆 $\frac{x^2}{a^2}+\frac{y^2}{b^2}=1$ 绕 y 轴旋转所产生旋转体的体积.

17. 求双曲线 $\frac{x^2}{a^2}-\frac{y^2}{b^2}=1$ 与 $y=\pm b$、$x=0$ 所围成的平面图形绕 y 轴旋转所产生旋转体的体积.

18. 求由抛物线 $y=x^2$、$x=y^2$ 所围成图形绕 x 轴旋转所产生旋转体的体积.

19. 求由余弦曲线 $y=\cos x$，$-\frac{\pi}{2}\leqslant x\leqslant\frac{3\pi}{2}$ 与 x 轴所围成图形绕 x 轴旋转所产生旋转体的体积.

20. 17 世纪末，法国油漆匠 Gabriel Tarde 提出了一个 Gabriel 喇叭悖论. Gabriel 喇叭是曲线 $y=\frac{1}{x}$，$x\in[1,+\infty)$ 绕 x 轴旋转一周所形成的旋转体，求这个旋转体的体积(这个简单的三维图形有一个奇特的性质：体积有限，表面积无限).

21. 一定量的理想气体，在恒温下，当体积膨胀时，压强随之减小，体积 V 与压强 P 之间有关系 $P=C/V$(C 为常数). 求体积从 V_1 到 V_2 时的平均压强.

22. 一高热(39℃)患者服用了退烧药后，体温以 $V=\frac{0.2}{t^2+2t+2}$，$t\in[0,2]$ 的速度(单位：℃/h)退烧，求服用退烧药后 2 小时内的平均退烧速度.

23. 某种类型的阿司匹林药物进入血液系统的量称为有效药量，其进入速率可表示为函数

$$f(t)=0.15t(t-3)^2(0\leqslant t\leqslant 3).$$

试问：(1) 何时速率最大，这时的速率是多少？ (2) 有效药量是多少？

24. 我国某地区开发了一口天然气新井，工程师预测，在开采后的第 t 年该井天然气的产量为 $q(t)=0.06te^{-t}\times 10^6(\mathrm{m}^3)$. 试估计该新井在前 5 年的总产量.

25. 已知某医院就诊患者总量的变化率是时间 t(年)的函数 $q(t)=3t+6$，求第一个 5 年和第二个 5 年的总就诊量各为多少万人？

26. 设函数 $f(x)=\begin{cases} xe^{-x^2}, & x\geqslant 0 \\ \frac{1}{1+\cos x}, & x<0 \end{cases}$，计算 $\int_1^4 f(x-2)\,dx$.

27. 证明 $\int_1^{+\infty}\frac{dx}{x^p}$ 当 $p>1$ 时收敛，当 $p\leqslant 1$ 时发散.

28. 证明 $\int_0^1\frac{dx}{x^q}$ 当 $q<1$ 时收敛，当 $q\geqslant 1$ 时发散.

29. 求 $\lim\limits_{n\to+\infty}\left(\frac{1}{\sqrt{9n^2-1^2}}+\frac{1}{\sqrt{9n^2-2^2}}+\cdots+\frac{1}{\sqrt{9n^2-n^2}}\right)$.

30. 求 $\lim\limits_{n\to+\infty}\int_0^1\frac{x^{3n}}{1+x}dx$.

NOTES

第四章　多元函数微积分

本章数字资源

在前面几章中，我们讨论的函数都只有一个自变量，这种只含一个自变量的函数叫做一元函数，但在许多科学技术与实际问题中，我们常常会遇到多个变量之间相依存的关系，很多情况是一个变量依赖于多个变量. 这就提出了多元函数以及多元函数的微分和积分问题. 本章将在一元函数微积分学的基础上，讨论多元函数的微分与积分. 讨论中我们以二元函数为主，因为从一元函数到二元函数会产生新的问题，而从二元函数到二元以上的多元函数则大多可以类推.

第一节　空间解析几何

本节先介绍一些空间解析几何的概念，因为空间解析几何的基础知识是学好多元函数微积分学的基础. 空间解析几何通过点和坐标的对应关系，把“数”和“形”联系起来，这样就可以用代数方法研究几何问题，也可以用几何方法研究代数问题. 本节仅简单介绍空间解析几何的一些基本概念：空间直角坐标系和常见的空间曲面与空间曲线.

一、空间直角坐标系

过空间一定点 O，作三条相互垂直的数轴 Ox、Oy 和 Oz，并按右手法则（right-hand rule）规定它们的正方向，即以右手握住 Oz 轴，当右手的四个手指从 Ox 轴正方向以 $90°$ 转向 Oy 轴正方向时，大拇指的指向就是 Oz 轴的正方向（图 4-1），这样的三条坐标轴就组成了一个空间直角坐标系 $Oxyz$.

点 O 叫做坐标原点，这三条坐标轴分别叫做 x 轴（横轴）、y 轴（纵轴）、z 轴（竖轴），每两条坐标轴所确定的平面 xOy、yOz、zOx 称为坐标面.

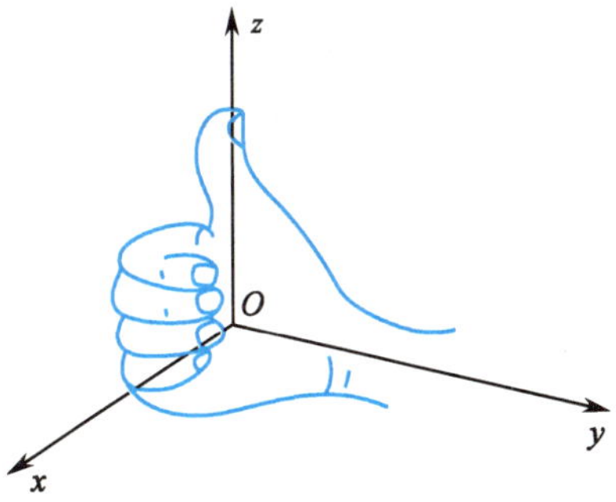

图 4-1

三个坐标面把整个空间分成八个部分，每一部分称为一个卦限. 在坐标面 xOy 上方，含有 x 轴、y 轴、z 轴正方向的那个卦限称为第一卦限，坐标面 xOy 上方的其余 3 个卦限，按逆时针方向依次称为第二、第三、第四卦限. 在坐标面 xOy 下方与第一、第二、第三、第四卦限对称的卦限，依次称为第五、第六、第七、第八卦限.

类似于平面上点与二元有序数组的一一对应关系，可建立空间中点与三元有序数组的一一对应关系.

对于空间中任意一点 P，过点 P 作三个平面分别与三个坐标轴垂直，且与它们分别交于 A、B、C、三点（图 4-2）. 这三点在 x 轴、y 轴、z 轴上的坐标依次为 x、y、z，于是，点 P 唯一确定了一个三元有序数组 (x,y,z)；反之，对于任意一个三元有序数组 (x,y,z)，在 x 轴、y 轴、z 轴上分别找到与实数 x、y、z 对应的三个点 A、B、C，然后过这三个点分别作垂直于 x 轴、y 轴、z 轴的平面，这三个平面相交于空间一

NOTES

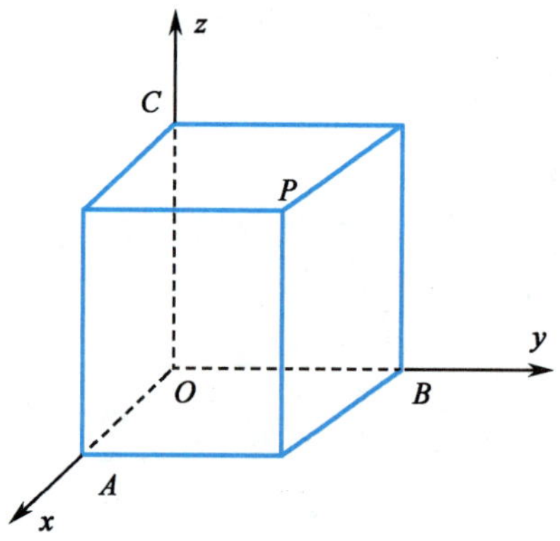

图 4-2

点 P，即由一个三元有序数组 (x,y,z) 可以确定唯一的空间一点 P. 于是空间任意一点 P 与一个三元有序数组 (x,y,z) 建立了一一对应的关系，我们称这个三元有序数组 (x,y,z) 为空间点 P 的坐标，记为 $P(x,y,z)$.

显然，坐标原点 O 的坐标为 $(0,0,0)$，x 轴、y 轴、z 轴上任意一点的坐标分别为 $(x,0,0)$、$(0,y,0)$、$(0,0,z)$；而 xOy、yOz、zOx 三个坐标面上任意一点的坐标分别为 $(x,y,0)$、$(0,y,z)$、$(x,0,z)$. 可根据空间点的坐标正负号确定它所在的位置. 如点 $(-1,2,3)$ 在第二卦限，点 $(1,2,-4)$ 在第五卦限等.

平面上任意两点间的距离公式可推广到空间上任意两点 $P_1(x_1,y_1,z_1)$ 和 $P_2(x_2,y_2,z_2)$ 间的距离公式

$$|P_1P_2|=\sqrt{(x_2-x_1)^2+(y_2-y_1)^2+(z_2-z_1)^2} \tag{4-1}$$

二、空间平面与常见的空间曲面

例 4-1 求空间中与两定点 $A(1,2,0)$ 和 $B(2,1,3)$ 等距离的点的轨迹方程.

解 设空间点 $M(x,y,z)$ 与点 A 及点 B 的距离相等，依题意有 $|AM|=|BM|$，由公式 (4-1)，有

$$\sqrt{(x-1)^2+(y-2)^2+z^2}=\sqrt{(x-2)^2+(y-1)^2+(z-3)^2},$$

化简，得

$$2x-2y+6z-9=0.$$

上式即为所求的轨迹方程，它是空间一个平面方程.

一般地，在空间直角坐标系中，三元一次方程 $Ax+By+Cz+D=0$ 表示一个平面，其中 A、B、C、D 为常数，且 A、B、C 不同时为零. 特别地，$z=D$ 表示平行于 xOy 坐标面的平面，$y=0$ 表示 xOz 坐标平面等.

值得注意的是二元一次方程 $Ax+By+C=0$（A、B 不同时为零），在平面直角坐标系中表示一条直线，而在空间直角坐标系中却表示一个平面. 如：方程 $2x+3y+1=0$ 中不含 z，因此 z 可取任何值，于是它在空间直角坐标系中表示一个平行于 z 轴的平面.

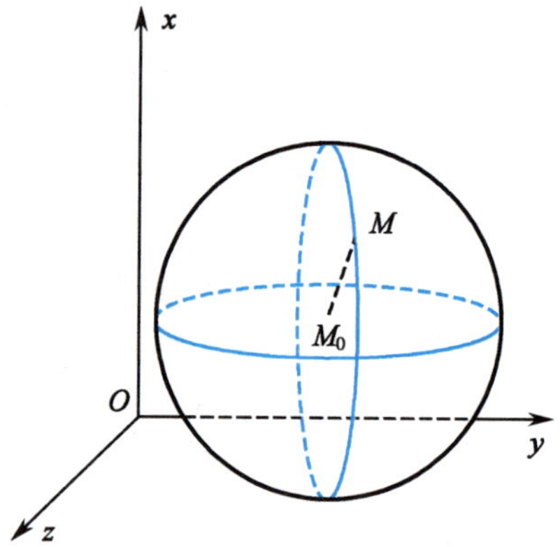

图 4-3

在空间直角坐标系中，如果空间的曲面 S 上任一点的坐标都满足一个三元方程 $F(x,y,z)=0$，而不在曲面上的点的坐标不满足该方程，则称方程 $F(x,y,z)=0$ 为曲面 S 的方程，曲面 S 为方程 $F(x,y,z)=0$ 的图形.

下面给出一些常见曲面的方程.

以点 $M_0(x_0,y_0,z_0)$ 为球心，以 R 为半径的球面方程（图 4-3）为

$$(x-x_0)^2+(y-y_0)^2+(z-z_0)^2=R^2.$$

当球心为坐标原点时，球面方程则为

$$x^2+y^2+z^2=R^2.$$

通常将直线 L 沿着曲线 C 平行移动所形成的曲面叫做柱面，动直线 L 称为柱面的母线，定曲线 C 称为柱面的准线. 一般在空间直角坐标系中，不含 z 的方程 $F(x,y)=0$ 表示母线平行于 z 轴的柱面，xOy 面上的曲线 $F(x,y)=0$ 是这个柱面的一条准线. 如，方程 $x^2+y^2=R^2$ 在空间直角坐标系中表示母线平行于 z 轴的圆柱面，见图 4-4.

NOTES

方程$z=x^2+y^2$在空间直角坐标系中所表示的曲面叫做椭圆抛物面，见图 4-5.

方程$z^2=x^2+y^2$在空间直角坐标系中所表示的曲面叫做圆锥面，见图 4-6.

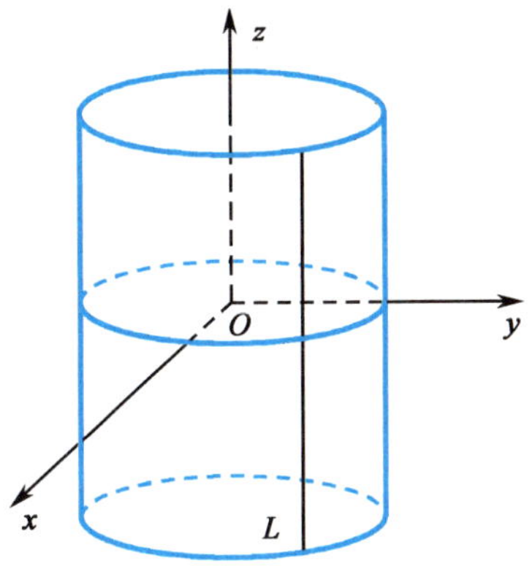

图4-4

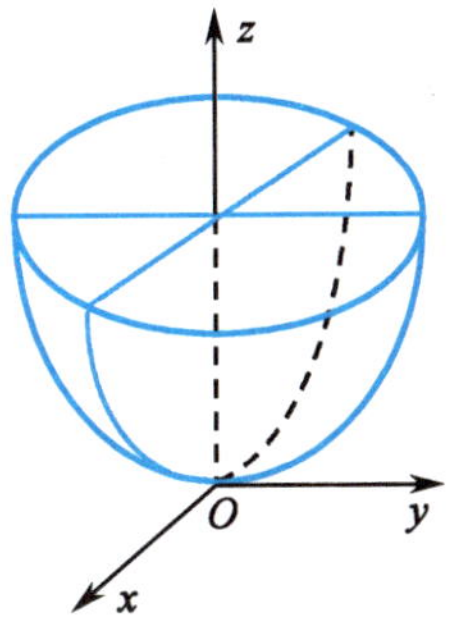

图4-5

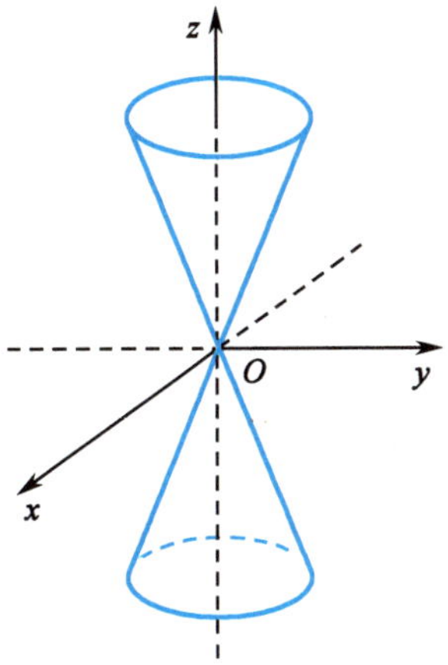

图4-6

三、空间曲线及其投影

空间曲线可以看作两个相交曲面的交线. 设两个曲面 S_1 和 S_2 的方程分别为 $F(x,y,z)=0$、$G(x,y,z)=0$，则它们的交线 C 上任一点的坐标都满足这两个曲面方程. 因此两个曲面方程联立组成的方程组

$$\begin{cases}F(x,y,z)=0,\\G(x,y,z)=0,\end{cases}\tag{4-2}$$

叫做空间曲线的一般方程.

例 4-2　方程组$\begin{cases}z=\sqrt{2-x^2-y^2}\\z=\sqrt{x^2+y^2}\end{cases}$表示什么样的曲线?

解　方程$z=\sqrt{2-x^2-y^2}$表示球心在原点，半径为$\sqrt{2}$的上半球面；方程$z=\sqrt{x^2+y^2}$表示上半圆锥面. 它们的交线是一个圆，圆心在(0,0,1)，半径为 1，见图 4-7.

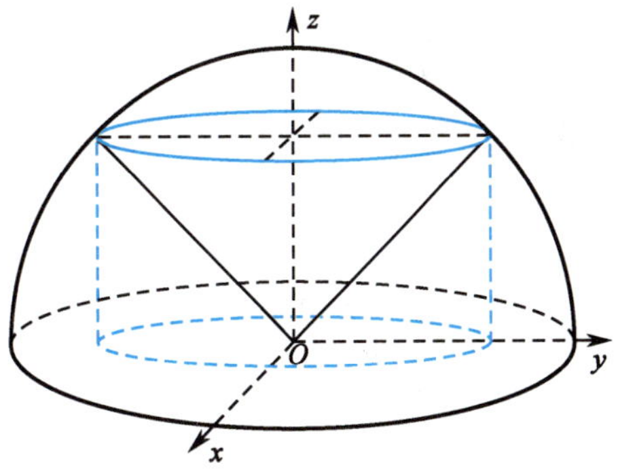

图4-7

将空间曲线 C 的方程$\begin{cases}F(x,y,z)=0\\G(x,y,z)=0\end{cases}$消去变量 z 后得到二元方程

$$H(x,y)=0\tag{4-3}$$

此方程表示一个母线平行于 z 轴的柱面. 曲线 C 的坐标满足方程组，则一定满足$H(x,y)=0$，说明曲线 C 在此柱面上，曲线 C 可以看作柱面的一条准线.

以曲线 C 为准线，母线平行于 z 轴的柱面(4-3)称为曲线 C 关于 xOy 面的投影柱面，投影柱面与 xOy 面的交线称为空间曲线 C 在 xOy 面上的投影曲线，其方程可表示为：

$$\begin{cases}H(x,y)=0,\\z=0.\end{cases}$$

同理，消去方程组(4-2)中的变量 x 或变量 y，可以得到空间曲线 C 在 yOz 面或 xOz 面上的投影曲线

$$\begin{cases}L(y,z)=0\\x=0\end{cases}\quad 或\quad\begin{cases}K(x,z)=0,\\y=0.\end{cases}$$

NOTES

例 4-2 中方程组 $\begin{cases} z=\sqrt{2-x^2-y^2} \\ z=\sqrt{x^2+y^2} \end{cases}$ 消去 z，得到关于 xOy 面的投影柱面 $x^2+y^2=1$，所以投影柱面与 xOy 面的交线 $\begin{cases} x^2+y^2=1 \\ z=0 \end{cases}$ 是曲线在 xOy 面上的投影，是一个圆心在原点的单位圆.

一个空间立体或空间曲面在坐标面上的投影一般来说是一个平面区域，称为投影区域. 投影区域可以利用投影柱面和投影曲线来确定.

练习题 4-1

1. 试写出空间点的坐标在八个卦限内的符号.
2. 求点 $P(5,2,-1)$ 到各坐标面及坐标轴的距离.
3. 求在 z 轴上，与点 $A(1,-3,2)$ 和 $B(-2,1,5)$ 等距离的点的坐标.
4. 下列方程在平面解析几何和空间解析几何中分别表示什么图形？

(1) $x=0$；(2) $y=2$；(3) $x+y=1$；(4) $x^2+y^2=2$.

5. 方程 $x^2+y^2+z^2-2x+4y+2z=0$ 表示什么曲面？

第二节 | 多元函数的概念

本节着重介绍二元函数的概念，并由二元函数推广到多元函数. 由于二元函数的定义域是平面点的集合，因此，下面先给出平面区域的相关概念.

一、平面区域的概念

我们把整个 xOy 平面或者是 xOy 平面上由一条或几条曲线所围成的部分平面叫做区域. 围成区域的曲线称为该区域的边界，包括全部边界在内的区域称为闭区域，不包含边界的区域称为开区域. 当没有必要区分一个平面点集是开区域或闭区域时，统称为区域. 如果区域能包含在一个以原点为圆心的圆形区域内，则称它为有界区域，否则称为无界区域. 在后面的讨论中经常会提到一个圆形开区域，即所谓的邻域.

设 $P_0(x_0,y_0)$ 是 xOy 平面上的一个点，δ 是某一正数，与点 $P_0(x_0,y_0)$ 距离小于 δ 的点 $P(x,y)$ 的全体，称为点 P_0 的 δ 邻域，记为 $U(P_0,\delta)$，即

$$U(P_0,\delta)=\{P \mid |PP_0|<\delta\}=\left\{(x,y) \mid \sqrt{(x-x_0)^2+(y-y_0)^2}<\delta\right\}.$$

二、多元函数的概念

在很多自然现象以及实际问题中，经常会遇到多个变量之间相互依赖的关系. 请看下面的例子.

例 4-3　正圆锥体的体积 V 和它的高 h 及底面半径 r 之间有依赖关系 $V=\frac{1}{3}\pi r^2h$，其中 r 与 h 是两个独立的变量，而体积 V 是随着 r 和 h 的变化而变化的. 当 r、h 的值取定时，V 有确定的值与之对应.

例 4-4　一定质量的理想气体的压强 p、体积 V 和绝对温度 T 之间有如下关系，$p=\frac{RT}{V}$，其中 R 是常数，$V>0$，$T>T_0$，压强 p 随着 V、T 的变化而变化. 当 V、T 的值取定时，p 的值就随之而定.

例 4-5　患者在进行输液时，输液量 N 与正常血容量 V、正常红细胞比容(单位容积血液中红细胞所占容积百分比)A 及患者红细胞比容 B 的关系为 $N=V\left(1-\frac{A}{B}\right)$，输液量 N 随着 V、A、B 的变化而变化. 当 V、A、B 的值取定时，N 的值就随之而定.

NOTES

从上面三个例子可以看出，当两个或三个变量在允许的范围内取定一组数时，按照对应法则，另一个变量就有确定的值与之对应.

由这些实际问题的共性，就可得出二元函数、多元函数的定义.

定义 4-1　设有三个变量 x、y 和 z，如果对于变量 x、y 在它们的变化范围内所取的每一对值，变量 z 按照一定的对应法则都有确定的值与之对应，则称变量 z 为变量 x、y 的二元函数（bivariate function），记为 $z=f(x,y)$，其中 x、y 称为自变量，z 称为因变量.

对于二元函数 $z=f(x,y)$，当自变量 x、y 取定一对值时，平面上就确定了一点 $P(x,y)$，若函数 $z=f(x,y)$ 在点 (x,y) 处对应有函数值，则称函数在该点有定义. 在 xOy 平面上使函数 $z=f(x,y)$ 有定义的一切点的集合叫做该函数的定义域.

设点 $P_0(x_0,y_0)$ 是二元函数 $z=f(x,y)$ 的定义域内一点，按照定义，z 必有确定的值与它对应，这个值就称为二元函数 $z=f(x,y)$ 在点 (x_0,y_0) 处的函数值，记作

$$z\big|_{(x_0,y_0)} \quad \text{或} \quad f(x_0,y_0).$$

当点 (x,y) 取遍定义域内的各点时，对应的函数值的集合称为二元函数的值域.

根据定义：例 4-3 中的正圆锥体的体积 V 是 r 和 h 的二元函数；例 4-4 中理想气体的压强 p 是 V 和 T 的二元函数.

类似地，可定义三元函数 $u=f(x,y,z)$ 以及 n 元函数 $z=f(x_1,x_2,\cdots,x_n)$. 二元及二元以上的函数统称为多元函数（multivariate function）.

如例 4-5 中输液量 N 是 V、A、B 的三元函数.

例 4-6　求函数 $f(x,y)=\sqrt{x\sin y}$ 在点 $\left(4,\dfrac{\pi}{2}\right)$ 处的函数值.

解　$f\left(4,\dfrac{\pi}{2}\right)=\sqrt{4\sin\dfrac{\pi}{2}}=2$.

例 4-7　求函数 $z=\sqrt{y-x^2}+\sqrt{1-y}$ 的定义域.

解　函数的定义域是使得上式右端表达式有意义的一切点的集合，即 $\begin{cases}y-x^2\geqslant 0,\\1-y\geqslant 0.\end{cases}$ 也就是 $\{(x,y)\,|\,x^2\leqslant y\leqslant 1\}$. 它表示抛物线 $y=x^2$ 上方、直线 $y=1$ 以下所界定范围内一切点的集合（图 4-8 中阴影部分，包括实线边界）.

例 4-8　求函数 $z=\ln(x^2+y^2-1)+\dfrac{1}{\sqrt{4-x^2-y^2}}$ 的定义域.

解　要使函数关系式右边的两个算式同时有意义，x 和 y 必须满足不等式组 $\begin{cases}x^2+y^2-1>0,\\4-x^2-y^2>0,\end{cases}$ 即 $\begin{cases}x^2+y^2>1,\\x^2+y^2<4.\end{cases}$ 也就是 $\{(x,y)\,|\,1<x^2+y^2<4\}$，所以，函数 $z=\ln(x^2+y^2-1)+\dfrac{1}{\sqrt{4-x^2-y^2}}$ 的定义域是图 4-9 所示的平面点集（图 4-9 中阴影部分，不包括虚线边界）. 此点集是介于两圆周 $x^2+y^2=1$ 和 $x^2+y^2=4$ 之间的圆环区域.

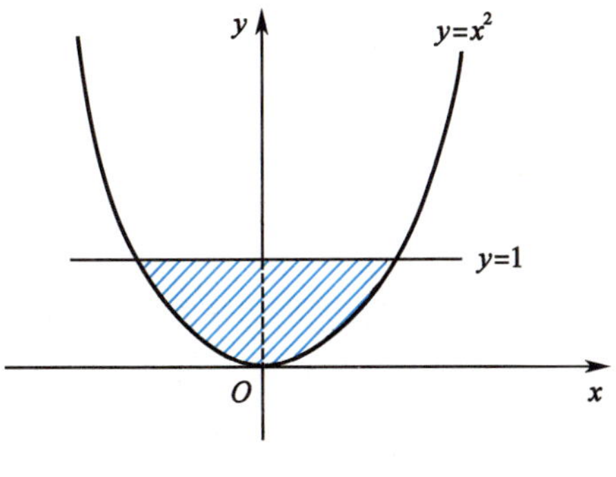

图 4-8

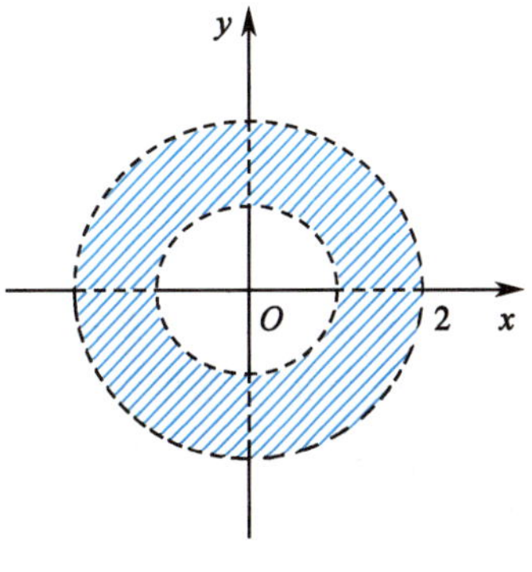

图 4-9

例 4-7 中函数的定义域是有界闭区域，例 4-8 中函数的定义域是有界开区域，而函数 $z=\ln(x-y)$ 的定义域则是无界开区域.

在讨论二元函数的定义域时，如果函数关系式是由实际问题得到的，那么，它的定义域要根据问题本身的意义来确定. 如果仅研究用算式表示的二元函数，那么，函数的定义域是使得算式有意义的平面点的集合.

关于二元函数，也有复合函数和初等函数（简称为二元复合函数和二元初等函数）的概念，它们与一元函数中的复合函数和初等函数的概念类似，这里不再详细叙述.

练习题 4-2

1. 判定下列各组中的二元函数是否为相同的函数：

(1) $f(x,y)=\ln(x+y)^2$ 与 $g(x,y)=2\ln(x+y)$；

(2) $f(x,y)=\sqrt{(x+y)^2}$ 与 $g(x,y)=x+y$；

(3) $f(x,y)=\dfrac{x^2-y^2}{x-y}$ 与 $g(x,y)=x+y$；

(4) $f(x,y)=\sin^2(xy)+\cos^2(xy)$ 与 $g(x,y)=1$.

2. 设 $f\left(x+y,\dfrac{y}{x}\right)=x^2-y^2$，试求 $f(x,y)$.

3. 一个水槽的截面为等腰梯形，设底边（短边）长 x，斜边长 y，水槽深 z，将水槽截面面积 S 表示为 x、y、z 的函数.

4. 设函数 $f(x,y)=\dfrac{x^2+y^2}{xy}$，求 $f(1,1)$ 和 $f\left(1,\dfrac{y}{x}\right)$.

5. 求三元函数 $u=\arcsin\dfrac{z}{\sqrt{x^2+y^2}}+\ln z$ 的定义域.

第三节 | 二元函数的极限和连续

前面曾经讨论了一元函数的极限与连续问题，类似地可讨论二元函数的极限与连续.

一、二元函数的极限

定义 4-2 设函数 $z=f(x,y)$ 在点 $P_0(x_0,y_0)$ 的某邻域内有定义（在点 $P_0(x_0,y_0)$ 可以没有定义），如果当点 $P(x,y)$ 以任何方式无限趋近于点 $P_0(x_0,y_0)$ 时，函数 $z=f(x,y)$ 无限趋近于一个确定的常数 A，则称 A 为函数 $z=f(x,y)$ 当 $x\to x_0$，$y\to y_0$ 时的极限，也称二重极限（double limit），记为

$$\lim_{\substack{x\to x_0\\ y\to y_0}}f(x,y)=A \quad 或 \quad \lim_{P\to P_0}f(x,y)=A.$$

说明：在一元函数极限定义中，自变量 x 以任何方式无限趋近于 x_0，是指 x 从左侧趋近于 x_0，或 x 从右侧趋近于 x_0 的两种方式. 在二元函数 $z=f(x,y)$ 的极限定义中，当点 $P(x,y)$ 以任何方式无限趋近于点 $P_0(x_0,y_0)$ 时，这里点 $P(x,y)$ 趋近于点 $P_0(x_0,y_0)$ 的方式很复杂，点 P 既可沿着直线或折线趋向于点 P_0，也可沿曲线趋向于点 P_0，即点 P 有无穷多条路经趋向于点 P_0.

在求一元函数极限中当 $x\to x_0$ 时，只要函数在 $x=x_0$ 点的左、右极限存在且相等，即可判定该函数的极限存在. 而求二元函数极限中，由于 $P(x,y)\to P_0(x_0,y_0)$ 的方式有无穷多条路径，所以即使点 P 沿着某几条曲线或直线的路径趋近于点 P_0 时，函数 $f(x,y)$ 无限趋近于同一个常数 A，仍不能判定函数的极限存在；反之，类似于一元函数的左右极限不相等，则可以判定该函数的极限不存在，若点 $P(x,y)$ 沿着某两条路径趋近于点 $P_0(x_0,y_0)$ 时，函数 $f(x,y)$ 趋近于两个不同的常数，则可以判定该二元函数

NOTES

在点 $P_0(x_0,y_0)$ 处的极限不存在.

例 4-9 求极限 $\lim\limits_{\substack{x\to0\\y\to0}}\dfrac{x^2y}{x^2+y^2}$.

解 由于 $y^2\leqslant x^2+y^2$，所以 $|y|\leqslant\sqrt{x^2+y^2}$，故 $0<\left|\dfrac{x^2y}{x^2+y^2}\right|=\dfrac{x^2|y|}{x^2+y^2}\leqslant\dfrac{(x^2+y^2)\sqrt{x^2+y^2}}{x^2+y^2}=\sqrt{x^2+y^2}$，而 $\sqrt{x^2+y^2}$ 恰是点 $P(x,y)$ 与点 $O(0,0)$ 之间的距离 ρ. 因此，点 $P(x,y)$ 以任何方式趋向于点 $O(0,0)$ 时，都有 $\rho=\sqrt{x^2+y^2}\to0$，故 $\lim\limits_{\substack{x\to0\\y\to0}}\dfrac{x^2y}{x^2+y^2}=0$.

例 4-10 证明极限 $\lim\limits_{\substack{x\to0\\y\to0}}\dfrac{xy}{x^2+y^2}$ 不存在.

证 当点 $P(x,y)$ 沿着直线 $y=kx$ 趋近于点 $O(0,0)$ 时，$\lim\limits_{\substack{x\to0\\y=kx\to0}}\dfrac{xy}{x^2+y^2}=\lim\limits_{x\to0}\dfrac{kx^2}{x^2+k^2x^2}=\dfrac{k}{1+k^2}$. 显然上式是随 k 值的不同而变化，因此，极限 $\lim\limits_{\substack{x\to0\\y\to0}}\dfrac{xy}{x^2+y^2}$ 不存在.

有关一元函数中的极限运算法则，可推广到多元函数中，可看下面的例子.

例 4-11 求极限 $\lim\limits_{\substack{x\to0\\y\to0}}\dfrac{2-\sqrt{xy+4}}{xy}$.

解
$$\lim_{\substack{x\to0\\y\to0}}\frac{2-\sqrt{xy+4}}{xy}=\lim_{\substack{x\to0\\y\to0}}\frac{(2-\sqrt{xy+4})\cdot(2+\sqrt{xy+4})}{xy\cdot(2+\sqrt{xy+4})}$$
$$=\lim_{\substack{x\to0\\y\to0}}\frac{-xy}{xy\cdot(2+\sqrt{xy+4})}=\lim_{\substack{x\to0\\y\to0}}\frac{-1}{2+\sqrt{xy+4}}=-\frac{1}{4}.$$

二、二元函数的连续性

定义 4-3 设二元函数 $z=f(x,y)$ 在点 $P_0(x_0,y_0)$ 的某一邻域内有定义，如果
$$\lim_{\substack{x\to x_0\\y\to y_0}}f(x,y)=f(x_0,y_0) \tag{4-4}$$
则称函数 $z=f(x,y)$ 在点 $P_0(x_0,y_0)$ 处连续.

式(4-4)又可写成
$$\lim_{\substack{x\to x_0\\y\to y_0}}[f(x,y)-f(x_0,y_0)]=0 \tag{4-5}$$
若令 $x=x_0+\Delta x,y=y_0+\Delta y$，则式(4-5)为
$$\lim_{\substack{\Delta x\to0\\\Delta y\to0}}[f(x_0+\Delta x,y_0+\Delta y)-f(x_0,y_0)]=0 \tag{4-6}$$
其中 $f(x_0+\Delta x,y_0+\Delta y)-f(x_0,y_0)$ 是当自变量 x,y 分别在 x_0,y_0 处取得增量 $\Delta x,\Delta y$ 时，函数 $z=f(x,y)$ 的增量，记为 Δz，于是式(4-6)可写成 $\lim\limits_{\substack{\Delta x\to0\\\Delta y\to0}}\Delta z=0$ 或 $\lim\limits_{\rho\to0}\Delta z=0$，其中 $\rho=\sqrt{(\Delta x)^2+(\Delta y)^2}$，即当两个自变量的增量都趋近于零时，如果函数的增量也趋近于零，则二元函数就在该点连续. 此结论与一元函数相应的连续性结论完全一样.

如果函数 $z=f(x,y)$ 在区域 D 上每一点都连续，则称此函数在区域 D 上连续.

如果函数 $z=f(x,y)$ 在点 $P_0(x_0,y_0)$ 不连续，则称点 $P_0(x_0,y_0)$ 是函数 $z=f(x,y)$ 的不连续点或间断点.

例 4-12 函数 $f(x,y)=\dfrac{1}{x^2-y}$ 在何处不连续？

解 函数在 $x^2-y=0$，即 $y=x^2$ 时没有定义，根据连续函数的定义知，抛物线 $y=x^2$ 上的所有点都是函数 $f(x,y)=\dfrac{1}{x^2-y}$ 的不连续点.

NOTES

例 4-13 函数$f(x,y)=\begin{cases}\dfrac{x^2y}{x^2+y^2}, & (x,y)\neq(0,0)\\ 0, & (x,y)=(0,0)\end{cases}$在原点是否连续?

解 由例 4-9 可知$\lim\limits_{\substack{x\to0\\y\to0}}f(x,y)=\lim\limits_{\substack{x\to0\\y\to0}}\dfrac{x^2y}{x^2+y^2}=0$,又已知$f(0,0)=0$,由定义知函数在原点是连续的.

例 4-14 函数$f(x,y)=\begin{cases}\dfrac{xy}{x^2+y^2}, & (x,y)\neq(0,0)\\ 0, & (x,y)=(0,0)\end{cases}$在原点是否连续?

解 由例 4-10 知$\lim\limits_{\substack{x\to0\\y\to0}}f(x,y)=\lim\limits_{\substack{x\to0\\y\to0}}\dfrac{xy}{x^2+y^2}$不存在,所以函数$f(x,y)$在点$O(0,0)$处不连续.

类似于一元函数,二元连续函数经有限次四则运算及复合运算所得到的二元初等函数仍是连续函数. 例如,$\sin(2x+y)$、e^{x-y^2}、$\dfrac{1-x^2+y^3}{x-y}$等都是二元初等函数,在其定义域上是连续的. 由此得出:二元初等函数在其定义区域内是连续的. 因此,如果点$P_0(x_0,y_0)$是二元初等函数$z=f(x,y)$的定义区域内的一点,则有

$$\lim_{\substack{x\to x_0\\y\to y_0}}f(x,y)=f(x_0,y_0).$$

有关二元函数的极限与连续的讨论,完全可以类推到二元以上的多元函数.

例 4-15 求$\lim\limits_{\substack{x\to1\\y\to2}}\dfrac{x+y}{xy}$.

解 函数$f(x,y)=\dfrac{x+y}{xy}$是二元初等函数,其定义域为$D=\{(x,y)\mid x\neq0,y\neq0\}$.

点(1,2)在其定义域内,故有$\lim\limits_{\substack{x\to1\\y\to2}}\dfrac{x+y}{xy}=f(1,2)=\dfrac{1+2}{1\cdot2}=\dfrac{3}{2}$.

练习题 4-3

1. 能否用累次极限$\lim\limits_{y\to y_0}\lim\limits_{x\to x_0}f(x,y)$和$\lim\limits_{x\to x_0}\lim\limits_{y\to y_0}f(x,y)$计算二重极限$\lim\limits_{\substack{x\to x_0\\y\to y_0}}f(x,y)$?
2. 判断极限$\lim\limits_{\substack{x\to0\\y\to0}}\dfrac{x+y}{x-y}$是否存在.
3. 判定二重极限不存在,有哪些常用方法?
4. 如果$f(x,y)$在(x_0,y_0)处连续,那么$g(x)=f(x,y_0)$作为x的函数时,它在点x_0处是否连续?
5. 指出函数$z=\ln|y-x^2|$的间断点.

第四节 | 多元函数的偏导数和全微分

在一元函数中,我们从研究函数的变化率引入了导数的概念. 对于多元函数,通常是考虑在其他自变量固定不变时,函数随一个自变量变化而变化的问题,从而引入偏导数与全微分的概念.

一、多元函数偏导数的概念

以二元函数$z=f(x,y)$为例,如果只有自变量x变化,而自变量y固定(将y视作常数),这时它就是x的一元函数. 该函数对x的导数,就称为二元函数$z=f(x,y)$对于x的偏导数,即有如下定义.

定义 4-4 设函数$z=f(x,y)$在点(x_0,y_0)的某一邻域内有定义,当y固定在y_0,而x在x_0处有增量Δx时,相应地函数有增量

$$f(x_0+\Delta x,y_0)-f(x_0,y_0).$$

NOTES

如果
$$\lim_{\Delta x\to 0}\frac{f(x_0+\Delta x,y_0)-f(x_0,y_0)}{\Delta x}$$
存在，则称此极限值为函数 $z=f(x,y)$ 在点 (x_0,y_0) 处对 x 的偏导数（partial derivative）值，记作：
$$f'_x(x_0,y_0),\quad \left.\frac{\partial z}{\partial x}\right|_{\substack{x=x_0\\y=y_0}},\quad \left.\frac{\partial f}{\partial x}\right|_{\substack{x=x_0\\y=y_0}}\quad 或\quad z'_x\Big|_{\substack{x=x_0\\y=y_0}} \tag{4-7}$$
同样，当 x 固定在 x_0，而 y 在 y_0 处有增量 Δy 时，如果极限
$$\lim_{\Delta y\to 0}\frac{f(x_0,y_0+\Delta y)-f(x_0,y_0)}{\Delta y}$$
存在，则称此极限为函数 $z=f(x,y)$ 在点 (x_0,y_0) 处对 y 的偏导数值，记作
$$f'_y(x_0,y_0),\quad \left.\frac{\partial z}{\partial y}\right|_{\substack{x=x_0\\y=y_0}},\quad \left.\frac{\partial f}{\partial y}\right|_{\substack{x=x_0\\y=y_0}}\quad 或\quad z'_y\Big|_{\substack{x=x_0\\y=y_0}} \tag{4-8}$$
由式（4-7）、式（4-8）所定义的偏导数值是函数 $z=f(x,y)$ 沿着两个特殊方向的变化率，即一个平行于 x 轴，另一个平行于 y 轴的变化率.

如果函数 $z=f(x,y)$ 在区域 D 内每一点 (x,y) 都有关于 x 的偏导数，这个偏导数就是 x、y 的函数，称为函数 $z=f(x,y)$ 关于 x 的偏导函数（partial derivative function），简称为偏导数，记作 $f'_x(x,y)$、$\frac{\partial z}{\partial x}$、$\frac{\partial f}{\partial x}$ 或 z'_x，即
$$f'_x(x,y)=\lim_{\Delta x\to 0}\frac{f(x+\Delta x,y)-f(x,y)}{\Delta x}.$$
同样，有函数 $z=f(x,y)$ 关于 y 的偏导函数 $f'_y(x,y)$、$\frac{\partial z}{\partial y}$、$\frac{\partial f}{\partial y}$ 或 z'_y，即
$$f'_y(x,y)=\lim_{\Delta y\to 0}\frac{f(x,y+\Delta y)-f(x,y)}{\Delta y}.$$
函数 $z=f(x,y)$ 在点 (x_0,y_0) 处关于 x 的偏导数值 $f'_x(x_0,y_0)$ 显然就是偏导函数 $f'_x(x,y)$ 在点 (x_0,y_0) 处的函数值；$f'_y(x_0,y_0)$ 显然就是偏导函数 $f'_y(x,y)$ 在点 (x_0,y_0) 处的函数值.

由偏导数的定义可知，求函数 $z=f(x,y)$ 的偏导数 $\frac{\partial z}{\partial x}$ 时，把 y 看成常量，用一元函数求导的方法求出 z 对 x 的导数；求 $\frac{\partial z}{\partial y}$ 时，把 x 看成常量，用一元函数求导的方法求出 z 对 y 的导数. 因此，实际上对二元函数求偏导数，就是把它看成关于其中一个自变量的一元函数来求导数. 于是，一元函数的求导法则和求导公式对求二元函数的偏导数依然适用.

例 4-16　设函数 $f(x,y)=x^2+2xy-y^3+\ln 3$，求 $f'_x(1,2)$、$f'_y(1,2)$.

解　把 y 看成常量，对 x 求导数（注意到其中 $\ln 3$ 为常数，其导数为 0），得 $f'_x(x,y)=2x+2y$. 把 x 看成常量，对 y 求导数，得 $f'_y(x,y)=2x-3y^2$. 在点 $(1,2)$ 处的偏导数为 $f'_x(1,2)=2\cdot 1+2\cdot 2=6$ 和 $f'_y(1,2)=2\cdot 1-3\cdot 2^2=-10$.

例 4-17　设函数 $z=x^y(x>0)$，证明：$\frac{x}{y}\frac{\partial z}{\partial x}+\frac{1}{\ln x}\frac{\partial z}{\partial y}=2z$.

证　把 y 看成常量，则 $\frac{\partial z}{\partial x}=yx^{y-1}$；把 x 看成常量，则 $\frac{\partial z}{\partial y}=x^y\ln x$；所以
$$\frac{x}{y}\frac{\partial z}{\partial x}+\frac{1}{\ln x}\frac{\partial z}{\partial y}=\frac{x}{y}\cdot yx^{y-1}+\frac{1}{\ln x}\cdot x^y\ln x=x^y+x^y=2z.$$
类似的方法可求二元以上多元函数的偏导数.

例 4-18　求三元函数 $u=x^{\frac{y}{z}}$ 的偏导数.

解　将 y、z 看作常量，对 x 求导数，得

NOTES

$$\frac{\partial u}{\partial x}=\frac{y}{z}x^{\frac{y}{z}-1}=\frac{y}{xz}x^{\frac{y}{z}}.$$

同理 $$\frac{\partial u}{\partial y}=x^{\frac{y}{z}}\cdot\ln x\cdot\frac{1}{z}=\frac{\ln x}{z}x^{\frac{y}{z}},\frac{\partial u}{\partial z}=x^{\frac{y}{z}}\cdot\ln x\cdot\left(-\frac{y}{z^2}\right)=\frac{-y\ln x}{z^2}x^{\frac{y}{z}}.$$

例 4-19　已知理想气体的状态方程 $pV=RT$（R 为常量），试证明 $\frac{\partial p}{\partial V}\cdot\frac{\partial V}{\partial T}\cdot\frac{\partial T}{\partial p}=-1$.

证明　因为 $p=\frac{RT}{V},\frac{\partial p}{\partial V}=-\frac{RT}{V^2};V=\frac{RT}{p},\frac{\partial V}{\partial T}=\frac{R}{p};T=\frac{pV}{R},\frac{\partial T}{\partial p}=\frac{V}{R}$,

所以 $$\frac{\partial p}{\partial V}\cdot\frac{\partial V}{\partial T}\cdot\frac{\partial T}{\partial p}=-\frac{RT}{V^2}\cdot\frac{R}{p}\cdot\frac{V}{R}=-\frac{RT}{pV}=-1, \tag{4-9}$$

值得注意的是：对一元函数来说，导数 $\frac{\mathrm{d}y}{\mathrm{d}x}$ 可看作函数的微分 $\mathrm{d}y$ 与自变量的微分 $\mathrm{d}x$ 之商. 而式（4-9）表明，偏导数的记号“$\frac{\partial y}{\partial x}$”是一个整体记号，其中的横线没有相除的意义.

如果一元函数在某点可导，则它在该点必定连续，但对于二元函数，即使在某点两个偏导数都存在，也不能保证它在该点连续. 例如函数

$$f(x,y)=\begin{cases}\frac{xy}{x^2+y^2}, & (x,y)\neq(0,0)\\ 0, & (x,y)=(0,0)\end{cases}$$

在点（0,0）处的两个偏导数

$$f_x'(0,0)=\lim_{\Delta x\to 0}\frac{f(0+\Delta x,0)-f(0,0)}{\Delta x}=\lim_{\Delta x\to 0}\frac{\frac{0}{(\Delta x)^2+0}-0}{\Delta x}=\lim_{\Delta x\to 0}0=0,$$

$$f_y'(0,0)=\lim_{\Delta y\to 0}\frac{f(0,0+\Delta y)-f(0,0)}{\Delta y}=\lim_{\Delta y\to 0}\frac{\frac{0}{0+(\Delta y)^2}-0}{\Delta y}=\lim_{\Delta y\to 0}0=0,$$

都存在，但由第三节中例 4-14 知此函数在（0,0）点不连续.

二、多元函数偏导数值的几何意义

二元函数 $z=f(x,y)$ 的图形是空间一张曲面. 设 $M(x_0,y_0,f(x_0,y_0))$ 是曲面上一点，过点 M 作平面 $y=y_0$，截此曲面得一条曲线

$$\begin{cases}z=f(x,y),\\ y=y_0,\end{cases}\quad 即\ z=f(x,y_0).$$

函数 $z=f(x,y)$ 在点 (x_0,y_0) 处关于 x 的偏导数 $f_x'(x_0,y_0)$，是一元函数 $z=f(x,y_0)$ 在 $x=x_0$ 处的导数. 由一元函数导数的几何意义可知，偏导数 $f_x'(x_0,y_0)$ 就是曲线 $z=f(x,y_0)$ 在点 M 处的切线 MT 关于 x 轴的斜率，即 $f_x'(x_0,y_0)=\tan\alpha$，其中 α 为切线 MT 与 x 轴正向间的夹角.

同理，$f_y'(x_0,y_0)$ 的几何意义就是曲面 $z=f(x,y)$ 与平面 $x=x_0$ 的交线，即曲线 $z=f(x_0,y)$ 在点 M 处的切线 MS 关于 y 轴的斜率，即 $f_y'(x_0,y_0)=\tan\beta$，其中 β 为切线 MS 与 y 轴正向间的夹角（图 4-10）.

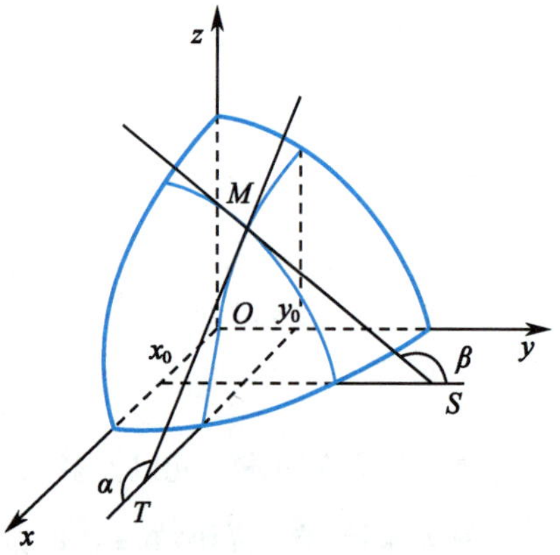

图 4-10

NOTES

三、多元函数的高阶偏导数

设函数 $z=f(x,y)$ 在区域 D 内具有偏导数

$$\frac{\partial z}{\partial x}=f'_x(x,y),\quad \frac{\partial z}{\partial y}=f'_y(x,y).$$

这两个偏导数在 D 内都是 x,y 的二元函数. 如果这两个函数的偏导数也存在,则称这两个函数的偏导数为原来函数 $z=f(x,y)$ 的二阶偏导数. 依照对变量求导次序的不同,有下列四个二阶偏导数:

$$\frac{\partial}{\partial x}\left(\frac{\partial z}{\partial x}\right)=\frac{\partial^2 z}{\partial x^2}=f''_{xx}(x,y),\quad \frac{\partial}{\partial y}\left(\frac{\partial z}{\partial x}\right)=\frac{\partial^2 z}{\partial x\partial y}=f''_{xy}(x,y),$$

$$\frac{\partial}{\partial x}\left(\frac{\partial z}{\partial y}\right)=\frac{\partial^2 z}{\partial y\partial x}=f''_{yx}(x,y),\quad \frac{\partial}{\partial y}\left(\frac{\partial z}{\partial y}\right)=\frac{\partial^2 z}{\partial y^2}=f''_{yy}(x,y),$$

其中 $\frac{\partial^2 z}{\partial x\partial y}$ 和 $\frac{\partial^2 z}{\partial y\partial x}$ 称为二阶混合偏导数. 如果二阶偏导数也具有偏导数,则称二阶偏导数的偏导数为原来函数的三阶偏导数. 一般地,函数 $z=f(x,y)$ 的 $n-1$ 阶偏导数的偏导数称为函数 $z=f(x,y)$ 的 n 阶偏导数. 二阶及二阶以上的偏导数统称为高阶偏导数(higher-order partial derivatives).

例 4-20　设 $z=x^2e^y+x^3y^2-xy+2$,求 $\frac{\partial^2 z}{\partial x^2}$、$\frac{\partial^2 z}{\partial x\partial y}$、$\frac{\partial^2 z}{\partial y\partial x}$、$\frac{\partial^2 z}{\partial y^2}$ 和 $\frac{\partial^3 z}{\partial x^3}$.

解　$\frac{\partial z}{\partial x}=2xe^y+3x^2y^2-y$, $\frac{\partial z}{\partial y}=x^2e^y+2x^3y-x$, $\frac{\partial^2 z}{\partial x^2}=2e^y+6xy^2$, $\frac{\partial^2 z}{\partial x\partial y}=2xe^y+6x^2y-1$,

$\frac{\partial^2 z}{\partial y\partial x}=2xe^y+6x^2y-1$, $\frac{\partial^2 z}{\partial y^2}=x^2e^y+2x^3$, $\frac{\partial^3 z}{\partial x^3}=6y^2$.

在这个例子中,两个混合偏导数相等,即 $\frac{\partial^2 z}{\partial x\partial y}=\frac{\partial^2 z}{\partial y\partial x}$. 这不是偶然的. 事实上,我们有下述定理.

定理 4-1　如果函数 $z=f(x,y)$ 的两个二阶混合偏导数 $\frac{\partial^2 z}{\partial x\partial y}$ 和 $\frac{\partial^2 z}{\partial y\partial x}$ 在区域 D 内连续,则在 D 内有

$$\frac{\partial^2 z}{\partial x\partial y}=\frac{\partial^2 z}{\partial y\partial x}.$$

这个定理说明,只要两个混合偏导数连续,那么,它们的结果与求导次序无关.

例 4-21　验证函数 $z=\ln\frac{1}{\sqrt{x^2+y^2}}$ 满足方程 $\frac{\partial^2 z}{\partial x^2}+\frac{\partial^2 z}{\partial y^2}=0$.

证　由 $z=\ln\frac{1}{\sqrt{x^2+y^2}}=-\frac{1}{2}\ln(x^2+y^2)$,得 $\frac{\partial z}{\partial x}=-\frac{1}{2}\frac{1}{x^2+y^2}\cdot 2x=-\frac{x}{x^2+y^2}$, $\frac{\partial z}{\partial y}=-\frac{y}{x^2+y^2}$,

$\frac{\partial^2 z}{\partial x^2}=-\frac{(x^2+y^2)-x(2x)}{(x^2+y^2)^2}=\frac{x^2-y^2}{(x^2+y^2)^2}$. 同理, $\frac{\partial^2 z}{\partial y^2}=-\frac{(x^2+y^2)-y(2y)}{(x^2+y^2)^2}=\frac{y^2-x^2}{(x^2+y^2)^2}$,故 $\frac{\partial^2 z}{\partial x^2}+\frac{\partial^2 z}{\partial y^2}=0$.

四、多元函数的全微分

前面我们曾经讨论了一元函数的增量与微分的关系,即如果一元函数 $y=f(x)$ 在点 x 处可导,则当自变量有增量 Δx 时,函数的增量为

$$\Delta y=f(x+\Delta x)-f(x)=f'(x)\Delta x+o(\Delta x).$$

我们称其中的 $f'(x)\Delta x$ 为函数的微分 dy. 当 $|\Delta x|$ 很小时, $\Delta y\approx dy$.

对于二元函数 $z=f(x,y)$,如果自变量 x 和 y 分别有增量 Δx 和 Δy 时,对应的函数的增量

NOTES

$$\Delta z=f(x+\Delta x,y+\Delta y)-f(x,y)$$

叫做二元函数 $z=f(x,y)$ 的全增量.

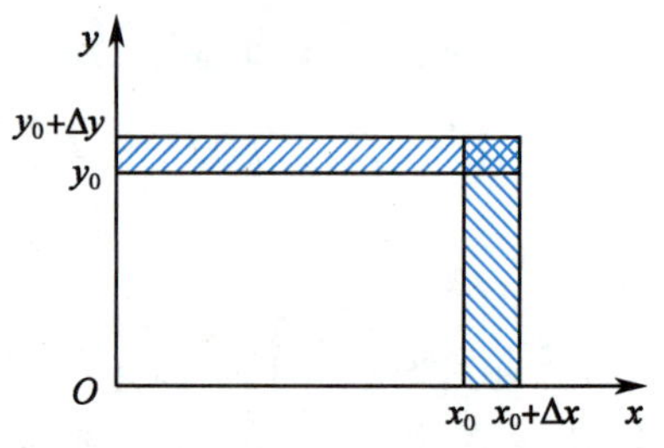

图 4-11

通常求全增量是比较困难的,与一元函数的情形一样,我们希望用自变量的增量 Δx、Δy 的线性函数来近似代替函数的全增量 Δz,请看下面的例子.

例 4-22　已知矩形的边长为 x 与 y,当边长 x 与 y 分别由 x_0、y_0 变为 $x_0+\Delta x$、$y_0+\Delta y$ 时(图 4-11),求矩形面积 S 的全增量.

解　矩形面积为 $S=xy$,于是矩形面积 S 的全增量为

$$\begin{aligned}\Delta S&=f(x_0+\Delta x,y_0+\Delta y)-f(x_0,y_0)\\&=(x_0+\Delta x)(y_0+\Delta y)-x_0y_0=(y_0\Delta x+x_0\Delta y)+\Delta x\Delta y.\end{aligned}$$

图 4-11 中阴影部分面积即是全增量 ΔS. 它由两部分组成:第一部分 $y_0\Delta x+x_0\Delta y$、是 Δx、Δy 的线性函数;第二部分 $\Delta x\Delta y$(图 4-11 右上角部分),当$\Delta x\to 0$,$\Delta y\to 0$时,是比$\rho=\sqrt{(\Delta x)^2+(\Delta y)^2}$高阶的无穷小. 因此,当 Δx、Δy 都足够小时,全增量 ΔS 可由 $y_0\Delta x+x_0\Delta y$ 近似表示,此式中 Δx、Δy 的系数恰是函数 $S=xy$ 在点(x_0,y_0)处分别对 x、y 的偏导数,类似于一元函数微分概念,可定义 $y_0\Delta x+x_0\Delta y$ 为二元函数 $S=xy$ 在点(x_0,y_0)处的全微分. 从而引入如下二元函数全微分定义.

定义 4-5　如果函数 $z=f(x,y)$ 在点(x,y)的某邻域内有定义,当自变量 x 和 y 分别有增量 Δx 和 Δy 时,相应的函数全增量$\Delta z=f(x+\Delta x,y+\Delta y)-f(x,y)$可表示为

$$\Delta z=A\Delta x+B\Delta y+o(\rho).\tag{4-10}$$

其中 A、B 与 Δx、Δy 无关,而仅与 x、y 有关,$o(\rho)$是当$\rho\to 0$ 时比 ρ 高阶的无穷小($\rho=\sqrt{(\Delta x)^2+(\Delta y)^2}$),则称函数 $z=f(x,y)$ 在点(x,y)处可微分,而 $A\Delta x+B\Delta y$ 称为函数 $z=f(x,y)$ 在点(x,y)处的全微分(total differential),记作 $\mathrm{d}z$,即

$$\mathrm{d}z=A\Delta x+B\Delta y.$$

与一元函数的微分类似,全微分是 Δx、Δy 的线性函数,它与 Δz 只相差一个比 ρ 高阶的无穷小,所以也称 $\mathrm{d}z$ 是 Δz 的线性主部. 当$|\Delta x|$、$|\Delta y|$很小时,可用全微分 $\mathrm{d}z$ 作为函数全增量 Δz 的近似值.

下面讨论函数 $z=f(x,y)$在点(x,y)处可微分的条件.

如果函数 $z=f(x,y)$ 在点(x,y)处可微分,则 $z=f(x,y)$ 在点(x,y)处的偏导数$\frac{\partial z}{\partial x}$、$\frac{\partial z}{\partial y}$必定存在,且函数 $z=f(x,y)$ 在点(x,y)处的全微分为

$$\mathrm{d}z=\frac{\partial z}{\partial x}\Delta x+\frac{\partial z}{\partial y}\Delta y.$$

事实上,因为函数 $z=f(x,y)$ 在点(x,y)处可微分,按照可微分的定义

$$\Delta z=A\Delta x+B\Delta y+o(\rho),$$

对任何 Δx、Δy 都成立,所以,固定 y,即当 $\Delta y=0$ 时,$\rho=\sqrt{(\Delta x)^2}=|\Delta x|$,则式(4-10)成为

$$\Delta z=f(x+\Delta x,y)-f(x,y)=A\Delta x+o(|\Delta x|).$$

两边除以 Δx 再取极限,则偏导数

$$\frac{\partial z}{\partial x}=\lim_{\Delta x\to 0}\frac{f(x+\Delta x,y)-f(x,y)}{\Delta x}=\lim_{\Delta x\to 0}\frac{A\Delta x+o(|\Delta x|)}{\Delta x}=A,$$

即$\frac{\partial z}{\partial x}$存在,且$\frac{\partial z}{\partial x}=A$,同理,$\frac{\partial z}{\partial y}$存在,且$\frac{\partial z}{\partial y}=B$,故

$$\mathrm{d}z=\frac{\partial z}{\partial x}\Delta x+\frac{\partial z}{\partial y}\Delta y.$$

NOTES

与一元函数类似，把自变量的增量叫做自变量的微分，即 $\Delta x=\mathrm{d}x$、$\Delta y=\mathrm{d}y$，所以全微分又可写成

$$\mathrm{d}z=\frac{\partial z}{\partial x}\mathrm{d}x+\frac{\partial z}{\partial y}\mathrm{d}y. \tag{4-11}$$

式(4-11)右边的第一项是函数 $z=f(x,y)$ 对 x 的偏导数与 $\mathrm{d}x$ 的乘积，称为函数关于 x 的偏微分(partial differential)，第二项称为函数关于 y 的偏微分.

通常我们把二元函数的全微分等于它的两个偏微分之和这件事，称为二元函数的微分符合叠加原理.

叠加原理也适用于二元以上的函数. 例如，如果三元函数 $u=f(x,y,z)$ 可微分，那么，它的全微分等于它的三个偏微分之和，即

$$\mathrm{d}u=\frac{\partial u}{\partial x}\mathrm{d}x+\frac{\partial u}{\partial y}\mathrm{d}y+\frac{\partial u}{\partial z}\mathrm{d}z.$$

在一元函数中，可导与可微是等价的，但对二元函数来说，偏导数存在，函数不一定可微分，但是如果再假定函数的各个偏导数连续，则可以证明函数是可微分的，即有下面的结论.

如果函数 $z=f(x,y)$ 的偏导数 $\frac{\partial z}{\partial x},\frac{\partial z}{\partial y}$ 在点 (x_0,y_0) 连续，则函数在该点可微分.

本章所涉及的二元函数，一般都是初等函数，满足偏导数连续条件，因此对二元初等函数来说它是可微分的.

如果函数 $z=f(x,y)$ 在点 (x_0,y_0) 可微分，则它在该点必连续.

这是因为，如果 $z=f(x,y)$ 可微分，于是 $\Delta z=A\Delta x+B\Delta y+o(\rho)$，当 $\Delta x\to 0$，$\Delta y\to 0$ 时，有 $\rho=\sqrt{(\Delta x)^2+(\Delta y)^2}\to 0$，从而 $\lim\limits_{\substack{\Delta x\to 0\\ \Delta y\to 0}}\Delta z=0$，所以函数 $z=f(x,y)$ 在点 (x,y) 连续.

以上关于二元函数的全微分定义及全微分存在的充分条件，完全可以推广到多元函数.

例 4-23　求函数 $z=\mathrm{e}^{2x+y^2}$ 的全微分.

解　由于 $\mathrm{d}z=\frac{\partial z}{\partial x}\mathrm{d}x+\frac{\partial z}{\partial y}\mathrm{d}y$，而 $\frac{\partial z}{\partial x}=2\mathrm{e}^{2x+y^2}$，$\frac{\partial z}{\partial y}=2y\mathrm{e}^{2x+y^2}$，所以

$$\mathrm{d}z=2\mathrm{e}^{2x+y^2}\mathrm{d}x+2y\mathrm{e}^{2x+y^2}\mathrm{d}y.$$

例 4-24　求函数 $z=x^y$ 在点(2,3)处，当 $\Delta x=0.1$，$\Delta y=0.2$ 的全微分及全增量.

解　$\frac{\partial z}{\partial x}=yx^{y-1}$，$\frac{\partial z}{\partial y}=x^y\ln x$，$\left.\frac{\partial z}{\partial x}\right|_{\substack{x=2\\y=3}}=12$，$\left.\frac{\partial z}{\partial y}\right|_{\substack{x=2\\y=3}}=8\ln 2$. 所以在点(2,3)处当 $\Delta x=0.1$，$\Delta y=0.2$ 时

$$\mathrm{d}z=\frac{\partial z}{\partial x}\Delta x+\frac{\partial z}{\partial y}\Delta y=12\times 0.1+8\ln 2\times 0.2=1.2+1.6\ln 2\approx 2.309,$$

$$\Delta z=f(x+\Delta x,y+\Delta y)-f(x,y)=(2+0.1)^{3+0.2}-2^3=(2.1)^{3.2}-2^3\approx 10.7424-8=2.7424.$$

例 4-25　求函数 $u=x+\sin\frac{y}{2}+y^2z^3$ 的全微分.

解　因为 $\frac{\partial u}{\partial x}=1$，$\frac{\partial u}{\partial y}=\frac{1}{2}\cos\frac{y}{2}+2yz^3$，$\frac{\partial u}{\partial z}=3y^2z^2$，所以

$$\mathrm{d}u=\mathrm{d}x+\left(\frac{1}{2}\cos\frac{y}{2}+2yz^3\right)\mathrm{d}y+3y^2z^2\mathrm{d}z.$$

练习题 4-4

1. 设函数 $f(x,y)=\begin{cases}\dfrac{2xy^2}{x^2+y^2}, & x^2+y^2\neq 0\\ 0, & x^2+y^2=0\end{cases}$，求 $f_x'(x,y)$ 和 $f_y'(x,y)$.

2. 求函数 $z=\sqrt{x^2+y^2}$ 在点(1,2)处的一阶偏导数.

NOTES

3. 设注射某药物后，药物扩散到血液中的浓度 C(mg/L)是药量 x(mg)和注射后的时间 t(h)的函数. 实验得到药物浓度函数 $C(x,t)=te^{t(x-10)}$，$1\leqslant x\leqslant 9$，$t\geqslant 0$. 求：当 $t=12$h 时，血药浓度随药量 x 的变化率；当 $x=5$mg 时，血药浓度随时间 t 的变化率.

4. 设函数 $f(x,y,z)=xy+2y^2z-xz+e^{xyz}$，求 $f''_{xx}(0,1,1)$，$f''_{xz}(1,0,2)$.

5. 用某种材料制作一个开口的圆柱体容器，其半径 2m，高 3m，厚 0.02m，求所需材料的近似值.

第五节 | 多元复合函数和隐函数的微分

在一元函数的求导法中，介绍了一元复合函数求导的“锁链法则”和隐函数的求导法，本节将把一元复合函数和隐函数的求导法推广到多元函数的情形.

一、多元复合函数的微分

设函数 $z=f(u,v)$，而 $u=u(x,y)$，$v=v(x,y)$ 是变量 x、y 的函数，则

$$z=f[u(x,y),v(x,y)],$$

是变量 x、y 二元复合函数(函数的复合关系见图 4-12)，其中 u、v 叫做中间变量，x、y 叫做自变量. 关于二元复合函数偏导数有如下定理.

定理 4-2　如果函数 $u=u(x,y)$，$v=v(x,y)$ 在点 (x,y) 处有连续偏导数，而函数 $z=f(u,v)$ 在对应点 (u,v) 处有连续偏导数，则复合函数 $z=f[u(x,y),v(x,y)]$ 在点 (x,y) 处就有对 x 及 y 的连续偏导数，且可由下列公式求出偏导数.

$$\frac{\partial z}{\partial x}=\frac{\partial z}{\partial u}\frac{\partial u}{\partial x}+\frac{\partial z}{\partial v}\frac{\partial v}{\partial x} \tag{4-12}$$

$$\frac{\partial z}{\partial y}=\frac{\partial z}{\partial u}\frac{\partial u}{\partial y}+\frac{\partial z}{\partial v}\frac{\partial v}{\partial y} \tag{4-13}$$

从图 4-12 可见变量 z 到 x 有两条路线，因此求 z 对 x 的偏导数时，只须沿着每条路线按一元函数求导法则求导数，再相加便会得到式(4-12). 同理可得到式(4-13). 这就是对多元复合函数求导时的锁链法则. 该法则对中间变量或自变量多于或少于两个的情形仍是适用的，可以按复合函数的中间变量是几元函数进行分类.

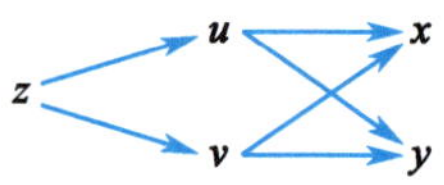

图 4-12

1. 当中间变量都是一元函数时，其导数为全导数(total derivative). 如函数 $z=f(u,v)$，而 $u=\varphi(x)$，$v=\psi(x)$，则 $z=f[\varphi(x),\psi(x)]$ 是 x 的一元函数，函数的复合关系见图 4-13. 其全导数

$$\frac{dz}{dx}=\frac{\partial z}{\partial u}\frac{du}{dx}+\frac{\partial z}{\partial v}\frac{dv}{dx}. \tag{4-14}$$

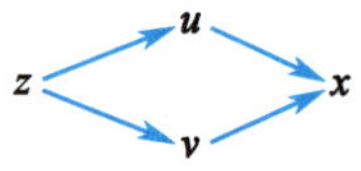

图 4-13

又如函数 $u=f(x,y,z)$，而 $x=\varphi(t)$，$y=\psi(t)$，$z=\omega(t)$，函数的复合关系见图 4-14，则复合函数 $u=f[\varphi(t),\psi(t),\omega(t)]$ 的全导数

$$\frac{du}{dt}=\frac{\partial u}{\partial x}\frac{dx}{dt}+\frac{\partial u}{\partial y}\frac{dy}{dt}+\frac{\partial u}{\partial z}\frac{dz}{dt}. \tag{4-15}$$

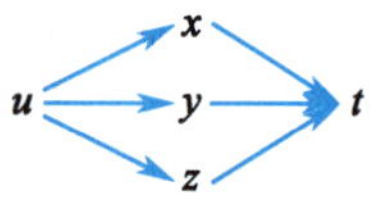

图 4-14

以此类推，每多增加一个中间变量，就多增加一个“+”项.

2. 当中间变量都是多元函数时，其导数是偏导数. 如函数 $z=f(u)$，而 $u=u(x,y)$，函数的复合关系见图 4-15. 则有

$$\frac{\partial z}{\partial x}=\frac{dz}{du}\frac{\partial u}{\partial x},\ \frac{\partial z}{\partial y}=\frac{dz}{du}\frac{\partial u}{\partial y}. \tag{4-16}$$

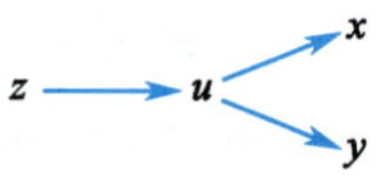

图 4-15

又如函数 $z=f(u,v,w)$，而 $u=u(x,y)$、$v=v(x,y)$、$w=w(x,y)$ 都是变量 x、y 的函数，则复合函数 $z=f[u(x,y),v(x,y),w(x,y)]$ 的偏导数

NOTES

$$\frac{\partial z}{\partial x}=\frac{\partial z}{\partial u}\frac{\partial u}{\partial x}+\frac{\partial z}{\partial v}\frac{\partial v}{\partial x}+\frac{\partial z}{\partial w}\frac{\partial w}{\partial x};\quad \frac{\partial z}{\partial y}=\frac{\partial z}{\partial u}\frac{\partial u}{\partial y}+\frac{\partial z}{\partial v}\frac{\partial v}{\partial y}+\frac{\partial z}{\partial w}\frac{\partial w}{\partial y}.$$

以此类推,每多增加一个中间变量,就多增加一个“+”项.

当中间变量既有多元函数也有一元函数时,其导数是偏导数.

计算时可把其中的一元函数看成多元函数的特例,这样就归结为第 2 类情形了. 如设函数 $z=f(u,x,y)$,其中 $u=\varphi(x,y)$,此时可设 $v=x$、$w=y$ 的情形,从而有

$$\frac{\partial z}{\partial x}=\frac{\partial f}{\partial u}\cdot\frac{\partial u}{\partial x}+\frac{\partial f}{\partial x};\frac{\partial z}{\partial y}=\frac{\partial f}{\partial u}\cdot\frac{\partial u}{\partial y}+\frac{\partial f}{\partial y}.$$

例 4-26　设 $z=u^2\ln v,u=\dfrac{x}{y},v=3x-2y$,求$\dfrac{\partial z}{\partial x},\dfrac{\partial z}{\partial y}$.

解　此函数复合结构如图 4-12,得

$$\frac{\partial z}{\partial x}=\frac{\partial z}{\partial u}\frac{\partial u}{\partial x}+\frac{\partial z}{\partial v}\frac{\partial v}{\partial x}=2u\ln v\cdot\frac{1}{y}+\frac{u^2}{v}\cdot 3=\frac{2x}{y^2}\ln(3x-2y)+\frac{3x^2}{y^2(3x-2y)},$$

$$\frac{\partial z}{\partial y}=\frac{\partial z}{\partial u}\frac{\partial u}{\partial y}+\frac{\partial z}{\partial v}\frac{\partial v}{\partial y}=2u\ln v\cdot\left(-\frac{x}{y^2}\right)+\frac{u^2}{v}\cdot(-2)=-\frac{2x^2}{y^3}\ln(3x-2y)-\frac{2x^2}{y^2(3x-2y)}.$$

例 4-27　设$z=f\left(\dfrac{y}{x}\right)$,$f(u)$为可微函数,证明$x\dfrac{\partial z}{\partial x}+y\dfrac{\partial z}{\partial y}=0$.

证　令$u=\dfrac{y}{x}$,则 z 是以 u 为中间变量,x、y 为自变量的二元复合函数,其复合关系见图 4-15,得

$$\frac{\partial z}{\partial x}=\frac{\mathrm{d}z}{\mathrm{d}u}\frac{\partial u}{\partial x}=\frac{\mathrm{d}z}{\mathrm{d}u}\cdot\left(-\frac{y}{x^2}\right)=-\frac{y}{x^2}\cdot\frac{\mathrm{d}z}{\mathrm{d}u},\frac{\partial z}{\partial y}=\frac{\mathrm{d}z}{\mathrm{d}u}\frac{\partial u}{\partial y}=\frac{\mathrm{d}z}{\mathrm{d}u}\cdot\frac{1}{x}=\frac{1}{x}\cdot\frac{\mathrm{d}z}{\mathrm{d}u}.$$

于是

$$x\frac{\partial z}{\partial x}+y\frac{\partial z}{\partial y}=-\frac{y}{x}\cdot\frac{\mathrm{d}z}{\mathrm{d}u}+\frac{y}{x}\cdot\frac{\mathrm{d}z}{\mathrm{d}u}=0.$$

例 4-28　设 $z=\mathrm{e}^{uv}$,而 $u=\sin x,v=x^2\cos x$,求全导数$\dfrac{\mathrm{d}z}{\mathrm{d}x}$.

解　此函数复合结构如图 4-13,得

$$\begin{aligned}\frac{\mathrm{d}z}{\mathrm{d}x}&=\frac{\partial z}{\partial u}\frac{\mathrm{d}u}{\mathrm{d}x}+\frac{\partial z}{\partial v}\frac{\mathrm{d}v}{\mathrm{d}x}=v\mathrm{e}^{uv}\cos x+u\mathrm{e}^{uv}(2x\cos x-x^2\sin x)\\&=x^2\cos^2 x\mathrm{e}^{x^2\sin x\cos x}+(2x\sin x\cos x-x^2\sin^2 x)\mathrm{e}^{x^2\sin x\cos x}\\&=(x^2\cos 2x+x\sin 2x)\mathrm{e}^{\frac{1}{2}x^2\sin 2x}.\end{aligned}$$

例 4-29　设 $z=\arctan(xy)$,而 $y=\mathrm{e}^x$,求$\dfrac{\mathrm{d}z}{\mathrm{d}x}$.

解　函数的复合关系见图 4-16.

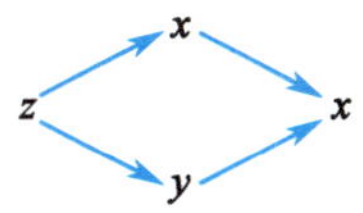

图 4-16

解法一　用二元复合函数的锁链法则,得

$$\frac{\mathrm{d}z}{\mathrm{d}x}=\frac{\partial z}{\partial x}+\frac{\partial z}{\partial y}\frac{\mathrm{d}y}{\mathrm{d}x}=\frac{y}{1+x^2y^2}+\frac{x}{1+x^2y^2}\cdot\mathrm{e}^x=\frac{\mathrm{e}^x(1+x)}{1+x^2\mathrm{e}^{2x}}.$$

解法二　将 $y=\mathrm{e}^x$ 直接代入 $z=\arctan(xy)$ 中,得一元复合函数 $z=\arctan(x\mathrm{e}^x)$,用一元复合函数的求导法则,得

$$\frac{\mathrm{d}z}{\mathrm{d}x}=[\arctan(x\mathrm{e}^x)]'=\frac{\mathrm{e}^x(1+x)}{1+x^2\mathrm{e}^{2x}}.$$

在解法一中注意$\dfrac{\mathrm{d}z}{\mathrm{d}x}$与$\dfrac{\partial z}{\partial x}$的区别:前者是全导数,这时 z 是 x 的一元函数;后者是 z 对 x 的偏导数,这时 z 是 x 的二元函数.

例 4-30　设 $w=f(x+y+z,xyz)$,求$\dfrac{\partial w}{\partial x}$.

解　记 $u=x+y+z,v=xyz$,则

NOTES

$$w=f(u,v).$$

此函数复合结构如图 4-17,于是

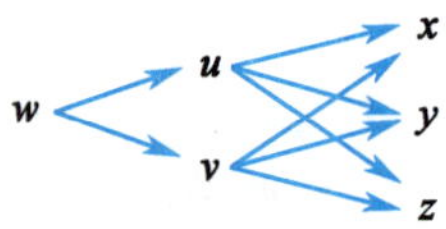

图 4-17

$$\frac{\partial w}{\partial x}=\frac{\partial w}{\partial u}\frac{\partial u}{\partial x}+\frac{\partial w}{\partial v}\frac{\partial v}{\partial x}=\frac{\partial w}{\partial u}+yz\frac{\partial w}{\partial v}.$$

二、多元隐函数的微分

在讨论一元函数的微分法时,曾介绍过用复合函数的求导法则求由方程 $F(x,y)=0$ 所确定的隐函数 $y=f(x)$ 的导数 $\frac{\mathrm{d}y}{\mathrm{d}x}$. 下面通过多元函数求偏导数的方法,给出隐函数的求导公式.

设函数 $F(x,y)$ 有连续的偏导数,且 $\frac{\partial F}{\partial y}\neq0$,则由方程 $F(x,y)=0$ 所确定的可导函数 $y=f(x)$ 的导数为

$$\frac{\mathrm{d}y}{\mathrm{d}x}=-\frac{\frac{\partial F}{\partial x}}{\frac{\partial F}{\partial y}}=-\frac{F_x'}{F_y'}. \tag{4-17}$$

事实上,把由方程 $F(x,y)=0$ 所确定的函数 $y=f(x)$ 代回原方程,得恒等式

$$F[x,f(x)]\equiv0.$$

上式左端可看作是 x 的复合函数,恒等式两端同时对 x 求全导数仍为恒等式,即得

$$\frac{\partial F}{\partial x}+\frac{\partial F}{\partial y}\frac{\mathrm{d}y}{\mathrm{d}x}=0.$$

于是解得

$$\frac{\mathrm{d}y}{\mathrm{d}x}=-\frac{F_x'}{F_y'}.$$

对三元方程 $F(x,y,z)=0$ 所确定的隐函数 $z=f(x,y)$,也可采用同样方法得到:

$$\frac{\partial z}{\partial x}=-\frac{F_x'}{F_z'};\quad \frac{\partial z}{\partial y}=-\frac{F_y'}{F_z'}\ \mathrm{e}\ (F_z'\neq0). \tag{4-18}$$

例 4-31　设由方程 $y-x\mathrm{e}^y+x=0$ 确定了隐函数 $y=f(x)$,试求 $\frac{\mathrm{d}y}{\mathrm{d}x}$.

解　令 $F(x,y)=y-x\mathrm{e}^y+x$,则 $\frac{\partial F}{\partial x}=-\mathrm{e}^y+1$, $\frac{\partial F}{\partial y}=1-x\mathrm{e}^y\neq0$,由式(4-17)得

$$\frac{\mathrm{d}y}{\mathrm{d}x}=-\frac{F_x'}{F_y'}=-\frac{-\mathrm{e}^y+1}{1-x\mathrm{e}^y}=\frac{\mathrm{e}^y-1}{1-x\mathrm{e}^y}.$$

例 4-32　设由方程 $\mathrm{e}^{-xy}-2z+\mathrm{e}^z=0$ 所确定的隐函数 $z=f(x,y)$,试求 $\frac{\partial z}{\partial x},\frac{\partial z}{\partial y}$.

解　令 $F(x,y,z)=\mathrm{e}^{-xy}-2z+\mathrm{e}^z$,则 $\frac{\partial F}{\partial x}=-y\mathrm{e}^{-xy}$, $\frac{\partial F}{\partial y}=-x\mathrm{e}^{-xy}$, $\frac{\partial F}{\partial z}=-2+\mathrm{e}^z$.

由式(4-18)得:$\frac{\partial z}{\partial x}=-\frac{F_x'}{F_z'}=\frac{y\mathrm{e}^{-xy}}{\mathrm{e}^z-2}$;$\frac{\partial z}{\partial y}=-\frac{F_y'}{F_z'}=\frac{x\mathrm{e}^{-xy}}{\mathrm{e}^z-2}$.

练习题 4-5

1. 设 $z=\mathrm{e}^{2x-3y+6t}$, $x=t^2$, $y=4t$,则 $\frac{\partial z}{\partial t}$ 与 $\frac{\mathrm{d}z}{\mathrm{d}t}$ 是否相同?

2. 对一元函数 $y=f(x)$,若微分存在,无论 x 是自变量还是中间变量,总有 $\mathrm{d}y=f'(x)\mathrm{d}x$,称为微分形式的不变性;二元函数的全微分是否也有微分形式的不变性?

NOTES

3. 例 4-26 和例 4-28 是否可以用例 4-29 的解法二来求解?

4. 在求导运算中,何时用∂,何时用 d?

5. 是否可以用复合函数的求导法则计算二元隐函数的偏导数?

第六节 | 多元函数的极值

许多实际问题都涉及多元函数极值,尤其是二元函数的极值和最值. 前面我们曾用导数求过一元函数的极值,在这里我们应用偏导数求解法来讨论多元函数的极值问题,讨论时以二元函数的极值为主.

一、二元函数的极值

定义 4-6　设函数 $z=f(x,y)$ 在点 (x_0,y_0) 的某个邻域内有定义,对于该邻域内异于 (x_0,y_0) 的点 (x,y),如果都有

$$f(x,y)<f(x_0,y_0) \text{ 或 } f(x,y)>f(x_0,y_0),$$

则称函数 $z=f(x,y)$ 在点 (x_0,y_0) 取得极大值或极小值(统称极值) $f(x_0,y_0)$,称点 (x_0,y_0) 为极大值点或极小值点(统称极值点).

有些函数的极值可从函数的图形看出. 例如:函数 $z=x^2+y^2+1$,它的图形为开口向上的旋转抛物面(图 4-18),显然在点 $(0,0)$ 处函数取得极小值 1;函数 $z=\sqrt{R^2-x^2-y^2}$ 的图形为球心在原点,半径为 R 的上半球面,显然在 $(0,0)$ 点取得极大值 R.

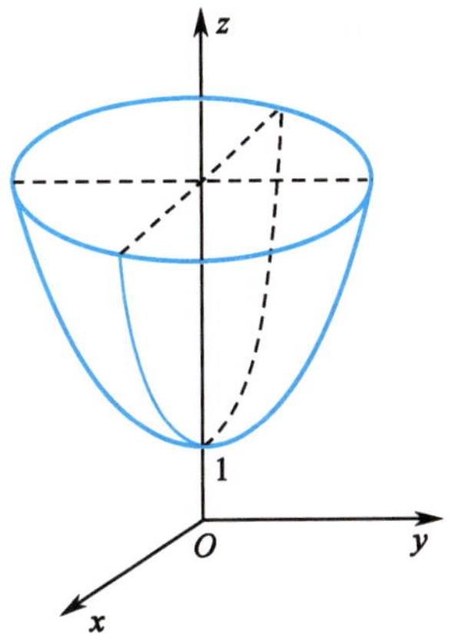

图 4-18

下面给出二元函数取得极值的条件.

定理 4-3(极值存在的必要条件)　如果函数 $z=f(x,y)$ 在点 (x_0,y_0) 处取得极值,且函数在该点的一阶偏导数存在,那么,$f'_x(x_0,y_0)=0$, $f'_y(x_0,y_0)=0$.

证　因为函数 $z=f(x,y)$ 在点 (x_0,y_0) 处取得极值,如果令 $y=y_0$,则一元函数 $z=f(x,y_0)$ 在 $x=x_0$ 处取得极值. 根据一元函数取得极值的必要条件,有

$$f'_x(x_0,y_0)=0.$$

同理可证

$$f'_y(x_0,y_0)=0.$$

使得 $f'_x(x_0,y_0)=0$ 和 $f'_y(x_0,y_0)=0$ 同时成立的点 (x_0,y_0) 称为函数 $z=f(x,y)$ 的驻点.

由定理 4-3 知道,偏导数存在的二元函数的极值点必定是驻点,但函数的驻点不一定是极值点. 例如,函数 $z=f(x,y)=xy$,易求得 $(0,0)$ 是它的驻点,但由于函数 $z=xy$ 在点 $(0,0)$ 的函数值为 0,而点 $(0,0)$ 邻近的函数值既可取得正值,也可取得负值,所以点 $(0,0)$ 不是极值点.

驻点只是取得极值的必要条件而非充分条件,那么应如何判定驻点是否为函数的极值点呢? 下面的定理将给出二元函数取得极值的充分条件.

定理 4-4(极值存在的充分条件)　设函数 $z=f(x,y)$ 在点 (x_0,y_0) 的某邻域内有一阶与二阶连续偏导数,又设 $f'_x(x_0,y_0)=0, f'_y(x_0,y_0)=0$,记 $A=f''_{xx}(x_0,y_0), B=f''_{xy}(x_0,y_0), C=f''_{yy}(x_0,y_0)$,那么:

(1) 如果 $B^2-AC<0$,则函数 $f(x,y)$ 在点 (x_0,y_0) 处有极值,且当 $A<0$ 时 $f(x_0,y_0)$ 是极大值,当 $A>0$ 时 $f(x_0,y_0)$ 是极小值;

(2) 如果 $B^2-AC>0$ 则点 (x_0,y_0) 不是极值点;

(3) 如果 $B^2-AC=0$,则 (x_0,y_0) 是否为极值点不能断定,须另作讨论.

例 4-33　求函数 $z=f(x,y)=x^3-y^3+3x^2+3y^2-9x$ 的极值.

NOTES

解　解方程组 $\begin{cases} f_x'(x,y)=3x^2+6x-9=0, \\ f_y{}'(x,y)=-3y^2+6y=0, \end{cases}$ 得驻点 $(1,0)$、$(1,2)$、$(-3,0)$、$(-3,2)$.

又 $f_{xx}''(x,y)=6x+6$，$f_{xy}''(x,y)=0$，$f_{yy}''(x,y)=-6y+6$.

依据定理 4-4 列表讨论极值，见表 4-1.

表 4-1　讨论极值表

驻点	A	B	C	B^2-AC	极值
$(1,0)$	12	0	6	−72	极小值 −5
$(1,2)$	12	0	−6	72	不是极值
$(-3,0)$	−12	0	6	72	不是极值
$(-3,2)$	−12	0	−6	−72	极大值 31

如果函数 $z=f(x,y)$ 在闭区域 D 上连续，则该函数在 D 上必能取得最大值和最小值. 假定函数 $z=f(x,y)$ 在 D 上连续且可微，同时只有有限个驻点，类似于一元函数，将函数 $z=f(x,y)$ 在 D 内的所有驻点处的函数值及在 D 的边界上的最大值和最小值进行比较，其中最大的就是函数 $z=f(x,y)$ 在 D 上的最大值，最小的就是最小值.

例 4-34　求函数 $z=f(x,y)=\sqrt{4-x^2-y^2}$ 在圆域 $x^2+y^2\leqslant 1$ 上的最大值.

解　令 $f_x'(x,y)=-\dfrac{x}{\sqrt{4-x^2-y^2}}=0, f_y'(x,y)=-\dfrac{y}{\sqrt{4-x^2-y^2}}=0$，得驻点 $(0,0)$，而 $f(0,0)=2$.

函数 $z=f(x,y)=\sqrt{4-x^2-y^2}$ 在圆域边界 $x^2+y^2=1$ 上的值恒等于 $\sqrt{3}$，又 $2>\sqrt{3}$，故函数在圆域 $x^2+y^2\leqslant 1$ 上的最大值为 2.

在实际问题中，遇到求二元函数的最大值和最小值问题时，如果根据具体问题的性质，知道函数 $z=f(x,y)$ 的最大值(或最小值)只能在区域 D 内部取得，而函数在 D 内只有唯一的一个驻点，那么该驻点处的函数值必定是函数 $z=f(x,y)$ 在 D 上的最大值(或最小值).

例 4-35　已知 x 单位的某种注射剂，在注射后 t 小时的效应可按下式计算

$$y=f(x,t)=x^2(a-x)te^{-t}\ (0<x<a, t>0),$$

其中 a 为某一常数. 试确定 x 和 t 的值，使 y 达到最大值.

解　$f_x'=(2ax-3x^2)te^{-t}$，$f_t'=x^2(a-x)(1-t)e^{-t}$；

$f_{xx}''=(2a-6x)te^{-t}$，$f_{xt}''=(2ax-3x^2)(1-t)e^{-t}$，$f_{tt}''=x^2(a-x)(t-2)e^{-t}$；

由方程组 $\begin{cases} f_x'=(2ax-3x^2)te^{-t}=0, \\ f_t'=x^2(a-x)(1-t)e^{-t}=0, \end{cases}$ 即 $\begin{cases} f_x'=(2ax-3x^2)t=0, \\ f_t'=x^2(a-x)(1-t)=0, \end{cases}$

解得符合条件的唯一驻点：$x=\dfrac{2a}{3}, t=1$. 从而

$$A=f_{xx}''\left(\frac{2a}{3},1\right)=(2a-6x)te^{-t}\Big|_{\left(\frac{2a}{3},1\right)}=-\frac{2a}{e},$$

$$B=f_{xt}''\left(\frac{2a}{3},1\right)=(2ax-3x^2)(1-t)e^{-t}\Big|_{\left(\frac{2a}{3},1\right)}=0,$$

$$C=f_{tt}''\left(\frac{2a}{3},1\right)=x^2(a-x)(t-2)e^{-t}\Big|_{\left(\frac{2a}{3},1\right)}=-\frac{4a^3}{27e}.$$

又 $B^2-AC=0-\left(-\frac{2a}{\mathrm{e}}\right)\left(-\frac{4a^3}{27\mathrm{e}}\right)=\frac{8a^4}{27\mathrm{e}^2}<0, A=-\frac{2a}{\mathrm{e}}<0$，所以当 $x=\frac{2a}{3}, t=1$ 时，效应函数 $y=f(x,t)=x^2(a-x)te^{-t}$ 达到最大值，且最大值为 $f\left(\frac{2a}{3},1\right)=\frac{4a^3}{27\mathrm{e}}$.

二、条件极值

前面讨论的二元函数极值问题，自变量 x 与 y 除了限制在函数的定义域内以外，并无其他条件，此时的极值称为无条件极值，简称极值. 如果自变量 x 与 y 之间还要受条件方程 $g(x,y)=0$ 的制约，这时的极值问题称为条件极值.

求条件极值的一种方法是，可从约束条件中求解出一些自变量，使其由其他自变量表示出来，代入所讨论的函数表达式中去，把条件极值问题转化为无条件极值问题. 另一种方法是直接求条件极值，即拉格朗日乘数法，它是解决条件极值问题的有效方法. 例如，要找函数 $z=f(x,y)$ 在条件 $g(x,y)=0$ 下的可能极值点，其求法步骤如下.

（1）用参数 λ（称为拉格朗日乘数）乘以 $g(x,y)$，并与 $f(x,y)$ 相加，得函数 $F(x,y,\lambda)$（称为拉格朗日函数），即

$$F(x,y,\lambda)=f(x,y)+\lambda g(x,y).$$

（2）分别求 $F(x,y,\lambda)$ 对 x、y 与 λ 的偏导数，并解下列方程组

$$\begin{cases}F'_x=f'_x+\lambda g'_x=0,\\ F'_y=f'_y+\lambda g'_y=0,\\ F'_\lambda=g(x,y)=0,\end{cases}$$

得 (x_0,y_0,λ_0)，其中点 (x_0,y_0) 称为条件驻点.

（3）根据问题性质判别 (x_0,y_0) 是否为条件极值点.

例 4-36　某制药厂生产甲、乙两种药物各 x 和 y 千克，总成本 $C(x,y)=200\,000+2x^2+xy+y^2$（元），该药厂生产这两种药品的资金共有 760 000 元，问：该制药厂如何生产这两种药品，才能获取最大产量？

解　设该药厂生产两种药物的总产量为

$$R(x,y)=x+y\ (x>0,y>0),$$

本题是求在约束条件 $200\,000+2x^2+xy+y^2=760\,000$ 下，$R(x,y)$ 的最大值.

（1）构造拉格朗日函数

$$F(x,y,\lambda)=x+y+\lambda(560\,000-2x^2-xy-y^2).$$

（2）分别求 $F(x,y,\lambda)$ 对 x、y 与 λ 的偏导数，令其为 0，并解下列方程组

$$\begin{cases}F_x=1-4x\lambda-y\lambda=0,\\ F_y=1-x\lambda-2y\lambda=0,\\ F_\lambda=560\,000-2x^2-xy-y^2=0.\end{cases}$$

（3）由于实际问题的极值存在，求得 $x=200, y=600, \lambda=\frac{1}{1400}$。根据问题的实际意义及驻点的唯一性可知，当该药厂生产甲、乙两种药物 200 和 600 千克时产量最大，共 800 千克.

拉格朗日乘数法也可推广到 n 元函数且有 $m\,(m<n)$ 个约束条件的极值问题. 设有 n 元函数 $f(x_1,x_2,\cdots,x_n)$ 满足约束条件

$$g_j(x_1,x_2,\cdots,x_n)=0\qquad(j=1,2,\cdots,m),$$

NOTES

令 $F=f+\lambda_1 g_1+\lambda_2 g_2\cdots+\lambda_m g_m$，并求 $\frac{\partial F}{\partial x_i}=0(i=1,2,\cdots,n)$ 与条件 $g_j(x_1,x_2,\cdots,x_n)=0(j=1,2,\cdots,m)$ 组成的联立方程组的解 $(x_1^0,x_2^0,\cdots,x_n^0)$，最后根据实际问题去判断点 $(x_1^0,x_2^0,\cdots,x_n^0)$ 是否为最大(小)值点.

三、最小二乘法

在工程技术和科学实验中，经常需要根据两个变量的几组实验数据，来找出这两个变量间的函数关系的近似公式. 通常把这样得到的函数的近似表达式叫做经验公式. 经验公式建立以后，就可以把生产或实验中所积累的某些经验，提高到理论上加以分析.

已知一组实验数据 $(x_k,y_k)(k=0,1,2,\cdots,n)$，求它们的近似函数关系 $y=f(x)$. 需要解决两个问题：

（1）确定近似函数的类型：可根据数据点的分布规律和问题的实际背景来确定.

（2）确定近似函数的标准：因实验数据有误差，不能要求 $y_i=f(x_i)$；而偏差 $r_i=y_i-f(x_i)$ 有正有负，为使所有偏差的绝对值都较小，且便于计算，可由偏差平方和 $\sum_{i=0}^{n}[y_i-f(x_i)]^2$ 最小来确定近似函数 $y=f(x)$.

最小二乘法原理：设有一列实验数据 $(x_k,y_k)(k=0,1,2,\cdots,n)$，它们大体分布在某条曲线上，通过偏差平方和最小，求该曲线的方法，称为最小二乘法，找出的函数关系式称为经验公式.

特别地：当数据点分布近似一条直线时，问题为确定 a、b，使得 $y=ax+b$ 满足：$M(a,b)=\sum_{k=0}^{n}(y_k-ax_k-b)^2$ 为最小.

$$\text{令}\begin{cases}\dfrac{\partial M}{\partial a}=-2\sum_{k=0}^{n}(y_k-ax_k-b)x_k=0,\\ \dfrac{\partial M}{\partial b}=-2\sum_{k=0}^{n}(y_k-ax_k-b)=0,\end{cases}\quad \text{即}\begin{cases}\sum_{k=0}^{n}(y_k-ax_k-b)x_k=0,\\ \sum_{k=0}^{n}(y_k-ax_k-b)=0,\end{cases}$$

将括号内各项进行整理合并，并把未知数 a,b 分离出来，便得方程组

$$\begin{cases}\left(\sum_{k=0}^{n}x_k^2\right)a+\left(\sum_{k=0}^{n}x_k\right)b=\sum_{k=0}^{n}x_ky_k,\\ \left(\sum_{k=0}^{n}x_k\right)a+(n+1)b=\sum_{k=0}^{n}y_k,\end{cases}\tag{4-19}$$

方程组（4-19）称为法方程组，解此线性方程组即得 a、b.

例 4-37　设某实验室做药物实验，药物浓度随着时间递减，具体数据见表 4-2.

表 4-2　**实验数据表**

顺序编号 i	0	1	2	3	4	5	6	7
时间 t_i/h	0	1	2	3	4	5	6	7
药物浓度 y_i/(μmol/L)	27.0	26.8	26.5	26.3	26.1	25.7	25.3	24.8

试根据上面的实验数据建立 y 和 t 之间的经验公式 $y=f(t)$. 也就是，要找出一个能使上述数据大体适合的函数关系 $y=f(t)$.

解　通过在坐标纸上描点（图 4-19）可看出它们大致在一条直线上，故可设经验公式为 $y=at+b$，根据式（4-19）计算各变量的和，见表 4-3.

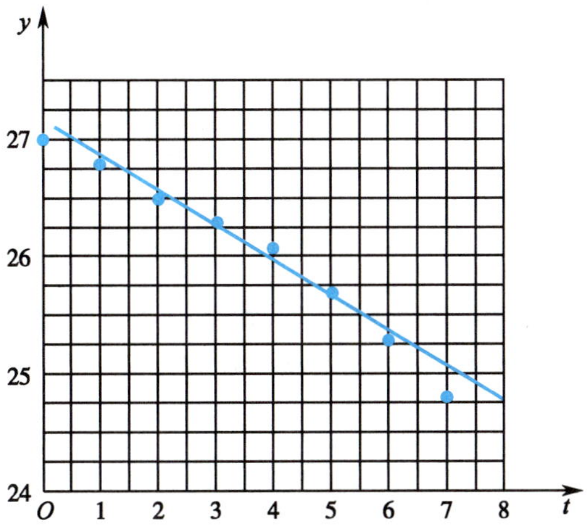

图 4-19

表 4-3　求和表

顺序编号 i	t_i	t_i^2	y_i	y_it_i
0	0	0	27.0	0
1	1	1	26.8	26.8
2	2	4	26.5	53.0
3	3	9	26.3	78.9
4	4	16	26.1	104.4
5	5	25	25.7	128.5
6	6	36	25.3	151.8
7	7	49	24.8	173.6
Σ	28	140	208.5	717.0

代入方程组(4-19),得到

$$\begin{cases}140a+28b=717,\\28a+8b=208.5.\end{cases}$$

解此方程组,得到 $a=-0.3036$,$b=27.125$,这样便得到所求经验公式为

$$y=f(t)=-0.3036t+27.125. \tag{4-20}$$

由式(4-20)算出的函数值 $f(t_i)$ 与实测的 y_i 有一定的偏差,见表 4-4.

表 4-4　实测数据与计算数据的偏差表

t_i	0	1	2	3	4	5	6	7
实测的 y_i/mm	27.000	26.800	26.500	26.300	26.100	25.700	25.300	24.800
算得的 $f(t_i)$ /mm	27.125	26.821	26.518	26.214	25.911	25.607	25.303	25.000
偏差	-0.125	-0.021	-0.018	0.086	0.189	0.093	-0.003	-0.200

偏差的平方和 $M=0.108165$,偏差平方和的平均值的平方根 $\sqrt{\frac{M}{n}}$ 称为均方误差,本题的均方误差为 $\sqrt{\frac{M}{7}}=0.124$. 它的大小反映了经验公式与原来函数的近似程度.

NOTES

练习题 4-6

1. 对于一元函数，一阶导数不存在的点可能是函数极值点；对于二元函数，一阶偏导数不存在的点是否也可能是函数极值点？

2. 设 (x_0,y_0) 是函数 $f(x,y)$ 的一个驻点，若不用极值存在的充分条件判定，应如何判定 (x_0,y_0) 是否为极值点？

3. 试总结一元函数以及二元函数的极值点和驻点的关系.

4. 求直线 $2x-y=1$ 上的点与点 $(1,2)$ 的最小距离.

5. 若求某函数由 x 轴、y 轴及直线 $x+y=1$ 所围成的闭区域上的最值，边界线上的最值如何求？

第七节　二重积分

通过一元函数积分学的学习，我们知道定积分是由某种确定形式和的极限定义的. 这种和式的极限推广到定义在平面区域上二元函数的情形，可得到二重积分的定义. 本章将介绍二重积分的概念、性质、计算法及其应用.

一、二重积分的概念与性质

1. 曲顶柱体的体积

设 $z=f(x,y)$ 是定义在 xOy 平面上有界闭区域 D 上的非负连续函数，它在空间中表示一个曲面 S. 把以 S 为顶、D 为底、侧面是以 D 的边界曲线为准线且母线平行于 z 轴的柱面，叫做曲顶柱体(图 4-20). 现在我们来讨论如何定义并计算上述曲顶柱体的体积 V. 我们知道，平顶柱体的体积可以用公式

$$\text{体积}=\text{高}\times\text{底面积}$$

来计算. 对于曲顶柱体，当点 (x,y) 在区域 D 上变动时，其高 $z=f(x,y)$ 是个变量，因此它的体积不能直接用上面的公式来计算，但我们可以仿照一元函数求曲边梯形面积时所采用的“分割、近似，求和、取极限”的方法来解决.

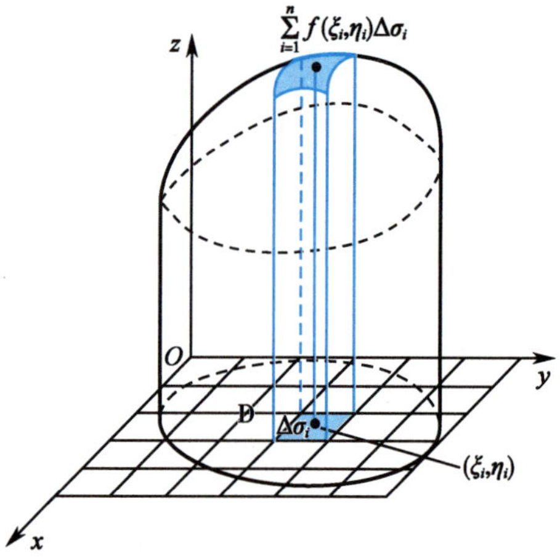

图 4-20

(1) 分割：用一组曲线网把 D 任意分成 n 个小区域，并用 $\Delta\sigma_i$ 表示第 i 个小区域面积 $\Delta\sigma_1,\Delta\sigma_2,\cdots,\Delta\sigma_n$；分别以这些小区域的边界曲线为准线，作母线平行于 z 轴的柱面，这些柱面把原来的曲顶柱体分成了 n 个小的曲顶柱体 $\Delta V_1,\Delta V_2,\cdots,\Delta V_n$，且用 ΔV_i 表示第 i 个小曲顶柱体的体积.

(2) 近似：当这些小区域的直径(一个区域的直径是指该区域上任意两点间距离的最大值)很小时，由于函数 $z=f(x,y)$ 连续，对同一个小区域来说，$f(x,y)$ 变化很小，这时小的曲顶柱体可近似看作平顶柱体. 在每个小区域 $\Delta\sigma_i$ 中任取一点 (ξ_i,η_i)，以 $f(\xi_i,\eta_i)$ 为高，底为 $\Delta\sigma_i$ 的小的平顶柱体的体积为 $f(\xi_i,\eta_i)\Delta\sigma_i$，且有 $\Delta V_i\approx f(\xi_i,\eta_i)\Delta\sigma_i\ (i=1,2,\cdots,n)$.

(3) 求和：这 n 个小的平顶柱体体积 $f(\xi_i,\eta_i)\Delta\sigma_i(i=1,2,\cdots,n)$ 之和可视为是整个曲顶柱体体积的近似值，即

$$V=\sum_{i=1}^{n}\Delta V_i\approx\sum_{i=1}^{n}f(\xi_i,\eta_i)\Delta\sigma_i.$$

NOTES

（4）取极限：显然，区域 D 分得越小，这个近似值就越接近曲顶柱体体积 V. 令这 n 个小区域直径的最大值 λ 趋于零，若上述和式的极限存在，此极限值就是所求曲顶柱体的体积 V，即

$$V=\lim_{\lambda\to 0}\sum_{i=1}^{n} f(\xi_i,\eta_i)\Delta\sigma_i .$$

2. 二重积分的概念

在前面我们用分割、近似、求和、取极限的方法求出了曲顶柱体的体积，还有许多实际问题，如求不均匀薄片的质量等，都可以用这种方法予以解决. 因此，抽去具体问题的实际意义，可给出二重积分的定义.

定义 4-7　设函数 $f(x,y)$ 在有界闭区域 D 上连续，将 D 任意分成 n 个小区域 $\Delta\sigma_1,\Delta\sigma_2,\cdots,\Delta\sigma_n$，仍以 $\Delta\sigma_i(i=1,2,\cdots,n)$ 表示区域 D 上第 i 个小区域的面积，在每个小区域上任取一点 (ξ_i,η_i)，作乘积 $f(\xi_i,\eta_i)\Delta\sigma_i(i=1,2,\cdots,n)$，并作和式 $\sum\limits_{i=1}^{n} f(\xi_i,\eta_i)\Delta\sigma_i$. 如果当各个小区域的直径的最大值 λ 趋于零时，这个和式的极限存在，则称此极限值为函数 $f(x,y)$ 在区域 D 上的二重积分，记作 $\iint\limits_D f(x,y)\mathrm{d}\sigma$，即

$$\iint\limits_D f(x,y)\mathrm{d}\sigma=\lim_{\lambda\to 0}\sum_{i=1}^{n} f(\xi_i,\eta_i)\Delta\sigma_i,$$

其中 $f(x,y)$ 称为被积函数，"$\iint$"称为二重积分号，$f(x,y)\mathrm{d}\sigma$ 称为被积表达式，$\mathrm{d}\sigma$ 称为面积元素，x 和 y 称为积分变量，D 称为积分区域.

在上述定义中，由于对 D 的分割是任意的，因此，当取两边分别平行于坐标轴的矩形作为小区域 $\Delta\sigma_i$ 时，以 Δx、Δy 表示小矩形的边长，其面积为 $\Delta x\Delta y$，于是面积元素 $\mathrm{d}\sigma$ 可用 $\mathrm{d}x\mathrm{d}y$ 表示，故二重积分又可记为

$$\iint\limits_D f(x,y)\mathrm{d}\sigma=\iint\limits_D f(x,y)\mathrm{d}x\mathrm{d}y,$$

其中 $\mathrm{d}x\mathrm{d}y$ 称为直角坐标系中的面积元素.

根据二重积分的定义，前面所讨论的曲顶柱体的体积是曲顶面 $z=f(x,y)$ 在底面 D 上的二重积分

$$V=\iint\limits_D f(x,y)\mathrm{d}\sigma .$$

二重积分的几何意义是：若在积分区域 D 上 $f(x,y)\geqslant 0$，则二重积分 $\iint\limits_D f(x,y)\mathrm{d}\sigma$ 表示以 D 为底、以曲面 $z=f(x,y)$ 为顶的曲顶柱体的体积.

3. 二重积分的性质

二重积分具有与一元函数定积分类似的性质，现叙述如下.

性质 4-1　被积函数的常数因子可以提到二重积分号的外面，即

$$\iint\limits_D kf(x,y)\mathrm{d}\sigma=k\iint\limits_D f(x,y)\mathrm{d}\sigma\,(k\text{ 为常数}).$$

性质 4-2　两个函数的代数和的二重积分等于各个函数的二重积分的代数和

$$\iint\limits_D [f(x,y)\pm g(x,y)]\mathrm{d}\sigma=\iint\limits_D f(x,y)\mathrm{d}\sigma\pm\iint\limits_D g(x,y)\mathrm{d}\sigma .$$

性质 4-3　如果闭区域 D 如图 4-21 所示，被分为两个闭区域 D_1 与 D_2，则在 D 上的二重积分等于各个部分闭区域上的二重积分的和，即二重积分对于积分区域具有可加性

$$\iint\limits_D f(x,y)\mathrm{d}\sigma=\iint\limits_{D_1} f(x,y)\mathrm{d}\sigma+\iint\limits_{D_2} f(x,y)\mathrm{d}\sigma .$$

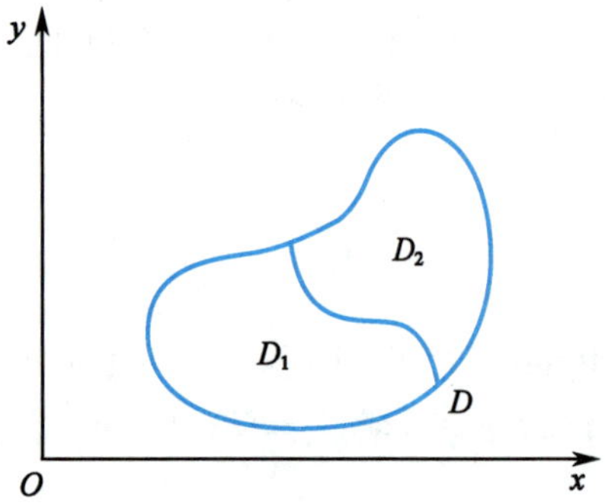

图 4-21

性质 4-4　如果在 D 上,$f(x,y)=1$,σ为 D 的面积,则

$$\sigma=\iint_D 1\cdot \mathrm{d}\sigma=\iint_D \mathrm{d}\sigma .$$

它的几何意义是:高为 1 的平顶柱体的体积在数值上等于该柱体的底面积.

性质 4-5　如果在 D 上总有 $f(x,y)\leqslant g(x,y)$,则

$$\iint_D f(x,y)\mathrm{d}\sigma\leqslant\iint_D g(x,y)\mathrm{d}\sigma .$$

性质 4-6　设 M、m 分别是 $f(x,y)$ 在闭区域 D 上的最大值和最小值,σ是 D 的面积,则

$$m\sigma\leqslant\iint_D f(x,y)\mathrm{d}\sigma\leqslant M\sigma .$$

性质 4-7(二重积分的中值定理)　设函数 $f(x,y)$ 在有界闭区域 D 上连续,σ是区域 D 的面积,则在 D 上至少存在一点(ξ,η),使得

$$\iint_D f(x,y)\mathrm{d}\sigma=f(\xi,\eta)\sigma .$$

该性质的几何意义为:空间中任意一个曲顶柱体的体积必等于一个以 D 为底、D 上某点(ξ,η)处函数值$f(\xi,\eta)$为高的平顶柱体的体积. 因此,通常称

$$f(\xi,\eta)=\frac{1}{\sigma}\iint_D f(x,y)\mathrm{d}x\mathrm{d}y$$

为函数 $f(x,y)$ 在 D 上的平均值.

二、二重积分的计算

按照二重积分的定义来计算二重积分,只对少数特别简单的被积函数和积分区域可行. 在大多数情况下,二重积分可化为两次单变量积分来计算. 下面分别讨论在直角坐标系和极坐标系下二重积分的计算方法.

1. 直角坐标系下二重积分的计算

设平面区域 D 由两条直线 $x=a$、$x=b$ 及两条曲线 $y=\varphi_1(x)$、$y=\varphi_2(x)$ $(\varphi_1(x)\leqslant\varphi_2(x),a\leqslant x\leqslant b)$ 所围成,这样的区域 D 称为 x 型区域(图 4-22).

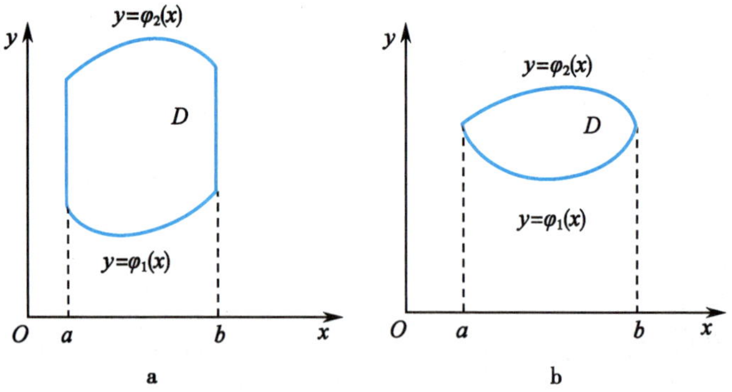

图 4-22

设平面区域 D 由两条直线 $y=c$、$y=d$ 及两条曲线 $x=\psi_1(y)$、$x=\psi_2(y)$ $(\psi_1(y)\leqslant\psi_2(y),c\leqslant y\leqslant d)$ 所围成,这样的区域 D 称为 y 型区域(图 4-23).

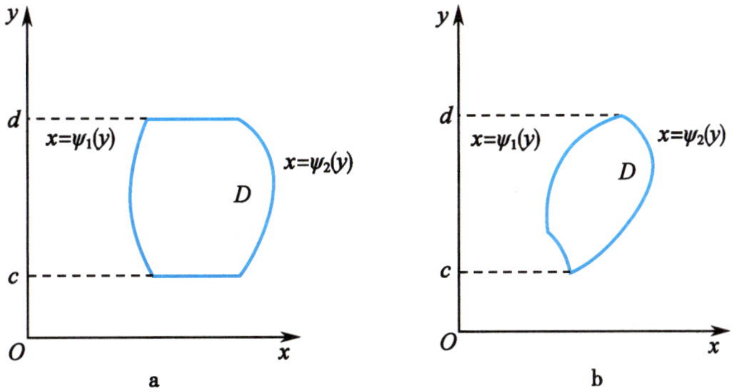

图4-23

（1）D 为 x 型区域的二重积分计算

根据二重积分的几何意义，当 $f(x,y)\geqslant 0$ 时，二重积分 $\iint\limits_D f(x,y)\mathrm{d}\sigma$ 表示一个以区域 D 为底，以曲面 $z=f(x,y)$ 为顶的曲顶柱体的体积 V.

设积分区域 D 是 x 型区域，此时，D 的边界曲线与平行于 y 轴的直线至多有两个交点（见图 4-22）.

在区间 $[a,b]$ 上任取一点 x，过点 x 作垂直于 x 轴（平行于 yOz 平面）的平面，它与曲顶柱体相截得到一个以区间 $[\varphi_1(x),\varphi_2(x)]$ 为底边、以曲线 $z=f(x,y)$（对任意固定的 x，该曲线是关于变量 y 的一元函数曲线并在曲面 $z=f(x,y)$ 上）为曲边的曲边梯形（图 4-24），它的面积为

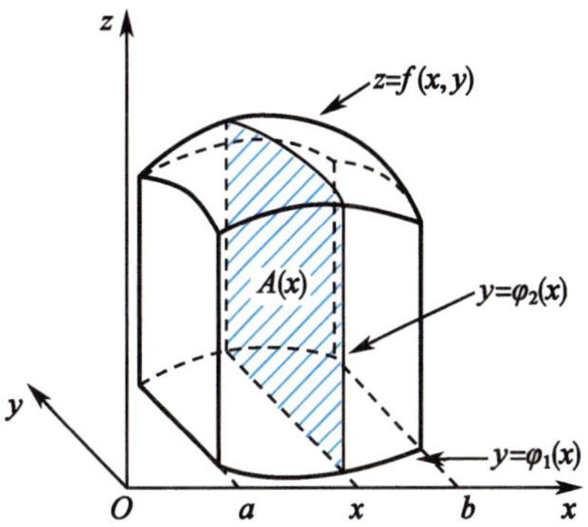

图4-24

$$A(x)=\int_{\varphi_1(x)}^{\varphi_2(x)} f(x,y)\mathrm{d}y.$$

应用定积分的微元法就可以计算这个曲顶柱体的体积 V.

由上述结论可知，对于区间 $[a,b]$ 上任一点 x，都有曲顶柱体上的一个截面面积 $A(x)$ 与之对应. 可以用平行于 yOz 面的一族平面把曲顶柱体的体积分成许多小薄片，同时也把区间 $[a,b]$ 分成许多小区间. 考虑区间 $[x,x+\mathrm{d}x]$ 上的小薄片，由于 $\mathrm{d}x$ 很小，该小薄片可看成厚度为 $\mathrm{d}x$、底面积为 $A(x)$ 的一个柱体，它的体积微元为 $\mathrm{d}V=A(x)\mathrm{d}x$. 于是，体积微元 $\mathrm{d}V=A(x)\mathrm{d}x$ 在区间 $[a,b]$ 上的定积分 $\int_a^b A(x)\mathrm{d}x$ 就是所求曲顶柱体的体积 V，即

$$V=\int_a^b A(x)\mathrm{d}x=\int_a^b\left[\int_{\varphi_1(x)}^{\varphi_2(x)} f(x,y)\mathrm{d}y\right]\mathrm{d}x.$$

这个体积也就是所求的二重积分，从而

$$\iint\limits_D f(x,y)\mathrm{d}x\mathrm{d}y=\int_a^b\left[\int_{\varphi_1(x)}^{\varphi_2(x)} f(x,y)\mathrm{d}y\right]\mathrm{d}x.$$

上式右端是一个先对 y，然后再对 x 的二次积分. 首先把 $f(x,y)$ 看作 y 的一元函数（x 为常数），并对 y 计算从 $\varphi_1(x)$ 到 $\varphi_2(x)$ 的定积分；然后把算得的结果（是 x 的函数）从 a 到 b 计算定积分. 这个先对 y、再对 x 的二次积分也常记作

$$\iint\limits_D f(x,y)\mathrm{d}x\mathrm{d}y=\int_a^b\mathrm{d}x\int_{\varphi_1(x)}^{\varphi_2(x)} f(x,y)\mathrm{d}y. \tag{4-21}$$

在上述讨论中，我们假定了 $f(x,y)\geqslant 0$. 但实际上公式（4-21）的成立并不受此条件限制.

例 4-38　计算 $\iint\limits_D (x^2+y^2)\mathrm{d}x\mathrm{d}y$，其中 D 是由曲线 $y=x^2$ 以及 $x=y^2$ 所围成的区域（图 4-25）.

NOTES

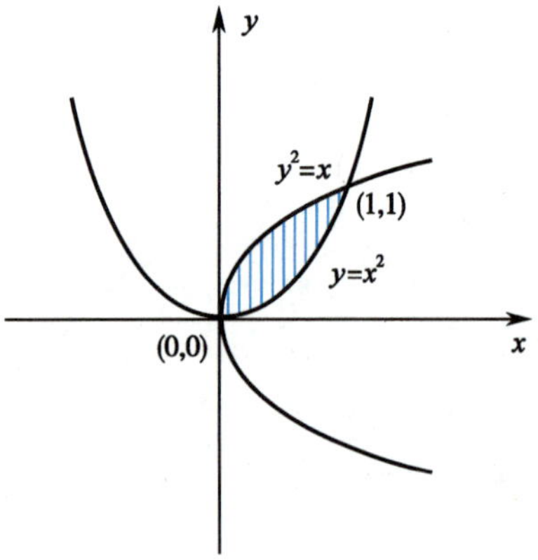

图4-25

解　将 D 视为 x 型区域.先积 y 后积 x,用平行于 y 轴的直线从下到上(沿 y 轴正向)穿过区域 D,首先穿过的曲线 $\varphi_1(x)=x^2$,其次穿过的曲线 $\varphi_2(x)=\sqrt{x}$;解方程组 $\begin{cases}y=x^2\\y^2=x\end{cases}$ 得交点(0,0)和(1,1),即 $0\leqslant x\leqslant 1$,$x^2\leqslant y\leqslant\sqrt{x}$,因此

$$\iint_D(x^2+y^2)\mathrm{d}x\mathrm{d}y=\int_0^1\mathrm{d}x\int_{x^2}^{\sqrt{x}}(x^2+y^2)\mathrm{d}y$$

$$=\int_0^1\left(x^2y+\frac{y^3}{3}\right)\Bigg|_{x^2}^{\sqrt{x}}\mathrm{d}x$$

$$=\int_0^1\left(x^2\sqrt{x}+\frac{(\sqrt{x})^3}{3}-x^4-\frac{x^6}{3}\right)\mathrm{d}x$$

$$=\left(\frac{2}{7}x^{\frac{7}{2}}+\frac{2}{15}x^{\frac{5}{2}}-\frac{1}{5}x^5-\frac{1}{21}x^7\right)\Bigg|_0^1=\frac{6}{35}.$$

计算重积分时确定积分的上、下限非常重要,一般的做法是:首先画积分区域 D 的图形,D 若是 x 型区域,即二次积分次序为先 y 后 x,用上述例题的方法作平行于 y 轴的直线从下到上(沿 y 轴正向)穿过区域 D,直线先穿过的曲线为 $\varphi_1(x)$,后穿过的曲线为 $\varphi_2(x)$,从而确定了 y 的上、下限,$\varphi_1(x)\leqslant y\leqslant\varphi_2(x)$;其次,解方程组 $\begin{cases}y=\varphi_1(x),\\y=\varphi_2(x),\end{cases}$ 得交点 $(a,0)$,$(b,0)$,于是,第二次积分上、下限为 b 与 a,即 $a\leqslant x\leqslant b$.x 型区域 D 可以表示为

$$\begin{cases}\varphi_1(x)\leqslant y\leqslant\varphi_2(x),\\a\leqslant x\leqslant b,\end{cases}$$

从而二重积分为

$$\iint_D f(x,y)\mathrm{d}x\mathrm{d}y=\int_a^b\mathrm{d}x\int_{\varphi_1(x)}^{\varphi_2(x)}f(x,y)\mathrm{d}y.$$

(2) D 为 y 型区域的二重积分计算

类似地,如果积分区域 D 为 y 型区域,则 D 可以表示为

$$\begin{cases}\psi_1(y)\leqslant x\leqslant\psi_2(y),\\c\leqslant y\leqslant d,\end{cases}$$

其中 $\psi_1(y)$ 和 $\psi_2(y)$ 连续,此时 D 的边界曲线与平行于 x 轴的直线至多有两个交点(见图 4-23),从而二重积分为

$$\iint_D f(x,y)\mathrm{d}x\mathrm{d}y=\int_c^d\mathrm{d}y\int_{\psi_1(y)}^{\psi_2(y)}f(x,y)\mathrm{d}x.\qquad(4\text{-}22)$$

例 4-39　计算 $\iint_D xy\mathrm{d}x\mathrm{d}y$,其中 $D(D_1\cup D_2)$ 是由抛物线 $y^2=x$ 及直线 $y=x-2$ 所围成(图 4-26).

解　方程组 $\begin{cases}y^2=x,\\y=x-2,\end{cases}$ 得交点 $(1,-1)$ 和 $(4,2)$,由图 4-26 可见,积分区域 D 可用不等式 $\begin{cases}y^2\leqslant x\leqslant y+2\\-1\leqslant y\leqslant 2\end{cases}$ 表示,利用公式(4-22)得

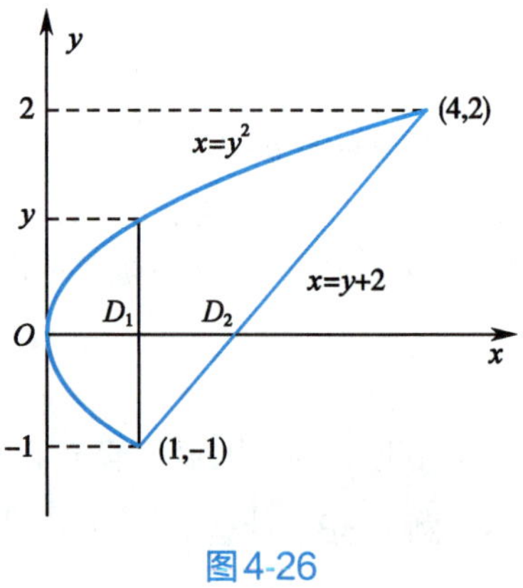

图4-26

$$\iint_D xy\mathrm{d}x\mathrm{d}y = \int_{-1}^{2}\mathrm{d}y\int_{y^2}^{y+2}xy\mathrm{d}x = \int_{-1}^{2}\left(\frac{1}{2}x^2y\right)\Bigg|_{y^2}^{y+2}\mathrm{d}y$$

$$= \frac{1}{2}\int_{-1}^{2}(4y+4y^2+y^3-y^5)\mathrm{d}y = \frac{45}{8}.$$

上述的二次积分次序为先 x 后 y，类似于 x 型区域二次积分确定上、下限的方法，作平行于 x 轴的直线从左到右（沿 x 轴正向）穿过区域 D，直线先穿过的曲线为 $x=\psi_1(y)=y^2$，后穿过的曲线为 $x=\psi_2(y)=y+2$，从而确定了 x 的上、下限，即 $y^2\leqslant x\leqslant y+2$. 第二次积分 y 的上、下限可由解方程组所得的交点 y 的坐标来确定，它也是将区域 D 向 y 坐标轴投影所得到点 y 的变化范围.

由本题积分区域图形（见图 4-26）可知，要利用公式（4-21）来计算，须先将 D 分成两个部分区域，D_1 为 $\begin{cases}-\sqrt{x}\leqslant y\leqslant\sqrt{x},\\0\leqslant x\leqslant 1,\end{cases}$ D_2 为 $\begin{cases}x-2\leqslant y\leqslant\sqrt{x},\\1\leqslant x\leqslant 4,\end{cases}$ 再利用二重积分性质 4-3 来计算，读者可自行计算（比题中的解法要麻烦）.

如果积分区域 D 既可用不等式 $\varphi_1(x)\leqslant y\leqslant\varphi_2(x)$，$a\leqslant x\leqslant b$，表示，又可用不等式 $\psi_1(y)\leqslant x\leqslant\psi_2(y)$，$c\leqslant y\leqslant d$ 表示（积分区域 D 既是 x 型区域又是 y 型区域），则

$$\iint_D f(x,y)\mathrm{d}\sigma = \int_a^b\mathrm{d}x\int_{\varphi_1(x)}^{\varphi_2(x)}f(x,y)\mathrm{d}y = \int_c^d\mathrm{d}y\int_{\psi_1(y)}^{\psi_2(y)}f(x,y)\mathrm{d}x.$$

例 4-38 就是这种情况.

如果平行于坐标轴的直线与积分区域边界的交点多于两点，即积分区域 D 既不是 x 型区域又不是 y 型区域（图 4-27），可将区域 D 适当地分成几个部分区域，使每个部分区域为 x 型区域或 y 型区域. 再利用二重积分的性质 4-3，将这些部分区域上的二重积分相加，即可求出 D 上的积分值.

例 4-40 计算 $\iint_D \frac{x^2}{y^2}\mathrm{d}x\mathrm{d}y$，其中 $D(D_1\cup D_2)$ 是由双曲线 $xy=1$、直线 $y=x$ 和 $y=2$ 所围成的区域（图 4-28）.

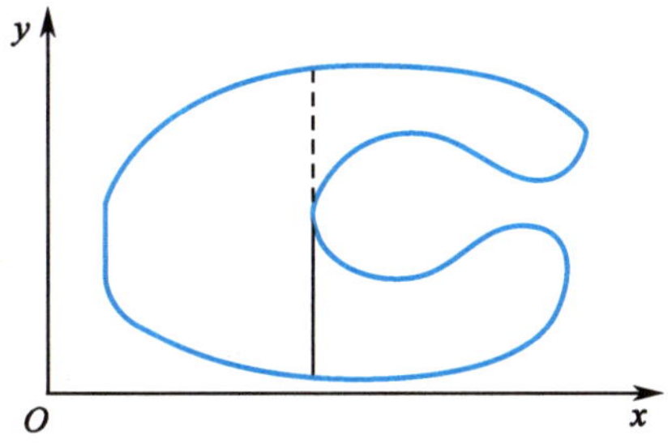

图4-27

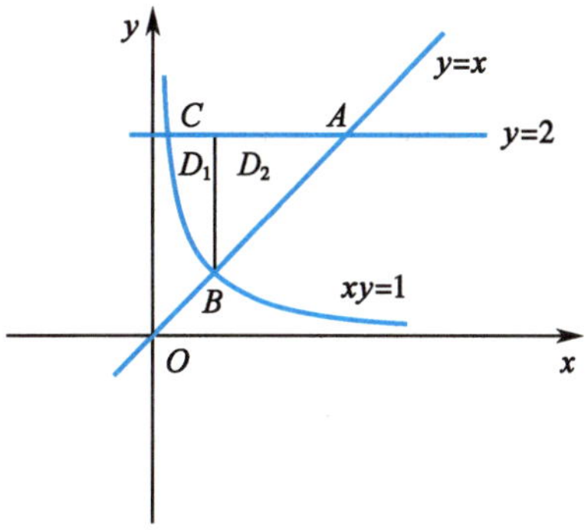

图4-28

解法一 先 y 后 x 积分. 积分区域 D 不是 x 型区域.

分别解方程组 $\begin{cases}y=2,\\y=x,\end{cases}\begin{cases}xy=1,\\y=x,\end{cases}\begin{cases}xy=1,\\y=2,\end{cases}$ 得交点 $A(2,2)$，$B(1,1)$，$C\left(\frac{1}{2},2\right)$.

将图 4-28 中积分区域 D 分割成两个区域：

$$D_1:\begin{cases}\frac{1}{x}\leqslant y\leqslant 2,\\\frac{1}{2}\leqslant x\leqslant 1;\end{cases}\quad D_2:\begin{cases}x\leqslant y\leqslant 2,\\1\leqslant x\leqslant 2.\end{cases}$$

由二重积分性质 4-3 得

$$\iint_D \frac{x^2}{y^2}\mathrm{d}x\mathrm{d}y = \iint_{D_1}\frac{x^2}{y^2}\mathrm{d}x\mathrm{d}y + \iint_{D_2}\frac{x^2}{y^2}\mathrm{d}x\mathrm{d}y = \int_{\frac{1}{2}}^{1}\mathrm{d}x\int_{\frac{1}{x}}^{2}\frac{x^2}{y^2}\mathrm{d}y + \int_1^2\mathrm{d}x\int_x^2\frac{x^2}{y^2}\mathrm{d}y$$

$$= \int_{\frac{1}{2}}^{1}\left(-\frac{x^2}{y}\right)\Big|_{\frac{1}{x}}^{2}\mathrm{d}x + \int_1^2\left(-\frac{x^2}{y}\right)\Big|_x^2\mathrm{d}x = \int_{\frac{1}{2}}^{1}\left(-\frac{x^2}{2}+x^3\right)\mathrm{d}x + \int_1^2\left(-\frac{x^2}{2}+x\right)\mathrm{d}x$$

$$= \left(-\frac{x^3}{6}+\frac{x^4}{4}\right)\Big|_{\frac{1}{2}}^{1} + \left(-\frac{x^3}{6}+\frac{x^2}{2}\right)\Big|_1^2 = -\frac{1}{6}+\frac{1}{4}+\frac{1}{48}-\frac{1}{64}-\frac{8}{6}+2+\frac{1}{6}-\frac{1}{2}=\frac{27}{64}.$$

解法二　先 x 后 y 积分.

积分区域 D 是 y 型区域，且 D 可表示成 $\begin{cases}\dfrac{1}{y}\leqslant x\leqslant y,\\ 1\leqslant y\leqslant 2,\end{cases}$ 因此

$$\iint_D \frac{x^2}{y^2}\mathrm{d}x\mathrm{d}y = \int_1^2\mathrm{d}y\int_{\frac{1}{y}}^{y}\frac{x^2}{y^2}\mathrm{d}x = \int_1^2\left(\frac{x^3}{3y^2}\right)\Big|_{\frac{1}{y}}^{y}\mathrm{d}y = \int_1^2\left(\frac{y}{3}-\frac{1}{3y^5}\right)\mathrm{d}y$$

$$= \left(\frac{y^2}{6}+\frac{1}{12y^4}\right)\Big|_1^2 = \frac{2}{3}+\frac{1}{192}-\frac{1}{6}-\frac{1}{12}=\frac{27}{64}.$$

例 4-41　计算二重积分 $\iint_D \mathrm{e}^{-y^2}\mathrm{d}x\mathrm{d}y$，其中 D 是由直线 $y=x, y=1$ 与 y 轴所围成的区域(图 4-29).

解　若将积分区域 D 看成 x 型区域，即按先 y 后 x 的顺序作二次积分，由图可知，区域 D 的上方曲线 $y_{上}=1$，D 的下方曲线 $y_{下}=x$. 于是

$$\iint_D \mathrm{e}^{-y^2}\mathrm{d}x\mathrm{d}y = \int_0^1\mathrm{d}x\int_x^1\mathrm{e}^{-y^2}\mathrm{d}y.$$

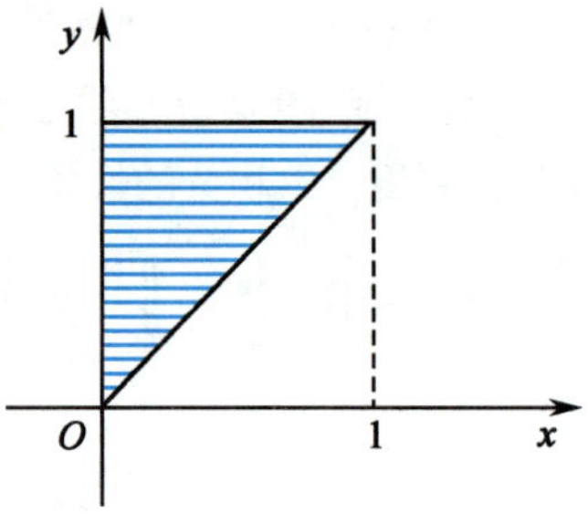

图 4-29

由于 $\int \mathrm{e}^{-y^2}\mathrm{d}y$ 不能用初等函数表示，所以二重积分 $\iint_D \mathrm{e}^{-y^2}\mathrm{d}x\mathrm{d}y$ 不能按先 y 后 x 的顺序作二次积分，应考虑按先 x 后 y 的顺序作二次积分. 将积分区域 D 看成 y 型区域，由图可知，区域 D 的左曲线 $x_{左}=\psi_1(y)=0$，右曲线 $x_{右}=\psi_2(y)=y$. 因此

$$\iint_D \mathrm{e}^{-y^2}\mathrm{d}x\mathrm{d}y = \int_0^1\mathrm{d}y\int_0^y\mathrm{e}^{-y^2}\mathrm{d}x = \int_0^1(\mathrm{e}^{-y^2}x)\big|_0^y\mathrm{d}y = \int_0^1 y\mathrm{e}^{-y^2}\mathrm{d}y$$

$$= -\int_0^1\frac{1}{2}\mathrm{e}^{-y^2}\mathrm{d}(-y^2) = -\frac{1}{2}(\mathrm{e}^{-y^2})\big|_0^1 = \frac{1}{2}-\frac{1}{2\mathrm{e}}.$$

例 4-39、例 4-40、例 4-41 说明选择积分次序非常重要，它不仅决定了积分的难易(例 4-39、例 4-40)，而且还决定二重积分是否能够求解出来(例 4-41). 因此，在计算二重积分时，合理选择积分次序是非常关键的，当遇到给定次序的二次积分时，要根据计算的难易程度，考虑 x 型区域和 y 型区域之间的转换，要会改变二次积分的次序. 选择积分次序的方法是：首先确定积分区域 D 是 x 型区域还是 y 型区域；其次再看被积函数先对哪个自变量的原函数容易求解出来.

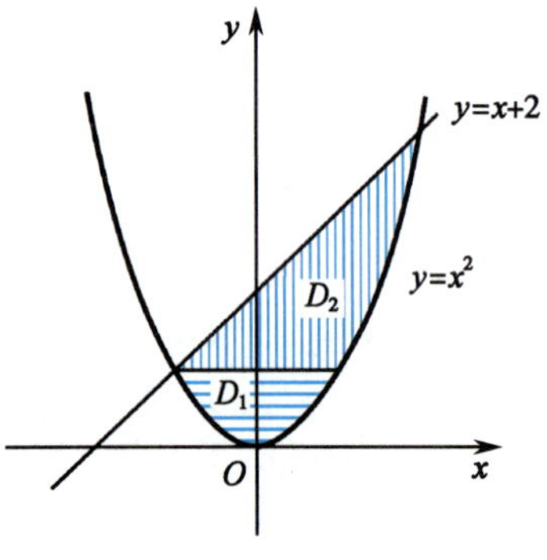

图 4-30

例 4-42　改变二重积分 $\int_{-1}^{2}\mathrm{d}x\int_{x^2}^{x+2}f(x,y)\mathrm{d}y$ 的积分次序.

解　由题中所给的先 y 后 x 的二次积分顺序可知，积分区域 D 为 x 型区域，再根据积分上下限可划出积分域 D 的图形(图 4-30).

若将积分次序改变成先 x 后 y，需将区域 D 分为 D_1 和 D_2. D_1 的左曲线为 $x=-\sqrt{y}$，右曲线为 $x=\sqrt{y}$；D_2 的左曲线为 $x=y-2$，右曲线为 $x=\sqrt{y}$，因此

$$\int_{-1}^{2}\mathrm{d}x\int_{x^2}^{x+2}f(x,y)\,\mathrm{d}y=\iint\limits_{D_1}f(x,y)\,\mathrm{d}x\mathrm{d}y+\iint\limits_{D_2}f(x,y)\,\mathrm{d}x\mathrm{d}y$$

$$=\int_{0}^{1}\mathrm{d}y\int_{-\sqrt{y}}^{\sqrt{y}}f(x,y)\,\mathrm{d}x+\int_{1}^{4}\mathrm{d}y\int_{y-2}^{\sqrt{y}}f(x,y)\,\mathrm{d}x.$$

2. 极坐标系下二重积分的计算

极坐标系(polar coordinates)是指在平面内由极点、极轴和极径所组成的坐标系.在平面上取定一点 O,称为极点.从 O 出发引一条射线 Ox,称为极轴.再取定一个长度单位,通常规定角度取逆时针方向为正.这样,平面上任一点 P 的位置就可以用线段 OP 的长度 ρ 以及从 Ox 到 OP 的角度 θ 来确定,有序数对(ρ,θ)就称为 P 点的极坐标,记为 $P(\rho,\theta)$;ρ 称为 P 点的极径,θ 称为 P 点的极角(图 4-31).

某些类型的二重积分,其积分区域的边界曲线或被积函数用极坐标表达比较简单,如被积函数或积分区域中有表达式 x^2+y^2 时,用极坐标计算却比较方便.下面简单介绍极坐标系下二重积分的计算.

用一族以极点为圆心的同心圆和一族以极点为始点的射线将区域 D 分成 n 个小区域.设 $\mathrm{d}\sigma$ 是半径为 ρ 和 $\rho+\mathrm{d}\rho$ 的两个圆弧及极角等于 θ 和 $\theta+\mathrm{d}\theta$ 的两条射线所围成的小区域(图 4-32),也用 $\mathrm{d}\sigma$ 表示该小区域的面积.这个小区域可以近似地看成边长为 $\mathrm{d}\rho$ 和 $\rho\mathrm{d}\theta$ 的小矩形,于是在极坐标系下面积元素$\mathrm{d}\sigma=\rho\mathrm{d}\rho\mathrm{d}\theta$.

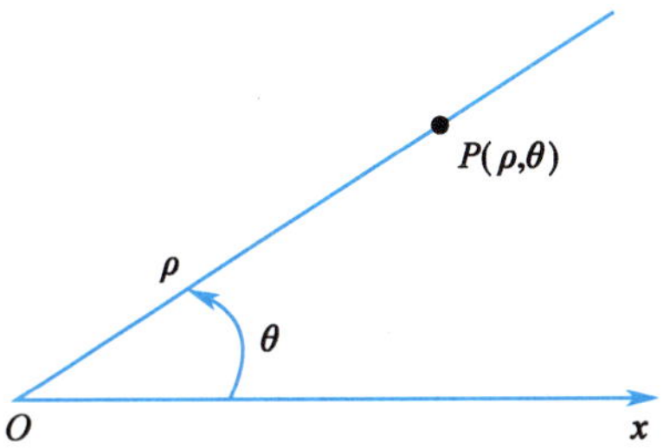

图 4-31

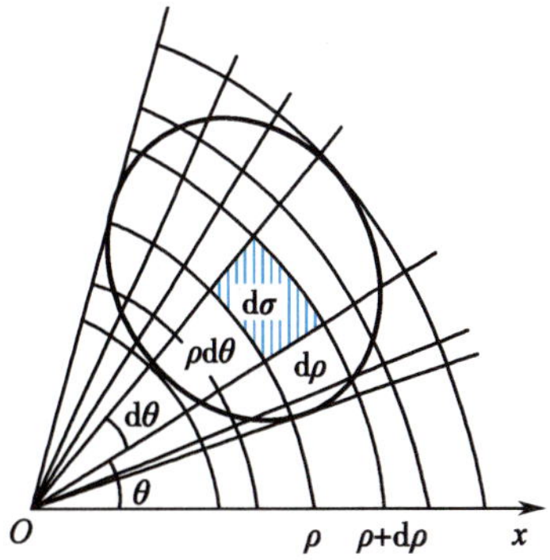

图 4-32

由于平面上任意一点的直角坐标(x,y)与极坐标(ρ,θ)之间有如下的变换关系,$x=\rho\cos\theta$,$y=\rho\sin\theta$,因而在极坐标系中二重积分

$$\iint\limits_{D}f(x,y)\,\mathrm{d}\sigma=\iint\limits_{D}f(\rho\cos\theta,\rho\sin\theta)\rho\mathrm{d}\rho\mathrm{d}\theta,\tag{4-23}$$

其中区域 D 及被积函数都用极坐标表示.与直角坐标系下二重积分的计算类似,我们再把它化为关于 ρ,θ 的二次积分来计算.下面分三种情形讨论.

(1)极点在区域 D 内部

如果区域 D 的边界曲线方程为 $\rho=\rho(\theta)$,此时区域 D 可表示成不等式$\begin{cases}0\leqslant\rho\leqslant\rho(\theta)\\0\leqslant\theta\leqslant2\pi\end{cases}$,于是

$$\iint\limits_{D}f(\rho\cos\theta,\rho\sin\theta)\rho\mathrm{d}\rho\mathrm{d}\theta=\int_{0}^{2\pi}\mathrm{d}\theta\int_{0}^{\rho(\theta)}f(\rho\cos\theta,\rho\sin\theta)\rho\mathrm{d}\rho.\tag{4-24}$$

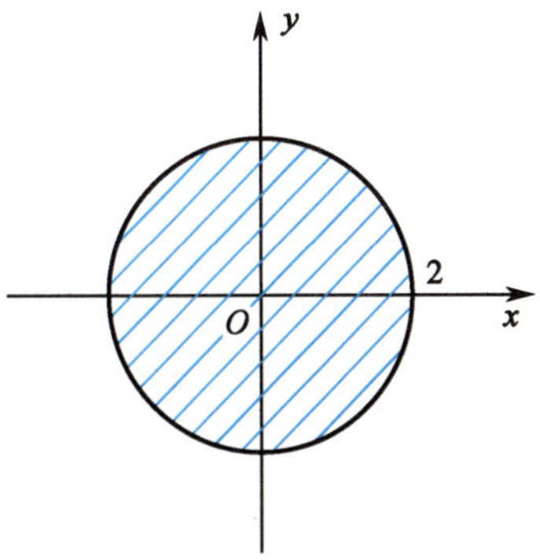

图 4-33

例 4-43　计算二重积分 $\iint\limits_{D}\sqrt{x^2+y^2}\,\mathrm{d}x\mathrm{d}y$,其中区域 $D=\{(x,y)\mid0\leqslant x^2+y^2\leqslant4\}$(图 4-33).

解　令 $x=\rho\cos\theta,y=\rho\sin\theta$,于是 D 的边界曲线方程为$\rho=2$,即 D

可表示成不等式 $\begin{cases}0\leqslant\rho\leqslant2,\\0\leqslant\theta\leqslant2\pi,\end{cases}$ 由式(4-24),得

$$\iint_D\sqrt{x^2+y^2}\,\mathrm{d}x\mathrm{d}y=\int_0^{2\pi}\mathrm{d}\theta\int_0^2\rho\cdot\rho\mathrm{d}\rho=\int_0^{2\pi}\left(\frac{\rho^3}{3}\right)\bigg|_0^2\mathrm{d}\theta=\frac{8}{3}\int_0^{2\pi}\mathrm{d}\theta=\frac{16\pi}{3}.$$

(2) 极点在 D 的边界曲线上

设区域 D 的边界曲线方程为 $\rho=\rho(\theta)$, $\alpha\leqslant\theta\leqslant\beta$,则区域 D 可表示成不等式 $\begin{cases}0\leqslant\rho\leqslant\rho(\theta),\\\alpha\leqslant\theta\leqslant\beta,\end{cases}$ 于是

$$\iint_D f(\rho\cos\theta,\rho\sin\theta)\rho\mathrm{d}\rho\mathrm{d}\theta=\int_\alpha^\beta\mathrm{d}\theta\int_0^{\rho(\theta)}f(\rho\cos\theta,\rho\sin\theta)\rho\mathrm{d}\rho.\tag{4-25}$$

例 4-44　计算 $\iint_D\sqrt{x^2+y^2}\,\mathrm{d}\sigma$,其中 D 为圆 $x^2+y^2=2ax$ 所围成的区域(图 4-34).

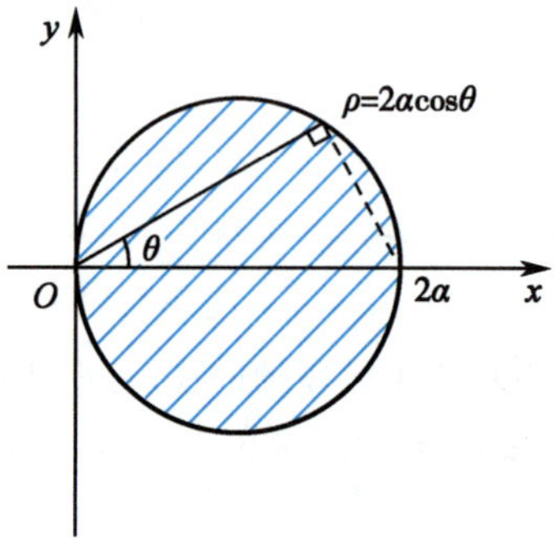

图 4-34

解　将 $x=\rho\cos\theta$, $y=\rho\sin\theta$ 代入圆的方程 $x^2+y^2=2ax$ 中,得圆的极坐标方程 $\rho=2a\cos\theta$,于是 D 可表示为 $\begin{cases}0\leqslant\rho\leqslant2a\cos\theta,\\-\dfrac{\pi}{2}\leqslant\theta\leqslant\dfrac{\pi}{2},\end{cases}$ 由公式(4-25),得

$$\iint_D\sqrt{x^2+y^2}\,\mathrm{d}\sigma=\iint_D\rho\cdot\rho\mathrm{d}\rho\mathrm{d}\theta=\int_{-\frac{\pi}{2}}^{\frac{\pi}{2}}\mathrm{d}\theta\int_0^{2a\cos\theta}\rho^2\mathrm{d}\rho$$

$$=\int_{-\frac{\pi}{2}}^{\frac{\pi}{2}}\left(\frac{1}{3}\rho^3\right)\bigg|_0^{2a\cos\theta}\mathrm{d}\theta=\frac{8}{3}a^3\int_{-\frac{\pi}{2}}^{\frac{\pi}{2}}\cos^3\theta\mathrm{d}\theta=\frac{8}{3}a^3\int_{-\frac{\pi}{2}}^{\frac{\pi}{2}}(1-\sin^2\theta)\mathrm{d}\sin\theta=\frac{32}{9}a^3.$$

(3) 极点在区域 D 外部

设区域 D 在两射线 $\theta=\alpha$ 和 $\theta=\beta$ 之间,射线与区域边界把区域边界分成两部分: $\rho=\rho_1(\theta)$ 与 $\rho=\rho_2(\theta)$.此时 D 可表示成不等式: $\begin{cases}\rho_1(\theta)\leqslant\rho\leqslant\rho_2(\theta),\\\alpha\leqslant\theta\leqslant\beta,\end{cases}$ 于是

$$\iint_D f(\rho\cos\theta,\rho\sin\theta)\rho\mathrm{d}\rho\mathrm{d}\theta=\int_\alpha^\beta\mathrm{d}\theta\int_{\rho_1(\theta)}^{\rho_2(\theta)}f(\rho\cos\theta,\rho\sin\theta)\rho\mathrm{d}\rho.\tag{4-26}$$

例 4-45　计算 $\iint_D\dfrac{1}{\sqrt{x^2+y^2}}\mathrm{d}x\mathrm{d}y$,其中 D 是由直线 $y=0$(的上方)及圆 $x^2+y^2=1$(的外部)和 $x^2+y^2-2x=0$(的内部)所围成的闭区域,见图 4-35.

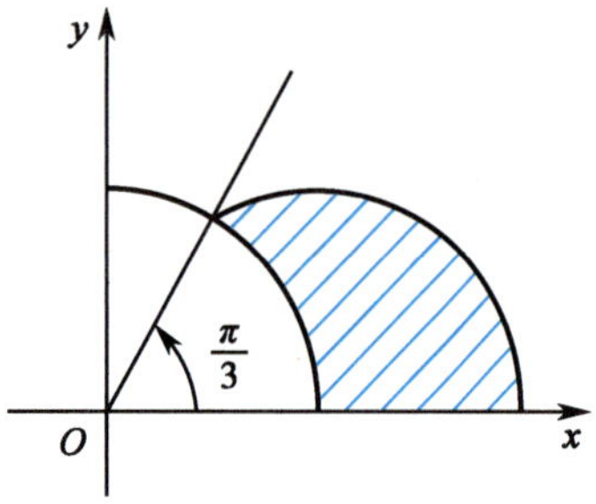

图 4-35

解　将 $x=\rho\cos\theta$, $y=\rho\sin\theta$ 分别代入 $x^2+y^2=1$ 和 $x^2+y^2-2x=0$ 中,于是得到它们的极坐标方程为 $\rho=1$ 和 $\rho=2\cos\theta$,解方程组 $\begin{cases}\rho=1,\\\rho=2\cos\theta,\end{cases}$ 得两圆交点 $\left(1,\dfrac{\pi}{3}\right)$. 又直线 $y=0$ 的极坐标方程为 $\theta=0$,于是,区域 D 可表示成不等式 $\begin{cases}1\leqslant\rho\leqslant2\cos\theta,\\0\leqslant\theta\leqslant\dfrac{\pi}{3},\end{cases}$ 由公式(4-26),得

$$\iint_D\frac{1}{\sqrt{x^2+y^2}}\mathrm{d}x\mathrm{d}y=\int_0^{\frac{\pi}{3}}\mathrm{d}\theta\int_1^{2\cos\theta}\frac{1}{\rho}\rho\mathrm{d}\rho=\int_0^{\frac{\pi}{3}}\mathrm{d}\theta\int_1^{2\cos\theta}\mathrm{d}\rho$$

$$=\int_0^{\frac{\pi}{3}}\rho\bigg|_1^{2\cos\theta}\mathrm{d}\theta=\int_0^{\frac{\pi}{3}}(2\cos\theta-1)\mathrm{d}\theta=(2\sin\theta-\theta)\bigg|_0^{\frac{\pi}{3}}$$

$$=\sqrt{3}-\frac{\pi}{3}.$$

NOTES

可根据二重积分的几何意义求空间立体的体积.

例 4-46　求由旋转抛物面 $z=x^2+y^2$、圆柱面 $x^2+y^2=1$ 及坐标面 $z=0$ 所围成的立体在第二、三、四卦限的体积,如图 4-36.

解　圆柱面 $x^2+y^2=1$ 与坐标面 $z=0$ 的交线为圆 $x^2+y^2=1$,于是图中立体是以曲面 $z=x^2+y^2$ 为曲顶、以圆 $x^2+y^2=1$ 为底的曲顶柱体,它在 xOy 坐标面的投影区域为 $D_1=\{(x,y)\,|\,0\leqslant x^2+y^2\leqslant 1\}=\{(\rho,\theta)\,|\,0\leqslant\theta\leqslant 2\pi,0\leqslant\rho\leqslant 1\}$. 由于所求的立体体积位于第二、三、四卦限,所以积分区域 D 可表示成不等式 $\begin{cases}0\leqslant\rho\leqslant 1,\\ \dfrac{\pi}{2}\leqslant\theta\leqslant 2\pi,\end{cases}$ 由公式(4-25)可计算出所求立体的体积为

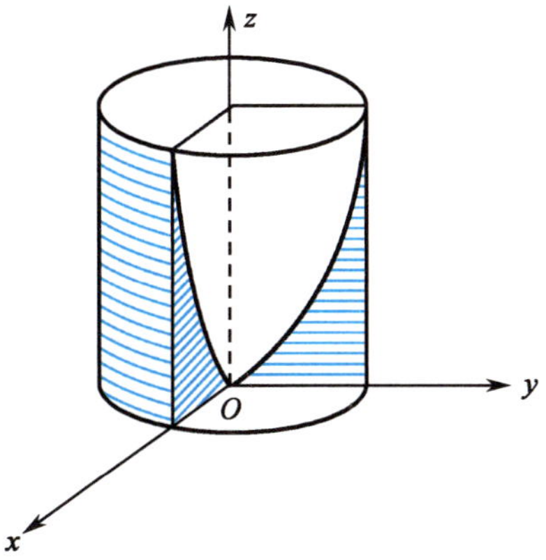

图 4-36

$$V=\iint_D(x^2+y^2)\,\mathrm{d}x\mathrm{d}y=\iint_D\rho^2\rho\,\mathrm{d}\rho\mathrm{d}\theta=\int_{\frac{\pi}{2}}^{2\pi}\mathrm{d}\theta\int_0^1\rho^3\mathrm{d}\rho=\int_{\frac{\pi}{2}}^{2\pi}\frac{\rho^4}{4}\bigg|_0^1\mathrm{d}\theta$$

$$=\frac{1}{4}\int_{\frac{\pi}{2}}^{2\pi}\mathrm{d}\theta=\frac{1}{4}\left(2\pi-\frac{\pi}{2}\right)=\frac{3}{8}\pi.$$

练习题 4-7

1. 若在积分区域 D 上 $f(x,y)<0$, $\iint_D f(x,y)\mathrm{d}\sigma$ 的几何意义是什么?

2. 若积分区域 $D=D_1\cup D_2$,其中 $D_1=\{(x,y)\,|\,(x,y)\in D,f(x,y)\geqslant 0\}$, $D_2=\{(x,y)\,|\,(x,y)\in D,f(x,y)<0\}$, $\iint_D f(x,y)\mathrm{d}\sigma=\iint_{D_1}f(x,y)\mathrm{d}\sigma+\iint_{D_2}f(x,y)\mathrm{d}\sigma$ 的几何意义是什么?

3. $\iint_D f(x,y)\mathrm{d}\sigma=4\iint_{D_1}f(x,y)\mathrm{d}\sigma$,其中 $D=\{(x,y)\,|\,x^2+y^2\leqslant 4\}$,那么 $D_1=\{(x,y)\,|\,x^2+y^2\leqslant 4;x\geqslant 0,y\geqslant 0\}$ 是否成立? 若 $f(x,y)=f(-x,y)$ 且 $f(x,y)=f(x,-y)$, $\iint_D f(x,y)\mathrm{d}\sigma=\iint_{D_1}f(x,y)\mathrm{d}\sigma$ 是否成立?

4. 若 $f(x,y)$ 在 D 上可积,那么 $f(x,y)$ 的绝对值在 D 上可积,试判断 $\left|\iint_D f(x,y)\mathrm{d}\sigma\right|$ 与 $\iint_D|f(x,y)|\mathrm{d}\sigma$ 的大小关系.

5. 性质 4-6 有什么用处? 试估计 $\iint_D\dfrac{\mathrm{d}\sigma}{\sqrt{x^2+y^2+2xy+16}}$ 的值,其中区域 D 为 $0\leqslant x\leqslant 1,0\leqslant y\leqslant 2$.

复习题四

1. 指出下列各点的位置:

$A(2,3,0)$; $B(-1,0,0)$; $C(0,3,0)$; $D(0,3,-2)$; $E(0,0,-2)$; $F(-4,0,-1)$.

2. 设 $f(u,v)=u^2+v^2$,求 $f(\sqrt{xy},x+y)$.

3. 求下列函数的定义域,并画图:

(1) $z=\sqrt{\ln(y^2-4x+9)}$; (2) $z=\arcsin\dfrac{x^2+y^2}{9}+\sqrt{x^2+y^2-4}$;

(3) $z=xy+\sqrt{x-\sqrt{y}}$; (4) $z=\sin xy+\sqrt{\ln\dfrac{R^2}{x^2+y^2}}+\sqrt{x^2+y^2+9}$.

4. 求下列函数的极限:

（1）$\lim\limits_{\substack{x\to0\\y\to1}}\dfrac{1-xy}{x^2+y^2+2}$；（2）$\lim\limits_{\substack{x\to0\\y\to0}}\dfrac{xy}{\sqrt{xy+9}-3}$；

（3）$\lim\limits_{\substack{x\to1\\y\to1}}\dfrac{x^4-y^4}{x^2-y^2}$；（4）$\lim\limits_{\substack{x\to5\\y\to0}}\dfrac{x\sin xy}{y}$.

5. 求下列函数的间断点：

（1）$z=\cos\dfrac{1}{x+y}$；（2）$z=\dfrac{1}{x^2+y^2-1}$；

（3）$z=\ln(|x^2-y^2|)$；（4）$z=\dfrac{1}{\sin x\sin y}$.

6. 求下列函数的一阶偏导数：

（1）$z=xy+\dfrac{x}{y}$；（2）$z=\dfrac{x}{y^2}e^{2x+y}$；（3）$z=\arcsin(y\sqrt{x})$；

（4）$z=\ln\ln(x+\ln y)$；（5）$z=\sin\dfrac{x}{y}\cos\dfrac{y}{x}$；（6）$z=(1+xy)^y$.

7. 求下列函数在指定点的一阶偏导数：

（1）$z=x+y-\sqrt{x^2+y^2}$ 在点 $(3,4)$；（2）$z=e^{-x}\sin(x+2y)$ 在点 $\left(0,\dfrac{\pi}{4}\right)$.

8. 设 $z=\ln(\sqrt{x}+\sqrt{y})$，证明 $2x\dfrac{\partial z}{\partial x}+2y\dfrac{\partial z}{\partial y}=1$.

9. 求下列函数的二阶偏导数：

（1）$z=x^2y-2xy^3+xy+1$；（2）$z=\cos^2(ax+by)$；

（3）$z=\ln(x+y^2)$；（4）$z=\arctan\dfrac{y}{x}$.

10. 求下列函数的全微分：

（1）$z=e^{\frac{y}{x}}$；（2）$z=\arcsin\dfrac{x}{y}$；

（3）$z=yx^y$；（4）$z=\dfrac{x+y}{x-y}$.

11. 设函数 $z=x^y$，求当 $x=1,y=2,\Delta x=0.04,\Delta y=-0.02$ 时的全微分.

12. 测得某成人体内的某药物的药量 x 为 10mg，血药浓度 c 为 5mg/L，若改变药量 $\Delta x=0.1$mg，改变浓度 $\Delta c=0.2$mg/L，求表观分布容积 $V=\dfrac{x}{c}$ 的全增量与全微分.

13. 求下列复合函数的偏导数或全导数：

（1）$z=\dfrac{y}{x}$，而 $x=e^t,y=1-e^{2t}$，求 $\dfrac{dz}{dt}$；

（2）$z=\dfrac{y}{1-x^2}$，而 $x=\sin t,y=\dfrac{1}{t}$，求 $\dfrac{dz}{dt}$；

（3）$z=\operatorname{arccot}(xy)$，$y=e^x$，求 $\dfrac{dz}{dt}$；

（4）$z=x^2\ln y$，而 $x=\dfrac{u}{v}$，$y=3u-2v$，求 $\dfrac{\partial z}{\partial u},\dfrac{\partial z}{\partial v}$.

14. 求下列函数的一阶偏导数(其中 f 具有一阶连续偏导数)：

（1）$z=f(x^2-y^2,e^{xy})$；（2）$w=f\left(\dfrac{x}{y},\dfrac{y}{z}\right)$.

15. 设 $z=xy+xF(u)$，而 $u=\dfrac{y}{x}$，证明 $x\dfrac{\partial z}{\partial x}+y\dfrac{\partial z}{\partial y}=z+xy$.

16. 设 $xyz=a^3$，证明 $x\dfrac{\partial z}{\partial x}+y\dfrac{\partial z}{\partial y}=-2z$.

17. 求由下列方程所确定的隐函数 $z=f(x,y)$ 的一阶偏导数：

（1）$e^z=xyz$；（2）$x^2+y^2+z^2-6xyz=0$；

（3）$z^2y-xz^3=\ln2$；（4）$\dfrac{x}{z}=\ln\dfrac{z}{y}$.

NOTES

18. 求下列函数的极值：

(1) $f(x,y)=4(x-y)-x^2-y^2$；(2) $f(x,y)=e^{2x}(x+y^2+2y)$；

(3) $f(x,y)=xy(a-x-y)(a>0)$.

19. 求内接于半径为 R 的球有最大体积的长方体.

20. 在平面 $3x-2z=0$ 上求一点，使它与点 $A(1,1,1)$ 和点 $B(2,3,4)$ 的距离平方和为最小.

21. 要用铁皮做一个体积为 2 立方米的有盖长方体水箱，问怎样选择长、宽、高，才能使用料最省？

22. 某种降压药物由 A、B、C 三种药材配制而成，由于度量误差，每片该类药物在配制和加工过程中会出现 kμg 的误差. 问：每片药物中三种材料度量误差各为多少时，才能使得它们平方和最小？

23. 某制药厂生产某种药品的产量 z 与两生产要素投入量 x,y 满足柯布－道格拉斯(Cobb-Douglas)生产函数模型 $z=Cx^{\alpha}y^{\beta}$（其中 C、α、β 都为正常数，且 $\alpha+\beta=1$）. 设当 $z=400x^{\frac{1}{3}}y^{\frac{2}{3}}$ 时，两要素的价格分别为 P_1 和 P_2 万元，问：当生产量为 2 400 吨时，两要素各投入多少可以使得投入总费用最少？

24. 某研究者测量 10 名 20 岁男青年身高与前臂长，得到如下数据.

编号 i	1	2	3	4	5
身高 x_i(cm)	170	173	160	155	173
前臂长 y_i(cm)	45	42	44	41	47
编号 i	6	7	8	9	10
身高 x_i(cm)	188	178	183	180	165
前臂长 y_i(cm)	50	47	46	49	43

试用最小二乘法建立 20 岁男青年前臂长 y 与 x 之间的经验公式 $y=ax+b$.

25. 不作计算，估计 $I=\iint\limits_D e^{(x^2+y^2)}d\sigma$ 的值，其中 $D:\dfrac{x^2}{a^2}+\dfrac{y^2}{b^2}=1,0<b<a$.

26. 将二重积分 $I=\iint\limits_D f(x,y)d\sigma$ 化为累次积分（两种形式），其中 D 给定如下：

(1) D：由 $y^2=8x$ 与 $x^2=8y$ 所围之区域.

(2) D：由 $x=3,x=5,x-2y+1=0$ 及 $x-2y+7=0$ 所围之区域.

(3) D：由 $x^2+y^2\leqslant 1,y\geqslant x$ 及 $x>0$ 所围之区域.

(4) D：由 $|x|+|y|\leqslant 1$ 所围之区域.

27. 改变下列积分次序：

(1) $\int_0^a dx\int_{\frac{a^2-x^2}{2a}}^{\sqrt{a^2-x^2}} f(x,y)dy$；(2) $\int_0^1 dx\int_0^{x^2} f(x,y)dy+\int_1^3 dx\int_0^{\frac{3-x}{2}} f(x,y)dy$；

(3) $\int_{-1}^0 dx\int_{-x}^{2-x^2} f(x,y)dy+\int_0^1 dx\int_x^{2-x^2} f(x,y)dy$.

28. 计算下列二重积分：

(1) $\int_1^2 dx\int_{\sqrt{x}}^{x}\sin\dfrac{\pi x}{2y}dy+\int_2^4 dx\int_{\sqrt{x}}^{2}\sin\dfrac{\pi x}{2y}dy$；(2) $\int_0^1 dx\int_0^{\sqrt{x}} e^{-\frac{y^2}{2}}dy$；

(3) $\iint\limits_D \dfrac{y}{x^6}dxdy$，$D$：由 $y=x^4-x^3$ 的上凸弧段部分与 x 轴所形成的曲边梯形；

（4）$\iint\limits_D \frac{xy}{x^2+y^2}\mathrm{d}x\mathrm{d}y$，$D$：$y\geqslant x$ 及 $1\leqslant x^2+y^2\leqslant 2$.

29. 设 m,n 均为正整数，其中至少有一个是奇数，证明 $\iint\limits_{x^2+y^2\leqslant a^2} x^m y^n\mathrm{d}x\mathrm{d}y=0$.

30. 求两个底圆半径都等于 ρ 的直交圆柱面所围成的立体的体积.

NOTES

第五章　微分方程基础

本章数字资源

在科学研究中，寻求变量间的函数关系是十分重要的. 由实验或观察所得到的结果，通常不能直接确定变量间的函数关系，而必须根据实际问题的条件，建立起这些变量和导数（或微分）间的关系式. 这样，我们就得到了含有未知函数的导数（或微分）的方程，这种方程称为微分方程. 再通过解微分方程，就可以得到我们所要寻求的变量间的函数关系式. 因此，微分方程也是描述客观事物的数量关系的一种重要的数学模型.

第一节　微分方程的基本概念

我们先通过生物、几何和物理学中的几个具体问题来引入微分方程的基本概念.

一、微分方程的引例

例 5-1　在理想环境中，某细菌的增殖速率与它的即时存在量成正比. 试建立该细菌在时刻 t 的存在量所应满足的微分方程.

解　设在任意时刻 t，该细菌的即时存在量为 $N(t)$，并从观察中已测出正比例常数为 k，则可得到微分方程

$$\frac{\mathrm{d}N(t)}{\mathrm{d}t}=kN(t). \tag{5-1}$$

例 5-2　设一曲线通过点 $(1,2)$，且在该曲线上点 (x,y) 处的切线率为 $2x$，求这曲线方程.

解　设所求曲线方程为 $y=f(x)$，根据导数的几何意义，可得等式

$$\frac{\mathrm{d}y}{\mathrm{d}x}=2x \text{ 或 } \mathrm{d}y=2x\mathrm{d}x, \tag{5-2}$$

对上式两边积分 $\int\mathrm{d}y=\int 2x\mathrm{d}x$，得

$$y=x^2+C, \tag{5-3}$$

式中 C 是任意常数. 方程（5-3）表示以常数 C 为参数的抛物线族，如图 5-1 所示.

又因曲线通过点 $(1,2)$，所以曲线方程（5-3）还应满足条件

$$x=1, y=2, \tag{5-4}$$

将条件（5-4）代入方程（5-3），得 $2=1+C$，故 $C=1$.

于是所求的曲线方程为

$$y=x^2+1. \tag{5-5}$$

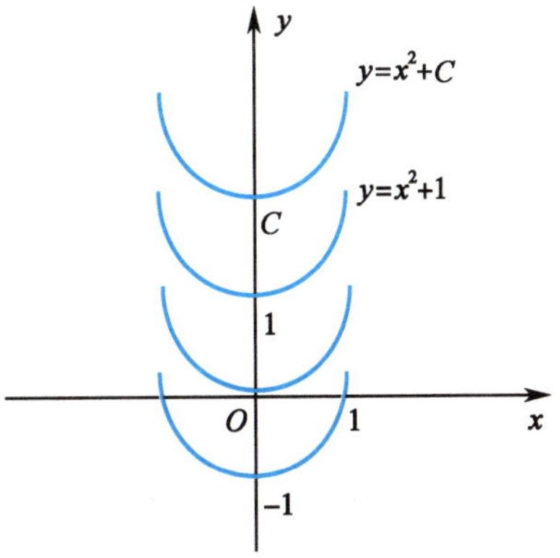

图 5-1

例 5-3　质量为 m 的物体从空中自由下落，在不考虑空气阻力的情况下，试求下落的距离应满足的微分方程.

解　设在时刻 t，下落距离为 $s(t)$，自由落体的加速度为常数 g，则这一自由落体运动可表达为

$$\frac{\mathrm{d}^2s}{\mathrm{d}t^2}=g. \tag{5-6}$$

以上三例所建立的式（5-1）、式（5-2）和式（5-6）都是含未知函数导数或微分的关系式.

NOTES

二、微分方程的基本概念

1. 微分方程

含未知函数的导数(或微分)的方程称为微分方程(differential equation).

微分方程分为常微分方程与偏微分方程,含有一元函数导数与微分的方程为常微分方程;含有多元函数偏导数与偏微分的方程为偏微分方程.本章主要介绍常微分方程.

以上三例所建立的式(5-1)、式(5-2)、式(5-6)都是常微分方程.

2. 微分方程的阶

微分方程中所含未知函数的导数或微分的最高阶数,叫做此微分方程的阶(order),例如上述式(5-1)和式(5-2)是一阶微分方程,而式(5-6)则是二阶微分方程.

3. 微分方程的解

如果把某函数以及它的导数代入微分方程,能使方程成为恒等式,那么这个函数就叫做此微分方程的解(solution).

例如,式(5-3)和式(5-5)都是微分方程(5-2)的解.要验证某函数是否为微分方程的解,只要把该函数代入微分方程中检验就可以了.

容易验证

$$N(t)=Ce^{kt} \tag{5-7}$$

是方程(5-1)的解,

$$s=\frac{1}{2}gt^2+C_1t+C_2 \tag{5-8}$$

是方程(5-6)的解.

微分方程的解又有通解与特解之分.

(1)通解:含有独立的任意常数且常数的个数与微分方程的阶数相同的解,叫做微分方程的通解(general solution).

式(5-7)和式(5-3)都含有一个任意常数,它们分别是一阶微分方程(5-1)和(5-2)的通解;式(5-8)含有独立的2个任意常数 C_1 和 C_2(C_1t、C_2 这两项不能合并),式(5-8)是二阶微分方程(5-6)的通解.

(2)特解:在通解中,利用已知条件(或初始条件)求出任意常数所应取的确定数值,所得的解叫做微分方程的特解(particular solution).

式(5-5)是方程(5-2)满足条件(5-4)的特解.

在例5-1中,如果我们于 $t=t_0$ 时测得细菌的即时存在量 $N(t_0)=N_0$,则可利用这一条件求出通解式(5-7)中任意常数 C 所应取的确定数值.因 $N_0=Ce^{kt_0}$,则有 $C=N_0e^{-kt_0}$,于是求得方程(5-1)满足这一初始条件的特解 $N=N_0e^{k(t-t_0)}$.

在解微分方程时,一般是先求通解,然后利用已知条件(或初始条件)确定任意常数,求出特解.

练习题 5-1

1. 判断题

(1) $y''-8y'=0$ 是一阶微分方程;

(2) $y=x^2+C_1x+C_2$ 是微分方程 $y''=2$ 的通解.

2. 填空题

(1)微分方程的解是(　　)(函数、常数);

NOTES

（2）含未知函数的（　　）的方程称为微分方程；

（3）含有独立的（　　）且常数的个数与微分方程的阶数相同的解，叫做微分方程的通解.

3. 证明 $y=e^{3x}$ 是方程 $y'=3y$ 的特解.

4. 证明 $y=Ce^{\frac{1}{2}x^2}$ 是方程 $y'=xy$ 的通解.

5. 证明 $y=C_1e^{2x}+C_2e^{3x}$ 是方程 $y''-5y'+6y=0$ 的解，并考察它是通解还是特解.

第二节 | 一阶微分方程

只含有未知函数的一阶导数（或一阶微分）的方程称为一阶微分方程.

形如 $\frac{dy}{dx}=F(x,y)$ 的微分方程称为一阶微分方程.

下面介绍两种常见的一阶微分方程及其解法.

一、可分离变量的微分方程

形如

$$\frac{dy}{dx}=f(x)g(y) \tag{5-9}$$

的一阶微分方程，称为可分离变量的微分方程（variable separable differential equation）.

这类方程的解法是将方程（5-9）改写成变量分离的形式 $\frac{dy}{g(y)}=f(x)dx$，然后两边积分 $\int\frac{dy}{g(y)}=\int f(x)dx$，即得到微分方程的通解.

例 5-4 现在我们来解例 5-1 关于细菌存在量的微分方程 $\frac{dN(t)}{dt}=kN(t)$.

解 将原方程改写成变量分离形式 $\frac{dN}{N}=kdt$，两边积分 $\int\frac{dN}{N}=\int kdt$，得 $\ln N=kt+\ln C$，即 $N=Ce^{kt}$.

这就得到了原方程的通解. 若问题还给出了初始条件，在 $t=t_0$ 时，测得 $N(t_0)=4\,000$ 单位，则还可由该初始条件确定微分方程的特解. 将 $N(t_0)=4\,000$ 代入以上通解之中，得 $4\,000=Ce^{kt_0}$，即 $C=4\,000e^{-kt_0}$，于是得到方程的特解

$$N(t)=4\,000e^{k(t-t_0)}.$$

例 5-5 求微分方程 $(1+y^2)dx+xydy=0$ 的通解.

解 分离变量，化原方程为 $\frac{y}{1+y^2}dy=-\frac{dx}{x}$，两边积分 $\int\frac{y}{1+y^2}dy=-\int\frac{1}{x}dx$，得方程的通解为 $\frac{1}{2}\ln(1+y^2)=-\ln x+C_1$.

有时为了把方程的解表达得更为简洁，可作一些适当的变换，如上式可化为 $\ln(1+y^2)+2\ln x=2C_1$，即 $x^2(1+y^2)=e^{2C_1}$，记常数 $e^{2C_1}=C$，则本例所求的通解可表达为 $x^2(1+y^2)=C$.

二、一阶线性微分方程

让我们先来分析下面一个微分方程

$$y'+P(x)y=Q(x) \tag{5-10}$$

显然，该方程仅含有一阶导数，而且未知函数 y 以及它的导数 y' 都是一次幂，称这类方程为一阶线性微分方程（linear first-order differential equation）. $P(x)$ 是未知函数 y 的系数，它可以是 x 函数，也可以是一个常数. $Q(x)$ 称为自由项，当 $Q(x)\equiv0$ 时，此方程变为

NOTES

$$y'+P(x)y=0 \tag{5-11}$$

式(5-11)称为一阶线性齐次(homogeneous)微分方程. 当 $Q(x)\neq 0$ 时,式(5-10)称为一阶线性非齐次(inhomogeneous)微分方程.

为了求解一阶线性非齐次微分方程,我们首先讨论与它对应的齐次方程.

方程(5-11)是一个可分离变量的微分方程,分离变量后,得 $\frac{dy}{y}=-P(x)dx$,两边积分 $\int\frac{dy}{y}=-\int P(x)dx$, $\ln y=-\int P(x)dx+\ln C$,得

$$y=Ce^{-\int P(x)dx}. \tag{5-12}$$

式(5-12)就是一阶线性齐次微分方程(5-11)的通解,其中 C 是任意常数.

下面我们再来研究非齐次方程(5-10)的解法. 我们很自然会想到仿照上面的方法去解,为此,把方程写成

$$\frac{dy}{y}=\frac{Q(x)}{y}dx-P(x)dx.$$

两边积分,得

$$\ln y=\int\frac{Q(x)}{y}dx-\int P(x)dx.$$

上式等号右边的第一个积分中含有未知函数 y,这个积分还不能计算出来,但是我们知道 y 是 x 的函数,因此 $Q(x)/y$ 也是 x 的函数,从而 $Q(x)/y$ 的积分也应是 x 的函数,暂记 $\int\frac{Q(x)}{y}dx=u(x)$. 这样上式就可写成 $\ln y=u(x)-\int P(x)dx$,故 $y=e^{u(x)}e^{-\int P(x)dx}$,令 $e^{u(x)}=C(x)$,于是有

$$y=C(x)e^{-\int P(x)dx}. \tag{5-13}$$

这里 $C(x)$ 是待定的函数.

现在非齐次方程的解虽然还没有求出来,但已知道了解的形式,将式(5-13)与式(5-12)相比较,可以看出:在对应的齐次方程的通解(5-12)中,将任意常数 C 换成 x 的函数 $C(x)$,便是非齐次方程的解. 这种将方程通解中的任意常数变易为待定函数的方法叫做常数变易法(method of variation of constants). 这个 $C(x)$ 究竟是什么呢? 现在我们来确定它.

对式(5-13)两边同时求导,得

$$y'=C'(x)e^{-\int P(x)dx}+C(x)\left[e^{-\int P(x)dx}\right]'=C'(x)e^{-\int P(x)dx}-C(x)P(x)e^{-\int P(x)dx}.$$

把 y 及 y' 代入原来的非齐次方程,得

$$C'(x)e^{-\int P(x)dx}-C(x)P(x)e^{-\int P(x)dx}+P(x)C(x)e^{-\int P(x)dx}=Q(x),$$

故有 $C'(x)=Q(x)e^{\int P(x)dx}$,所以 $C(x)=\int Q(x)e^{\int P(x)dx}dx+C$,于是得到非齐次方程的通解 $y=\left[\int Q(x)e^{\int P(x)dx}dx+C\right]e^{-\int P(x)dx}$,即

$$y=Ce^{-\int P(x)dx}+e^{-\int P(x)dx}\int Q(x)e^{\int P(x)dx}dx. \tag{5-14}$$

由此可见,非齐次方程的通解由两项所组成:第一项 $y=Ce^{-\int P(x)dx}$ 是对应齐次方程的通解;第二项 $e^{-\int P(x)dx}\int Q(x)e^{\int P(x)dx}dx$ 是原来非齐次方程的一个特解(在通解中令 $C=0$ 便得到这个特解). 今后求

非齐次方程的通解时，我们可以直接应用上述通解公式(5-14)，也可以用推导通解公式这样的过程逐步求解.

例 5-6　求微分方程 $y'+y\cos x=e^{-\sin x}$ 的通解.

解　这里$P(x)=\cos x, Q(x)=e^{-\sin x}$. 直接应用公式(5-14)，有$y=Ce^{-\int\cos x dx}+e^{-\int\cos x dx}\int e^{-\sin x}e^{\int\cos x dx}dx$，即 $y=Ce^{-\sin x}+xe^{-\sin x}=(C+x)e^{-\sin x}$.

例 5-7　求微分方程 $y'-\frac{1}{x}y=x^2$ 的通解.

解　这里 $P(x)=-\frac{1}{x}, Q(x)=x^2$:

(1) 先求出对应的齐次方程的通解 $y=Ce^{-\int P(x)dx}=Ce^{\int\frac{1}{x}dx}=Ce^{\ln x}$，即其对应的齐次方程的通解为 $y=Cx$.

(2) 将 C 换成 x 的函数 $C(x)$，得到非齐次方程的通解形式 $y=C(x)x$.

(3) 将 $y=C(x)x$ 及 $y'=C'(x)x+C(x)$ 代入原非齐次方程中，得 $C'(x)=x$.

(4) 积分上式，得 $C(x)=\frac{1}{2}x^2+C$，从而获得原非齐次方程的通解 $y=\left(\frac{1}{2}x^2+C\right)x$.

练习题 5-2

1. 判断题

(1) 将微分方程通解中的任意常数变易为待定函数的方法叫做常数变易法；

(2) 方程$dy=(2x+1)ydx$ 不是可分离变量微分方程.

2. 填空题

(1) 一阶齐次线性微分方程 $y'+P(x)y=0$ 的通解为(　　);

(2) 一阶非齐次线性微分方程 $y'+P(x)y=Q(x)$ 的通解为(　　).

3. 求微分方程 $y'=\frac{y}{x}$ 满足初始条件 $y|_{x=1}=1$ 的特解.

4. 求微分方程 $y'=(x+1)y$ 的通解.

5. 求微分方程 $y'-\frac{1}{x}y=x$的通解.

第三节 | 可降阶的二阶微分方程

二阶及二阶以上的微分方程称为高阶微分方程. 本节介绍三类容易降阶的二阶微分方程的求解方法.

一、$y''=f(x)$型的微分方程

这类方程的右端仅含有自变量 x，由不定积分的知识可知，连续积分两次，便可得到方程的通解.

例 5-8　求微分方程 $y''=e^{2x}-\cos x$ 的通解.

解　对所给方程连续积分二次，得 $y'=\frac{1}{2}e^{2x}-\sin x+C_1$，$y=\frac{1}{4}e^{2x}+\cos x+C_1x+C_2$，这就是所求的通解.

二、$y''=f(x,y')$型的微分方程

方程 $y''=f(x,y')$ 的右端不显含未知变量 y. 如果设 $y'=p(x)$，那么 $y''=\frac{dp}{dx}=p'$，方程 $y''=f(x,y')$ 成为 $p'=f(x,p)$，它是一个关于变量 x、p 的一阶微分方程. 解此一阶微分方程，便可得到原方程的通解.

NOTES

例 5-9　求微分方程 $\begin{cases}(1+x^2)y''=2xy'\\ y|_{x=0}=1\\ y'|_{x=0}=3\end{cases}$ 的解.

解　所给方程属于 $y''=f(x,y')$ 型. 设 $y'=p(x)$，则 $y''=p'(x)$. 将 $y'=p(x)$、$y''=p'(x)$ 代入原方程中，有 $(1+x^2)p'=2xp$，它是一个可分离变量型方程，分离变量得 $\frac{\mathrm{d}p}{p}=\frac{2x}{1+x^2}\mathrm{d}x$，两边积分得 $\ln p=\ln(1+x^2)+\ln C_1$，所以 $p=y'=C_1(1+x^2)$.

由初始条件 $y'|_{x=0}=3$，得 $C_1=3$，所以 $y'=3(1+x^2)$，再积分得 $y=x^3+3x+C_2$，又由条件 $y|_{x=0}=1$，得 $C_2=1$，于是所求的特解为 $y=x^3+3x+1$.

三、$y''=f(y,y')$ 型的微分方程

方程 $y''=f(y,y')$ 中不显含自变量 x，为了求出它的解，令 $y'=p(y)$，则 $p(y)$ 是以 y 为中间变量的 x 的复合函数，故有 $y''=\frac{\mathrm{d}p}{\mathrm{d}x}=\frac{\mathrm{d}p}{\mathrm{d}y}\frac{\mathrm{d}y}{\mathrm{d}x}=p\frac{\mathrm{d}p}{\mathrm{d}y}$，于是方程成为

$$p\frac{\mathrm{d}p}{\mathrm{d}y}=f(y,p).$$

这是个关于 y、p 的一阶微分方程，设它的通解为 $y'=p=\varphi(y,C_1)$，分离变量后并积分，便得原方程的通解为

$$\int\frac{\mathrm{d}y}{\varphi(y,C_1)}=x+C_2.$$

例 5-10　求微分方程 $y''=\frac{y'^2}{y}$ 的通解.

解　本方程右端不显含 x，设 $y'=p(y)$，则 $y''=p\frac{\mathrm{d}p}{\mathrm{d}y}$，代入方程中，得 $p\frac{\mathrm{d}p}{\mathrm{d}y}=\frac{p^2}{y}$. 如果 $p\neq0$，可约去 p，即 $\frac{\mathrm{d}p}{\mathrm{d}y}=\frac{p}{y}$. 分离变量得 $\frac{\mathrm{d}p}{p}=\frac{\mathrm{d}y}{y}$，两边积分得 $\ln p=\ln y+\ln C_1$，所以 $p=C_1y$，也即 $y'=C_1y$. 对上式分离变量并积分，有 $\ln y=C_1x+\ln C_2$，所以 $y=C_2\mathrm{e}^{C_1x}$.

如果 $p=0$，那么立即可得 $y=C$. 综合起来，原方程的通解为 $y=C_2\mathrm{e}^{C_1x}$（令 $C_1=0$，得 $y=C_2$，$y=C$ 被包含在解 $y=C_2\mathrm{e}^{C_1x}$ 中）.

练习题 5-3

1. 求 $y^{(3)}=2x^5+4x^4+x+1$ 的通解.
2. 试求 $y^{(n)}=\sin x\ (n>4)$ 的通解.
3. 求微分方程 $y''=\frac{1}{x}y'+x\mathrm{e}^x$ 的通解.
4. 求微分方程 $y''=\frac{2xy'}{1+x^2}$ 满足初始条件 $y|_{x=0}=1$，$y'|_{x=0}=3$ 的特解.
5. 求 $2yy''=1+y'^2$ 的通解.

第四节 | 二阶常系数线性齐次微分方程

形如

$$A(x)y''+B(x)y'+C(x)y=f(x)$$

NOTES

的方程，称为二阶线性微分方程（Second-order linear differential equation），式中$A(x)\neq 0$．当$f(x)=0$时，这个方程称为齐次的；否则称为非齐次的．方程左边的各项系数$A(x)$、$B(x)$和$C(x)$均为变量x函数．当$A(x)$、$B(x)$、$C(x)$均为常数时，该方程称为二阶常系数（Second-order constant coefficient）线性微分方程．它的形式是

$$Ay''+By'+Cy=f(x),$$

其中A、B、C是已知常数，且$A\neq 0$．在本节里我们只讨论二阶常系数线性齐次微分方程，即

$$Ay''+By'+Cy=0 \tag{5-15}$$

一、二阶常系数线性齐次微分方程解的结构原理

下面首先建立这种方程解的结构理论．

定理 5-1 若$y_1(x)$和$y_2(x)$是方程（5-15）的两个解，则

$$y=C_1y_1(x)+C_2y_2(x)$$

也是微分方程（5-15）的解，其中C_1、C_2是任意常数．

证明 只要代入验证就可以了．对$y=C_1y_1+C_2y_2$求导，得

$$y'=C_1y_1'+C_2y_2' \text{ 和 } y''=C_1y_1''+C_2y_2''.$$

将它们代入方程（5-15）的左边，得

$$A(C_1y_1''+C_2y_2'')+B(C_1y_1'+C_2y_2')+C(C_1y_1+C_2y_2)$$
$$=C_1(Ay_1''+By_1'+Cy_1)+C_2(Ay_2''+By_2'+Cy_2)=C_1\times 0+C_2\times 0=0.$$

这表明$y=C_1y_1+C_2y_2$是方程（5-15）的解．这个性质是线性齐次方程所特有的，称为迭加原理（Principle of superposition）．

根据定理 5-1，从二阶线性齐次方程的两个特解$y_1(x)$和$y_2(x)$出发，可以构造出无穷多个新的解

$$y=C_1y_1+C_2y_2.$$

式中包含了两个任意常数，而方程又是二阶的，那么它是否就是通解呢？不一定，还要看看这两个任意常数是否互相独立，也就是看它们能否合并成一个任意常数，这一点是由$y_1(x)$和$y_2(x)$的关系决定的．

定理 5-2 设$y_1(x)$、$y_2(x)$是二阶线性齐次方程（5-15）的两个线性无关的特解，则方程（5-15）的通解是$y(x)=C_1y_1(x)+C_2y_2(x)$，其中C_1、C_2是两个任意常数．

所谓线性无关，是指不存在不全为零的常数k_1和k_2，使$k_1y_1(x)+k_2y_2(x)=0$，即$\dfrac{y_1(x)}{y_2(x)}\neq$常数，否则，称为线性相关．

如果$y_1(x)$和$y_2(x)$是线性相关的，则$\dfrac{y_1(x)}{y_2(x)}=k$（常数），于是有$y_1(x)=ky_2(x)$．

$y=C_1y_1(x)+C_2y_2(x)=C_1ky_2(x)+C_2y_2(x)=(C_1k+C_2)y_2(x)=\tilde{C}y_2(x)$，其中$\tilde{C}=C_1k+C_2$，这说明它实际上只含有一个任意常数，因而它不是二阶微分方程（5-15）的通解．

二、二阶常系数线性齐次微分方程的解法

按照定理 5-2，求出方程（5-15）的通解的关键是先要求出它的两个线性无关的特解．由于方程（5-15）具有线性常系数的特点，而指数函数的导数仍为指数函数，故可以假设方程（5-15）有形如$y=e^{\lambda x}$形式的解．选择适当的λ值，使$y=e^{\lambda x}$满足方程（5-15）．为此，先求出$y'=\lambda e^{\lambda x}$，$y''=\lambda^2e^{\lambda x}$，将它们代入方程（5-15）中，得$A\lambda^2e^{\lambda x}+B\lambda e^{\lambda x}+Ce^{\lambda x}=0$，即$e^{\lambda x}(A\lambda^2+B\lambda+C)=0$．

由于$e^{\lambda x}\neq 0$，所以有

$$A\lambda^2+B\lambda+C=0. \tag{5-16}$$

NOTES

由此可见，若 λ 是二次代数方程（5-16）的一个根，则 $y=e^{\lambda x}$ 必是微分方程（5-15）的一个特解. 因此，我们称二次代数方程（5-16）为方程（5-15）的特征方程（characteristic equation），式（5-16）的根称为式（5-16）的特征根（characteristic root）.

由初等代数得知，方程（5-16）有两个特征根：

$$\lambda_1=\frac{-B+\sqrt{B^2-4AC}}{2A} \text{和} \lambda_2=\frac{-B-\sqrt{B^2-4AC}}{2A}.$$

根据判别式 B^2-4AC 的符号不同，可分下面三种情况讨论.

（1）当 $B^2-4AC>0$ 时，特征方程（5-16）有两个相异的实数根 λ_1 和 λ_2，$y_1=e^{\lambda_1 x}$ 和 $y_2=e^{\lambda_2 x}$ 则是方程（5-15）的两个特解. 这时因为 $\frac{y_1}{y_2}=e^{(\lambda_1-\lambda_2)x}\neq$ 常数，即 y_1 和 y_2 线性无关，方程（5-15）的通解为

$$y=C_1e^{\lambda_1 x}+C_2e^{\lambda_2 x}.$$

例 5-11　求方程 $y''-4y'-5y=0$ 的通解.

解　所给方程的特征方程为 $\lambda^2-4\lambda-5=0$，于是它有两个不相等的实数根 $\lambda_1=-1$、$\lambda_2=5$，所以所求方程的通解为

$$y=C_1e^{-x}+C_2e^{5x}.$$

（2）当 $B^2-4AC=0$ 时，方程（5-16）有两个相等的实根$\lambda_1=\lambda_2=-\frac{B}{2A}$，这时根据特征方程只能得到方程（5-15）的一个特解 $y_1=e^{-\frac{B}{2A}x}$.

为了求得（5-15）的通解，还必须找到一个与 $y_1=e^{-\frac{B}{2A}x}$ 线性无关的特解 y_2.

设 $\frac{y_2}{y_1}=u(x)\neq$常数，这时 $u(x)$ 是一个特定的函数，所以 $y_2=u(x)y_1=u(x)e^{\lambda_1 x}$，$y_2'=u'(x)e^{\lambda_1 x}+\lambda_1u(x)e^{\lambda_1 x}$，$y_2''=u''(x)e^{\lambda_1 x}+2\lambda_1u'(x)e^{\lambda_1 x}+\lambda^2{}_1u(x)e^{\lambda_1 x}$.

$y_2(x)$ 若是原方程的解，应有$Ay_2''+By_2'+Cy_2=0$，即

$$A(u''+2\lambda_1u'+\lambda_1{}^2u)e^{\lambda_1 x}+B(u'+\lambda_1u)e^{\lambda_1 x}+Cue^{\lambda_1 x}=0.$$

因为 $e^{\lambda_1 x}\neq0$，故 $Au''+(2A\lambda_1+B)u'+(A\lambda_1{}^2+B\lambda_1+C)u=0$．又因为 λ_1 是特征方程的根，所以 $A\lambda_1{}^2+B\lambda_1+C=0$．同时，$B^2-4AC=0$，$\lambda_1$ 是重根，$\lambda_1=-\frac{B}{2A}$ 或 $2A\lambda_1+B=0$，于是得 $Au''=0$，但 $A\neq0$，因此 $u''(x)=0$．将此方程积分两次得 $u(x)=\tilde{C}_1x+\tilde{C}_2$，这里的 $\tilde{C}_1$ 和 $\tilde{C}_2$ 为两个任意常数.

由于只须取一个不等于常数的解，不妨取 $u(x)=x$，这就得到原方程的另一个特解 $y_2=xe^{\lambda_1 x}$，且 y_1 与 y_2 线性无关，从而得到原方程的通解为

$$y=C_1e^{\lambda_1 x}+C_2xe^{\lambda_1 x}=(C_1+C_2x)e^{\lambda_1 x}.$$

例 5-12　求方程 $y''-6y'+9y=0$ 满足初始条件 $y(0)=0$、$y'(0)=1$ 的特解.

解　所给方程的特征方程为 $\lambda^2-6\lambda+9=0$，故 $\lambda_1=\lambda_2=3$，所以所求方程的通解为 $y=C_1e^{3x}+C_2xe^{3x}$. 对上式求导，得 $y'=3C_1e^{3x}+3C_2xe^{3x}+C_2e^{3x}$，由初始条件得 $\begin{cases}0=C_1\\1=3C_1+C_2\end{cases}$，解得 $C_1=0$、$C_2=1$．于是所求的特解为 $y=xe^{3x}$.

（3）当 $B^2-4AC<0$ 时，特征方程（5-16）有一对共轭复数根

$$\lambda_1=\frac{-B+i\sqrt{4AC-B^2}}{2A}=\alpha+i\beta \text{和} \lambda_2=\frac{-B-i\sqrt{4AC-B^2}}{2A}=\alpha-i\beta,$$

因此得方程（5-15）的两个特解 $y_1=e^{(\alpha+i\beta)x}$ 和 $y_2=e^{(\alpha-i\beta)x}$.

因为 $\frac{y_1}{y_2}=e^{2i\beta x}\neq$ 常数，所以 y_1、y_2 是线性无关的，于是方程（5-16）的通解为

NOTES

$$y=C_1e^{(\alpha+i\beta)x}+C_2e^{(\alpha-i\beta)x}.$$

利用欧拉公式 $e^{i\theta}=\cos\theta+i\sin\theta$,可将 y_1、y_2 改写成以下形式:

$$y_1=e^{(\alpha+i\beta)x}=e^{\alpha x}\cdot e^{i\beta x}=e^{\alpha x}(\cos\beta x+i\sin\beta x)=e^{\alpha x}\cos\beta x+ie^{\alpha x}\sin\beta x;$$

$$y_2=e^{(\alpha-i\beta)x}=e^{\alpha x}\cdot e^{-i\beta x}=e^{\alpha x}(\cos\beta x-i\sin\beta x)=e^{\alpha x}\cos\beta x-ie^{\alpha x}\sin\beta x.$$

根据二阶线性齐次方程解的结构理论定理 5-1,可知(5-16)的两个解分别乘以任意常数再相加所得的和仍是方程(5-16)的解,所以 $\tilde{y}_1=\dfrac{1}{2}(y_1+y_2)=e^{\alpha x}\cos\beta x$ 和 $\tilde{y}_2=\dfrac{1}{2i}(y_1-y_2)=e^{\alpha x}\sin\beta x$ 也是方程(5-15)的解,且不难看出 $\tilde{y}_1$ 和 $\tilde{y}_2$ 是线性无关的.由 $\tilde{y}_1$ 和 $\tilde{y}_2$,我们可得到方程(5-15)的实数形式的通解

$$y=e^{\alpha x}(C_1\cos\beta x+C_2\sin\beta x).$$

例 5-13　求微分方程 $y''-4y'+5y=0$ 的通解.

解　所给方程的特征方程为 $\lambda^2-4\lambda+5=0$,它的两个根 $\lambda_1=2+i$、$\lambda_2=2-i$ 是一对共轭复根,且 $\alpha=2,\beta=1$,于是方程的通解为

$$y=e^{2x}(C_1\cos x+C_2\sin x).$$

到此,我们已经完全解决了求二阶常系数线性齐次微分方程的问题,找到了解的形式并弄清了通解的结构.现将求解二阶常系数线性齐次微分方程(5-15)的过程简要归纳如下.

第一步,写出微分方程(5-15)的特征方程(5-16).

第二步,求出特征方程(5-16)的两个根 λ_1 和 λ_2.

第三步,根据特征方程(5-16)的两个根不同情况,按照表 5-1 写出微分方程(5-15)的通解.

第四步,若问题是要求出满足初始条件的特解,再把初始条件代入通解之中,即可确定 C_1 和 C_2,从而获得满足初始条件的特解.

表 5-1　特征方程的根及其对应的通解

特征方程 $A\lambda^2+B\lambda+C=0$ 的根	微分方程 $Ay''+By'+Cy=0$ 的通解
不等实根 $\lambda_1\neq\lambda_2$	$y=C_1e^{\lambda_1x}+C_2e^{\lambda_2x}$
相等实根 $\lambda_1=\lambda_2$	$y=C_1e^{\lambda_1x}+C_2xe^{\lambda_1x}$
共轭复根 $\lambda_{1,2}=\alpha\pm i\beta$	$y=e^{\alpha x}(C_1\cos\beta x+C_2\sin\beta x)$

练习题 5-4

1. 微分方程 $y''-2y'+y=0$ 的一个特解为 e^x,另一个特解是什么?

2. 设函数 $y_1=3e^x\sin2x$ 和 $y_2=-e^x\sin x\cos x$ 都是某二阶常系数线性齐次方程的解,这两个解线性无关吗? 能否找到另一个解 y_3,使 y_1 和 y_3 线性无关?

3. 求微分方程 $y''-2y'+5y=0$ 的通解.

4. 求微分方程 $y''-4y'+4y=0$ 的通解.

5. 设 $y(x)$ 是微分方程 $y''+y'-2y=0$ 的解,且在 $x=0$ 时取得极值 3,求解 $y(x)$.

第五节　微分方程在医药学中的应用

随着科学技术数学化的发展,现代医药学也加快了向数学化发展的速度.广泛、有效地应用数学方法来解决医药学科研中的问题,揭示其中的数量规律性变化,已成为现代医药学发展的潮流.这种揭示医药学问题中各变量之间关系的解析式,称为数学模型,微分方程是建立数学模型时应用最为广泛的工具之一.本节我们仅列举几个简单的例子,初步说明现代医药学定量分析研究的一些方法和途径.

一、肿瘤增长模型

例 5-14　(肿瘤增长模型)肿瘤的生长过程可以认为是,肿瘤的体积增长率与当时的肿瘤体积 $V(t)$成正比.假设速率常数为 λ,则肿瘤的生长遵循下面的微分方程和初始条件:

$$\begin{cases}\dfrac{\mathrm{d}V(t)}{\mathrm{d}t}=\lambda V(t),\\ V(0)=V_0.\end{cases}$$

方程式的左端是肿瘤的体积随时间的变化率,其值与当时的肿瘤的体积成正比,比例系数是 λ, λ为正常数.

解　这是可分离变量的微分方程,分离变量得 $\dfrac{\mathrm{d}V(t)}{V(t)}=\lambda\mathrm{d}t$,两边积分,得

$$V(t)=C\mathrm{e}^{\lambda t}.$$

把 $V(0)=V_0$ 代入上式,得 $C=V_0$,所以肿瘤的生长函数为

$$V(t)=V_0\mathrm{e}^{\lambda t}.$$

λ 是常数的指数模型,在描写时间比较长的肿瘤体积的增长时,有时会有比较大的偏差,为此,人们提出 λ 是随时间指数衰减的模型,也就是说肿瘤体积的增长速率随时间而减少.此时的微分方程和初始条件为 $\begin{cases}\dfrac{\mathrm{d}V(t)}{\mathrm{d}t}=\lambda V(t),\\ \dfrac{\mathrm{d}\lambda}{\mathrm{d}t}=-a\lambda,\\ V(0)=V_0.\end{cases}$

由 $\dfrac{\mathrm{d}\lambda}{\mathrm{d}t}=-a\lambda$,得 $\lambda=\lambda_0\mathrm{e}^{-at}$(当 $t=0$ 时 $\lambda=\lambda_0$),将 $\lambda=\lambda_0\mathrm{e}^{-at}$ 代入方程 $\dfrac{\mathrm{d}V(t)}{\mathrm{d}t}=\lambda V(t)$,得 $\dfrac{\mathrm{d}V(t)}{V(t)}=\lambda_0\mathrm{e}^{-at}\mathrm{d}t$.两端积分,得通解

$$V(t)=C\mathrm{e}^{-\frac{\lambda_0}{a}\mathrm{e}^{-at}}.$$

由初始条件 $V(0)=V_0$,得 $C=V_0\mathrm{e}^{\frac{\lambda_0}{a}}$,特解为

$$V(t)=V_0\mathrm{e}^{\frac{\lambda_0}{a}(1-\mathrm{e}^{-at})}.$$

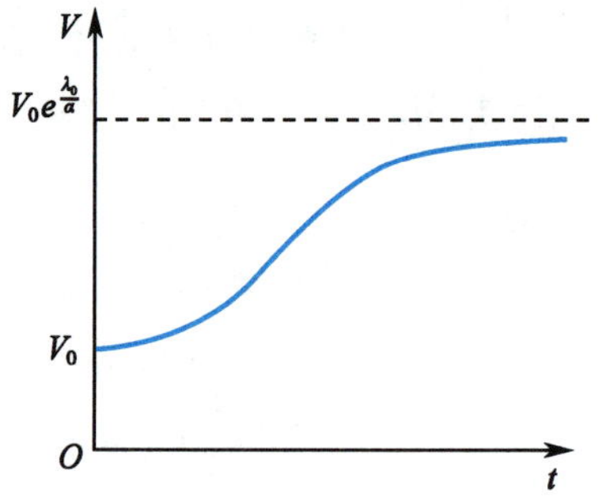

图 5-2

此函数称为高姆帕茨函数(Gompertz function),其图形为高姆帕茨曲线(图 5-2).

二、细菌繁殖模型

在例 5-1 中曾提到过“理想环境”中的细菌增殖模型.所谓“理想环境”是指所论及的系统满足以下的三个条件:①除系统本身的繁殖以外,没有由系统外向系统内迁入和由系统内向系统外迁出等情况;②系统本身的繁殖不受空间和营养供应的限制;③温度、湿度等各项环境因素均对系统适宜.因此,“理想环境”至多只是实验室内人为制造的环境.自然环境中的空间和资源总是有限度的,实际上生物的出生率和死亡率都受着它们所处的环境的影响:当资源丰富、生存条件较好时,出生率增加,死亡率减少;当该生物总数过多,资源供不应求时,出生率减少而死亡率增加.现假定出生率 p 和死亡率 q 都是生物总数 x 的线性函数,即 $p=a-bx$、$q=\alpha+\beta x$,式中 a、b、α、β、都是正数,则有

$$\frac{\mathrm{d}x}{\mathrm{d}t}=(p-q)x. \tag{5-17}$$

NOTES

注意式(5-17)中的$(p-q)$不同于式(5-1)中的正比例常数,$(p-q)$也是x的线性函数

$$p-q=(a-bx)-(\alpha+\beta x)=(a-\alpha)-(b+\beta)x=r-kx,$$

其中$r=(a-\alpha)$、$k=(b+\beta)$,代入式(5-17),有

$$\frac{dx}{dt}=(r-kx)x \text{ 或 } \frac{1}{x}\frac{dx}{dt}=r-kx. \tag{5-18}$$

式(5-18)中的$\frac{1}{x}\frac{dx}{dt}$称为相对增殖率.它表述的是单位时间内单位数量的生物所出现的增长.

例 5-15　检验人员对某蓄水池定期抽取单位容积水样观察,测得该水池中大肠埃希菌的相对增殖率$\frac{1}{x}\frac{dx}{dt}=r-kx$,式中$r$、$k$均为正数,试分析该水池中大肠埃希菌的繁殖规律.

解　将检验人员测得的关于相对增殖率的关系式进行变量分离,得$\frac{1}{x}\frac{dx}{(r-kx)}=dt$,即$\left(\frac{1}{x}+\frac{k}{r-kx}\right)dx=rdt$,两边积分得

$$\ln x-\ln(r-kx)=rt+\ln C,\frac{x}{r-kx}=Ce^{rt}. \tag{5-19}$$

设初次取样时$t=0$,测得$x(0)=x_0$,将此初始值代入式(5-19),则有$C=\frac{x_0}{r-kx_0}$.

于是式(5-19)化为$\frac{x}{r-kx}=\left(\frac{x_0}{r-kx_0}\right)e^{rt}$,解$x$可得

$$x=\frac{r}{k+\frac{r-kx_0}{x_0}e^{-rt}}. \tag{5-20}$$

由式(5-20)可知:若$r>kx_0$,则$x(t)$是t的单调增函数;当$t\to\infty$时,$x\to\frac{r}{k}$是该蓄水池中大肠埃希菌密度的极限值.式(5-20)称为自然生长方程,即 Logistic 方程.它对表达自然环境中生物种群的生长繁殖有着重要意义.式(5-20)的图形为S形曲线,称为 Logistic 曲线(图 5-3).

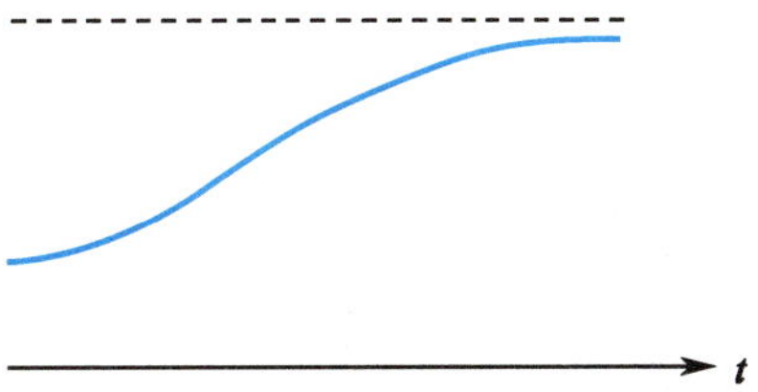

图 5-3

三、药物动力学模型

药物动力学是一门研究药物、毒物及其代谢物在机体内吸收、分布、代谢和排泄过程定量规律的科学.这里仅以最简单的一室模型为例,说明微分方程在这一方面的应用.

例 5-16　假定药物以恒定的速率k_0进行静脉滴注,试求体内药量随时间的变化规律.

解　把机体设想为一个同质单元,并假定药物在体内按一级速率过程消除,消除的速率常数为k.这样的一室模型如图 5-4 所示.

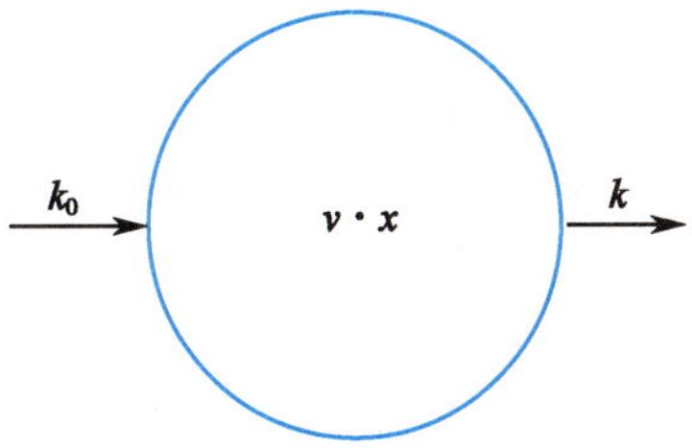

图 5-4

设静脉滴注t时刻体内的药量为$x(t)$,则有以下数学模型

$$\frac{dx}{dt}=k_0-kx.$$

它是一个可分离变量的一阶微分方程,在初始条件下$t=0$、$x=0$,不难求得其解为

$$x=\frac{k_0}{k}(1-e^{-kt}). \tag{5-21}$$

考察式(5-21),可知体内的药量在静脉滴注后随时间上升,经过相当长的时间后,体内的药量趋

于一个稳定水平

$$\lim_{x\to\infty}x(t)=\frac{k_0}{k}. \tag{5-22}$$

式(5-22)显示:静脉滴注的速率愈大,最后体内药量的稳定水平就愈高.

四、流行病学模型

这里只列举最简单的一类流行病模型——无移除的流行病模型. 这类模型假定:①感染通过一个团体内成员之间的接触而传播,感染者不因死亡、痊愈或隔离而被移除;②团体是封闭性的,总人数为N,开始时假设只有一个感染者;③团体中各成员之间接触机会均等,因此易感者转为感染者的变化率与当时的易感人数和感染人数的乘积成正比.

记时刻t的易感人数为S,感染人数为I,根据以上假设即可建立微分方程

$$\frac{dS}{dt}=-\beta SI, \tag{5-23}$$

其中

$$S+I=N, \tag{5-24}$$

$$I(0)=1. \tag{5-25}$$

将式(5-24)代入式(5-23),得

$$\frac{dS}{dt}=-\beta S(N-S). \tag{5-26}$$

分离变量并积分,得$\int\frac{dS}{S(N-S)}=-\int\beta dt$,即得

$$\frac{1}{N}\ln\frac{S}{N-S}=-\beta t+C. \tag{5-27}$$

根据初始条件(5-25),可得$C=\frac{1}{N}\ln(N-1)$,代入(5-27),即有

$$\frac{1}{N}\ln\frac{S}{N-S}=-\beta t+\frac{1}{N}\ln(N-1).$$

整理后得

$$S=\frac{N(N-1)}{(N-1)+e^{\beta Nt}} \tag{5-28}$$

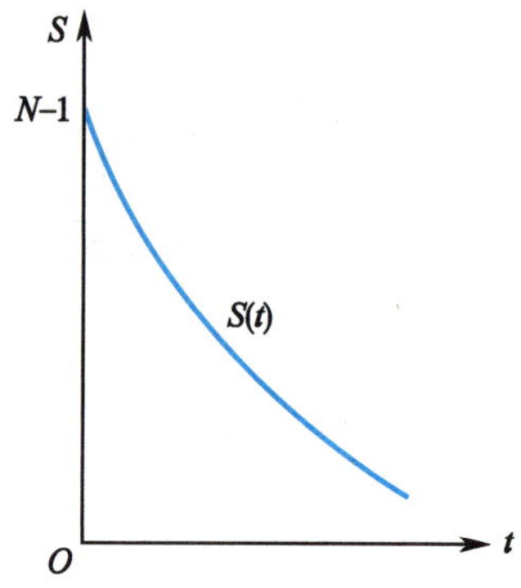

图 5-5

式(5-28)描述了易感人数随时间变化的动态关系,其图形如图 5-5 所示.

从式(5-28)或图 5-5 中可以看出:当$t\to\infty$时,$S(t)\to 0$,从而有$I(t)\to N$. 这一结果预示:对于无移除的流行病最终将导致团体全部成员被感染.

练习题 5-5

1. 放射性碘(^{131}I)被广泛用来研究甲状腺的功能,^{131}I 的瞬时放射速率与它当时所存在的量成正比. 已知^{131}I 的初始质量为M_0,^{131}I 的半衰期为 8 天($t=8$时,$M=\frac{1}{2}M_0$),问:20 天后^{131}I 还剩多少?

2. 研究血液中药物浓度随时间的变化规律,对于了解药物作用的特点,特别是指导临床用药具有重要意义和使用价值。

(1) 静脉一次性注射给药时,血药浓度$C(t)$下降率与浓度成正比.

(2) 口服给药时,血药浓度$C(t)$的增长率为药物释放率D_f与药物浓度衰减率的差值. 试分别就两种给药方式建立血药浓度随时间的变化规律.

3. 人工繁殖细菌,其增长速度和当时的细菌数成正比。

(1) 如果 4 小时的细菌数为原细菌数的 2 倍,那么经过 12 小时细菌数应有多少?

NOTES

（2）如在 3 小时的时候，有细菌数 10^4 个，在 5 小时的时候有 4×10^4 个，那么在开始时有多少个细菌？

复习题五

1. 从以下的等式中找出微分方程，再从微分方程中找出线性微分方程、常系数线性微分方程，并标明各微分方程的阶数：

（1）$y''-3y'+2y=x$；　（2）$y^2-3y+2=x$；

（3）$y^2-3y'+2=0$；　（4）$(y')^2=2x+5$；

（5）$\mathrm{d}y=(2x+5)\mathrm{d}x$；　（6）$y''=\sin x$；

（7）$\mathrm{d}y=(2x+3y-5)\mathrm{d}x$；　（8）$y''=\cos^2 y\sin x$；

（9）$y''-(y')^2+2y=x$；　（10）$3y''-2y'+4y=0$；

（11）$xy'''+2y''+x(y')^4+y=0$；　（12）$2y''=3y'$.

2. 判断下列函数是否为已给微分方程的解，如果是，指出是通解还是特解：

（1）$y=Ce^{-2x^2}$，$y'+4xy=0$；

（2）$y=-5e^{-2x^2}$，$y'+4xy=0$；

（3）$y=\dfrac{(C-x^2)}{2x}$，$(x+y)\mathrm{d}x+x\mathrm{d}y=0$；

（4）$y=C_1\cos\omega x+C_2\sin\omega x$，$\dfrac{\mathrm{d}^2y}{\mathrm{d}x^2}+\omega^2y=0$；

（5）$y=C_1e^{-x}+C_2e^{\frac{x}{2}}$，$2y''+y'=y$；

（6）$y=e^x$，$\dfrac{\mathrm{d}^4y}{\mathrm{d}x^4}-2\dfrac{\mathrm{d}^3y}{\mathrm{d}x^3}-3\dfrac{\mathrm{d}^2y}{\mathrm{d}x^2}+\dfrac{\mathrm{d}y}{\mathrm{d}x}=0$.

3. 求下列微分方程的通解或特解：

（1）$xy'-y\ln y=0$；　（2）$(1+e^x)yy'=e^x$；　（3）$y'-xy'=a(y^2+y)$；

（4）$y'=10^{x+y}$；　（5）$y'=y\ln y\cos x$，$y\left(\dfrac{\pi}{2}\right)=e$；

（6）$\sin y\cos x\mathrm{d}y=\cos y\sin x\mathrm{d}x$，$y(0)=\dfrac{\pi}{4}$；

（7）$\dfrac{x}{1+y}\mathrm{d}x-\dfrac{y}{1+x}\mathrm{d}y=0$，$y(0)=1$；

（8）$xy'+1=4e^{-y}$，$y(-2)=0$；

（9）$e^x\mathrm{d}x=\mathrm{d}x+\sin2y^x\mathrm{d}y$，$y|_{x=1}=\dfrac{\pi}{6}$.

4. 求下列微分方程的通解或特解：

（1）$xy'+y=x^2+3x+2$；　（2）$y'+y=x$；

（3）$\cos x\dfrac{\mathrm{d}y}{\mathrm{d}x}+y\sin x=1$，$y|_{x=0}=0$；　（4）$(t+2)\dfrac{\mathrm{d}x}{\mathrm{d}t}=3x+1$，$x(0)=0$；

（5）$xy'+y-e^x=0$，$y(1)=3e$；　（6）$\dfrac{\mathrm{d}y}{\mathrm{d}x}+\dfrac{y}{x}=\dfrac{\sin x}{x}$，$y(\pi)=1$；

（7）$y'+\dfrac{1}{x}y=y^2\ln x$；　（8）$xy'-4y=x^2\sqrt{y}$；

（9）$y'-y\cot x=2x\sin x$，$y\left(\dfrac{\pi}{2}\right)=\pi$；　（10）$\dfrac{\mathrm{d}y}{\mathrm{d}x}+x(y-x)+x^3(y-x)^2=1$.

5. 求下列二阶微分方程的通解或特解：

（1）$y''=x+\sin x$；　（2）$y''=\dfrac{1}{1+x^2}$；　（3）$y''=1+(y')^2$；

(4) $y''=-\frac{y'}{x}$;　(5) $\begin{cases} y''+(y')^2=1 \\ y|_{x=0}=0 \\ y'|_{x=0}=1 \end{cases}$;　(6) $\begin{cases} y''=\frac{2xy'}{1+x^2} \\ y|_{x=0}=1 \\ y'|_{x=0}=3 \end{cases}$;

(7) $2yy''=1+y'^2$;　(8) $y''=(y')^3+y'$.

6. 求下列二阶常系数线性齐次微分方程的通解或特解：

(1) $4y''-20y'+25y=0$;

(2) $2y''+2y'+3y=0$;

(3) $y''-y'-2y=0$;

(4) $y''+4y'+4y=0, y(0)=1, y'(0)=1$;

(5) $y''-5y'+6y=0, y(0)=\frac{1}{2}, y'(0)=1$;

(6) $y''+4y'=0, y(1)=1, y'(1)=-4$;

(7) $3y''-2y'-8y=0, y(0)=1, y'(0)=2$;

(8) $\frac{d^2x}{dt^2}+2\frac{dx}{dt}+5x=0, x|_{t=0}=0, x'|_{t=0}=1$;

(9) $4y''+4y'+y=0, y(0)=1, y'(0)=0$.

7. 设一曲线通过点(1,2)，且在该曲线上任意一点处的切线斜率为该点纵坐标与横坐标之比，求此曲线方程.

8. 细菌的增长率与细菌当时的总数成正比，如果培养的细菌在12小时内由100个增加到200个，24小时后细菌的总数是多少？

9. 已知一质点做直线运动，其加速度为$\frac{d^2s}{dt^2}=-4$，当$t=0$时，$s=0$，$\frac{ds}{dt}=2$，求该质点的运动方程.

10. 在药物分解过程中，药物量随时间的减少率遵循一级速率过程，即药物量随时间的减少率与当时的药量成正比，比例系数为分解速率常数$k(k>0)$. 当$t=0$时，初始药量为Q_0，求药量Q随时间的变化规律.

11. 在呼吸过程中，CO_2从静脉进入肺泡后被排出，在肺泡中CO_2的压力$P(t)$符合微分方程$\frac{dP}{dt}+kP=kP_1$，其中P_1、k为常数，当$t=0$时，$P=P_0$. 求此微分方程的解.

12. 牛顿冷却定律指出：物体的冷却速度与物体同外界的温度差成正比. 若室温为20℃时，瓶内注入100℃的开水，20小时后瓶内的温度为60℃. 求水温T随时间的变化规律，并计算水温为30℃时所需要的时间.

13. 镭的衰变有如下规律：镭的衰变速度与镭所存的量$R(t)$成正比. 有资料表明，经过1 600年后，只剩余原始量R_0的一半. 试求镭的量与时间t的函数关系.

14. 研究血液中红细胞对^{42}K的摄取时，得出其方程为$\frac{dK}{dt}=k_1-k_2K$，其中K为红细胞中含^{42}K的量，k_1, k_2为大于零的常数. 如果开始时，红细胞中^{42}K的量为0，求此方程的解.

NOTES

第六章 概率论基础

本章数字资源

概率论是研究随机现象数量规律的一门学科，在自然科学、社会科学和技术科学的所有领域里都有广泛的应用. 概率论的基本理论和方法是医学统计学、临床流行病学等课程的基础，是医学基础研究和临床实践不可缺少的重要工具. 本章内容包括随机事件的概率和随机变量的分布等基本概念和方法.

第一节 随机事件及其概率

在我们生活的世界上，到处充满了不确定性. 从掷骰子、玩扑克等简单的游戏，到复杂的社会现象，我们无时无刻不面临着不确定性和随机性，我们把这种现象称为随机现象. 为了研究随机现象，就要对客观事物进行观察，我们把观察的过程称为随机试验. 从表面上看，随机现象的每一次观察结果都是随机的，但多次观察某个随机现象，便可以发现，在大量的偶然之中存在着必然的规律。我们把在大量重复试验或观察中随机现象所呈现出的固有规律性，称为随机现象的统计规律性. 概率论就是研究随机现象统计规律性的一门数学学科. 本节将通过随机事件与集合的关系，介绍随机事件的运算及其概率的相关概念.

一、随机事件与样本空间

1. 随机试验

客观世界中普遍存在一类自然现象，可以在相同条件下对其进行重复观察或试验，试验产生多种不同的结果，并且试验可能产生的全部结果在试验前是可知的，但每次试验会产生哪种结果在试验前是不可知的，具有很强的偶然性，这类现象就称为随机现象（random phenomenon）. 对随机现象进行观察或试验统称为随机试验（random test），简称试验. 例如，观察人群中血型的分布，这就是一个随机试验. 在观察之前，某人可能的血型只有四种，即 A、B、O 和 AB，这是在未做随机试验前就知道的所有可能结果，但就一次试验而言，某人的血型在未作观察之前是不知道的，但可以肯定它是四种结果中的一个，且只能是一个. 客观世界中这种现象普遍存在，如掷一枚均匀硬币观察正面和反面出现的情况，某患者就诊后所产生的结果等都是随机试验.

2. 随机事件

随机试验的任何结果都称为随机事件（random event），简称事件，常用 A、B、C 等符号表示. 试验中，如果出现了某种事件 A，就称事件 A 发生了；反之，称事件 A 不发生. 例如，以 O 表示"一个人的血型测定为 O 型"这一随机事件，如果某个志愿献血者被测定是 O 型，则事件 O 发生了.

有些随机事件可以看成是由某些事件组合而成的，而有些事件则不能分解为其他事件，根据这种特征，随机事件又分为基本事件和复合事件.

（1）基本事件：在一次随机试验中，每个可能出现且不可再分解的结果都称为该随机试验的一个基本事件（elementary event）或简单事件.

例如掷一颗骰子的试验中，观察出现的点数，"1 点""2 点"……"6 点"这 6 个随机事件都是基本事件. 而"偶数点"是随机事件，但不是基本事件，它是由"2 点""4 点"和"6 点"这三个基本事件组合而成的事件.

（2）复合事件：由两个或两个以上基本事件组合而成的事件称为复合事件（compound event），也就是说复合事件是基本事件通过事件表达式复合定义而成. 如“偶数点”“点数小于5”都是复合事件.

3. 必然事件和不可能事件

在试验中肯定出现的事件称为必然事件（certain event），记为 Ω；在试验中肯定不出现的事件，称为不可能事件（impossible event），记为 Φ. 例如在掷一颗骰子观察其点数的试验中，“点数小于7”是必然事件，“点数不小于7”是不可能事件. 必然事件和不可能事件本质上是确定的，可以看成是随机现象的特殊情况，就如常量是特殊变量一样. 因此，为了今后讨论问题的方便，可将必然事件和不可能事件看作特殊的随机事件，放在随机事件中加以讨论.

4. 样本空间

在研究事件的关系和事件的运算时，可以应用集合论的观点，把随机试验的结果与集合之间建立起对应关系，从而用集合的知识来研究随机事件.

一个随机试验所有可能产生的全部结果在试验前是可知的，但每一次试验会产生哪种结果在试验前则是不可知的. 我们把一次随机试验的每一种可能结果称为一个样本点（sample point），把可能产生的全部结果（所有样本点）所构成的集合称为样本空间（sample space）. 例如，掷一颗骰子观察其点数，就是一个随机试验，设 $\omega_i(i=1,2,\cdots,6)$ 表示出现“i 点”，即 $\omega_i=\{i\text{ 点}\}(i=1,2,\cdots,6)$，则该随机试验的样本空间可记为 $\Omega=\{\omega_1,\omega_2,\cdots,\omega_6\}$，也可简记为 $\Omega=\{1,2,3,4,5,6\}$，其中的6个数字（元素）表示随机试验的6个样本点. 事件 A “出现奇数点”，可以用样本空间中的3个样本点构成，可表示为 $A=\{1,3,5\}$，它是 Ω 的一个子集.

5. 事件与集合的对应关系

由样本空间的定义可知，一个事件是对应的样本空间中具有相应特征的样本点所构成的集合，任何事件都对应于样本空间的某个子集. 对于试验中的每一个基本事件，可用仅含一个样本点的单点集合表示；复合事件可用包含两个或两个以上样本点的集合表示；由于任何一次试验的结果必然出现全部基本事件之一，这样把样本空间看作为必然事件，仍用 Ω 表示；不可能事件就是不含任何样本点的空集，仍用 Φ 表示. 随机事件与集合的对应关系见表6-1.

表 6-1 事件与集合的对应关系

事件	集合
一个随机试验的全部结果	样本空间（全集）Ω
基本事件	仅含一个样本点的单点集合 $\{\omega\}$
复合事件	包含两个或两个以上样本点的集合 A、$B\cdots$
必然事件	样本空间 Ω
不可能事件	不含任何样本点的空集 Φ

二、事件的关系与运算

随机试验的不同结果之间存在一定的联系，因此需要讨论事件之间的关系和运算. 由随机事件与集合的对应关系可知，集合论中某些集合的关系和运算法则，对于事件的关系和运算也适用.

1. 事件的包含与相等（implication and equivalence of events）

若事件 A 发生必然导致事件 B 发生，则称事件 B 包含事件 A 或称事件 A 包含于事件 B，记为 $B\supset A$，或 $A\subset B$. 若事件 A 包含事件 B，同时事件 B 也包含事件 A，即 $A\supset B$ 且 $B\supset A$，则称事件 A 与事件 B 相等，记为 $A=B$.

2. 事件的和与差（sum and difference of events）

事件 A 与事件 B 至少有一个发生，则这一事件称为事件 A 与事件 B 的和，记为 $A+B$. 通常 n 个事

NOTES

件的和记为$\sum_{i=1}^{n} A_i$，表示$A_1, A_2, \cdots, A_n$这n个事件至少有一个发生.

事件A发生而事件B不发生，这一事件称为事件A与事件B的差，记为$A-B$. 对于任意事件A、B，总有$A+B=(B-A)+A=(A-B)+B$.

3. 事件的积（product of events）

若事件A与事件B同时发生，则这一事件称为事件A与事件B的积，记为AB. n个事件的积记为$\prod_{i=1}^{n} A_i$，表示$A_1, A_2, \cdots, A_n$这n个事件同时发生.

4. 互不相容事件（mutually exclusive events）

若事件A与事件B不可能同时发生，即$AB=\Phi$，则称事件A与事件B互不相容或互斥. 如果A_1，$A_2, \cdots, A_n$中任意两个事件都是互不相容的，则称$A_1, A_2, \cdots, A_n$两两互不相容.

5. 互逆事件（complementary events）

若事件A与事件B有且仅有一个发生，即同时满足$A+B=\Omega$和$AB=\Phi$，则称事件A与B为互逆事件或对立事件，通常把A的逆事件记为$\bar{A}$，表示"A不发生"这一事件.

6. 事件的运算律（operation law）

可以验证事件的运算满足如下关系.

（1）交换律：$A+B=B+A$，$AB=BA$.

（2）结合律：$A+(B+C)=(A+B)+C$，$A(BC)=(AB)C$.

（3）分配律：$A(B+C)=AB+AC$，$(A+B)C=AC+BC$.

（4）对偶律：$\overline{A+B}=\bar{A}\,\bar{B}$，$\overline{AB}=\bar{A}+\bar{B}$（可以推广到任意多个事件的情形）.

随机事件的关系和运算与集合的关系和运算是类似的，因此，可参照表6-2将事件的运算关系与集合的运算关系进行对比理解.

表6-2　事件运算与集合运算的对应关系

运算符号	事件运算	集合运算
$A\subset B$	事件A发生必导致事件B发生（事件的包含）	集合A是B的子集
$A=B$	事件A与B相等（事件的相等）	集合A与B相等
$A+B$	事件A与B至少有一个发生（事件的和）	集合A与B的并集
$A-B$	事件A发生而B不发生（事件的差）	集合A与B的差集
AB	事件A与B同时发生（事件的积）	集合A与B的交集
$AB=\Phi$	事件A与B不可能同时发生（互不相容）	集合A与B无公共元素
$\bar{A}$	事件A不发生（A的逆事件）	集合A的补集

三、概率的定义

在随机试验中，人们不仅关心试验中会出现哪些事件，更重要的是想知道事件发生的可能性大小，也就是事件发生的概率. 我们把随机试验中事件A发生的可能性的大小定义为事件A的概率（probability），记为$P(A)$. 任何事件A，$P(A)$都是0至1之间的一个实数. 对于必然事件和不可能事件，规定：$P(\Omega)=1$和$P(\Phi)=0$.

这里的定义只规定了概率的性质，没有给出确定$P(A)$的方法. 在长期的实践中，人们摸索出几种不同的确定概率的方式：其中一种方式是在重复试验中通过观察来统计出事件A的概率；还有一种方式是，就事件A发生所需要的条件，通过理论分析来计算出事件A的概率. 不同的方式适用于不同的场合.

1. 概率的统计定义

从表面上看，随机事件在一次试验中发生或不发生似乎看不出什么规律，但是，在同样的条件下，

NOTES

经过长期的观察或试验可以发现它们具有某种规律性.为了说明这种规律性,下面先给出频率的概念.

定义 6-1　设在相同条件下进行的 n 次试验中,随机事件 A 发生了 m 次,则称比值 $\frac{m}{n}$ 为事件 A 在 n 次试验中出现的频率(frequency),记为

$$f_n(A)=\frac{m}{n}.$$

对任何试验,都有 $0\leqslant f_n\leqslant 1, f_n(\Omega)=1, f_n(\Phi)=0$,而且,若 $A\subset B$,必有 $f_n(A)\leqslant f_n(B)$.

定义中 $f_n(A)$ 带有下标 n 是用来表示频率 $f_n(A)$ 的取值与试验次数 n 有关.例如,掷一个均匀的硬币,设事件 A=得到正面,则当 $n=1$ 时,$f_1(A)$ 只能等于 0 和 1,而当 $n=2$ 时,$f_2(A)$ 可以等于 0、1/2、1,余下类推.但在一次具体的试验里,$f_n(A)$ 等于多少只能试验完成后才能确定.可见,对任何随机事件 A,在 n 次重复试验中 A 发生的次数 m 和频率 $f_n(A)$ 都是随机的.不过人们经过长期的实践发现,虽然 n 很小时,$f_n(A)$ 的取值很不稳定,但当 n 充分大以后,事件 A 的频率就开始趋于稳定,总是围绕着某一个定值而波动,并且波动的幅度越来越小,即呈现出"稳定性".随机现象的这种统计规律性表明随机事件的概率与频率有密切的联系,可以用频率来描述和度量概率,由此引出了概率的统计定义.

定义 6-2　设在同一条件下重复进行 n 次试验,事件 A 出现 m 次,若试验次数 n 足够大,频率 $\frac{m}{n}$ 稳定地在某一确定值 p 的附近摆动,则称 p 为事件 A 的概率,记为

$$P(A)=p.$$

此定义为概率的统计定义(statistical definition of probability),它提供了求概率的近似方法,即当试验次数足够大时,事件 A 的概率近似地等于事件 A 的频率.医学统计学中,所谓患病率、死亡率、治愈率等就是指相应的频率,当统计例数足够多时,也可理解为相应的概率,并用频率值来估计相应的概率值.

例 6-1　某医院用一种新药治疗老年慢性支气管炎,疗效见表 6-3,求临床治愈率.

表 6-3　某种新药治疗老年慢性支气管炎的疗效

治疗结果	临床治愈(A)	明显好转(B)	症状缓解(C)	无效(D)	合计
例数(m)	83	180	117	23	403
频率(m/n)	0.206	0.447	0.290	0.057	1.000

解　这里的病例数 403 可认为足够大,故可以用临床治愈频率来近似表示本题所求的概率,即 $P(A)=\frac{m}{n}=0.206$.当然,例数越多,这个近似值就越值得信赖.

概率的统计定义仍然具有下列性质.

(1)对任何事件 A,恒有 $0\leqslant P(A)\leqslant 1$.

(2)必然事件的概率为 1,即 $P(\Omega)=1$;不可能事件的概率为零,即 $P(\Phi)=0$.

(3)若 $A\subset B$,则 $P(A)\leqslant P(B)$,故总有 $P(\Phi)\leqslant P(A)\leqslant P(\Omega)$.

2. 概率的古典定义

在各种随机试验中,有一类最简单的随机试验,这类随机试验在概率论发展初期是主要的研究对象.它具有以下特点.

(1)试验的所有可能结果为有限个,记为 $E_1,E_2,\cdots,E_n$,且 $\sum_{i=1}^{n}E_i=\Omega$.

(2)事件 $E_1,E_2,\cdots,E_n$ 两两互不相容,即当 $i\neq j$ 时,$E_iE_j=\Phi$.

(3)事件 $E_1,E_2,\cdots,E_n$ 发生的可能性相等,即 $P(E_k)=\frac{1}{n}, k=1,2,\cdots,n$.

具有以上三种特征的基本事件组 $E_1,E_2,\cdots,E_n$ 称为等概率基本事件组(equal probability basic event group),具有以上三种特点的随机试验模型称为古典概率模型(classical probability model),即古典概型. 对于古典概型,求其概率的问题实际上就转化为计数问题,可按下面的定义直接计算事件的概率.

定义 6-3 设 $E_1,E_2,\cdots,E_n$ 是试验的等概率基本事件组,其中事件 A 所包含的基本事件数为 m,则事件 A 发生的概率为

$$P(A)=\frac{\text{事件 } A \text{ 包含的基本事件数}}{\text{基本事件的总数}}=\frac{m}{n}.$$

这个定义称为概率的古典定义(classical definition of probability),亦称古典概型. 利用概率的古典定义计算随机事件 A 的概率,首先要验证随机试验满足古典概型的特点,然后确定随机试验所包含的基本事件总数 n 和事件 A 中包含的基本事件数 m,进而可求出事件 A 的概率. 在这些运算中,常常要用到一些排列组合公式.

例 6-2 假设在一个血液样本采集箱里装有 20 管 A 型血液样本和 10 管 B 型血液样本,现随机地从中抽取 5 管血液样本,求其中恰有 3 管 A 型血液样本的概率.

解 设 A=“任取 5 管血液样本,其中恰有 3 管 A 型血液样本”,依题意可知,基本事件总数 $n=C_{30}^5=142\ 506$,事件 A 所包含的基本事件数 $m=C_{20}^3C_{10}^2=51\ 300$,所以

$$P(A)=\frac{C_{20}^3C_{10}^2}{C_{30}^5}=\frac{51\ 300}{142\ 506}\approx 0.36.$$

把这个例子抽象为一般化的问题是:从 a 管 A 型血液样本和 b 管 B 型血液样本中不放回地取出 n 管血液样本,其中恰有 k 管 A 型血液样本($n\leqslant a+b,0\leqslant k\leqslant a\leqslant n$)的概率为

$$P_n(k)=\frac{C_a^kC_b^{n-k}}{C_{a+b}^n}(k=0,1,\cdots,n),$$

称为超几何分布(hypergeometric distribution).

像掷硬币和投骰子一样,抽牌和摸球,也是数学家们热衷的游戏之一. 其中摸球模型是概率论里最常用的攻关利器,在生命科学里,常用来拟合基因漂移、人口结构、传染病扩散、正常细胞和癌细胞的竞争等问题.

已知人体免疫系统的 T 细胞粗分为 CD4 和 CD8 两种,正常人的 CD4 和 CD8 之比约为 6∶4. 近年来发现,虽然早期艾滋病(AIDS)患者的 T 细胞总量和正常人大致一样,但是 CD4 和 CD8 两种 T 细胞的比例却在不断下降. 新近的模型假设,人体免疫系统的补偿机制不区分受损 T 细胞类型,固定地按照 6∶4 的比例生成 CD4 和 CD8,以保持 CD4 和 CD8 的比例不变. 但是人类免疫缺陷病毒(HIV)专门攻击 CD4 细胞,CD4 细胞就会越来越少,导致免疫系统的崩溃. 从感染 HIV 到免疫系统失效,平均要多少时间? 这个问题与上面的抽取血液样本模型非常类似. 解决这样的问题,需要后面几节的理论和方法.

练习题 6-1

1. 射击 3 次,记 A=恰好命中一次,B=首发就命中,判断下列关系是否正确:
(1) $A\subset B$;(2) $A=B$;(3) $A\supset B$;(4) $AB=\Phi$;(5) $A+B=\Omega$;(6) $B=\overline{A}$.
2. 若 A 和 B 互不相容且 $\overline{A}$ 和 $\overline{B}$ 亦互不相容,则 A 和 B 是相互对立的吗?
3. 若 A 和 B 是相互对立的,是否也有 AC 和 BC 相互对立?
4. 概率的统计意义是用频率 $f_n(A)$ 来描述的,是否 $\lim\limits_{n\to\infty}f_n(A)=P(A)$ 成立?

第二节 | 概率的性质及基本公式

上节给出了如何应用频率方法或古典方法来确定事件的概率,本节将明确给出概率的基本性质

NOTES

及其基本计算公式，利用这些性质和公式可以使概率的计算化难为易.

一、概率的基本性质

由概率的定义可知，随机事件的概率具有以下三个基本性质（称为概率的三条公理）.

（1）对于任何事件 A，有 $0 \leqslant P(A) \leqslant 1$.

（2）对于必然事件 Ω，不可能事件 Φ，有 $P(\Omega)=1$，$P(\Phi)=0$.

（3）对于两两互不相容事件 $A_1, A_2, \cdots, A_n, \cdots$，有

$$P(A_1+A_2+\cdots+A_n+\cdots)=P(A_1)+P(A_2)+\cdots+P(A_n)+\cdots=\sum_{i=1}^{+\infty} P(A_i).$$

由概率的上述三条公理，可以推导出概率的其他性质.

二、概率的加法公式

定理 6-1　设 A、B 为任意两个事件，则

$$P(A+B)=P(A)+P(B)-P(AB).$$

用古典概型来加以说明：设等概率基本事件有 n 个，A 包含 m_1 个基本事件，B 包含 m_2 个基本事件，A 与 B 包含的相同基本事件个数为 k，即 AB 包含的基本事件个数为 k，因此 $A+B$ 包含的基本事件个数应为 m_1+m_2-k 个，故有

$$P(A+B)=\frac{m_1+m_2-k}{n}=\frac{m_1}{n}+\frac{m_2}{n}-\frac{k}{n}=P(A)+P(B)-P(AB).$$

如果 A、B 互不相容，由 $AB=\Phi$，而 $P(\Phi)=0$，立即可得以下推论.

推论 6-1　若 A、B 为互不相容的两个事件，则

$$P(A+B)=P(A)+P(B).$$

一般地，若 $A_1, A_2, \cdots, A_n$ 两两互不相容，则

$$P\left(\sum_{i=1}^{n} A_i\right)=P(A_1+A_2+\cdots+A_n)=P(A_1)+P(A_2)+\cdots P(A_n)=\sum_{i=1}^{n} P(A_i). \tag{6-1}$$

推论 6-2　对任一事件 A，有

$$P(A)=1-P(\overline{A}).$$

因为 $A+\overline{A}=\Omega$，$A\overline{A}=\Phi$，所以，$P(A+\overline{A})=P(\Omega)=1$，由推论 1，得 $P(A+\overline{A})=P(A)+P(\overline{A})$，故有 $P(A)=1-P(\overline{A})$.

推论 6-3　若事件 $A\supset B$，则

$$P(A-B)=P(A)-P(B).$$

因为 $A\supset B$，有 $A=(A-B)+B$，由于 $(A-B)$ 与 B 互不相容，根据推论 1，有 $P(A)=P(A-B)+P(B)$，所以 $P(A-B)=P(A)-P(B)$.

例 6-3　某地区居民中，血型为 O、A、B、AB 型的各占 46%、31%、15% 和 8%，现有一名 B 型血的患者需要输血，试问：当地居民可给其输血的概率是多少？

解　根据医学常识，只有 O 型或 B 型的人方可给 B 型的患者输血，设 E_1 = 被检者是 O 型，E_2 = 被检者是 B 型，以频率代替概率，有 $P(E_1)=0.46$，$P(E_2)=0.15$，且 E_1 与 E_2 互不相容，而“可给 B 型患者输血”这一事件是 E_1 与 E_2 的事件之和，由推论 1，所求概率为

$$P(E_1+E_2)=P(E_1)+P(E_2)=0.46+0.15=0.61.$$

例 6-4　一批小白鼠中，有 30% 注射过药物 A，25% 注射过药物 B，两种药物都注射过的占 20%. 如果从中任意取出 1 只，没有注射过药物的概率是多少？

解　从这批小白鼠中任意取出 1 只，记 A = 注射过药物 A，B = 注射过药物 B，则已知条件是

NOTES

$P(A)=0.3, P(B)=0.25, P(AB)=0.2$，而所求概率为 $P(\bar{A}\bar{B})$. 因为$P(A+B)=P(A)+P(B)-P(AB)=0.3+0.25-0.2=0.35$，所以

$$P(\bar{A}\bar{B})=1-P(\overline{\bar{A}\bar{B}})=1-P(A+B)=1-0.35=0.65.$$

若 $A_1, A_2, \cdots, A_n$ 不是两两互不相容，公式(6-1)就会比较复杂，例如，当有三个事件 A、B、C 时，有

$$P(A+B+C)=P(A)+P(B)+P(C)-P(AB)-P(AC)-P(BC)+P(ABC).$$

三、概率的乘法公式

在实际中，有时会遇到这样的情况：已知某一事件 A 已经发生，求在 A 发生条件下的另一事件 B 的概率，即所谓的条件概率. 概率的乘法是在条件概率的基础上给出的，为此，下面先介绍条件概率.

1. 条件概率

定义 6-4 对事件 A 和 B，若 $P(A)\neq 0$，则称

$$P(B|A)=\frac{P(AB)}{P(A)}$$

为在事件 A 发生的条件下事件 B 发生的条件概率(conditional probability of B given A).

例 6-5 假定男、女的出生率相同，现考察有两个孩子的家庭，依大小顺序两个孩子为(男，男)(男，女)(女，男)(女，女)是等概率基本事件组，记 A = 至少有一个女孩，B = 大孩子是女孩，根据古典概型，容易求出它们的概率：$P(A)=\frac{3}{4}$，$P(B)=\frac{2}{4}=\frac{1}{2}$.

若已知事件 A 发生，问事件 B 发生的概率. 因有"事件 A 发生"这一附加条件，现在所有可能的基本事件为 A 所包含的"男，女""女，男""女，女"这 3 个，其中有两个也包含在 B 中，则 B 的概率就为 2/3，这个条件概率记为

$$P(B|A)=\frac{2}{3}.$$

显然可见，$P(B)\neq P(B|A)$. 可以验证

$$P(B|A)=\frac{2}{3}=\frac{\frac{2}{4}}{\frac{3}{4}}=\frac{P(AB)}{P(A)}.$$

例 6-6 (续例 6-4)若取到 1 只没有注射过药物 B 的小白鼠，它也没有注射过药物 A 的可能性有多大?

解 由题可知，已知事件 $\bar{B}$ 发生，求在事件 $\bar{B}$ 发生的条件下事件 $\bar{A}$ 发生的概率，即

$$P(\bar{A}|\bar{B})=\frac{P(\bar{A}\bar{B})}{P(\bar{B})}=\frac{0.65}{1-0.25}=0.867.$$

2. 概率的乘法公式

由条件概率定义的表达式，很容易推导出

$$P(AB)=P(A)P(B|A)=P(B)P(A|B).$$

这就是概率的乘法公式. 其中前一式需 $P(A)\neq 0$，而后一式需 $P(B)\neq 0$.

概率的乘法公式还可推广到有限多个事件的情况，即

$$P(A_1A_2\cdots A_n)=P(A_1)P(A_2|A_1)P(A_3|A_1A_2)\cdots P(A_n|A_1A_2\cdots A_{n-1}).$$

例 6-7 产妇分娩胎儿的存活率为 $P(L)=0.98$. 又知剖宫产所占的比例为 $P(C)=0.15$，而剖宫产的活产率为 $P(L|C)=0.96$. 如果一个产妇是自然产，胎儿的存活率有多大?

解 注意到 $P(L\bar{C})=P(L)-P(LC)=P(L)-P(C)P(L|C)$，因此，所求概率为

$$P(L|\bar{C})=\frac{P(L\bar{C})}{P(\bar{C})}=\frac{P(L)-P(C)P(L|C)}{1-P(C)}=\frac{0.98-0.15\times 0.96}{1-0.15}=0.983\,5.$$

NOTES

例 6-8　某种疾病能导致心肌受损害，若第一次患该病，则心肌受损害的概率为 0.3，第一次患病心肌未受损害而第二次再患该病时心肌受损害的概率为 0.6，试求某人患病两次心肌未受损害的概率.

解　设 A_1 = 第一次患该病心肌受损害，A_2 = 第二次患该病心肌受损害，由题设可知 $P(A_1)=0.3$，$P(\overline{A_1})=1-P(A_1)=0.7$，$P(A_2|\overline{A_1})=0.6$，$P(\overline{A_2}|\overline{A_1})=1-P(A_2|\overline{A_1})=0.4$. 两次患该病心肌未受损害的概率为

$$P(\overline{A_1}\,\overline{A_2})=P(\overline{A_1})P(\overline{A_2}|\overline{A_1})=0.7\times0.4=0.28.$$

3. 事件的独立性

例 6-9　观察三次生产其中有几个男孩，可以用掷一枚硬币三次其中出现几次正面来模拟. 记 A = 至少有两次正面，B = 有正面有反面，C = 有奇数个正面. 如果硬币是均匀的，按古典概型有 $P(A)=1/2$，$P(B)=3/4$，$P(C)=1/2$.

假定掷币的结果是事件 A 出现了，有多大的可能事件 B 也出现，有多大的可能事件 C 也出现？不难计算出 $P(B|A)=3/4=P(B)$ 和 $P(C|A)=1/4\neq1/2=P(C)$.

一般情形下，一个事件的发生与否是否会改变另一事件的概率取决于这两个事件间是否存在相互关联. 为此，引入一个新的概念——事件的独立性.

定义 6-5　设 A、B 是随机事件，且 $P(A)\neq0$. 若

$$P(B)=P(B|A),$$

则称事件 B 独立于事件 A（B is independent of A）.

事件 B 独立于事件 A 时，若 $P(B)\neq0$，则事件 A 亦独立于事件 B，即独立性是相互的. 事实上，若 B 独立于 A，由乘法公式及 B 对于 A 的独立性知

$$P(AB)=P(A)P(B|A)=P(B)P(A|B).$$

两边同除以 $P(B)\neq0$，得

$$\frac{P(AB)}{P(B)}=\frac{P(A)P(B|A)}{P(B)}=\frac{P(A)P(B)}{P(B)}=\frac{P(B)P(A|B)}{P(B)}.$$

右边一个等式给出

$$P(A)=P(A|B).$$

证明事件 A 也是独立于事件 B 的，因而 A 与 B 相互独立. 同时还得到

$$P(AB)=P(A)P(B).$$

反之，由这一等式及乘法公式立即可推知 A、B 相互独立，于是有如下定理.

定理 6-2　事件 A 与 B 相互独立的充分必要条件是

$$P(AB)=P(A)P(B).$$

容易看出，必然事件 Ω 和不可能事件 Φ 与任何一个事件 A 都相互独立. 因为 $P(\Omega A)=P(A)=P(\Omega)P(A)$ 和 $P(\Phi A)=P(\Phi)=P(\Phi)P(A)$ 总是成立的. 自然，必然事件 Ω 和不可能事件 Φ 也是相互独立的.

能够证明，如果 A 与 B 相互独立，则 A 与 $\overline{B}$、$\overline{A}$ 与 B 以及 $\overline{A}$ 与 $\overline{B}$ 也都是相互独立的.

例 6-10　如果幼儿在学语前就失聪，则很难学会说话，故有“十聋九哑”一说，表明失聪与失语的关系. 那么，辨音能力是否也影响辨色能力呢？临床积累的资料见表 6-4.

表 6-4　辨音能力与辨色能力的关系

	耳聋（A）	非聋（$\overline{A}$）	合计
色盲（B）	0.000 4	0.079 6	0.080 0
非色盲（$\overline{B}$）	0.004 6	0.915 4	0.920 0
合计	0.005 0	0.995 0	1.000 0

解　辨音能力是否影响辨色能力可由事件 A = 耳聋和 B = 色盲是否相互独立来判断. 已知 $P(A)=0.005$，$P(B)=0.08$，$P(AB)=0.0004$. 由于

$$P(AB)=0.0004=P(A)P(B),$$

故 A 与 B 相互独立，从而推断辨音能力与辨色能力之间无联系.

例 6-11　有厂家申请抗病毒性感冒的新药生产许可证. 据申报材料称，临床试验阶段有 400 名志愿者参与试验. 其中 160 个服药者中 130 人痊愈，故痊愈率高达 0.813. 从申报材料还可看到，对照组（未服药者）的 240 人中也有 190 人痊愈. 那么，是否应该签发生产许可？

解　从临床试验志愿者中任意选出一人，记 A = 服药，B = 痊愈.

根据申报材料，总痊愈率 $=P(B)=(130+190)/400=0.8$. 服药者的痊愈率 $=P(B|A)=130/160\approx0.813$. 由于服药者的痊愈率和总痊愈率很接近，所以可以认为 A 与 B 相互独立，即该药并无疗效. 实际上，对照组的痊愈率也有 0.792，与服药组的痊愈率相差不大，所以，应该拒签生产许可证.

对于多个事件相互独立的理解，可从它们相互间是否存在影响来判断.

定义 6-6　设有 n 个事件 $A_1,A_2,\cdots,A_n$，假如对所有可能的 $1\leqslant i<j<k<\cdots\leqslant n$，以下等式

$$P(A_iA_j)=P(A_i)P(A_j),$$
$$P(A_iA_jA_k)=P(A_i)P(A_j)P(A_k),$$
$$\cdots\cdots$$
$$P(A_1A_2\cdots A_n)=P(A_1)P(A_2)\cdots P(A_n),$$

均成立，则称这 n 个事件是相互独立的.

从定义 6-6 可以看出，n 个事件相互独立要求所有事件间两两独立、三三独立等. 因此，若 n 个事件 $A_1,A_2,\cdots,A_n$ 是相互独立的，则诸 A_k 必两两相互独立，即

$$P(A_iA_j)=P(A_i)P(A_j)\quad(i\neq j),$$

并且下式必成立：

$$P(A_1A_2\cdots A_n)=P(A_1)P(A_2)\cdots P(A_n).\tag{6-2}$$

但反之未必，即：仅有诸 A_k 两两相互独立或等式（6-2）成立，都不能保证 $A_1,A_2,\cdots,A_n$ 是相互独立的. 因此，证明 n 个事件 $A_1,A_2,\cdots,A_n$ 相互独立较为困难，在实践中往往根据实际问题的背景来判断其相互独立性，然后在概率计算中引用公式（6-2）.

例 6-12　假设每个人血清中含有肝炎病毒的概率为 0.004，现混合 100 个人的血清，求此混合血清中含有肝炎病毒的概率.

解　记 A_i = 第 i 个人的血清中含有肝炎病毒（$i=1,2,\cdots,100$），可以认为它们是相互独立的. 因此，$\overline{A_i}$（$i=1,2,\cdots,100$）也是相互独立的，且 $P(\overline{A_i})=1-P(A_i)=1-0.004=0.996$，则

$$P(A_1+A_2+\cdots+A_{100})=1-P(\overline{A_1+A_2+\cdots+A_{100}})=1-P(\overline{A_1}\,\overline{A_2}\cdots\overline{A_{100}})$$
$$=1-P(\overline{A_1})P(\overline{A_2})\cdots P(\overline{A_{100}})=1-0.996^{100}\approx0.33.$$

可见，尽管每份血清含有肝炎病毒的可能性很小，但混合血清含有肝炎病毒的概率却很大. 这表明，小概率事件在大量重复试验中至少发生一次的概率随试验次数的增加而变大. 在医学随机试验中，这种放大性效应是很普遍的现象，也是实际工作中常须考虑的因素.

本例同时说明，如果 n 个事件 $A_1,A_2,\cdots,A_n$ 是相互独立的，则有

$$P(A_1+A_2+\cdots A_n)=1-P(\overline{A}_1)P(\overline{A}_2)\cdots P(\overline{A}_n).$$

四、全概率公式和贝叶斯公式

由于事物普遍存在联系，复杂的事件往往可以分解成若干个简单事件. 为此，在概率论研究中，常常把一个复杂事件分解为若干个互不相容的简单事件之和，再分别计算这些简单事件的

概率,最后利用概率的可加性得到原复杂事件的概率. 全概率公式对解决这类问题起到了重要作用.

1. 全概率公式

定理 6-3　设事件 $A_1,A_2,\cdots,A_n$ 两两互不相容,且 $P(A_i)>0(i=1,2,\cdots,n)$,若 $\sum_{i=1}^{n}A_i=\Omega$,则对任一事件 B,都有

$$P(B)=\sum_{i=1}^{n}P(A_i)P(B|A_i). \tag{6-3}$$

式(6-3)称为全概率公式(total probability formula).

证　因为 $B=B\Omega=B(A_1+A_2+\cdots+A_n)=A_1B+A_2B+\cdots+A_nB$,且上式右边 n 个事件是互不相容的(图 6-1),于是有

$$\begin{aligned}P(B)&=P(A_1B)+P(A_2B)+\cdots+P(A_nB)\\&=P(A_1)P(B|A_1)+P(A_2)P(B|A_2)+\cdots+P(A_n)P(B|A_n)\\&=\sum_{i=1}^{n}P(A_i)P(B|A_i).\end{aligned}$$

以上的事件组 $A_1,A_2,\cdots,A_n$ 称为完备事件组(complete event group),利用全概率公式的关键是要找出这样一个完备事件组,使复杂事件 B 的发生可看作由完备事件组 $A_1,A_2,\cdots,A_n$ 中各事件的发生所致,然后将 B 分解给各 $A_i(i=1,2,\cdots,n)$,即 $BA_i(i=1,2,\cdots,n)$,这样复杂事件 B 的概率就转化为求 n 个互不相容的简单事件 $BA_i(i=1,2,\cdots,n)$ 的概率之和.

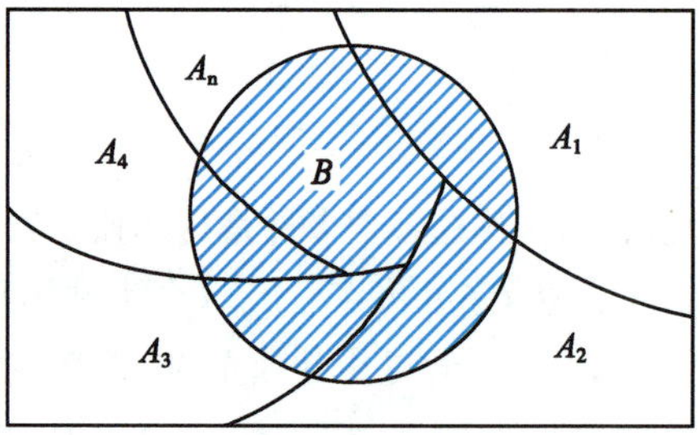

图 6-1

例 6-13　某药厂用从甲、乙、丙三地收购而来的药材加工生产出一种中成药,三地的供货量分别占 40%、35% 和 25%,且用这三地的药材能生产出优等品的概率分别为 0.65、0.70 和 0.85,求从该厂产品中任意取出一件成品是优等品的概率.

解　以 $A_i(i=1,2,3)$ 分别表示抽到的产品的原材料来自甲、乙、丙三地,$B=$抽到优等品,则有 $P(A_1)=0.4,P(A_2)=0.35,P(A_3)=0.25,P(B|A_1)=0.65,P(B|A_2)=0.7,P(B|A_3)=0.85$,由全概率公式(6-3)得

$$\begin{aligned}P(B)&=P(B|A_1)P(A_1)+P(B|A_2)P(A_2)+P(B|A_3)P(A_3)\\&=0.65\times0.4+0.7\times0.35+0.85\times0.25=0.7175.\end{aligned}$$

这里,产地 A_i 构成完备事件组,由于 B 发生时必以 A_i 之一为先决条件,所以总是可以把 B 分解到 A_i 上,剩下的事情只是把所有 $2n=6$ 个已知数字转换成各种概率式.

如果一件产品是优质品,它的材料来自甲地的概率有多大呢? 这实际上是要计算$P(A_1|B)$,假设 $P(B)$已知且不为零,按条件概率公式和乘法公式就应有

$$P(A_1|B)=\frac{P(A_1B)}{P(B)}=\frac{P(A_1)P(B|A_1)}{P(B)}=\frac{0.26}{0.7175}\approx0.3624.$$

由例 6-13 可以看出,利用全概率公式,可以求出复杂事件 B 的概率,但实际中有时还要解决相反的问题:求在 B 发生的条件下 $A_i(i=1,2,\cdots,n)$发生的概率,即求 $P(A_i|B)$. 这个问题也称为逆概率问题,贝叶斯公式就是解决这一问题的有效工具.

2. 贝叶斯公式

定理 6-4　设 $A_1,A_2,\cdots,A_n$ 是一完备事件组,且 $P(A_i)>0(i=1,2,\cdots,n)$,B 为任一事件,且 $P(B)\neq0$,则在已知事件 B 发生的条件下,事件 $A_i(i=1,2,\cdots,n)$ 发生的条件概率为

$$P(A_i|B)=\frac{P(A_i)P(B|A_i)}{\sum_{j=1}^{n}P(A_j)P(B|A_j)}\quad(i=1,2,\cdots,n).\tag{6-4}$$

式(6-4)就是贝叶斯公式(Bayes formula),又称为逆概率公式.

证　由于

$$P(A_iB)=P(B)P(A_i|B)=P(A_i)P(B|A_i),$$

所以

$$P(A_i|B)=\frac{P(A_i)P(B|A_i)}{P(B)}.$$

再利用全概率公式,可得

$$P(A_i|B)=\frac{P(A_i)P(B|A_i)}{\sum_{j=1}^{n}P(A_j)P(B|A_j)}.$$

例 6-14　在某种诊断肝癌的试验中,记"试验反应是阳性"为事件 B,记"被诊断者患肝癌"为事件 A. 经大量的临床应用可知,这种诊断肝癌的试验有以下效果:真阳性率为 $P(B|A)=0.94$,真阴性率为 $P(\bar{B}|\bar{A})=0.96$. 现对一群人进行肝癌普查,假设被试验的人中患肝癌的概率估计为 0.003,今有一人经试验反应为阳性,求此人患肝癌的概率.

解　根据题意,$P(A)=0.003$,$P(\bar{A})=0.997$ 构成一个完备事件组,$P(B|A)=0.94$,$P(B|\bar{A})=1-P(\bar{B}|\bar{A})=0.04$,则由贝叶斯公式得

$$P(A|B)=\frac{P(A)P(B|A)}{P(A)P(B|A)+P(\bar{A})P(B|\bar{A})}$$
$$=\frac{0.003\times0.940}{0.003\times0.940+0.997\times0.040}=0.066.$$

故此人患肝癌的概率为 0.066.

例 6-15　在某一季节,一般人群中:疾病 D_1 的发病率为 2%,患者中 40% 表现出症状 S;疾病 D_2 的发病率为 5%,其中 18% 表现出症状 S;疾病 D_3 的发病率为 0.5%,症状 S 在患者中占 60%;没有疾病记为 D_4,其概率为 92.5%,且无症状 S. 问:任意一位患者有症状 S 的概率有多大? 患者有症状 S 时患疾病 D_1 的概率有多大?

解　这里的完备事件组为 D_1、D_2、D_3、D_4,由已给数据知 $P(D_1)=0.02$,$P(D_2)=0.05$,$P(D_3)=0.005$,$P(D_4)=0.925$,$P(S|D_1)=0.4$,$P(S|D_2)=0.18$,$P(S|D_3)=0.6$,$P(S|D_4)=0$,由全概率公式得

$$P(S)=\sum_{i=1}^{4}P(D_i)P(S|D_i)=0.02\times0.4+0.05\times0.18+0.005\times0.6+0=0.02.$$

由逆概率公式得:

$$P(D_1|S)=\frac{P(D_1)P(S|D_1)}{P(S)}=\frac{0.02\times0.4}{0.02}=0.4;\quad P(D_2|S)=\frac{0.05\times0.18}{0.02}=0.45;$$

$$P(D_3|S)=\frac{0.005\times0.6}{0.02}=0.15;\quad P(D_4|S)=0.$$

在临床诊断中,贝叶斯方法是计算机自动诊断或辅助诊断的基本工具之一. 设有 n 种疾病 A_1, $A_2\cdots,A_n$,称为疾病群,患这些疾病可能有的 m 种征候为 $B_1,B_2,\cdots,B_m$,称为症候群. 如果在逻辑上可以认为 A_i 与 B_j 构成因果关系,A 是因 B 是果,那么,贝叶斯公式中的 $P(A_i)$ 是 A_i 作为起因无条件发生的概率,称为先验概率(prior probability),而$P(B|A_i)$是在原因 A_i 出现的情况下 B(通常是若干个 B_j 的乘积)作为结果的条件概率,于是$P(A_i|B)$代表确实出现了该症状 B 的情况下推断存在病因 A_i 的概率,称为后验概率(posterior probability). 公式中 $P(A_i)$ 可由以往的数据统计而得,$P(B|A_i)$可由所掌握的医学知识以及积累的临床资料来确定,由此求得$P(A_i|B)$ $(i=1,2,\cdots,n)$. 显然,$P(A_i|B)$中较大者所对应的病因 A_i,就是诊断中须重点考虑的对象. 在这里,A_i 构成完备事件组. 例 6-15 的分析过程如表 6-5 所示.

表 6-5 临床诊断的贝叶斯方法流程表

疾病群 D_i	D_1	D_2	D_3	D_4	概率之和
先验概率 $P(D_i)$	0.020	0.050	0.005	0.925	一般等于 1
条件概率 $P(S\|D_i)$	0.400	0.180	0.600	0.000	一般不为 1
联合概率 $P(D_i)P(S\|D_i)$	0.008	0.009	0.003	0.000	$P(S)=0.020$
后验概率 $P(D_i\|S)$	0.400	0.450	0.150	0.000	一定等于 1

在例题中,完备事件组的先验概率之和都为 1,这对分清各组数字的概率意义很有用.

例 6-16 某执业医师认为:如果有 80% 的把握断定患者患有某种癌症,就要建议患者做手术;否则就应该建议患者另外做一项特别的检查(这项检查费用昂贵且有痛苦)后再做决定.对于这种癌症患者,其检验结果总是阳性;而对未患该种癌症的人,其检验结果为阳性的概率为 30%.一次应诊中,该执业医师只有 60% 的把握断定患者 J 患有这种癌症,于是医师让患者 J 做了该项特别检查并且结果是阳性.此时,医师应做何决定?

解 该执业医师需要判断在已知条件下,该患者患有这种癌症的概率是否大于 80%,可以用贝叶斯公式来解决.设 A=“患者 J 确有这种癌症”;B=“患者 J 的检验结果是阳性”.对该问题的分析过程如表 6-6 所示.

表 6-6 执业医师面对问题的贝叶斯分析过程表

	A=患者 J 确有这种癌症	$\bar{A}$=患者 J 没有这种癌症	概率之和
先验概率	$P(A)=0.6$	$P(\bar{A})=0.4$	1.00
条件概率	$P(B\|A)=1.0$	$P(B\|\bar{A})=0.3$	
联合概率	$P(AB)=0.6\times1.0=0.6$	$P(\bar{A}B)=0.4\times0.3=0.12$	$P(B)=0.72$
后验概率	$P(A\|B)=0.6/0.72=5/6$	$P(\bar{A}\|B)=0.12/0.72=1/6$	1.00

由表 6-6 可知,$P(A|B)=5/6\approx0.833>0.8$,说明该项特别检查的结果将该患者患有该种癌症的概率从 60% 提升至 83.3%,按照执业医师的经验,应建议患者 J 立即手术.

例 6-17 小刚的家谱如图 6-2.B 超结果显示,张丽怀上了一个男孩.由于她的舅舅因进行性假肥大性肌营养不良(DMD)而夭折,若不考虑基因突变,则知张丽的外婆王娜必是一个 DMD 遗传基因的携带者.这样,张丽是携带者的可能性为 1/4,从而,她的宝宝患 DMD 的风险就有 1/8.

张丽的姐姐张红有儿子小刚.如果小刚是 DMD 患者,则可推断,李燕必是携带者,从而,张丽的宝宝患 DMD 的风险仍为 1/8.已知,小刚是正常的.此信息可能改变张丽是携带者的可能性,小刚能向他的姨妈张丽说明她的未来宝宝的风险改变为多少吗?

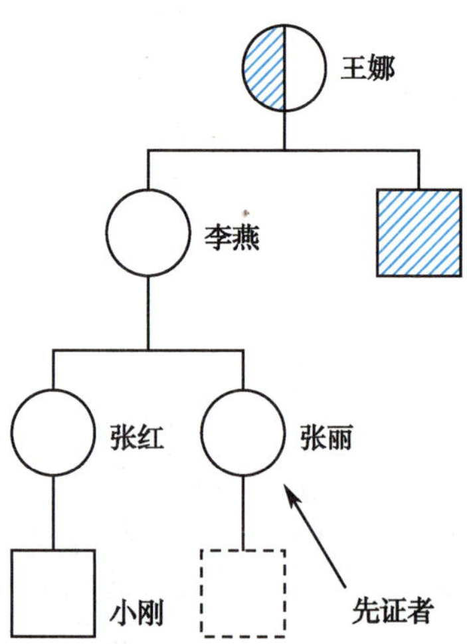

图 6-2

解 此为遗传咨询常见问题.设 A=李燕是 DMD 的携带者,E=张红是 DMD 的携带者,M=张丽是 DMD 的携带者,以及 T=小刚是正常者.若不计基因突变,则 $P(A)=P(\bar{A})=1/2$,并且

$$P(E)=P(A)P(E|A)+P(\bar{A})P(E|\bar{A})=\frac{1}{2}\cdot\frac{1}{2}+\frac{1}{2}\cdot0=\frac{1}{4},P(\bar{E})=$$

$$P(A)P(\bar{E}|A)+P(\bar{A})P(\bar{E}|\bar{A})=\frac{1}{2}\cdot\frac{1}{2}+\frac{1}{2}\cdot1=\frac{3}{4}=1-P(E),\text{因此}$$

$$P(T)=P(E)P(T|E)+P(\bar{E})P(T|\bar{E})=\frac{1}{4}\cdot\frac{1}{2}+\frac{3}{4}\cdot1$$

$$=P(A)P(T|A)+P(\bar{A})P(T|\bar{A})=\frac{1}{2}\cdot\left(\frac{1}{4}+\frac{1}{2}\right)+\frac{1}{2}\cdot1=\frac{7}{8},$$

NOTES

于是 $P(A\mid T)=\dfrac{P(AT)}{P(T)}=\dfrac{P(A)P(T\mid A)}{P(T)}=\dfrac{3/8}{7/8}=\dfrac{3}{7}$.

根据这一额外信息，张丽是 DMD 的携带者的概率调整为

$$P(M\mid T)=P(M\mid AT)P(A\mid T)=\frac{1}{2}\cdot\frac{3}{7}=\frac{3}{14},$$

那么张丽未来宝宝的风险也就调整为 3/28≈0.107 143≈1/10，接近临床上的可接受概率.

在 1975 年，两名美国学者 Murphy 和 Chase，把上面遗传咨询的分析过程归结为例 6-15 的计算表形式，并且推广到更复杂的家谱图，使遗传咨询的家谱分析程序化.

五、独立重复试验和伯努利概型

随机试验中，在相同条件下重复试验，由于保持了试验条件不变，各次试验的结果是相互独立的，也就是每次试验中，同一事件的概率保持不变，则这样的一系列重复试验就称为独立重复试验（independent repeated tests）. 例如，测量 100 名正常新生儿的身长与体重，如果他们之间没有遗传意义上的亲缘关系，就是 100 次独立重复试验.

对于独立重复试验，如果每次试验的结果只有 A 与 $\bar{A}$ 两个，则在各次试验中 $P(A)=p$ 和 $P(\bar{A})=1-p=q$ 都保持不变. 第 i 次试验中 A 出现就记为 A_i，若 $\bar{A}$ 出现就记为 $\bar{A}_i$，那么依上所述，对任何 i 都有

$$P(A_i)=p \text{ 和 } P(\bar{A}_i)=1-p=q,\quad i=1,2,3,\cdots.$$

在许多场合中，称“在 n 次这样的试验中 A 发生了多少次”为 n 重伯努利试验（Bernoulli trial），所对应的数学模型称为伯努利概型. 那么“n 重伯努利试验中，事件 A 正好出现 k 次”这一事件，即是

$$A_1A_2\cdots A_k\bar{A}_{k+1}\cdots\bar{A}_n+\bar{A}_1A_2\cdots A_{k+1}\bar{A}_{k+2}\cdots\bar{A}_n+\cdots+\bar{A}_1\bar{A}_2\cdots\bar{A}_{n-k+1}\cdots A_n.$$

其中每一项表示：在某 k 次试验中出现事件 A，而在另外 $n-k$ 次试验中则出现 $\bar{A}$. 这种项共有 C_n^k 个，而且两两互不相容. 对第一项的概率，由于试验的独立性，有

$$P(A_1A_2\cdots A_k\bar{A}_{k+1}\cdots\bar{A}_n)=P(A_1)P(A_2)\cdots P(A_k)P(\bar{A}_{k+1})\cdots P(\bar{A}_n)=p^kq^{n-k}.$$

同理可得其他各项所对应的事件的概率均为 p^kq^{n-k}，由概率的加法公式知“n 重伯努利试验中，事件 A 正好出现 k 次”这一事件的概率为

$$P_n(k)=C_n^kp^kq^{n-k}(k=0,1,2,\cdots,n).$$

又由二项式的展开式知 $\sum\limits_{k=0}^{n}P_n(k)=\sum\limits_{k=0}^{n}C_n^kp^kq^{n-k}=(p+q)^n=1$.

于是有如下定理.

定理 6-5　n 重伯努利试验中，事件 A 出现 k 次的概率为

$$P_n(k)=C_n^kp^kq^{n-k}(k=0,1,2,\cdots,n),$$

并且

$$\sum_{k=0}^{n}P_n(k)=1.$$

例 6-18　人们知道，性别与出生顺序无关，遗传病也与出生顺序无关，因此连续的生育就是伯努利试验. 父母都是某种隐性遗传病的杂合型时，子女罹患该遗传病的概率为 1/4，一对这样的夫妇生三个孩子有两个以上患病的概率有多大？

解　记 A 表示这一事件，$P_3(k)$ 表示生 3 个孩子有 k 个患病的概率，$k=1,2,3$，则

$$P(A)=P_3(2)+P_3(3)=3(1/4)^2(3/4)+(1/4)^3=0.156\,25.$$

实际上“连续的生育”不是非指同胞兄妹不可，也指一般情形，例如若干对这样的夫妇共有 10 个孩子，则其中患病的子女有 2 个或 3 个的概率为

$$p=P_{10}(2)+P_{10}(3)=C_{10}^2(0.25)^2(0.75)^8+C_{10}^3(0.25)^3(0.75)^7=0.531\,8.$$

NOTES

例 6-19 有一大批药片，已知其潮解率为 20%，求抽检 10 片中有 2 片潮解的概率.

解 设 A 表示“抽检的药片潮解”，由于是一大批药片，“抽检 10 片有 2 片潮解”便可以看成是 10 次独立试验，所以有

$$P_{10}(2)=C_{10}^{2}p^{2}q^{8},$$

其中，$p=P(A)=0.2, q=1-p=0.8$，故所求的概率为

$$P_{10}(2)=C_{10}^{2}(0.2)^{2}(0.8)^{8}=0.302.$$

须注意，若是从数量不大(例如 30 片)的药片中不放回地抽检 10 片，就不能看成是 10 次独立试验，因为每次抽样时的基本条件都在发生较大变化，故不适用伯努利概型，而要用古典概型来求解. 至于有放回地抽样，由于各次抽样都是独立的，所以总是适用伯努利概型.

练习题 6-2

1. 设 $P(A)P(B)>0$，下列论断中哪些是正确的？

(1) 若 A 和 B 互不相容，则 A 和 B 相互独立.

(2) 若 A 和 B 相互对立，则 A 和 B 相互独立.

(3) 若 A 和 B 相互独立，则 A 和 B 互不相容.

(4) 若 A 和 B 相互独立，则 A 和 B 相互对立.

2. 设 $P(B)>0$，事件 A 和 B 满足什么关系时，下列等式成立？

(1) $P(A|B)=0$；(2) $P(A|B)=\dfrac{P(A)}{P(B)}$；(3) $P(A|B)=1$.

3. 某公司三名求职者竞聘同一个职位，他们中有一人已被随机选中，而另外两人将不得不离开公司. 公榜前，求职者 A 问公司人事经理：B 和 C 中谁会落选？人事经理拒绝道：“我如果告诉你，那么你被公司聘任的机会就从 1/3 升到 1/2.” 人事经理的话有道理吗？

4. 证明或举反例：

(1) $P(B|A)\leqslant P(B)\Rightarrow P(A|B)\leqslant P(A)$；$P(B|A)\leqslant P(B)\Rightarrow P(B|\bar{A})\geqslant P(B)$.

(2) 若 $P(B|A)\leqslant P(B)$ 且 $P(C|B)\leqslant P(C)\Rightarrow P(C|A)\leqslant P(C)$.

第三节 | 随机变量及其分布

由前几节的内容可知，有些随机试验的样本空间本身是一个数集，例如抛一颗骰子，观察出现的点数 X，可能为 $1,2,\cdots,6$，地区流行病高峰期被感染患病的人数 Y，可能为 $0,1,2,\cdots$. 即使随机试验的样本空间不是数集，我们可以通过建立对应关系的方法把试验结果转换成数值形式. 例如抛一枚硬币的结果 $Z=\{$正面向上，反面向上$\}$，约定反面向上用 $Z=0$ 表示，正面向上用 $Z=1$ 表示. 于是随机试验的样本空间均可以用变量的不同取值来表示，而且由于试验结果本身的随机性，使得变量的取值也带有随机性，这样就能够把随机试验的所有可能的结果(样本点)与常数之间建立对应关系. 由于事件发生与否在试验之前是未知的，所以随机事件发生的可能结果就可以用一个变量来表示，而且该变量的不同取值对应不同的随机事件，于是我们可以用变量与函数的关系来研究随机现象，使随机现象的研究建立起更高、更完善的知识体系.

一、随机变量及其分布函数

(一) 随机变量

如果把事件看作是变量的话，每次试验它可以取不同的值，因此可以用变量来描述事件发生的可能结果.

设某随机试验的样本空间是 Ω，如果对于每一个样本点 $\omega\in\Omega$，都有唯一的实数 X 与它相对应，

NOTES

即变量 X 的取值取决于随机试验的基本结果 ω，则称该变量 X 为随机变量（random variable），常用字母 X,Y,Z 等来表示．反之，随机变量的特定值或处于某特定范围内的取值，也都可以表示某个随机事件．

从数学的角度看，这种对应关系犹如一个“函数”，我们把它记作 $X(\omega)$，即对于样本空间 Ω 的任意一个元素 ω，对应的“函数”为 $X(\omega)$．上述抛硬币的结果可以理解为

$$X(\omega)=\begin{cases}0, & \omega=\text{反面向上},\\ 1, & \omega=\text{正面向上}.\end{cases}$$

随机变量从本质上把样本空间转化为一个数集，因此可以借助于微积分等数学工具全面地、深刻地揭示随机现象的统计规律性．

随机变量的取值情况很不相同．有的只取有限或可列无限个数值，这类随机变量称为离散型随机变量；另一类随机变量则可取某一区间上的任意实数，称为非离散型随机变量．在非离散型随机变量中，主要讨论连续型的随机变量．为了从整体上给出随机变量统一的数学形式，引进分布函数的定义．

（二）随机变量的分布函数

定义 6-7　设随机变量 X，对任意的 $x\in(-\infty,+\infty)$，令

$$F(x)=P(X\leqslant x),$$

称 $F(x)$ 为随机变量 X 的分布函数（distribution function）．

分布函数 $F(x)$ 具有以下性质：

（1）$F(x)$ 是非负的单调不减函数，即若 $x_1<x_2$，则 $F(x_1)\leqslant F(x_2)$；

（2）$0\leqslant F(x)\leqslant 1$，且 $F(-\infty)=\lim\limits_{x\to-\infty}F(x)=0$，$F(+\infty)=\lim\limits_{x\to+\infty}F(x)=1$；

（3）$F(x)$ 是右连续的，即 $\lim\limits_{x\to x_0^+}F(x)=F(x_0)$．

依据分布函数的定义，能方便地求解随机变量 X 取不同值的概率，例如

$$P(a<X\leqslant b)=P(X\leqslant b)-P(X\leqslant a)=F(b)-F(a),$$
$$P(X>b)=1-P(X\leqslant b)=1-F(b),$$
$$P(X<b)=F(b-0),$$
$$P(X=b)=F(b)-F(b-0).$$

这几种形式的概率计算都只用到分布函数的一个或两个不同值，可见，如果随机变量的分布函数是已知的，则概率的计算得以简化，并归结为函数的运算或是查表运算．

二、离散型随机变量及其概率分布

（一）离散型随机变量的概率分布

定义 6-8　设离散型随机变量 X 的所有可能取值为 $x_i(i=1,2,\cdots)$，事件 $\{X=x_i\}$ 的概率为 $p_i(i=1,2,\cdots)$，则称

$$P(X=x_i)=p_i\ (i=1,2,\cdots)$$

为离散型随机变量 X 的概率分布或分布律，X 的概率分布也常用表 6-7 的方式来表达．

表 6-7　随机变量 X 的概率分布

X	x_1	x_2	$\cdots$	x_n	$\cdots$
P	p_1	p_2	$\cdots$	p_n	$\cdots$

由概率的性质知道，概率分布具有下列两个性质：

（1）$p_i\geqslant 0\ (i=1,2,\cdots)$；

（2）$\sum\limits_{i=1}^{\infty}p_i=1$．

NOTES

反之,凡满足上述两个性质的数列$\{p_i\}$,必为某一随机变量的概率分布.

对于离散型随机变量,其分布函数为

$$F(x)=P(X\leqslant x)=\sum_{x_k\leqslant x}P(X=x_k)=\sum_{x_k\leqslant x}p_k \tag{6-5}$$

其中求和是对所有满足不等式$x_k\leqslant x$的指标k进行的,这时$F(x)$是一个阶梯函数,它在每个x_k处有一跳跃度p_k,由$F(x)$也可唯一决定x_k和p_k,因此用分布律或分布函数都能描述离散型随机变量.

例 6-20　假设某肿瘤需要清除,已知经过一个疗程的放射性治疗能清除的概率为 0.6,所有经过一个疗程的放射性治疗无效者都需要进行第二个疗程的放射性治疗,其有效率为 0.8,所有经过两个疗程的放射性治疗无效者都需要进行第三个疗程的放射性治疗,如果还无效,全部改用外科手术清除. 记X表示“某患者清除肿瘤需要实施放射性治疗的疗程数”,试写出X的分布律和分布函数.

解　以A_i表示第i次给药收效,$i=1,2$. 已知$P(A_1)=0.6$,$P(\overline{A}_1)=0.4$,$P(A_2|\overline{A}_1)=0.8$,$P(\overline{A}_2|\overline{A}_1)=0.2$,则

$$P(X=1)=P(A_1)=0.6,$$

$$P(X=2)=P(\overline{A}_1A_2)=P(\overline{A}_1)P(A_2|\overline{A}_1)=0.4\times0.8=0.32,$$

$$P(X=3)=P(\overline{A}_1\overline{A}_2A_3)=P(\overline{A}_1\overline{A}_2)P(A_3|\overline{A}_1\overline{A}_2)$$

$$=P(\overline{A}_1)P(\overline{A}_2|\overline{A}_1)P(A_3|\overline{A}_1\overline{A}_2)=0.4\times0.2\times1=0.08.$$

于是X的分布律见表 6-8.

表 6-8　X的分布律

X	1	2	3
P	0.6	0.32	0.08

根据公式(6-5)逐段求X的分布函数.

当$x<1$时,$F(x)=0$;

当$1\leqslant x<2$时,$F(x)=P(X=1)=0.6$;

当$2\leqslant x<3$时,$F(x)=P(X=1)+P(X=2)=0.92$;

当$x\geqslant3$时,$F(x)=P(X=1)+P(X=2)+P(X=3)=1$.

分布函数如下:

$$F(x)=\begin{cases}0, & x<1,\\ 0.6, & 1\leqslant x<2,\\ 0.92, & 2\leqslant x<3,\\ 1, & 3\leqslant x.\end{cases}$$

分布函数的几何表示见图 6-3.

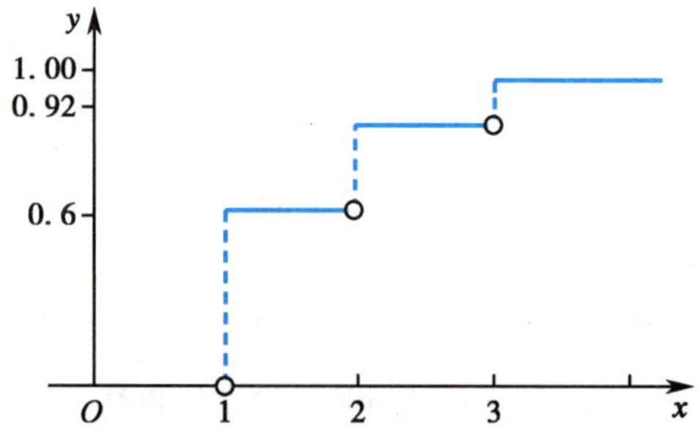

图 6-3

(二) 常用的离散型随机变量分布

1. 两点分布

定义 6-9　如果随机变量X的概率分布如表 6-9,

表 6-9　随机变量X的概率分布

X	0	1
P	$1-p$	p

其中$0<p<1$,则称X服从两点分布(two points distribution),或称 0-1 分布.

任何一个只有两种可能结果的随机现象都可以用两点分布来描述，比如：对即将出生的婴儿的性别判断“男性”（$X=1$）与“女性”（$X=0$）；在临床研究中，给患者做某种血样化验，其结果可能为阳性（$X=1$），也可能为阴性（$X=0$）；产品的合格与不合格等.

2. 二项分布

一般地，在同一条件下，单次试验只有两种可能结果 A 与 $\bar{A}$；它们的概率 $P(A)=p,0<p<1,P(\bar{A})=1-p=q$. 将试验独立地重复进行 n 次，称这种重复独立的试验系列为 n 重伯努利试验.

定义 6-10　在 n 重伯努利试验中，如果以随机变量 X 表示 n 次试验中事件 A 发生的次数，则 X 可能取值为 $0,1,2,\cdots,n$，可得到 X 的分布为

$$P(X=k)=C_n^k p^k(1-p)^{n-k}\quad(k=0,1,2,\cdots,n),$$

称 X 服从参数为 n,p 的二项分布（binomial distribution），记做 $X\sim B(n,p)$，其中 $0<p<1,p=P(A)$. 当 $n=1$ 时，$X\sim B(1,p)$，即服从两点分布，二项分布又可以看做 n 个独立的两点分布之和.

例 6-21　注射一种疫苗可能有 0.1% 的人会出现不适反应，有 10 个人接种. 试求：

（1）恰有 1 人和恰有 2 个人出现不适反应的概率；

（2）至少一人产生反应的概率.

解　每个人是否会出现反应是相互独立的，因此观察 10 人的反应就是 10 重伯努利试验. 记 X 表示“接种的 10 人中产生反应的人数”，则 X 服从二项分布 $B(10,0.001)$. 所求概率分别为

（1）$P(X=1)=C_{10}^1p^1q^9=10\times0.001\times0.999^9=0.00990.$

$P(X=2)=C_{10}^2p^2q^8=45\times0.001^2\times0.999^8=0.00004.$

（2）$P(X\geqslant1)=1-P(X=0)=1-q^{10}=1-0.999^{10}=1-0.99004=0.00996<0.01.$

由于 $P(X\geqslant1)$ 还不到 0.01，这样的结果在实际是不容易出现的，所以，如果这 10 人中确实有人出现了反应，就有理由怀疑该疫苗的不适反应率 p 远大于 0.001.

3. 泊松分布

定义 6-11　若随机变量的概率分布为

$$P(X=k)=\frac{\lambda^k}{k!}e^{-\lambda},\quad \lambda>0\quad(k=0,1,2,\cdots)$$

则称 X 服从参数为 λ 的泊松分布（poisson distribution），记为 $X\sim\pi(\lambda)$.

定理 6-6（泊松定理）　设随机变量 X_n 服从二项分布，即

$$P(X_n=k)=C_n^k p_n^k(1-p_n)^{n-k}\quad(k=0,1,2,\cdots,n).$$

这里 p_n 与 n 有关. 若 $\lim\limits_{n\to\infty}np_n=\lambda\geqslant0$，则

$$\lim_{n\to\infty}P(X_n=k)=\lim_{n\to\infty}C_n^k p_n^k(1-p_n)^{n-k}=\frac{\lambda^k}{k!}\mathrm{e}^{-\lambda}\quad(k=0,1,2,\cdots n)$$

根据这个定理，当 n 足够大而 p 相对较小时，二项分布 $B(n,p)$ 可用泊松分布 $\pi(\lambda)$ 来作近似计算，此时泊松分布的计算比二项分布简便得多，即

$$P_n(k)=C_n^k p^k(1-p)^{n-k}\approx\frac{\lambda^k}{k!}\mathrm{e}^{-\lambda}.\tag{6-6}$$

这里 λ 用 np 代替. 在实际应用中，当 $n\geqslant10,p\leqslant0.1$ 时就可利用公式（6-6）计算二项分布的概率.

例 6-22　根据历史统计资料，某地新生儿染色体异常率为 1%，问：100 名新生儿中有染色体异常的不少于 2 名的概率是多少？

解　设 $X=100$ 名新生儿中染色体异常的人数，$p=0.01$，利用二项分布公式，有

$$\begin{aligned}P(X<2)&=P(X=0)+P(X=1)\\&=C_{100}^0(0.01)^0(0.99)^{100}+C_{100}^1(0.01)^1(0.99)^{99}\\&=0.3660+0.3697=0.7357;\end{aligned}$$

$$P(X\geqslant2)=1-P(X<2)=1-0.7357=0.2643.$$

NOTES

由于 $n=100$ 很大，$p=0.01$ 很小，可以利用泊松分布作为二项分布的近似，其中 $\lambda=np=1$，故有

$$P(X=0)\approx\frac{1^0}{0!}e^{-1}=0.367\,9;P(X=1)\approx\frac{1^1}{1!}e^{-1}=0.367\,9;$$

$$P(X\geqslant2)=1-P(X=0)-P(X=1)\approx1-0.367\,9\times2\approx0.264\,2.$$

这里用泊松分布近似地代替二项分布，误差不算很大.

许多稀疏现象，如生多胞胎的例数、某种少见病(如食管癌、胃癌)的发病例数、X 线照射下细胞发生某种变化或细菌死亡的数目等，都服从或近似服从泊松分布，所以泊松分布又称为稀疏现象律.

三、连续型随机变量及其概率密度函数

如果某类随机变量的可能取值充满一个区间或若干个区间的并，那么我们便称这类随机变量为连续型随机变量(continuous random variable). 例如某小学四年级某班 50 名女生的身高、100 名健康成年男子血清总胆固醇的测定结果、一批灯泡的使用寿命等. 由于它们可能的取值不能一一列出，所以不能用离散型随机变量的概率分布律来描述它们的统计规律，于是我们引入概率密度函数来描述连续型随机变量的概率分布.

(一) 连续型随机变量的概率密度函数和分布函数

定义 6-12　对于随机变量 X，如果存在一个非负的可积函数 $f(x)(-\infty<x<+\infty)$，使对任意 $a,b(a<b)$，都有

$$P(a<X\leqslant b)=\int_a^b f(x)\,dx,$$

则称 $f(x)$ 为连续型随机变量 X 的概率密度函数(probability density function)，简称概率密度或密度函数.

概率密度函数具有以下性质。

(1) 非负性：$f(x)\geqslant0(-\infty<x<+\infty)$；

(2) 归一性：$\int_{-\infty}^{+\infty}f(x)\,dx=1$.

这两个性质刻画了密度函数的特征，这就是说，如果某个实值函数具有这两条性质，那么它必定是某个连续型随机变量的密度函数.

(3) 设 X 为连续型随机变量，则对任一指定实数 x_0，有

$$P(X=x_0)=0,\quad x_0\in\mathbf{R},$$

即连续型随机变量在 x_0 处的概率为零.

(4) 设连续型随机变量 X，对任意 $a,b(a<b)$，则

$$P(a<X\leqslant b)=P(a\leqslant X<b)=P(a\leqslant X\leqslant b)=P(a<X<b)=\int_a^b f(x)\,dx.$$

(5) 几何意义：随机变量 X 落在区间 $(a,b]$ 内的概率等于由密度函数 $y=f(x)$，$x=a$，$x=b$ 及 x 轴所围成的曲边梯形的面积，如图 6-4.

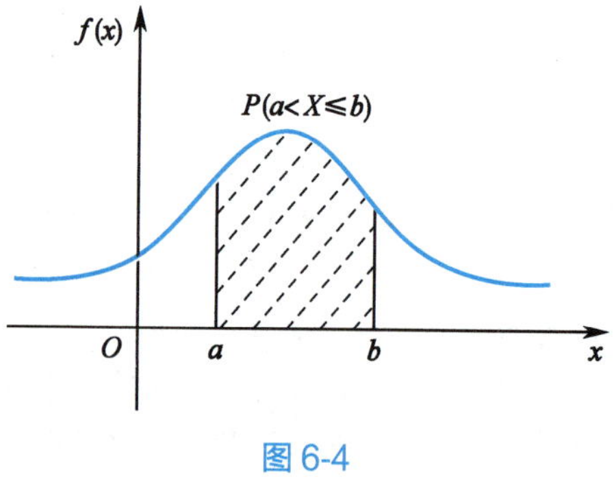

图 6-4

由分布函数的定义及连续型随机变量的特点，连续型随机变量 X 的分布函数为

$$F(x)=P(X\leqslant x)=\int_{-\infty}^{x}f(t)\,dt.\qquad(6\text{-}7)$$

从几何上看，$F(x)$ 表示密度函数 $y=f(x)$ 与 x 轴在 $-\infty$ 和点 x 之间的图像面积. 连续型随机变量的分布函数，$F(x)$ 除了满足分布函数的一般性质外，由于微分与积分的逆运算关系，有

$$f(x)=F'(x).$$

NOTES

例 6-23 设随机变量 X 的概率密度为 $f(x)=\begin{cases}3x^2, & 0\leqslant x\leqslant 1,\\ 0, & \text{其他},\end{cases}$ 试求 X 的分布函数 $F(x)$.

解 由式(6-7)有:

当 $x<0$ 时, $F(x)=\int_{-\infty}^{x}0\mathrm{d}t=0$;

当 $0\leqslant x<1$ 时, $F(x)=\int_{-\infty}^{0}0\mathrm{d}t+\int_{0}^{x}3t^2\mathrm{d}t=x^3$;

当 $x\geqslant 1$ 时, $F(x)=\int_{-\infty}^{0}0\mathrm{d}t+\int_{0}^{1}3t^2\mathrm{d}t+\int_{1}^{x}0\mathrm{d}t=1$;

所以随机变量 X 的分布函数为

$$F(x)=\begin{cases}0, & x<0,\\ x^3, & 0\leqslant x<1,\\ 1, & x\geqslant 1.\end{cases}$$

例 6-24 设随机变量 X 的分布函数 $F(x)=\begin{cases}0, & x\leqslant 0,\\ x^2, & 0<x\leqslant 1,\\ 1, & x>1,\end{cases}$ 试求:① $P(0.2<X<0.6)$; ② X 的密度函数.

解 由分布函数的性质有

(1) $P(0.2<X<0.6)=F(0.6)-F(0.2)=0.6^2-0.2^2=0.32$.

(2) 由于 $f(x)=F'(x)$, 所以 X 的密度函数为

$$f(x)=\begin{cases}2x, & 0<x\leqslant 1,\\ 0, & \text{其他}.\end{cases}$$

(二) 常用的连续型随机变量分布

1. 均匀分布

定义 6-13 若随机变量 X 的概率密度函数为

$$f(x)=\begin{cases}\dfrac{1}{b-a}, & a\leqslant x\leqslant b,\\ 0, & \text{其他},\end{cases}$$

则称 X 在区间 $[a,b]$ 上服从均匀分布(uniform distribution), 记作 $X\sim U[a,b]$, 分布函数为

$$F(x)=\begin{cases}0, & x<a,\\ \dfrac{x-a}{b-a}, & a\leqslant x<b,\\ 1, & x\geqslant b.\end{cases}$$

密度函数和分布函数示意图见图 6-5.

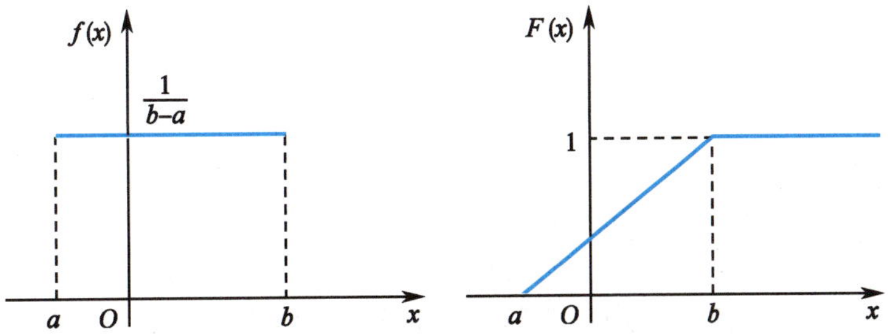

图 6-5

显然有：

（1）$f(x) \geqslant 0$；

（2）$\int_{-\infty}^{+\infty} f(x)\,dx = \int_a^b \frac{1}{b-a}dx = 1$.

考虑 X 落在区间 $(c,c+l)$ 内的概率，其中 $a \leqslant c < c+l \leqslant b$，

$$P(c < X < c+l) = \int_c^{c+l} f(x)\,dx = \int_c^{c+l} \frac{1}{b-a}dx = \frac{l}{b-a}.$$

这表明 X 落在 $[a,b]$ 内任意长度为 l 的子区间内的概率是相等的，为一个常数 $\frac{l}{b-a}$，或者说，X 落在 $[a,b]$ 内长度相等的子区间内的可能性是相等的. 它只与子区间的长度有关，而与子区间在 $[a,b]$ 内的位置无关，所谓均匀指的正是这种等可能性.

例 6-25　公共汽车站每隔 10 分钟有一辆汽车通过，乘客在任一时刻到达公共汽车站都是等可能的. 求乘客候车不超过 3 分钟的概率.

解　前一辆汽车通过为起点 0，根据题意，$X \sim U[0,10]$，密度函数为

$$f(x)=\begin{cases}1/10, & 0 \leqslant x \leqslant 10,\\ 0, & 其他.\end{cases}$$

为使乘客候车时间不超过 3 分钟，故所求概率为 $P(7 \leqslant X \leqslant 10) = \int_7^{10} \frac{1}{10}dx = 0.3$，即乘客候车时间不超过 3 分钟的概率为 0.3.

2. 指数分布

定义 6-14　如果随机变量 X 的概率密度函数为

$$f(x)=\begin{cases}\lambda e^{-\lambda x}, & x \geqslant 0\\ 0, & x<0\end{cases} \quad (\lambda>0),$$

则称 X 服从参数为 λ 的指数分布（exponent distribution），记为 $X \sim E(\lambda)$，分布函数为

$$F(x)=\begin{cases}1-e^{-\lambda x}, & x \geqslant 0\\ 0, & x<0\end{cases} \quad (\lambda>0).$$

概率密度函数和分布函数曲线如图 6-6 所示.

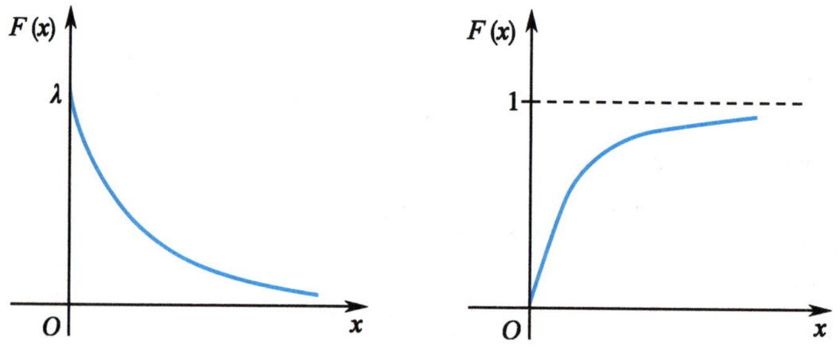

图 6-6

例 6-26　某些生化制品中的有效成分如活性酶，其含量会随时间而衰减. 当有效成分含量降至实验室要求的有效剂量以下时，该制品便被视为失效. 制品能维持其有效剂量的时间称为有效期，记为随机变量 X，多数情况下 X 可视为服从参数为 λ 的指数分布.

（1）若从一批产品中抽出样品，测得有 50% 的样品有效期大于 34 个月，求参数 λ 的值.

（2）若一件产品出厂 12 个月后还有效，再过 12 个月后它还有效的概率有多大？

（3）若说明书上标定的有效期 t 内有 70% 的产品未失效，此有效期 t 为多长时间？

解　已知指数分布的分布函数为 $F(t)=P(X<t)=1-e^{-\lambda t}$，$\lambda>0$，则有：

（1）由 $P(X>34)=1-F(34)=e^{-34\lambda}=0.5$，解出 $\lambda=\ln2/34\approx0.02$.

（2）$P(X>24\mid X>12)=\dfrac{P(X>24)}{P(X>12)}=\dfrac{e^{-0.02\times24}}{e^{-0.02\times12}}=e^{-0.02\times12}\approx0.787$.

（3）所求 t 满足 $P(X>t)=e^{-0.02t}\geqslant0.7$，解出 $t<17.83$(月)，约一年半.

指数分布常见于寿命问题中，如产品的无故障运行期、癌症患者术后存活期、短期记忆的持续期、克隆体的生理年龄演变等，是生存分析的重要研究对象.

3. 正态分布

定义 6-15　若随机变量 X 的概率密度函数为

$$f(x)=\frac{1}{\sqrt{2\pi}\sigma}e^{-\frac{(x-\mu)^2}{2\sigma^2}}\ (-\infty<x<+\infty),$$

其中 $\mu,\sigma(\sigma>0)$ 为常数，则称 X 服从参数为 μ、σ^2 的正态分布（normal distribution），记作 $X\sim N(\mu,\sigma^2)$. $f(x)$ 显然满足 $f(x)\geqslant0$，且 $\int_{-\infty}^{+\infty}f(x)\,dx=1$. 正态分布的分布函数为

$$F(x)=\frac{1}{\sqrt{2\pi}\sigma}\int_{-\infty}^{x}e^{-\frac{(t-\mu)^2}{2\sigma^2}}dt\ (-\infty<x<+\infty).$$

正态分布的概率密度函数 $f(x)$ 与分布函数 $F(x)$ 的图像见图 6-7、图 6-8.

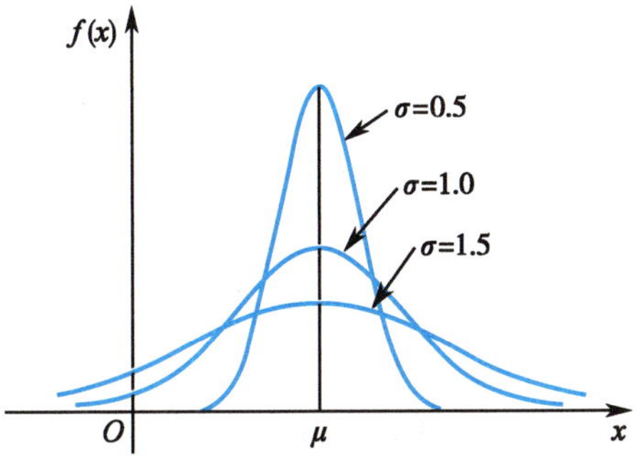

图 6-7

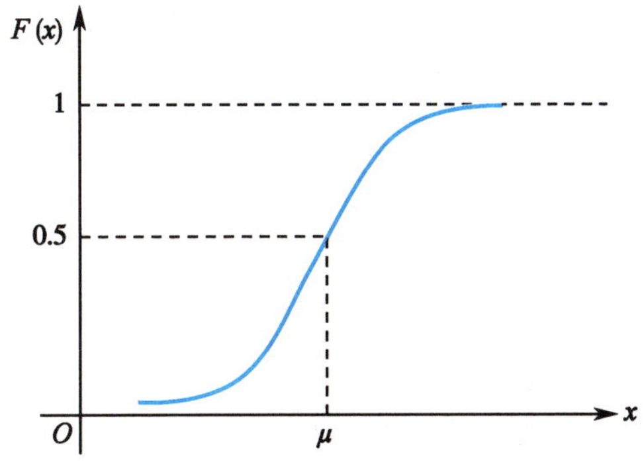

图 6-8

观察正态分布的概率密度图像，我们可以发现正态分布具有如下性质.

（1）密度函数以 $x=\mu$ 为对称轴，当 $x=\mu$ 时，取得最大值 $f(\mu)=\dfrac{1}{\sqrt{2\pi}\sigma}$.

（2）图像在 $x=\mu\pm\sigma$ 处有拐点，且以 x 轴为渐近线.

（3）μ 确定了图像的中心位置. 当 σ 固定，改变 μ 的值，图像沿 x 轴平行移动而不改变形状，故 μ 又被称为位置参数.

（4）σ 确定了图像中峰的陡峭程度. 当 μ 固定，改变 σ 的值，σ 越大，图像越平坦，σ 越小，图像越陡峭，故 σ 又被称为形状参数.

（5）正态图像下的总面积等于 1，即 $\int_{-\infty}^{+\infty}\dfrac{1}{\sqrt{2\pi}\sigma}e^{-\frac{(x-\mu)^2}{2\sigma^2}}dx=1$.

对于正态分布 $N(\mu,\sigma^2)$，参数 $\mu=0$、$\sigma=1$ 时的正态分布称为标准正态分布（standard normal distribution），记作 $X\sim N(0,1)$. 其概率密度函数用 $\varphi(x)$ 表示为

$$\varphi(x)=\frac{1}{\sqrt{2\pi}}e^{-\frac{x^2}{2}}\ (-\infty<x<+\infty).$$

NOTES

其概率分布函数用 $\Phi(x)$ 表示为

$$\Phi(x)=\frac{1}{\sqrt{2\pi}}\int_{-\infty}^{x}e^{-\frac{t^2}{2}}dt\ (-\infty<x<+\infty).$$

图像见图 6-9、图 6-10.

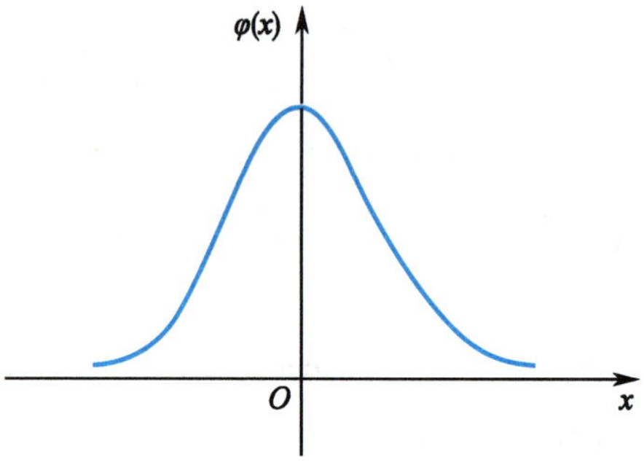

图 6-9

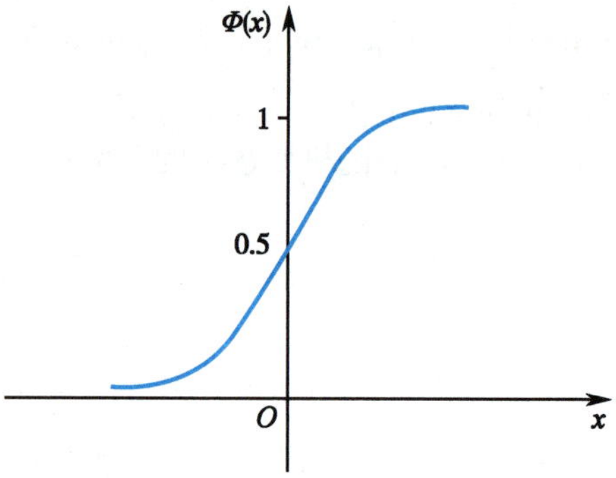

图 6-10

从图 6-9 可见，$y=\varphi(x)$ 的图形关于 y 轴对称. 由于标准正态分布的广泛应用，为了便于使用，人们编制了标准正态分布 $\Phi(x)$ 的数值表，见附表 2. 对于非负实数 x，可以由它直接查出相应的数值；而对于负实数 x，根据标准正态分布的对称性，不难导出下列几个常用的公式：

(1) $\Phi(-x)=1-\Phi(x)$；

(2) $P(a<X\leqslant b)=\Phi(b)-\Phi(a)$；

(3) $P(|x|\leqslant a)=2\Phi(a)-1$；

(4) $P(X>a)=1-\Phi(a)$.

一般地，若 $X\sim N(\mu,\sigma^2)$，则 $Y=\frac{X-\mu}{\sigma}\sim N(0,1)$，即有如下结论：由于

$$F(x)=\Phi\left(\frac{x-\mu}{\sigma}\right);\text{从而 } P(a<X\leqslant b)=F(b)-F(a)=\Phi\left(\frac{b-\mu}{\sigma}\right)-\Phi\left(\frac{a-\mu}{\sigma}\right). \tag{6-8}$$

此过程称为正态分布的标准化. 对于一般的正态分布，总是先将其标准化，然后借助公式（6-8）查附表 2 进行概率计算.

例 6-27　设 $X\sim N(1,4)$，查表求：(1) $P(1.2<X\leqslant 3)$；(2) $P(-3\leqslant X\leqslant 2)$；(3) $P(X\geqslant 4)$；(4) $P(|X-1|\geqslant 1)$.

解　由于 $\mu=1,\sigma^2=4,\sigma=2$，查附表 2，可得

(1) $P(1.2<X\leqslant 3)=\Phi\left(\frac{3-1}{2}\right)-\Phi\left(\frac{1.2-1}{2}\right)=\Phi(1)-\Phi(0.1)$

$=0.8413-0.5398=0.3015$.

(2) $P(-3\leqslant X\leqslant 2)=\Phi\left(\frac{2-1}{2}\right)-\Phi\left(\frac{-3-1}{2}\right)=\Phi(0.5)-\Phi(-2)$

$=\Phi(0.5)+\Phi(2)-1=0.6915+0.9772-1=0.6687$.

(3) $P(X\geqslant 4)=1-P(X<4)=1-\Phi\left(\frac{4-1}{2}\right)=1-\Phi(1.5)$

$=1-0.9332=0.0668$.

(4) $P(|X-1|\geqslant 1)=1-P(|X-1|<1)=1-P\left(\left|\frac{X-1}{2}\right|<\frac{1}{2}\right)$

$=1-[2\Phi(0.5)-1]=2[1-\Phi(0.5)]$

$=2(1-0.6915)=0.6170$.

NOTES

利用 MATLAB 软件的 normcdf(X,mu,sigma)函数,可以很方便地进行上述计算,参见第八章例 8-58.

一般地,设 $X \sim N(\mu,\sigma^2)$,标准化、查表可计算下列概率值:

$$P(|X-\mu| \leqslant \sigma)=2\Phi(1)-1=0.682\,6, P(|X-\mu| \leqslant 2\sigma)=2\Phi(2)-1=0.954\,5,$$

$$P(|X-\mu| \leqslant 3\sigma)=2\Phi(3)-1=0.997\,3,$$

如图 6-11 所示.

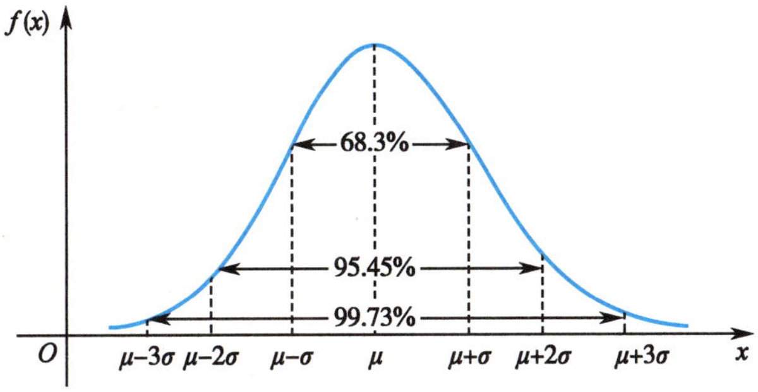

图 6-11

这表明在一次试验中,X 落在 $(\mu-3\sigma,\mu+3\sigma)$ 内的概率相当大,或者说,在一般情形下,X 在一次试验中落在 $(\mu-3\sigma,\mu+3\sigma)$ 以外的概率可以忽略不计. 正态分布在统计上的这一性质称为"3σ 原则",该原则在实际问题的统计推断中有着重要的应用.

例 6-28 根据调查统计,飞行员的智商(IQ)记为 X,大致服从分布为 $N(122,\sigma^2)$. 假设从调查数据中可知,有 95% 的飞行员的智商值在 108.28 到 135.72 之间.

(1) 试以上述信息,推断参数 σ 的值;

(2) 求任意一名飞行员,其智商在 115 到 129 间的概率.

解 (1) 设 $X \sim N(122,\sigma^2)$,由 $P(108.28<X<135.72)=0.95$,有

$$P(108.28<X<135.72)=P\left(\frac{108.28-122}{\sigma}<\frac{X-122}{\sigma}<\frac{135.72-122}{\sigma}\right)$$

$$=\Phi\left(\frac{13.72}{\sigma}\right)-\Phi\left(-\frac{13.72}{\sigma}\right)=2\Phi\left(\frac{13.72}{\sigma}\right)-1=0.95,$$

即 $$\Phi\left(\frac{13.72}{\sigma}\right)=0.975.$$

查附表 2,可知 $\Phi(1.96)=0.975\,0$,所以 $\frac{13.72}{\sigma}=1.96, \sigma=7$.

(2) 依题意,有

$$P(115<X<129)=P\left(\frac{115-122}{7}<\frac{X-122}{7}<\frac{129-122}{7}\right)$$

$$=\Phi(1)-\Phi(-1)=2\Phi(1)-1=0.682\,6.$$

四、随机变量函数的概率分布

(一) 一维离散型随机变量函数的概率分布

定义 6-16 离散型随机变量 X 的概率分布为 $P(X=x_i)=p_i, i=1,2,\cdots$,则随机变量函数 $Y=g(X)$ 的概率分布见表 6-10.

表 6-10 函数 $Y=g(X)$ 的概率分布

Y	$g(x_1)$	$g(x_2)$	$\cdots$
P	p_1	p_2	$\cdots$

例 6-29　设随机变量 X 的概率分布如表 6-11.

表 6-11　随机变量 X 的概率分布

X	$-\pi/2$	0	$-\pi/2$
P	0.2	0.3	0.5

试求随机变量 $Y=\sin X$ 的概率分布.

解　由于 X 的取值为 $\left\{-\frac{\pi}{2},0,\frac{\pi}{2}\right\}$,故 Y 的取值为 $\{-1,0,1\}$,于是

$$P(Y=-1)=P(\sin X=-1)=P\left(X=-\frac{\pi}{2}\right)=0.2,$$

$$P(Y=0)=P(\sin X=0)=P(X=0)=0.3,$$

$$P(Y=1)=P(\sin X=1)=P\left(X=\frac{\pi}{2}\right)=0.5,$$

即 Y 概率分布如表 6-12.

表 6-12　Y 的概率分布

Y	-1	0	1
P	0.2	0.3	0.5

(二) 一维连续型随机变量函数的概率密度

已知 X 的密度函数为 $f(x)$,如何求得随机变量 $Y=g(X)$ 的密度函数?我们将通过解决一个具体的例子给出处理这类问题的一般方法.

例 6-30　设电流(单位:安培)X 通过一个电阻值为 3 欧姆的电阻器,且 $X\sim U(5,6)$,试求在该电阻器上消耗的功率 $Y=3X^2$ 的分布函数 $F_Y(y)$ 与密度函数 $f_Y(y)$

解　由于连续型随机变量 $X\in(5,6)$,所以 $Y\in(75,108)$,X 的密度函数为

$$f(x)=\begin{cases}1, & 5<x<6,\\ 0, & 其他.\end{cases}$$

当 $75<y<108$ 时,Y 的分布函数

$$F_Y(y)=P(Y\leqslant y)=P(3X^2\leqslant y)=P\left(-\sqrt{\frac{y}{3}}\leqslant X\leqslant\sqrt{\frac{y}{3}}\right)$$

$$=\int_{-\sqrt{\frac{y}{3}}}^{\sqrt{\frac{y}{3}}}f(x)\mathrm{d}x=\int_{5}^{\sqrt{\frac{y}{3}}}1\mathrm{d}x=\sqrt{\frac{y}{3}}-5,$$

因此 $F_Y(y)=\begin{cases}0, & y<75,\\ \sqrt{\frac{y}{3}}-5, & 75\leqslant y<108,\\ 1, & y\geqslant 108,\end{cases}$ 从而对 $F_Y(y)$ 求导得到 Y 的密度函数为

$$f_Y(y)=\begin{cases}\dfrac{1}{2\sqrt{3y}}, & 75<y<108,\\ 0, & 其他.\end{cases}$$

一般地,可按下列步骤求出 $Y=g(X)$ 的分布函数与密度函数.

步骤 1　由 X 的取值范围 Ω_X 确定 Y 的取值范围 Ω_Y.

步骤 2　对任意一个 $y\in\Omega_Y$,求出

$$F_Y(y)=P(Y\leqslant y)=P(g(X)\leqslant y)=P(X\in S_Y)=\int_{S_Y}f(x)\mathrm{d}x,$$

其中 $S_Y=\{x:g(x)\leqslant y\}$,往往是一个或若干个与 y 有关的区间的并集.

NOTES

步骤 3 按分布函数的性质写出 $F_Y(y)$，$-\infty<y<+\infty$.

步骤 4 通过求导得到 $f_Y(y)$，$-\infty<y<+\infty$.

下面用上述方法讨论正态随机变量的线性函数的分布.

例 6-31 当 $X\sim N(\mu,\sigma^2)$ 时，证明：$Y=kX+c\sim N(k\mu+c,k^2\sigma^2)$，其中 k,c 是常数，且 $k\neq 0$，特殊地，$\dfrac{X-\mu}{\sigma}\sim N(0,1)$.

证 易见，后一结论是前一结论的特例，其中 $k=\dfrac{1}{\sigma}$，$c=-\dfrac{\mu}{\sigma}$，下面就 $k>0$ 给出证明，$k<0$ 的情形留给读者做练习.

由于 $\Omega_X=(-\infty,+\infty)$，所以对于任意一个 $y\in(-\infty,+\infty)$，

$$F_Y(y)=P(Y\leqslant y)=P(kX+c\leqslant y)$$
$$=P\left(X\leqslant\frac{y-c}{k}\right)=\int_{-\infty}^{\frac{y-c}{k}}\frac{1}{\sqrt{2\pi}\sigma}e^{-\frac{(x-\mu)^2}{2\sigma^2}}dx.$$

对于 $-\infty<y<+\infty$，通过求导得到

$$f_Y(y)=\frac{1}{\sqrt{2\pi}\sigma}\exp\left\{-\frac{1}{2\sigma^2}\left(\frac{y-c}{k}-\mu\right)^2\right\}\cdot\frac{1}{k}$$
$$=\frac{1}{\sqrt{2\pi}\sigma}\exp\left\{-\frac{[y-(k\mu+c)]^2}{2(k\sigma)^2}\right\}.$$

这表明 $Y\sim N(k\mu+c,k^2\sigma^2)$. 我们看到 $\dfrac{X-\mu}{\sigma}$ 实际上是 X 的标准化，该例题表明正态随机变量的线性函数依然服从正态分布.

练习题 6-3

1. 同一样本空间上定义的随机变量是否唯一？请举例说明.
2. 两个随机变量的分布函数完全相同，它们必是相等的随机变量吗？
3. 连续型随机变量的概率密度函数一定是连续函数吗？
4. 若 $f(x)$，$g(x)$ 均为同一区间 (a,b) 上的概率密度函数，对于任意的数 $\beta(0<\beta<1)$，则 $\beta f(x)+(1-\beta)g(x)$ 是否也为这个区间上的概率密度函数？

第四节 | 随机变量的数字特征

随机变量的分布函数固然全面描述了这个随机变量的统计规律性，但在实际问题中，我们常常关心的只是随机变量的取值在某些方面的特征，而不是它的全貌. 这类特征往往通过一个或几个实数来反映，在概率论中称它们为随机变量的数字特征，其中最基本的就是数学期望和方差. 前者刻画了随机变量取值的相对集中位置或平均水平，后者刻画了随机变量取值围绕平均水平的离散程度.

一、随机变量的数学期望

1. 离散型随机变量的数学期望

例 6-32 计算表 6-13 中 $N=25$ 人的平均身高 $\overline{X}$(cm).

表 6-13 身高数据

身高(x_i)	160	165	170	175	180
人数(n_i)	1	3	8	12	1

解　平均身高

$$\overline{X}=\frac{160\times1+165\times3+170\times8+175\times12+180\times1}{1+3+8+12+1}$$

$$=160\times\frac{1}{25}+165\times\frac{3}{25}+170\times\frac{8}{25}+175\times\frac{12}{25}+180\times\frac{1}{25}$$

$$=\sum_{i=1}^{5}x_i\frac{n_i}{N}=\sum_{i=1}^{5}x_if_i,$$

其中 $N=n_1+n_2+n_3+n_4+n_5, f_i=\frac{n_i}{N}$ 为 x_i 值出现的频率. 可见平均身高可以用每个数值 x_i 与其频率 f_i 的加权平均来表示，当观测值较大时，频率逐渐稳定在各自的概率附近，于是用概率代替频率，得到数学期望的定义.

定义 6-17　设离散型随机变量 X 的概率 $P(X=x_i)=p_i, \sum_{i=1}^{\infty}|x_i|p_i\ i=1,2,\cdots$. 如果 $\sum_{i=1}^{\infty}|x_i|p_i$ 存在，称 $\sum_{i=1}^{\infty}x_ip_i$ 的值为随机变量 X 的数学期望(mathematical expectation)或均值(mean value)，记作 $E(X)$，即

$$E(X)=\sum_{i=1}^{\infty}x_ip_i.$$

例 6-33　为了评估一种大肠埃希菌的毒效大小，动物实验中把大肠埃希菌注入家兔腹腔以造成感染性休克，评分标准及概率如表 6-14 所示，试通过实验结果评价这种杆菌的毒效大小.

表 6-14　造成兔感染性休克的效果评价表

感染效果	正常	轻度血压下降，脉搏增快	血压下降，静脉萎缩	休克
毒效评分(X)	0	50	80	100
概率(P)	0. 05	0. 15	0. 20	0. 60

解　设毒效评分为 X，其分布列如表 6-8 所示，则 X 的平均值为

$$E(X)=0\times0.05+50\times0.15+80\times0.20+100\times0.60=83.5.$$

由此可见这种杆菌的致毒能力是很高的.

根据期望的定义容易证明数学期望有如下性质.

性质 6-1　若 C 是常数，则 $E(C)=C$.

性质 6-2　若 C 是常数，则 $E(CX)=CE(X)$.

性质 6-3　$E(X\pm Y)=E(X)\pm E(Y)$.

性质 6-4　若 X,Y 相互独立，则 $E(XY)=E(X)E(Y)$.

例 6-34　求两点分布、二项分布 $B(n,p)$ 和泊松分布 $\pi(\lambda)$ 的数学期望.

解　(1) 设 X 服从参数为 p 的两点分布，则 $E(X)=1\cdot p+0\cdot(1-p)=p$.

(2) 若 $Y\sim B(n,p)$，则 Y 是 n 个同分布的两点分布 X_i 之和，即 $Y=\sum_{i=1}^{n}X_i$，又 $E(X_i)=p$. 由性质 6-3，得 $E(Y)=\sum_{i=1}^{n}E(X_i)=np$，即二项分布 $B(n,p)$ 的数学期望为 np.

(3) 设 $Z\sim\pi(\lambda)$，由定理 6-6，泊松分布是二项分布的极限分布，且 $\lim_{n\to\infty}np_n=\lambda>0$，则泊松分布的数学期望为二项分布的数学期望的极限，即 $E(Z)=\lim_{n\to\infty}E(Y_n)=\lim_{n\to\infty}np_n=\lambda$.

例 6-35　实验大楼共 11 层(1 楼至 11 楼)，在 1 楼有 15 个同学一起进了电梯. 假设每个人去 2 楼至 11 楼的可能性都一样，每个人去几楼是相互独立的. 电梯从 1 楼启动后到所有人都出电梯，一个升程中平均要停几次？

解　设随机变量 $X_k(k=2,\cdots,11)$，有如下定义：

$$X_k=\begin{cases}1, & \text{电梯在}k\text{楼停},\\0, & \text{电梯在}k\text{楼不停}.\end{cases}$$

NOTES

由于只要有同学去 k 楼，电梯就须在 k 楼停 1 次，只有 15 个同学都不去 k 楼，电梯在 k 楼才不须停止，所以有

$$P(X_k=0)=\left(\frac{9}{10}\right)^{15}=0.205\,9;P(X_k=1)=1-P(X_k=0)=0.794\,1;$$

$$E(X_k)=0\times0.205\,9+1\times0.794\,1=0.794\,1.$$

若 $\sum\limits_{k=2}^{11}X_k$ 表示电梯在一个升程中经停的总次数，由于

$$E\left(\sum_{k=1}^{10}X_k\right)=\sum_{k=1}^{10}E(X_k)=0.794\,1\times10=7.941\approx8,$$

故一个升程中平均经停 8 次.

2. 连续型随机变量的数学期望

定义 6-18　设连续型随机变量 X 的密度函数为 $f(x)$，若积分 $\int_{-\infty}^{+\infty}|x|f(x)\mathrm{d}x$ 收敛，则称积分 $\int_{-\infty}^{+\infty}xf(x)\mathrm{d}x$ 为随机变量 X 的数学期望，记作 $E(X)$，即

$$E(X)=\int_{-\infty}^{+\infty}xf(x)\mathrm{d}x.\tag{6-9}$$

例 6-36　设随机变量 $X\sim U[a,b]$，试求 $E(X)$.

解　已知 $f(x)=\begin{cases}\dfrac{1}{b-a}, & a\leqslant x\leqslant b,\\ 0, & 其他,\end{cases}$ 根据数学期望定义，有

$$E(X)=\int_{-\infty}^{+\infty}x\cdot f(x)\mathrm{d}x=\int_a^b x\cdot\frac{1}{b-a}\mathrm{d}x=\frac{a+b}{2}.$$

可见，某一区间上均匀分布的随机变量期望恰为该区间的中点.

例 6-37　若随机变量 X 服从正态分布 $N(\mu,\sigma^2)$，求 $E(X)$.

解　正态分布的概率密度函数是

$$f(x)=\frac{1}{\sqrt{2\pi}\sigma}\mathrm{e}^{-\frac{(x-\mu)^2}{2\sigma^2}}(-\infty<x<+\infty).$$

按公式(6-9)，数学期望为

$$E(X)=\frac{1}{\sqrt{2\pi}\sigma}\int_{-\infty}^{+\infty}x\cdot\mathrm{e}^{-\frac{(x-\mu)^2}{2\sigma^2}}\mathrm{d}x.$$

令 $t=\dfrac{x-\mu}{\sigma}$，则 $\mathrm{d}x=\sigma\mathrm{d}t$，故有

$$E(X)=\frac{1}{\sqrt{2\pi}}\int_{-\infty}^{+\infty}(\sigma t+\mu)\cdot\mathrm{e}^{-\frac{t^2}{2}}\mathrm{d}t=\frac{\sigma}{\sqrt{2\pi}}\int_{-\infty}^{+\infty}t\cdot\mathrm{e}^{-\frac{t^2}{2}}\mathrm{d}t+\frac{\mu}{\sqrt{2\pi}}\int_{-\infty}^{+\infty}\mathrm{e}^{-\frac{t^2}{2}}\mathrm{d}t.$$

上式第一项中被积函数是奇函数，积分为零，又由标准正态分布密度函数性质

$$\frac{1}{\sqrt{2\pi}}\int_{-\infty}^{+\infty}\mathrm{e}^{-\frac{t^2}{2}}\mathrm{d}t=1,$$

所以 $E(X)=\sigma\times0+\mu\times1=\mu$. 可见，正态分布 $N(\mu,\sigma^2)$ 中的参数 μ 就是该分布的数学期望值.

二、随机变量的方差

定义 6-19　设 X 是一个随机变量，若 $E[X-E(X)]^2$ 存在，则称其为 X 的方差(variance)，记作 $D(X)$，即

$$D(X)=E[X-E(X)]^2,\tag{6-10}$$

NOTES

称$\sqrt{D(X)}$为X的标准差(standard deviation),记作$\sigma(X)=\sqrt{D(X)}$.标准差因为与随机变量本身有相同的量纲,所以在医学统计、药代动力学等领域被广泛地使用,但在理论推导中,使用方差较方便.

方差本质上是随机变量函数$g(X)=[X-E(X)]^2$的期望,反映随机变量取值对其均值的偏离程度.若随机变量的取值集中于它的数学期望,则方差值较小;相反,若随机变量的取值相对于数学期望比较分散,则方差值较大.特别,当X为离散型随机变量,概率分布为$P(X=x_i)=p_i,(i=1,2,\cdots)$时,则公式(6-10)转化为

$$D(X)=\sum_{i=1}^{+\infty}[x_i-E(X)]^2p_i.$$

当X为连续型随机变量,概率密度为$f(x)$时,则

$$D(X)=\int_{-\infty}^{+\infty}[x-E(X)]^2f(x)\mathrm{d}x,$$

但实际计算时用得更多的是下列可以证明的公式:

$$D(X)=E(X^2)-[E(X)]^2.$$

可以证明,方差具有以下性质.

性质 6-5 若C是常数,则$D(C)=0$.

性质 6-6 若C是常数,则$D(CX)=C^2D(X)$.

性质 6-7 若$X_1,X_2,\cdots X_n$相互独立,则

$$D(X_1\pm X_2\pm\cdots\pm X_n)=\sum_{i=1}^{n}D(X_i).$$

例 6-38 设随机变量$\xi\sim\pi(\lambda)$,求泊松分布的方差.

解 已知泊松分布的数学期望为λ,得

$$E(\xi^2)=\sum_{k=0}^{\infty}k^2\frac{\lambda^k\mathrm{e}^{-\lambda}}{k!}=\sum_{k=1}^{\infty}k\frac{\lambda^k\mathrm{e}^{-\lambda}}{(k-1)!}\xlongequal{m=k-1}\lambda\sum_{m=0}^{\infty}(m+1)\frac{\lambda^m\mathrm{e}^{-\lambda}}{m!}=\lambda^2+\lambda$$

故泊松分布的方差等于$D(\xi)=E(\xi^2)-(E\xi)^2=(\lambda^2+\lambda)-\lambda^2=\lambda$,即泊松分布的方差和数学期望相等,都等于参数$\lambda$.

因此,如果观察到一个取非负整值的离散型随机变量ξ,它的方差和数学期望相等,就有可能服从泊松分布.医学统计学里的配对问题,当n充分大时,都近似服从$\lambda=1$的泊松分布.

例 6-39 求两点分布和二项分布的方差.

解 设X服从两点分布,$P(X=1)=p,P(X=0)=q$,其中$p+q=1$,则

$$E(X^2)=1^2\times p+0^2\times q=p,D(X)=E(X^2)-(E(X))^2=p-p^2=pq.$$

若$Y\sim B(n,p)$,二项分布是n个独立的两点分布之和,由方差性质 6-7,则$D(Y)=npq$.

例 6-40 设随机变量$X\sim N(\mu,\sigma^2)$,求$D(X)$.

解 已知$E(X)=\mu$,因此$D(X)=\dfrac{1}{\sqrt{2\pi}\sigma}\displaystyle\int_{-\infty}^{+\infty}(x-\mu)^2\cdot\mathrm{e}^{-\frac{(x-\mu)^2}{2\sigma^2}}\mathrm{d}x$.

令$u=\dfrac{x-\mu}{\sigma}$,且由分部积分公式和正态分布密度函数性质得到

$$D(X)=\frac{\sigma^2}{\sqrt{2\pi}}\int_{-\infty}^{+\infty}u^2\cdot\mathrm{e}^{-\frac{u^2}{2}}\mathrm{d}u=\frac{\sigma^2}{\sqrt{2\pi}}(0+\sqrt{2\pi})=\sigma^2.$$

可见,正态分布中的参数σ^2就是其方差,而σ为其标准差.

利用 Matlab 软件可以很方便地进行随机变量数学期望和方差的计算,参见第八章例 8-59.

事实上,随机变量的数字特征通常与其分布中的参数相联系,常见分布的数学期望和方差如表 6-15 所示.

表 6-15　常见分布的数学期望和方差表

名称	离散型			连续型		
	两点分布	二项分布	泊松分布	均匀分布	指数分布	正态分布
参数	p	n,p	λ	a,b	λ	μ,σ
数学期望	p	np	λ	$\frac{a+b}{2}$	$\frac{1}{\lambda}$	μ
方差	$p(1-p)$	$np(1-p)$	λ	$\frac{1}{12}(b-a)^2$	$\frac{1}{\lambda^2}$	σ^2

三、大数定律和中心极限定理

随机事件在某次试验中是否出现是有偶然性的，但在大量独立重复试验中却呈现出明显的规律性. 本节不加证明地给出大数定律和中心极限定理，为阐明随机现象的内在规律提供理论依据.

1. 大数定律

（1）切比雪夫不等式

定理 6-7　若随机变量 X 的数学期望 $E(X)=\mu$，方差 $D(X)=\sigma^2$ 存在，则对于任意 $\varepsilon>0$，有

$$P(|X-\mu|\geqslant\varepsilon)\leqslant\frac{\sigma^2}{\varepsilon^2}. \tag{6-11}$$

显然公式（6-11）的等价形式为 $P(|X-\mu|<\varepsilon)\geqslant1-\frac{\sigma^2}{\varepsilon^2}$.

切比雪夫不等式可用来估计随机变量的大致分布情况，方差越小，随机变量在区间 $(\mu-\varepsilon,\mu+\varepsilon)$ 以外取值的概率越小，即随机变量的分布越集中在 μ 附近.

例 6-41　若随机变量 X 的分布未知，但 $D(X)=2.5$，均值为 μ，试估计概率 $P(|X-\mu|\geqslant7.5)$ 的值.

解　由切比雪夫不等式有 $P(|X-\mu|\geqslant7.5)\leqslant\frac{2.5}{7.5^2}=0.044$.

（2）伯努利大数定律

定理 6-8　设 $f_n(A)$ 是 n 重伯努利试验中事件 A 出现的频率，p 是每次试验中 A 发生的概率，则对任意的 $\varepsilon>0$，有

$$\lim_{n\to\infty}P(|f_n(A)-p|<\varepsilon)=1 \text{ 或 } \lim_{n\to\infty}P(|f_n(A)-p|\geqslant\varepsilon)=0.$$

定理 6-8 告诉我们，当试验次数 n 充分大以后，频率必然要接近于概率，从理论上证明了频率的稳定性，这是概率的统计定义的依据.

（3）辛钦大数定律

定理 6-9　设 $X_1,X_2,\cdots$ 是独立同分布的随机变量序列，且 $E(X_i)=\mu,i=1,2,\cdots$，则对任意 $\varepsilon>0$，有

$$\lim_{n\to\infty}P\left(\left|\frac{1}{n}\sum_{i=1}^{n}X_i-\mu\right|<\varepsilon\right)=1.$$

伯努利大数定律是辛钦大数定律的特例，因为当随机变量 X 是两点分布时，p 就是 X 的数学期望，而算术平均就是频率.

辛钦大数定律表明，当试验次数 n 充分大以后，算术平均数依概率 1 收敛于总体均值，即当 n 充分大时，算数平均数必然接近于总体均值. 由此可见，大量随机试验的结果与个别试验的结果有本质区别. 随着试验次数的增多，必然性便体现出来.

2. 中心极限定理

（1）独立同分布的中心极限定理

定理 6-10　设 $X_1,X_2,\cdots$ 是一个独立同分布的随机变量序列，且 $E(X_i)=\mu,D(X_i)=\sigma^2>0$，

NOTES

$i=1,2,\cdots$，则对任意一个 x，$-\infty<x<+\infty$，有

$$\lim_{n\to\infty}P\left(\frac{\sum_{i=1}^{n}X_i-n\mu}{\sqrt{n}\sigma}\leqslant x\right)=\Phi(x).$$

在定理 6-10 的条件下，不管一系列的随机变量是服从什么分布，当 n 很大时，它们的和就近似于正态分布. 因此，如果一个量（例如身高）是由很多因素决定的（每个因素对这个量的贡献都是一个随机变量），这个量作为诸多随机变量之和就可以被认为是服从或近似服从正态分布的. 这是一个在生命科学领域里普遍应用的重要原理.

（2）棣莫弗 - 拉普拉斯中心极限定理

定理 6-11　设随机变量 $X\sim B(n,p)$，其中 $0<p<1$，则对任意 x，恒有

$$\lim_{n\to\infty}P\left(\frac{X-np}{\sqrt{npq}}\leqslant x\right)=\Phi(x).$$

定理表明，当 n 充分大时，二项分布可用正态分布来近似，即

$$P\left(\frac{X-np}{\sqrt{npq}}\leqslant x\right)\approx\Phi(x).$$

在用连续型随机变量的正态分布计算离散型随机变量的二项分布时，有时需要进行连续性校正，但对于 $n>50$ 的大样本，因为计算结果相差不大，一般不再使用连续性校正，也不再区分开、闭区间，此时简化公式为

$$P(X\leqslant k)\approx\Phi\left(\frac{k-np}{\sqrt{npq}}\right);P(k_1<X\leqslant k_2)\approx\Phi\left(\frac{k_2-np}{\sqrt{npq}}\right)-\Phi\left(\frac{k_1-np}{\sqrt{npq}}\right).\qquad(6\text{-}12)$$

例 6-42　某种疾病的患病率为 $p=0.005$，现对 10 000 人进行检查，试求检查出的患者数在 45 人至 55 人之间的概率.

解　设患病人数为 X，则 $X\sim B(10\ 000,0.005)$，且 $n=10\ 000$ 很大，因此可利用正态分布求其近似值. 二项分布 $E(X)=np=50$，$D(X)=npq=49.75$，代入公式（6-12），得

$$\begin{aligned}P(45<X\leqslant55)&\approx\Phi\left(\frac{55-50}{\sqrt{49.75}}\right)-\Phi\left(\frac{45-50}{\sqrt{49.75}}\right)\\&=\Phi(0.71)-\Phi(-0.71)=2\Phi(0.71)-1=0.522\ 2.\end{aligned}$$

例 6-43　一本 20 万字的长篇小说进行排版. 假定每个字是否被错排是相互独立的，而且每个字被错排的概率为 10^{-5}，试求这本小说出版后发现有 6 个以上错字的概率.

解　设错字总数为 X，则 $X\sim B(200\ 000,10^{-5})$，由 $np=2$，$\sqrt{np(1-p)}=1.414$，所求概率为

$$P(X\geqslant6)=1-P(X\leqslant5)\approx1-\Phi\left(\frac{5-2}{1.414}\right)=1-\Phi(2.12)=0.017.$$

练习题 6-4

1. 已知正态分布的线性函数仍服从正态分布，若 $X\sim N(\mu,\sigma^2)$，$Y=aX+b$，$(a\neq0)$，请写出 Y 所服从分布的参数.

2. 设随机变量 $X\sim N(0,1)$，$Y\sim U[0,1]$，且 X,Y 相互独立，则 $E(2X+3Y)$，$D(3X-Y)$ 的值各为多少？

3. 随机变量 X 服从柯西分布（Cauchy distribution），其概率密度函数为

$$f(x)=\frac{1}{\pi(1+x^2)},$$

考察 X 是否有数学期望和方差？

4. 设随机变量 X 的方差为 2，根据切比雪夫不等式估计 $P\{|X-E(X)|\geqslant2\}$.

复习题六

1. 医院的信息管理系统把入院受伤患者按伤势(轻,中,重)和是否有意外保险(有,无)分类编码.观察一位新入院患者,应该归于何类:

(1) 写出该试验的基本事件组;

(2) 设 A=患者是重伤,B=患者没有保险,写出 A、B 所包括的基本事件;

(3) 事件 $A+\overline{B}$ 包含哪些基本事件?

2. 依次检查三人的肝功能,记 A="第一人正常",B="第二人正常",C="第三人正常",试写出这一试验的全部基本事件以及下列事件:(1) 只有第一人正常;(2) 只有一人正常;(3) 三人都不正常;(4) 至少有一人正常;(5) 只有第三人不正常.

3. 电话号码由 8 个数字组成,每个数字可以是 0,1, …,9 中的任一个,求下列事件的概率:

(1) 首位不为 0 的号码; (2) 没有重复数字的号码;

(3) 全由奇数组成的号码; (4) 号码中的数字从左到右严格增大的号码.

4. 一个盒子里装有 5 个白球、4 个红球和 3 个黑球,另一个盒里装有 5 个白球、6 个红球和 7 个黑球,从每个盒子中各取出一个,它们颜色相同的概率是多少?

5. 期末复习时,数学课的张教授布置了 10 道综合练习题供学生考前热身,并且告诉学生,期末考试将随机地包含其中 5 道题.临考时,一个学生已经会做其中的 7 道题.求下列概率:(1) 她做对了 5 道题;(2) 她至少做对了 4 道题.

6. 一份杂志在其订阅者中调查了 1 000 人,以了解社会对于某类疾病患者的态度.被问询者按其职业、婚否和受教育程度统计,结果:312 人有工作,470 人已婚,525 人大学毕业;大学毕业且有工作者 42 人,大学毕业且已婚者 147 人,已婚且有工作者 86 人;大学毕业且有工作且已婚者 25 人.验证以上数据是否有误.

7. 一护士负责控制三台理疗机,假定在 1 小时内这 3 台理疗机不需要护士照管的概率分别为 0.9、0.8 和 0.7,求在 1 小时内最多有 1 台需要护士照管的概率.

8. A 和 B 两人参加射击比赛,规则是:每轮射击两人只能射击一发子弹,若任有一人或两人都击中目标,则比赛结束;否则重复前面步骤,直至至少一人击中目标使比赛结束.设 A 击中目标的概率为 $p_A=0.3$,B 击中目标的概率为 $p_B=0.5$.求:

(1) 第 1 轮即可结束比赛的概率;

(2) 若第 1 轮就结束了比赛,两人都击中目标的概率;

(3) 比赛进行至第 3 轮才结束的概率.

9. 某高校对于男性新生体检,除要求达到一般健康标准外,还要求没有色盲或色弱,没有近视,身高在 1.68 米以上.设某省参加高考的学生中色盲或色弱占 3%,近视占 21%,身高在 1.68 米以上占 18%,问:考生符合该校体检标准的概率是多少?

10. 某医院用 CT 机和超声仪对肝癌做检测,若单独使用这两种设备,知 CT 机的检出率为 0.8,超声仪的检出率为 0.7.现同时使用 CT 机和超声仪,问:肝癌被检出的概率为多少?

11. 某地区的成年人中,曾经有 3% 的人患过 A 疾病,有 20% 的人生活水平在贫困线之下.假设贫困人口患 A 疾病的比例是非贫困人口的 3 倍.那么患过 A 疾病的人中,有多大比例是贫困人口?

12. 小明参加一门限时 60 分钟的考试.假若他在 x 小时内完成考试的概率是 $x/2$, $(0\leqslant x\leqslant 1)$.已知到 45 分钟时,他尚未完成全部试题,他将用完全部时间的可能性有多大?

13. 某种动物由出生活到 20 岁的概率为 0.8,活到 25 岁的概率为 0.4,问:现年 20 岁的这种动物活到 25 岁的概率为多少?

14. X 线室有 10 盒同种类的 X 线感光片,其中 5 盒为甲厂生产,3 盒为乙厂生产,2 盒为丙厂生产.因为存放了一段时间,甲、乙、丙三厂的产品失效率依次为 1/10、1/15、1/20.若从这 10 盒中任取一盒，再从取得的这盒中任取一张X线片，求取得有效品的概率.

15. 某医院采用Ⅰ、Ⅱ、Ⅲ、Ⅳ 4种方法医治某种癌症，在该癌症患者中采用这4种方案的百分比分别为0.1、0.2、0.25、0.45，其有效率分别为0.85、0.80、0.70、0.6. 问：

（1）到该院接受治疗的患者，治疗有效的概率为多少？

（2）如果一患者经治疗而收效，最有可能接受了哪种方案的治疗？

16. 一束中子流照射两层的目标，中子被第一层吸收的概率是0.08，在穿过第一层后被第二层吸收的概率是0.15，问：中子穿过了两层的概率有多大？

17. 某种眼病可致盲，若第一次患病，致盲率为0.2，第一次未致盲而第二次患病致盲的概率为0.5，前两次未致盲而第三次再患病，致盲率为0.8，试求：

（1）某人两次患病致盲的概率；（2）三次患病致盲的概率.

18. 设某地区消化性溃疡患病率是0.03，用钡餐透视进行检验，溃疡患者被诊断为有溃疡的占82%，不是溃疡患者而被诊断为有溃疡的占2%. 某人经钡餐透视后被判断为有溃疡，求其确实是溃疡患者的概率.

19. 小红和小明都是医学院学生. 小明有一盆月季花，因病快要枯萎了. 小明委托小红假期里给花浇水. 若小红记得浇水，这盆月季花仍有0.15的可能要枯萎；若小红不记得浇水，这盆月季花有0.8的可能要枯萎. 小明有90%的把握相信小红会记得浇水，试求下列概率：（1）小明返校时月季花还活着；（2）若小明返校时月季花死了，是因为小红忘记了浇水.

20. 设母鼠一胎生4、5、6、7只小鼠的概率分别为1/4、1/3、1/4、1/6，每只小鼠能安然活过哺乳期的概率为3/4，求有5只小鼠度过哺乳期的概率.

21. 在某些发展中国家里，由于传统和经济方面的因素，大多数家庭都想要男孩. 卫生和医疗条件的不足，使20%的新生儿在成年前夭折. 假设出生率无性别差异，一对夫妻生了5个孩子而至少得一名成年男子的概率有多大？

22. 某类灯泡使用寿命在1 000小时以上的概率为0.2，求3个灯泡在使用1 000小时以后最多只有一个仍未损坏的概率.

23. 如果下面两个表格中列出的是某个随机变量的分布列，未知常数 k 分别等于多少？

（1）

X	-1	0	1
P	$0.5-k$	k	$0.2+k$

（2）

X	1	2	3	4
P	$4k$	$3k$	$2k$	k

24. 设某种药物对痔疮的治愈率为80%，现独立地对4名痔疮患者用药，求治愈患者数 X 的分布列，并指出能治愈几人的概率最大.

25. 某种溶液中含微生物的浓度为0.3个/ml. 现从500ml溶液中随机地抽出1ml，问其中含有2只微生物的概率是多少？

26. 为了研究一种专灭某种昆虫的杀虫剂的效能，在较大面积上喷洒了杀虫剂后，把这一片面积分成若干等面积的小块，然后从中随意选出若干块并计数里面还活着的这种虫子. 据过去的经验，每块面积上平均可以发现0.5个活虫子. 如果活虫子的数量服从泊松分布，求随意一块上发现至少一个虫子的概率有多大.

27. 某实验常用较大型动物. 第一次做实验成功率为0.4；第一次失败的可用第二只再做，其成功率为0.6；若失败可用第三只再做，成功率为0.8；第三次失败的还可以用第四只再做，这次无论成功与否，均应结束实验.

（1）求一个实验结束所用动物数的分布列；

（2）若有5人进行实验，平均需要多少只动物？

28. 设随机变量ξ的概率分布如下，确定A的值，并写出ξ的分布函数：

$$P(\xi=x)=\frac{A}{3^x},x=1、2、3、4.$$

29. 设连续型随机变量ξ的概率密度为$f(x)=\begin{cases}Ax, & 0\leqslant x\leqslant 1,\\ 0, & 其他,\end{cases}$求：

（1）确定A的值；

（2）ξ的分布函数；

（3）ξ落在区间（0.3，0.7）内的概率.

30. 随机变量ξ的概率密度函数为$f(x)=\begin{cases}x & 0\leqslant x\leqslant 1,\\ 2-x & 1<x\leqslant 2,\\ 0 & 其他,\end{cases}$求：

（1）ξ的分布函数$F(x)$；

（2）$P(\xi<0.5)$，$P(\xi>1.3)$，$P(0.2<\xi<1.2)$.

31. 设随机变量X的分布函数为$F(x)=A+B\arctan x$，求常数A、B及X的概率密度函数.

32. A、B两个警察分局皆有警车在各自的责任区内巡逻. 某街口正好在两个责任区的结合部，因此，每隔10分钟有一辆A局的警车通过，每隔15分钟有一辆B局的警车通过，两车通过此处的时间相互独立. 一个小姑娘拾金不昧在街口等待警车通过，哪个车先到就乘坐那一辆车去警察分局上交.

（1）求小姑娘候车时间不超过3分钟的概率；

（2）如果小姑娘候车时间不超过3分钟，她去B局的概率.

33. 军演时，参演部队沿A、B之间长100公里的山区公路展开. 指挥部决定沿线设3个急救站，A、B点及其中间点各设一个，任有人员发生伤病，皆送往最近的急救站. 假定，在这100公里的区间内任何一点出现伤病员的可能性是相等的. 一位参谋建议，把急救站设在距A点25、50和75公里处. 指挥部采纳了该建议，为什么？

34. 假设人们打一个电话，通话时间服从参数为$\lambda=1/10$的指数分布. 当小明来到电话亭时，小红抢先挤了进去. 求下列概率：

（1）小明至少等待了10分钟；

（2）小明至少等待了20分钟；

（3）小明等待了10分钟，他还得再等10分钟以上.

35. 从服用放射性标记药物的动物尿样中测到的放射量服从$N(284,20^2)$的正态分布（按单位/分钟计算），求：

（1）放射量大于300单位/分钟的概率；

（2）放射量在[250，300]单位/分钟的概率.

36. 指纹鉴别中的一个重要指标是10个手指中共有多少个脊纹，假定其数量近似服从$N(140,50^2)$，试求下列概率：

（1）一个人的脊纹数等于或大于200个；

（2）一个人的脊纹数少于或等于100个；

（3）一个人的脊纹数在100个到200个之间；

（4）如果某一人群共有10 000人，预期其中有多少人至少有200个脊纹？

37. 有些遗传性疾病的初发年龄近似服从正态分布，假定对杜兴肌萎缩综合征来说，这个年龄服从$N(9.5,9)$，那么求一个男孩因此病第一次被送到医院来时，他的年龄在：（1）8.5至11.5岁间的概率;(2)大于10岁的概率;(3)小于12.5岁的概率.

38. 某大学新生中有5 000名男同学,其身高(cm)服从分布$N(168,5^2)$.若要求战斗机飞行员的身高在168～175cm之间,大约多少名男同学的身高合乎要求?如果男同学中仅0.5%的视力达到飞行员的标准,综合考虑身高和视力,又有多少名男同学合乎要求?

39. 某省若干年里高考总分的分布服从$N(440,10^2)$,预计当年录取率为10%,那么录取线会划到多少分以上?

40. 设随机变量X的分布律如下,求$Y=X^2$的分布律.

X	−2	−1	0	1	3
P	1/5	1/6	1/5	1/15	11/30

41. 设$P\{X=k\}=\left(\frac{1}{2}\right)^k, k=1,2,\cdots$,令

$$Y=\begin{cases}1 & \text{当 } X \text{ 取偶数时},\\ -1 & \text{当 } X \text{ 取奇数时},\end{cases}$$

求随机变量X的函数Y的分布律.

42. 设$X\sim N(0,1)$,求:

(1)$Y=e^X$的概率密度;

(2)$Y=2X^2+1$的概率密度;

(3)$Y=|X|$的概率密度.

43. 设随机变量$X\sim U(0,1)$,试求:

(1)$Y=e^X$的分布函数及密度函数;

(2)$Z=-2\ln X$的分布函数及密度函数.

44. 拔河比赛,双方各出3男2女,呈单列对阵,从中心往两边的位置依次记为1、2、3、4、5号,以ξ表示两边相同位置上两选手同性别的对数,则ξ的分布列如下,求ξ的数学期望、方差和标准差.

ξ	1	3	5
P	0.3	0.6	0.1

45. 设随机变量ξ满足$P(\xi=a)=0.5, P(\xi=1)=b, P(\xi=6)=0.2$且$E(\xi)=1$,求$a$,$b$和$D(\xi)$.

46. 随机变量ξ分别以概率0.4、a、b和c取值1、2、3、4,并且$E(\xi)=2, D(\xi)=1$,求a、b和c.

47. 设随机变量ξ具有密度函数如下:

$$f(x)=\begin{cases}A\cos^2 x, & |X|\leqslant\frac{\pi}{2},\\ 0, & |X|>\frac{\pi}{2}.\end{cases}$$

试求:(1)A的值;(2)$E(\xi)$,$D(\xi)$.

48. 设在1小时内1名男子分泌的胆固醇量T在$[0,M]$之间,其密度函数为

$$f(t)=\frac{t}{1+t^2}(0\leqslant t\leqslant M).$$

(1)M的含义是什么?等于多少?

(2)1小时内分泌的胆固醇量T少于$M/2$的概率有多大?

(3)T在$[0,2]$之内的概率有多大?

(4)试求出$E(T)$和$D(T)$.

(5)任选三男子,求至少一人$T>2$的概率.

(6) 求 $t_{1/2}$，使 $t_{1/2}$ 满足 $P(T<t_{1/2})=P(T>t_{1/2})=0.5$.

49. 某医院每周一次从血液中心补充其血液储备. 假若每周消耗 ξ 单位，ξ 的密度函数是 $f(x)=5(1-x)^4, 0<x<1$. 医院的储备规模应该有多大，才能保证一周内血液被用完的可能性小于 0.01？

50. 用 B 超测量胎儿顶径时，会有一定误差，假设误差服从 $N(0,1.25^2)$. 为确定分娩方案，医生要求测量误差不超过一个单位. 问：测量三次至少一次达到要求的概率有多大？

51. 某地区某疾病的月发病率为 $p=1/100\,000$（每 100 000 人中有一人），假设该地区有人口约 40 万人，求下列概率：

(1) 一个月中有至少 8 人患病；

(2) 一年里至少有两个月，每月患病人数大于等于 8 人.

52. 10 只野鸭从 10 名猎人头上飞过，这 10 名猎人独立地瞄准任意一只鸭子，并且一起开火. 他们击中目标的概率都是 0.6. 求：(1) 平均有几只野鸭成为目标；(2) 10 只野鸭都被击中的概率；(3) 平均有几只野鸭被击中.

本章数字资源

第七章 线性代数初步

线性代数(linear algebra)是一门研究矩阵和向量间的线性关系的学科,它是代数学的重要分支,在理、工、农、医、经济管理等学科领域中都有着重要的应用,特别是计算机使用的日益普及,更加促进了线性代数的广泛运用.可以预计,随着“新医科”建设和创新实践人才培养的需求,线性代数作为“医工”结合、“医理”结合的重要桥梁,将成为医学及相关专业学者学习生物医学统计学、生物数学、医学数学建模和程序设计等课程的重要基础知识.

本章主要介绍线性代数的基本知识和初步应用,包括行列式、矩阵理论、线性方程组以及矩阵的特征值和特征向量.

第一节 行列式

行列式是求解线性方程组的有效工具,利用行列式可以求解一类 n 元线性方程组.本节将在二、三阶行列式的基础上,介绍 n 阶行列式的概念、性质和计算.

一、行列式的概念

我们通过解二元线性方程组和三元线性方程组,引入二、三阶行列式的定义和计算.为了介绍 n 阶行列式的概念,在此,先介绍二阶行列式和三阶行列式.

1. 二元线性方程组和二阶行列式

用消元法解二元线性方程组 $\begin{cases} a_{11}x_1+a_{12}x_2=b_1, \\ a_{21}x_1+a_{22}x_2=b_2, \end{cases}$

可得

$$x_1=\frac{a_{22}b_1-a_{12}b_2}{a_{11}a_{22}-a_{12}a_{21}}, \quad x_2=\frac{a_{11}b_2-a_{21}b_1}{a_{11}a_{22}-a_{12}a_{21}}. \tag{7-1}$$

可以看出,方程组解的分母是由未知数的系数构成,我们将四个系数排成

$$\begin{matrix} a_{11} & a_{12} \\ a_{21} & a_{22} \end{matrix}$$

形式的数表,表达式 $a_{11}a_{22}-a_{12}a_{21}$ 称为由以上数表所确定的二阶行列式,并记作

$$\begin{vmatrix} a_{11} & a_{12} \\ a_{21} & a_{22} \end{vmatrix},$$

即

$$\begin{vmatrix} a_{11} & a_{12} \\ a_{21} & a_{22} \end{vmatrix}=a_{11}a_{22}-a_{12}a_{21}, \tag{7-2}$$

并称 $\begin{vmatrix} a_{11} & a_{12} \\ a_{21} & a_{22} \end{vmatrix}$ 为二元线性方程组的系数行列式.

于是二阶行列式便是主对角线元素之积减去副对角线元素之积(图 7-1).

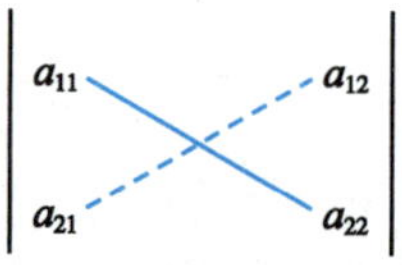

图 7-1

若记

NOTES

$$D=\begin{vmatrix}a_{11}&a_{12}\\a_{21}&a_{22}\end{vmatrix},D_1=\begin{vmatrix}b_1&a_{12}\\b_2&a_{22}\end{vmatrix},D_2=\begin{vmatrix}a_{11}&b_1\\a_{21}&b_2\end{vmatrix},$$

则式（7-1）用行列式表示就可写成

$$x_1=\frac{D_1}{D},\quad x_2=\frac{D_2}{D}.$$

2. 三阶行列式

记

$$\begin{vmatrix}a_{11}&a_{12}&a_{13}\\a_{21}&a_{22}&a_{23}\\a_{31}&a_{32}&a_{33}\end{vmatrix}=a_{11}a_{22}a_{33}+a_{12}a_{23}a_{31}+a_{13}a_{21}a_{32}-a_{11}a_{23}a_{32}-a_{12}a_{21}a_{33}-a_{13}a_{22}a_{31},\tag{7-3}$$

称为三阶行列式. 该三阶行列式由 6 项代数和构成，3 正 3 负，每一项均为不同行不同列的三个元素之积. 通过图 7-2 的分析可知，三阶行列式的运算规律遵循下列对角线法则：实线上的 3 个元素的乘积构成的 3 项取正号，虚线上的 3 个元素的乘积构成的 3 项取负号.

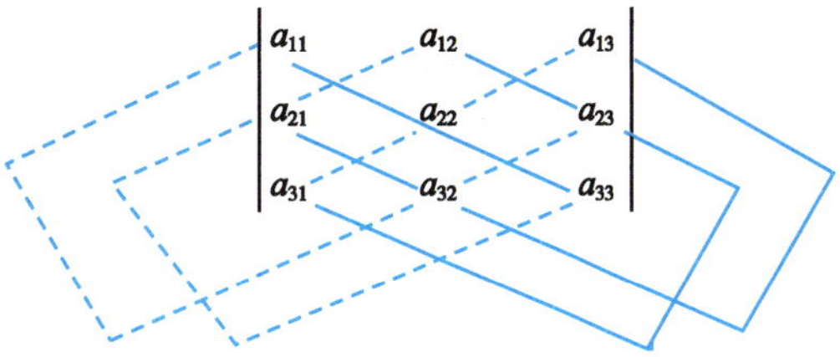

图 7-2

对于三元线性方程组 $\begin{cases}a_{11}x_1+a_{12}x_2+a_{13}x_3=b_1\\a_{21}x_1+a_{22}x_2+a_{23}x_3=b_2\\a_{31}x_1+a_{32}x_2+a_{33}x_3=b_3\end{cases}$，如果它的系数行列式 $D=\begin{vmatrix}a_{11}&a_{12}&a_{13}\\a_{21}&a_{22}&a_{23}\\a_{31}&a_{32}&a_{33}\end{vmatrix}\neq0$，利用消元法和三阶行列式的定义，可求得其解为 $x_1=\frac{D_1}{D},x_2=\frac{D_2}{D},x_3=\frac{D_3}{D}$，其中 $D=\begin{vmatrix}a_{11}&a_{12}&a_{13}\\a_{21}&a_{22}&a_{23}\\a_{31}&a_{32}&a_{33}\end{vmatrix}\neq0$，

$$D_1=\begin{vmatrix}b_1&a_{12}&a_{13}\\b_2&a_{22}&a_{23}\\b_3&a_{32}&a_{33}\end{vmatrix},D_2=\begin{vmatrix}a_{11}&b_1&a_{13}\\a_{21}&b_2&a_{23}\\a_{31}&b_3&a_{33}\end{vmatrix},D_3=\begin{vmatrix}a_{11}&a_{12}&b_1\\a_{21}&a_{22}&b_2\\a_{31}&a_{32}&b_3\end{vmatrix}.$$

进一步分析可知，二阶行列式（7-2）是由 2 项代数和构成，其中每一项的行标（a 的第一个下标）按自然数顺序排列后，列标（a 的第二个下标）分别是 1 和 2 的两种不同的排列 12 和 21. 三阶行列式（7-3）由 6 项代数和构成，其中每一项的行标号按自然数顺序排列后，列标号分别是 1、2、3 的六种不同的排列，即 123、231、312、132、213 和 321. 依次类推，可考虑通过列标的不同排列，来定义四阶以上的行列式. 为此，下面先给出排列与逆序的概念.

3. 排列与逆序

由 n 个自然数 1、2、…、n 组成的不重复的有确定次序的排列，称为一个 n 级排列（简称排列）. 例如，123 和 213 都是 3 级排列，13542 是一个 5 级排列.

在一个 n 级排列 $j_1j_2\cdots j_t\cdots j_s\cdots j_n$ 中，若数 $j_t>j_s$（大数 j_t 排在小数 j_s 的前面），则称 j_t 与 j_s 构成一个逆序. 如式（7-3）中的项 $a_{11}a_{23}a_{32}$，其各元素的列标号构成的排列为 132，其中 3>2，而 3 排在 2 前，称 3 与 2 构成了一个逆序. 而 $a_{13}a_{22}a_{31}$ 的各元素第二下标排列为 321，其中 3 与 2、3 与 1、2 与 1 就构成了 3 个逆序. 我们把排列 $j_1j_2\cdots j_n$ 中的逆序的总数称为这个排列的逆序数，记为 $\tau(j_1j_2\cdots j_n)$. 逆序数为偶数的排列称为偶排列，逆序数为奇数的排列称为奇排列. 例如，排列 32514 的逆序数为 5，即 $\tau(32514)=5$，所以排列 32514 为奇排列.

4. n 阶行列式的定义

通过对三阶行列式（7-3）的分析可知：

NOTES

（1）每项元素列标号构成的三级排列中，所有不同的三级排列共有 3！=6 个，对应三阶行列式共有 6 项.

（2）每项的符号是：当该项元素的行标号按自然数顺序排列后，若对应的列标号构成的排列是偶排列则取正号，是奇排列则取负号. 因此，三阶行列式可定义为

$$\begin{vmatrix} a_{11} & a_{12} & a_{13} \\ a_{21} & a_{22} & a_{23} \\ a_{31} & a_{32} & a_{33} \end{vmatrix} = \sum_{(j_1j_2j_3)} (-1)^{\tau(j_1j_2j_3)} a_{1j_1}a_{2j_2}a_{3j_3},$$

其中 $\sum\limits_{(j_1j_2j_3)}$ 是对所有不同的三级排列 $j_1j_2j_3$ 求和.

类似地，我们有下面 n 阶行列式的定义.

定义 7-1　由 n^2 个数 $a_{ij}(i,j=1,2,\cdots,n)$ 构成的记号

$$\begin{vmatrix} a_{11} & a_{12} & \cdots & a_{1n} \\ a_{21} & a_{22} & \cdots & a_{2n} \\ \vdots & \vdots & & \vdots \\ a_{n1} & a_{n2} & \cdots & a_{nn} \end{vmatrix} = \sum_{(j_1j_2\cdots j_n)} (-1)^{\tau(j_1j_2\cdots j_n)} a_{1j_1}a_{2j_2}\cdots a_{nj_n} \tag{7-4}$$

称为 n 阶行列式（n-order determinant），其中 a_{ij} 称为行列式的元素，i 表示元素所在的行，j 表示元素所在的列. $\sum\limits_{(j_1j_2\cdots j_n)}$ 表示对 $j_1j_2\cdots j_n$ 所有不同的 n 级排列求和，共有 $n!$ 项. 每一项都是取自行列式中的既不同行又不同列的 n 个元素的乘积再乘以 $(-1)^{\tau(j_1j_2\cdots j_n)}$. $(-1)^{\tau(j_1j_2\cdots j_n)}a_{1j_1}a_{2j_2}\cdots a_{nj_n}$ 称为行列式的一般项.

有时把 n 阶行列式 $D=\begin{vmatrix} a_{11} & a_{12} & \cdots & a_{1n} \\ a_{21} & a_{22} & \cdots & a_{2n} \\ \vdots & \vdots & & \vdots \\ a_{n1} & a_{n2} & \cdots & a_{nn} \end{vmatrix}$ 简记为 $D=\det(a_{ij})$.

例 7-1　证明行列式 $D=\begin{vmatrix} a_{11} & 0 & \cdots & 0 \\ a_{21} & a_{22} & \cdots & 0 \\ \vdots & \vdots & & \vdots \\ a_{n1} & a_{n2} & \cdots & a_{nn} \end{vmatrix}=a_{11}a_{22}\cdots a_{nn}$.

证明　由于当 $j>i$ 时，$a_{ij}=0$，故 D 中可能不为 0 的元素 a_{ip_i}，其下标应有 $p_i\leqslant i$，即 $p_1\leqslant 1, p_2\leqslant 2,\cdots, p_n\leqslant n$. 在所有排列 $p_1p_2\cdots p_n$ 中，能满足上述关系的排列只有一个自然排列 $12\cdots n$，所以 D 中可能不为 0 的只有一项

$$(-1)^{\tau}a_{11}a_{22}\cdots a_{nn},$$

此项的符号 $(-1)^{\tau}=(-1)^0=1$，所以 $D=a_{11}a_{22}\cdots a_{nn}$.

由行列式的定义可知：一阶行列式 $|a_{11}|=a_{11}$（注：$|a_{11}|$ 是一个数，不是 a_{11} 的绝对值）；二、三阶的行列式用定义计算也较为方便，但当行列式的阶数比较大时，用定义计算行列式的运算量很大. 为了解决这一问题，需要先研究行列式的性质. 运用这些性质，不仅可以简化行列式的计算，而且对行列式的理论研究也很重要.

NOTES

二、行列式的性质和计算

1. 行列式的性质

记 $D=\begin{vmatrix} a_{11} & a_{12} & \cdots & a_{1n} \\ a_{21} & a_{22} & \cdots & a_{2n} \\ \vdots & \vdots & & \vdots \\ a_{n1} & a_{n2} & \cdots & a_{nn} \end{vmatrix}=\det(a_{ij})$，$D^{T}=\begin{vmatrix} a_{11} & a_{21} & \cdots & a_{n1} \\ a_{12} & a_{22} & \cdots & a_{n2} \\ \vdots & \vdots & & \vdots \\ a_{1n} & a_{2n} & \cdots & a_{nn} \end{vmatrix}$，行列式 D^{T} 称为行列式 D 的转置行列式.

性质 7-1　行列式与它的转置行列式相等.

性质 7-1 说明在行列式中行列式的行和列的地位是对等的. 因此，行列式中凡是对行成立的性质对列也同样成立.

性质 7-2　互换行列式的两行(列)，行列式变号(互换 i,j 两行，记作 $r_i \leftrightarrow r_j$；互换 i,j 两列，记作 $c_i \leftrightarrow c_j$).

推论 7-1　如果行列式有两行(列)完全相同，则此行列式等于零.

事实上，把这两行互换，行列式没有改变，但由性质 7-2 知道 $D=-D$，故 $D=0$.

性质 7-3　行列式的某一行(列)中所有的元素都乘以同一数 $k(k\neq 0)$，等于 k 乘以此行列式(第 i 行乘以 k，记作 kr_i；第 i 列乘以 k，记作 kc_i).

$$\begin{vmatrix} a_{11} & a_{12} & \cdots & a_{1n} \\ \vdots & \vdots & & \vdots \\ ka_{i1} & ka_{i2} & \cdots & ka_{in} \\ \vdots & \vdots & & \vdots \\ a_{n1} & a_{n2} & \cdots & a_{nn} \end{vmatrix}=k\begin{vmatrix} a_{11} & a_{12} & \cdots & a_{1n} \\ \vdots & \vdots & & \vdots \\ a_{i1} & a_{i2} & \cdots & a_{in} \\ \vdots & \vdots & & \vdots \\ a_{n1} & a_{n2} & \cdots & a_{nn} \end{vmatrix}.$$

推论 7-2　行列式中如果有两行(列)元素成比例，则此行列式等于零.

性质 7-4　如果行列式的某一行(列)的元素都是两数之和，则此行列式等于两个行列式之和，即

$$\begin{vmatrix} a_{11} & a_{12} & \cdots & a_{1n} \\ \vdots & \vdots & & \vdots \\ a_{i1}+b_{i1} & a_{i2}+b_{i2} & \cdots & a_{in}+b_{in} \\ \vdots & \vdots & & \vdots \\ a_{n1} & a_{n2} & \cdots & a_{nn} \end{vmatrix}=\begin{vmatrix} a_{11} & a_{12} & \cdots & a_{1n} \\ \vdots & \vdots & & \vdots \\ a_{i1} & a_{i2} & \cdots & a_{in} \\ \vdots & \vdots & & \vdots \\ a_{n1} & a_{n2} & \cdots & a_{nn} \end{vmatrix}+\begin{vmatrix} a_{11} & a_{12} & \cdots & a_{1n} \\ \vdots & \vdots & & \vdots \\ b_{i1} & b_{i2} & \cdots & b_{in} \\ \vdots & \vdots & & \vdots \\ a_{n1} & a_{n2} & \cdots & a_{nn} \end{vmatrix}.$$

性质 7-5　把行列式的某一行(列)的各元素乘以同一数，然后加到另一行(列)对应的元素上去(第 j 行的 k 倍加到第 i 行上，记作 r_i+kr_j；第 j 列的 k 倍加到第 i 列上，记作 c_i+kc_j)，行列式不变.

$$\begin{vmatrix} a_{11} & a_{12} & \cdots & a_{1n} \\ \vdots & \vdots & & \vdots \\ a_{i1}+ka_{j1} & a_{i2}+ka_{j2} & \cdots & a_{in}+ka_{jn} \\ \vdots & \vdots & & \vdots \\ a_{j1} & a_{j2} & \cdots & a_{jn} \\ \vdots & \vdots & & \vdots \\ a_{n1} & a_{n2} & \cdots & a_{nn} \end{vmatrix}=\begin{vmatrix} a_{11} & a_{12} & \cdots & a_{1n} \\ \vdots & \vdots & & \vdots \\ a_{i1} & a_{i2} & \cdots & a_{in} \\ \vdots & \vdots & & \vdots \\ a_{j1} & a_{j2} & \cdots & a_{jn} \\ \vdots & \vdots & & \vdots \\ a_{n1} & a_{n2} & \cdots & a_{nn} \end{vmatrix}+k\begin{vmatrix} a_{11} & a_{12} & \cdots & a_{1n} \\ \vdots & \vdots & & \vdots \\ a_{j1} & a_{j2} & \cdots & a_{jn} \\ \vdots & \vdots & & \vdots \\ a_{j1} & a_{j2} & \cdots & a_{jn} \\ \vdots & \vdots & & \vdots \\ a_{n1} & a_{n2} & \cdots & a_{nn} \end{vmatrix}$$

NOTES

$$=\begin{vmatrix} a_{11} & a_{12} & \cdots & a_{1n} \\ \vdots & \vdots & & \vdots \\ a_{i1} & a_{i2} & \cdots & a_{in} \\ \vdots & \vdots & & \vdots \\ a_{j1} & a_{j2} & \cdots & a_{jn} \\ \vdots & \vdots & & \vdots \\ a_{n1} & a_{n2} & \cdots & a_{nn} \end{vmatrix}.$$

性质 7-6　如果行列式中有一行(列)元素全是零,则此行列式等于零.

2. 行列式的计算

(1) 利用行列式的性质计算行列式

n 阶行列式 $\begin{vmatrix} a_{11} & a_{12} & \cdots & a_{1n} \\ 0 & a_{22} & \cdots & a_{2n} \\ \vdots & \vdots & & \vdots \\ 0 & 0 & \cdots & a_{nn} \end{vmatrix}$ 和 $\begin{vmatrix} a_{11} & 0 & \cdots & 0 \\ a_{21} & a_{22} & \cdots & 0 \\ \vdots & \vdots & & \vdots \\ a_{n1} & a_{n2} & \cdots & a_{nn} \end{vmatrix}$ 分别称为上三角形行列式和下三角形行列式,统称为三角形行列式.由例 7-1 的证明过程可知,n 阶三角形行列式的值等于它的主对角线上的元素的乘积,即 $D=a_{11}a_{22}\cdots a_{nn}$.

在行列式的计算中,常用的一种方法就是利用行列式的性质把行列式化为上(下)三角形行列式,然后计算主对角线上元素的积,便得到行列式的值.

例 7-2　计算行列式 $\begin{vmatrix} 2 & -2 & 3 & 4 \\ 3 & 2 & 1 & 3 \\ -1 & 3 & 2 & 1 \\ 3 & 4 & -3 & 5 \end{vmatrix}$.

分析　从理论上来说,只要第一行、第一列的元素不为零,就可以把第一列其余元素全化为零.如本例,只要第一行乘 $-\frac{3}{2}$ 加到第二行,第一行乘 $\frac{1}{2}$ 加到第三行,第一行乘 $-\frac{3}{2}$ 加到第四行,其结果就是

$$\begin{vmatrix} 2 & -2 & 3 & 4 \\ 0 & * & * & * \\ 0 & * & * & * \\ 0 & * & * & * \end{vmatrix}.$$

照此进行下去,总可以把行列式化成上三角形行列式,但这样做的话,就无法避免分数运算,从而增加计算量.分数运算是行列式计算中要尽可能避免的事情.为此,计算之前,观察行列式中是否有 1,如果有,借助行列式的性质,把它置换到第一行、第一列的位置.如本例中第二行第三列的元素是 1,我们通过行列式的性质将这个元素置换到第一行第一列的位置,然后再继续计算.

要注意的是,具体选择以何种行变换或列变换来实现三角形行列式是不唯一的,但行列式的值是唯一的.

解　$$\begin{vmatrix} 2 & -2 & 3 & 4 \\ 3 & 2 & 1 & 3 \\ -1 & 3 & 2 & 1 \\ 3 & 4 & -3 & 5 \end{vmatrix} \xlongequal{r_1\leftrightarrow r_2} -\begin{vmatrix} 3 & 2 & 1 & 3 \\ 2 & -2 & 3 & 4 \\ -1 & 3 & 2 & 1 \\ 3 & 4 & -3 & 5 \end{vmatrix} \xlongequal{c_1\leftrightarrow c_3} \begin{vmatrix} 1 & 2 & 3 & 3 \\ 3 & -2 & 2 & 4 \\ 2 & 3 & -1 & 1 \\ -3 & 4 & 3 & 5 \end{vmatrix}$$

$$\xlongequal[r_4+3\times r_1]{\substack{r_2+(-3)\times r_1 \\ r_3+(-2)\times r_1}} \begin{vmatrix} 1 & 2 & 3 & 3 \\ 0 & -8 & -7 & -5 \\ 0 & -1 & -7 & -5 \\ 0 & 10 & 12 & 14 \end{vmatrix} \xlongequal[r_2\leftrightarrow r_3]{(-1)\times r_3} \begin{vmatrix} 1 & 2 & 3 & 3 \\ 0 & 1 & 7 & 5 \\ 0 & -8 & -7 & -5 \\ 0 & 10 & 12 & 14 \end{vmatrix}$$

$$\xlongequal[r_4+(-10)\times r_2]{r_3+8\times r_2}\begin{vmatrix}1&2&3&3\\0&1&7&5\\0&0&49&35\\0&0&-58&-36\end{vmatrix}\xlongequal[\left(\frac{1}{2}\right)\times r_4]{\left(\frac{1}{7}\right)\times r_3}7\times2\begin{vmatrix}1&2&3&3\\0&1&7&5\\0&0&7&5\\0&0&-29&-18\end{vmatrix}$$

$$\xlongequal{r_4+4\times r_3}14\begin{vmatrix}1&2&3&3\\0&1&7&5\\0&0&7&5\\0&0&-1&2\end{vmatrix}\xlongequal[r_3\leftrightarrow r_4]{(-1)\times r_4}14\begin{vmatrix}1&2&3&3\\0&1&7&5\\0&0&1&-2\\0&0&7&5\end{vmatrix}$$

$$\xlongequal{r_4+(-7)\times r_3}14\begin{vmatrix}1&2&3&3\\0&1&7&5\\0&0&1&-2\\0&0&0&19\end{vmatrix}=14\times1\times1\times1\times19=266.$$

例 7-3　计算行列式 $D=\begin{vmatrix}3&1&1&1\\1&3&1&1\\1&1&3&1\\1&1&1&3\end{vmatrix}$.

解　这个行列式的特点是各行(列)4 个数之和都是 6. 现把第 2、3、4 行同时加到第一行，提出公因子 6，然后各行减去第一行，得

$$D=\begin{vmatrix}6&6&6&6\\1&3&1&1\\1&1&3&1\\1&1&1&3\end{vmatrix}=6\begin{vmatrix}1&1&1&1\\1&3&1&1\\1&1&3&1\\1&1&1&3\end{vmatrix}=6\begin{vmatrix}1&1&1&1\\0&2&0&0\\0&0&2&0\\0&0&0&2\end{vmatrix}=48.$$

（2）按行或列展开行列式

一般来说，低阶行列式的计算要比高阶行列式的计算简便，于是，我们自然地考虑用低阶行列式来表示高阶行列式的问题，这就是把行列式按行或列展开. 为此，先引进余子式和代数余子式的概念.

定义 7-2　在 n 阶行列式中，把元素 a_{ij} 所在的第 i 行和第 j 列划去后，剩余的元素按它们在原行列式中的相对位置组成的 $n-1$ 阶行列式叫做元素 a_{ij} 的余子式（cofactor），记作 M_{ij}；记 $A_{ij}=(-1)^{i+j}M_{ij}$，A_{ij} 叫做元素 a_{ij} 的代数余子式（algebraic cofactor）.

例如四阶行列式 $D=\begin{vmatrix}a_{11}&a_{12}&a_{13}&a_{14}\\a_{21}&a_{22}&a_{23}&a_{24}\\a_{31}&a_{32}&a_{33}&a_{34}\\a_{41}&a_{42}&a_{43}&a_{44}\end{vmatrix}$ 中元素 a_{32} 的余子式和代数余子式分别为

$$M_{32}=\begin{vmatrix}a_{11}&a_{13}&a_{14}\\a_{21}&a_{23}&a_{24}\\a_{41}&a_{43}&a_{44}\end{vmatrix}\text{和 }A_{32}=(-1)^{2+3}M_{32}=-M_{32}.$$

利用代数余子式可以将高阶行列式进行降阶，从而简化计算. 为此，有以下行列式展开定理.

定理 7-1（行列式展开定理）　n 阶行列式等于它的任一行(列)的各元素与其对应的代数余子式乘积之和，即

NOTES

$$D=a_{i1}A_{i1}+a_{i2}A_{i2}+\cdots+a_{in}A_{in}(i=1,2,\cdots,n)$$

或

$$D=a_{1j}A_{1j}+a_{2j}A_{2j}+\cdots+a_{nj}A_{nj}(j=1,2,\cdots,n).$$

运用定理 7-1 计算行列式的值时，为了减少运算量，往往选择含有 0 元素最多的那一行或列来展开计算.

例 7-4　计算 $D=\begin{vmatrix} 5 & 1 & -1 & 1 \\ -11 & 1 & 3 & -1 \\ 0 & 0 & 1 & 0 \\ -5 & -5 & 3 & 0 \end{vmatrix}$ 的值.

解　利用定理 7-1 将行列式 D 按第 3 行展开，因为除了 $a_{33}=1$ 外，其余的 a_{31}、a_{32}、a_{34} 都为 0. D 展开后得

$$D=0+0+1\times(-1)^{3+3}\begin{vmatrix} 5 & 1 & 1 \\ -11 & 1 & -1 \\ -5 & -5 & 0 \end{vmatrix}+0=\begin{vmatrix} 5 & 1 & 1 \\ -11 & 1 & -1 \\ -5 & -5 & 0 \end{vmatrix}.$$

此时得到一个三阶行列式，可以按第 3 行继续降阶，得

$$\begin{aligned} D&=(-5)(-1)^{3+1}\begin{vmatrix} 1 & 1 \\ 1 & -1 \end{vmatrix}+(-5)(-1)^{3+2}\begin{vmatrix} 5 & 1 \\ -11 & -1 \end{vmatrix}+0 \\ &=(-5)\times1\times(-2)+(-5)\times(-1)\times6=40. \end{aligned}$$

计算行列式时，可以先用行列式的性质将行列式中某一行（列）化为仅含有一个非零元素，再按此行（列）展开，变为低一阶的行列式，如此继续下去，直到化为三阶或二阶行列式.

如例 7-4 中的行列式

$$D=\begin{vmatrix} 5 & 1 & -1 & 1 \\ -11 & 1 & 3 & -1 \\ 0 & 0 & 1 & 0 \\ -5 & -5 & 3 & 0 \end{vmatrix}=1\times(-1)^{3+3}\begin{vmatrix} 5 & 1 & 1 \\ -11 & 1 & -1 \\ -5 & -5 & 0 \end{vmatrix}\xlongequal{r_2+r_1}\begin{vmatrix} 5 & 1 & 1 \\ -6 & 2 & 0 \\ -5 & -5 & 0 \end{vmatrix}$$

$$=1\times(-1)^{1+3}\begin{vmatrix} -6 & 2 \\ -5 & -5 \end{vmatrix}=30-(-10)=40.$$

推论 7-3　行列式某一行（或列）的元素与另一行（或列）元素对应的代数余子式乘积之和等于零，即

$$a_{i1}A_{j1}+a_{i2}A_{j2}+\cdots+a_{in}A_{jn}=0,i\neq j$$

或

$$a_{1i}A_{1j}+a_{2i}A_{2j}+\cdots+a_{ni}A_{nj}=0,i\neq j.$$

证明　把行列式 $D=\det(a_{ij})$ 按第 j 行展开，有

$$a_{j1}A_{j1}+a_{j2}A_{j2}+\cdots+a_{jn}A_{jn}=\begin{vmatrix} a_{11} & \cdots & a_{1n} \\ \vdots & & \vdots \\ a_{i1} & \cdots & a_{in} \\ \vdots & & \vdots \\ a_{j1} & \cdots & a_{jn} \\ \vdots & & \vdots \\ a_{n1} & \cdots & a_{nn} \end{vmatrix}.$$

NOTES

在上式中把 a_{jk} 换成 $a_{ik}(k=1,\cdots,n)$，可得

$$a_{i1}A_{j1}+a_{i2}A_{j2}+\cdots+a_{in}A_{jn}=\begin{vmatrix} a_{11} & \cdots & a_{1n} \\ \vdots & & \vdots \\ a_{i1} & \cdots & a_{in} \\ \vdots & & \vdots \\ a_{i1} & \cdots & a_{in} \\ \vdots & & \vdots \\ a_{n1} & \cdots & a_{nn} \end{vmatrix}\begin{matrix} \\ \\ \leftarrow \text{第 } i \text{ 行} \\ \\ \leftarrow \text{第 } j \text{ 行} \\ \\ \\ \end{matrix}.$$

当 $i\neq j$ 时，上式右端行列式中有两行对应元素相同，故行列式等于零，即得

$$a_{i1}A_{j1}+a_{i2}A_{j2}+\cdots+a_{in}A_{jn}=0, i\neq j.$$

在上面的证明中，如果把行换为列，即可得

$$a_{1i}A_{1j}+a_{2i}A_{2j}+\cdots+a_{ni}A_{nj}=0, i\neq j.$$

练习题 7-1

1. 按自然数从小到大为标准次序，求下列各排列的逆序数：

(1) 53214；(2) $13\cdots(2n-1)24\cdots(2n)$.

2. 计算下列行列式：

(1) $\begin{vmatrix} \cos x & -\sin x \\ \sin x & \cos x \end{vmatrix}$；(2) $D=\begin{vmatrix} 7 & 1 & -1 & 1 \\ -13 & 1 & 3 & -1 \\ 0 & 0 & 1 & 0 \\ -5 & -5 & 3 & 0 \end{vmatrix}$；(3) $D=\begin{vmatrix} 1 & 0 & 1 & 3 \\ 1 & -1 & 4 & 2 \\ -1 & -1 & 2 & 3 \\ 3 & 3 & 1 & 1 \end{vmatrix}$.

3. 计算 n 阶行列式：

(1) $\begin{vmatrix} 0 & \cdots & 0 & a_{1n} \\ 0 & \iddots & a_{2,n-1} & a_{2n} \\ \vdots & \iddots & \iddots & \vdots \\ a_{n1} & a_{n2} & \cdots & a_{nn} \end{vmatrix}$；(2) $\begin{vmatrix} a_{11} & a_{12} & \cdots & a_{1n} \\ a_{21} & a_{22} & \iddots & 0 \\ \vdots & \iddots & \iddots & \vdots \\ a_{n1} & 0 & \cdots & 0 \end{vmatrix}$；(3) $\begin{vmatrix} x & a & a \\ a & x & a \\ a & a & x \end{vmatrix}$.

4. 证明 $\begin{vmatrix} x & -1 & 0 & 0 \\ 0 & x & -1 & 0 \\ 0 & 0 & x & -1 \\ a_1 & a_2 & a_3 & a_4 \end{vmatrix}=a_4x^3+a_3x^2+a_2x+a_1$.

第二节 | 矩　阵

矩阵是数学中的一个重要内容，是线性代数的主要研究对象之一. 在矩阵的理论中，矩阵的运算起着重要的作用. 本节首先给出矩阵的概念，然后着重讨论矩阵的运算.

一、矩阵的概念

我们经常在研究一些变量与另一些变量之间的相互关系时利用一种矩形数表. 如，对某中学学生身高、体重的测量，得到统计数据如表 7-1 所示.

表 7-1　某中学学生身高体重数据

身高 /m	人数				
	40kg	50kg	60kg	70kg	80kg
1.4	20	16	4	2	0
1.5	80	100	80	20	10
1.6	30	120	150	120	30
1.7	15	30	120	150	120
1.8	0	1	2	8	10

反映身高与体重这种关系时也可将上面表格写成一个简化了的 5 行 5 列的矩形数表

$$\begin{pmatrix} 20 & 16 & 4 & 2 & 0 \\ 80 & 100 & 80 & 20 & 10 \\ 30 & 120 & 150 & 120 & 30 \\ 15 & 30 & 120 & 150 & 120 \\ 0 & 1 & 2 & 8 & 10 \end{pmatrix}.$$

如果只反映身高 1.5 米与体重的关系，则可表示为 1 行 5 列的数表

$$\begin{pmatrix} 80 & 100 & 80 & 20 & 10 \end{pmatrix}.$$

如果只反映体重 60kg 与身高的关系，可表示为 5 行 1 列的数表

$$\begin{pmatrix} 4 \\ 80 \\ 150 \\ 120 \\ 2 \end{pmatrix}.$$

我们把这种数表称为矩阵（matrix）. 矩阵来源于各种理论问题和实际问题，由此我们来引入矩阵的概念.

定义 7-3　由 $m\times n$ 个数 $a_{ij}(i=1,2,\cdots m;j=1,2,\cdots,n)$ 排成的 m 行 n 列的数表

$$\begin{matrix} a_{11} & a_{12} & \cdots & a_{1n} \\ a_{21} & a_{22} & \cdots & a_{2n} \\ \vdots & \vdots & & \vdots \\ a_{m1} & a_{m2} & \cdots & a_{mn} \end{matrix}$$

称为 m 行 n 列矩阵，简称 $m\times n$ 矩阵. 为表示它是一个整体，总是加一个括弧，并用大写粗体字母表示它，记作

$$\boldsymbol{A}=\begin{pmatrix} a_{11} & a_{12} & \cdots & a_{1n} \\ a_{21} & a_{22} & \cdots & a_{2n} \\ \vdots & \vdots & & \vdots \\ a_{m1} & a_{m2} & \cdots & a_{mn} \end{pmatrix},$$

括弧中的 $m\times n$ 个数称为矩阵 $\boldsymbol{A}$ 的元素，数 a_{ij} 称为矩阵 $\boldsymbol{A}$ 的第 i 行第 j 列元素，矩阵 $\boldsymbol{A}$ 可简记作 $\boldsymbol{A}=(a_{ij})$、$\boldsymbol{A}_{m\times n}$ 或 $\boldsymbol{A}=(a_{ij})_{m\times n}$.

注意：

（1）矩阵与行列式本质上不同，矩阵可理解为“数表”，它不是一个数值，而行列式的本质是一个

NOTES

计算的数值.

（2）矩阵一般用大写粗体字母 $\boldsymbol{A},\boldsymbol{B}$……表示.

（3）矩阵的元素是实数的矩阵称为实矩阵,元素是复数的矩阵称为复矩阵.本书中的矩阵若无特别说明,都指实矩阵.

下面介绍几种特殊的矩阵.

（1）只有一行的矩阵 $\boldsymbol{A}=(a_1\ a_2\ \cdots\ a_n)$ 称为行矩阵（row matrix),又称行向量.为避免元素间的混淆,行矩阵也记作 $\boldsymbol{A}=(a_1,a_2,\cdots,a_n)$.

（2）只有一列的矩阵 $\boldsymbol{B}=\begin{pmatrix} b_1 \\ b_2 \\ \vdots \\ b_n \end{pmatrix}$ 称为列矩阵（column matrix),又称列向量.

（3）所有元素均为零的矩阵称为零矩阵（zero matrix),记作 $\boldsymbol{O}_{m\times n}$.注意不同型的零矩阵记法是不同的.

如三阶零方阵和四阶零方阵分别记为

$$\boldsymbol{O}_3=\begin{pmatrix} 0 & 0 & 0 \\ 0 & 0 & 0 \\ 0 & 0 & 0 \end{pmatrix},\quad \boldsymbol{O}_4=\begin{pmatrix} 0 & 0 & 0 & 0 \\ 0 & 0 & 0 & 0 \\ 0 & 0 & 0 & 0 \\ 0 & 0 & 0 & 0 \end{pmatrix}.$$

（4）两个矩阵的行数相等,同时列数也相等,则称它们是同型矩阵（homotypic matrix).如 $\boldsymbol{A}=(a_{ij})_{m\times n}$ 与 $\boldsymbol{B}=(b_{ij})_{m\times n}$ 是同型矩阵;若它们对应的元素都相等,即

$$a_{ij}=b_{ij}(i=1,2,\cdots,m;j=1,2,\cdots,n),$$

则称矩阵 $\boldsymbol{A}$ 与矩阵 $\boldsymbol{B}$ 相等,记作 $\boldsymbol{A}=\boldsymbol{B}$.

（5）行数与列数都等于 n 的矩阵称为 n 阶矩阵(n-matrix)或 n 阶方阵.n 阶矩阵 $\boldsymbol{A}$ 也记作 $\boldsymbol{A}_n$ 或 $(a_{ij})_n$.在 n 阶方阵中由左上角向右下角所引的对角线称为主对角线（main diagonal),矩阵

$$\boldsymbol{A}_n=\begin{pmatrix} a_{11} & a_{12} & \cdots & a_{1n} \\ a_{21} & a_{22} & \cdots & a_{2n} \\ \vdots & \vdots & & \vdots \\ a_{n1} & a_{n2} & \cdots & a_{nn} \end{pmatrix}$$

中的 $a_{ii}(i=1,2,\cdots n)$ 称为方阵 $(a_{ij})_n$ 的对角线元素.

（6）上(下)三角阵——主对角线以下(上)的元素全为零的方阵称为上(下)三角矩阵（triangular matrix).

如

$$\begin{pmatrix} a_{11} & a_{12} & \cdots & a_{1n} \\ 0 & a_{22} & \cdots & a_{2n} \\ \vdots & \vdots & & \vdots \\ 0 & 0 & \cdots & a_{nn} \end{pmatrix} 和 \begin{pmatrix} a_{11} & 0 & \cdots & 0 \\ a_{21} & a_{22} & \cdots & 0 \\ \vdots & \vdots & & \vdots \\ a_{n1} & a_{n2} & \cdots & a_{nn} \end{pmatrix}$$

分别称为 n 阶上三角形矩阵和下三角形矩阵.

（7）对角阵——除主对角线元素外,其余元素都是零的方阵称为对角矩阵（diagonal matrix).

如

NOTES

$$\boldsymbol{\Lambda}=\begin{pmatrix}\lambda_1 & 0 & \cdots & 0\\ 0 & \lambda_2 & \cdots & 0\\ \vdots & \vdots & & \vdots\\ 0 & 0 & \cdots & \lambda_n\end{pmatrix}$$

为 n 阶对角矩阵,也记作 $\boldsymbol{\Lambda}=\mathrm{diag}(\lambda_1,\lambda_2,\cdots,\lambda_n)$.

(8) 把主对角线元素都是 1 的 n 阶对角矩阵称为 n 阶单位矩阵(identity matrix),记为 $\boldsymbol{I}_n$. 如三阶和四阶单位阵记为

$$\boldsymbol{I}_3=\begin{pmatrix}1 & 0 & 0\\ 0 & 1 & 0\\ 0 & 0 & 1\end{pmatrix},\quad \boldsymbol{I}_4=\begin{pmatrix}1 & 0 & 0 & 0\\ 0 & 1 & 0 & 0\\ 0 & 0 & 1 & 0\\ 0 & 0 & 0 & 1\end{pmatrix}.$$

矩阵的应用非常广泛,下面仅举几例说明.

例 7-5 某药厂向三家医院发送四种药品的数量可列成矩阵

$$\boldsymbol{A}=\begin{pmatrix}a_{11} & a_{12} & a_{13} & a_{14}\\ a_{21} & a_{22} & a_{23} & a_{24}\\ a_{31} & a_{32} & a_{33} & a_{34}\end{pmatrix},$$

其中 a_{ij} 为药厂向第 i 家医院发送第 j 种药品的数量.

这四种药品的单价及数量也可列成矩阵

$$\boldsymbol{B}=\begin{pmatrix}b_{11} & b_{12}\\ b_{21} & b_{22}\\ b_{31} & b_{32}\\ b_{41} & b_{42}\end{pmatrix},$$

其中 b_{i1} 为第 i 种药品的单价,b_{i2} 为第 i 种药品的数量.

例 7-6 四个城市间的直达航线如图 7-3 所示. 若令

$$a_{ij}=\begin{cases}1,从\ i\ 市到\ j\ 市有直达航线,\\ 0,从\ i\ 市到\ j\ 市没有直达航线,\end{cases}$$

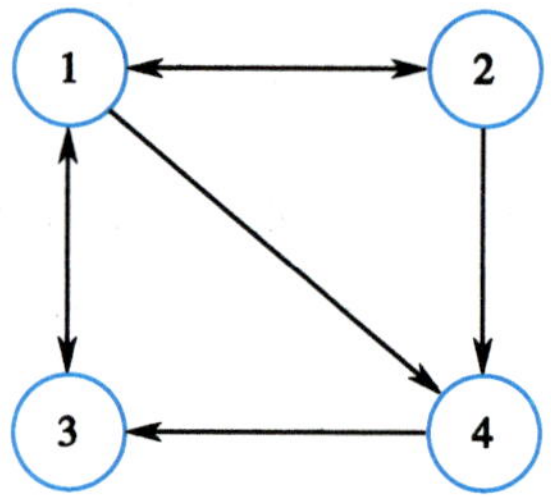

图 7-3

则图 7-3 可用矩阵表示为

$$\boldsymbol{A}=(a_{ij})=\begin{pmatrix}0 & 1 & 1 & 1\\ 1 & 0 & 0 & 1\\ 1 & 0 & 0 & 0\\ 0 & 0 & 1 & 0\end{pmatrix}.$$

一般地,若干个点之间的通道都可用这样的矩阵表示.

二、矩阵的运算

1. 矩阵的加法

定义 7-4 设有两个 $m\times n$ 矩阵 $\boldsymbol{A}=(a_{ij})$ 和 $\boldsymbol{B}=(b_{ij})$,那么矩阵 $\boldsymbol{A}$ 与 $\boldsymbol{B}$ 的和记作 $\boldsymbol{A}+\boldsymbol{B}$,规定为

$$\boldsymbol{A}+\boldsymbol{B}=\begin{pmatrix}a_{11}+b_{11} & a_{12}+b_{12} & \cdots & a_{1n}+b_{1n}\\ a_{21}+b_{21} & a_{22}+b_{22} & \cdots & a_{2n}+b_{2n}\\ \vdots & \vdots & & \vdots\\ a_{m1}+b_{m1} & a_{m2}+b_{m2} & \cdots & a_{mn}+b_{mn}\end{pmatrix}.$$

要注意的是,只有当两个矩阵是同型矩阵时,这两个矩阵才能进行加法运算.

矩阵加法满足下列运算规律(设 $\boldsymbol{A},\boldsymbol{B},\boldsymbol{C}$ 都是同型矩阵):

(1) $\boldsymbol{A}+\boldsymbol{B}=\boldsymbol{B}+\boldsymbol{A}$;

(2) $(\boldsymbol{A}+\boldsymbol{B})+\boldsymbol{C}=\boldsymbol{A}+(\boldsymbol{B}+\boldsymbol{C})$.

设矩阵 $\boldsymbol{A}=(a_{ij})$,记 $-\boldsymbol{A}=(-a_{ij})$. $-\boldsymbol{A}$ 称为矩阵 $\boldsymbol{A}$ 的负矩阵(negative matrix),显然有

$$\boldsymbol{A}+(-\boldsymbol{A})=\boldsymbol{O},$$

由此规定矩阵减法为

$$\boldsymbol{A}-\boldsymbol{B}=\boldsymbol{A}+(-\boldsymbol{B}).$$

2. 数与矩阵相乘

定义 7-5　数 λ 与矩阵 $\boldsymbol{A}$ 的乘积记作 $\lambda\boldsymbol{A}$ 或 $\boldsymbol{A}\lambda$,规定为

$$\lambda\boldsymbol{A}=\boldsymbol{A}\lambda=\begin{pmatrix}\lambda a_{11} & \lambda a_{12} & \cdots & \lambda a_{1n}\\ \lambda a_{21} & \lambda a_{22} & \cdots & \lambda a_{2n}\\ \vdots & \vdots & & \vdots\\ \lambda a_{m1} & \lambda a_{m2} & \cdots & \lambda a_{mn}\end{pmatrix}.$$

数乘矩阵满足下列运算规律(设 $\boldsymbol{A}$ 与 $\boldsymbol{B}$ 为同型矩阵,λ,μ 为常数):

(1) $(\lambda\mu)\boldsymbol{A}=\lambda(\mu\boldsymbol{A})$;

(2) $(\lambda+\mu)\boldsymbol{A}=\lambda\boldsymbol{A}+\mu\boldsymbol{A}$;

(3) $\lambda(\boldsymbol{A}+\boldsymbol{B})=\lambda\boldsymbol{A}+\lambda\boldsymbol{B}$.

矩阵相加与数乘矩阵运算统称为矩阵的线性运算.

3. 矩阵的乘法

例 7-7　已知从 y_1,y_2,y_3 到 x_1,x_2 的线性变换和从 z_1,z_2 到 y_1,y_2,y_3 的线性变换分别为

$$\begin{cases}x_1=a_{11}y_1+a_{12}y_2+a_{13}y_3,\\ x_2=a_{21}y_1+a_{22}y_2+a_{23}y_3,\end{cases}\quad 和 \quad \begin{cases}y_1=b_{11}z_1+b_{12}z_2,\\ y_2=b_{21}z_1+b_{22}z_2,\\ y_3=b_{31}z_1+b_{32}z_2,\end{cases}$$

求从 z_1,z_2 到 x_1,x_2 的线性变换.

解　由题有从 y_1,y_2,y_3 到 x_1,x_2 的线性变换

$$\begin{cases}x_1=a_{11}y_1+a_{12}y_2+a_{13}y_3,\\ x_2=a_{21}y_1+a_{22}y_2+a_{23}y_3,\end{cases}\tag{7-5}$$

对应矩阵为

$$\boldsymbol{A}=\begin{pmatrix}a_{11} & a_{12} & a_{13}\\ a_{21} & a_{22} & a_{23}\end{pmatrix}.$$

又有从 z_1,z_2 到 y_1,y_2,y_3 的线性变换

$$\begin{cases}y_1=b_{11}z_1+b_{12}z_2,\\ y_2=b_{21}z_1+b_{22}z_2,\\ y_3=b_{31}z_1+b_{32}z_2,\end{cases}\tag{7-6}$$

对应矩阵为

$$\boldsymbol{B}=\begin{pmatrix}b_{11} & b_{12}\\ b_{21} & b_{22}\\ b_{31} & b_{32}\end{pmatrix}.$$

若想求从 z_1,z_2 到 x_1,x_2 的线性变换，只需将式(7-6)代入式(7-5)，即得

$$\begin{cases}x_1=(a_{11}b_{11}+a_{12}b_{21}+a_{13}b_{31})z_1+(a_{11}b_{12}+a_{12}b_{22}+a_{13}b_{32})z_2,\\x_2=(a_{21}b_{11}+a_{22}b_{21}+a_{23}b_{31})z_1+(a_{21}b_{12}+a_{22}b_{22}+a_{23}b_{32})z_2,\end{cases}$$

对应矩阵为

$$\boldsymbol{C}=\begin{pmatrix}a_{11}b_{11}+a_{12}b_{21}+a_{13}b_{31} & a_{11}b_{12}+a_{12}b_{22}+a_{13}b_{32}\\a_{21}b_{11}+a_{22}b_{21}+a_{23}b_{31} & a_{21}b_{12}+a_{22}b_{22}+a_{23}b_{32}\end{pmatrix}.$$

像例 7-7 这样，我们把第一个矩阵的第 i 行和第二个矩阵的第 j 列的元素对应相乘的代数和规定为新矩阵的一个元素，即

$$\begin{pmatrix}a_{11} & a_{12} & a_{13}\\a_{21} & a_{22} & a_{23}\end{pmatrix}\begin{pmatrix}b_{11} & b_{12}\\b_{21} & b_{22}\\b_{31} & b_{32}\end{pmatrix}$$

$$=\begin{pmatrix}a_{11}b_{11}+a_{12}b_{21}+a_{13}b_{31} & a_{11}b_{12}+a_{12}b_{22}+a_{13}b_{32}\\a_{21}b_{11}+a_{22}b_{21}+a_{23}b_{31} & a_{21}b_{12}+a_{22}b_{22}+a_{23}b_{32}\end{pmatrix}$$

$$=\begin{pmatrix}c_{11} & c_{12}\\c_{21} & c_{22}\end{pmatrix}，\text{其中新元素 } c_{ij}=a_{i1}b_{1j}+a_{i2}b_{2j}+a_{i3}b_{3j}\,(i=1,2;j=1,2).$$

一般地，我们引入矩阵乘积的定义.

定义 7-6　设 $\boldsymbol{A}=(a_{ij})$ 是一个 $m\times s$ 矩阵，$\boldsymbol{B}=(b_{ij})$ 是一个 $s\times n$ 矩阵，那么规定矩阵 $\boldsymbol{A}$ 与矩阵 $\boldsymbol{B}$ 的乘积是一个 $m\times n$ 矩阵 $\boldsymbol{C}=(c_{ij})$，其中

$$c_{ij}=a_{i1}b_{1j}+a_{i2}b_{2j}+\cdots+a_{is}b_{sj}=\sum_{k=1}^{s}a_{ik}b_{kj}\ (i=1,2,\cdots,m;j=1,2,\cdots,n),$$

并把此乘积记作 $\boldsymbol{C}_{m\times n}=\boldsymbol{A}_{m\times s}\boldsymbol{B}_{s\times n}$ 或 $\boldsymbol{C}=\boldsymbol{AB}$. 此时称 $\boldsymbol{A}$ 为左矩阵，$\boldsymbol{B}$ 为右矩阵. $\boldsymbol{AB}$ 常读作 $\boldsymbol{A}$ 左乘 $\boldsymbol{B}$ 或 $\boldsymbol{B}$ 右乘 $\boldsymbol{A}$.

要注意的是，在矩阵的乘法中，只有当左矩阵的列数等于右矩阵的行数时，两个矩阵才能相乘.

例 7-8　求矩阵 $\boldsymbol{A}=\begin{pmatrix}-2 & 4\\1 & -2\end{pmatrix}$ 与 $\boldsymbol{B}=\begin{pmatrix}2 & 4\\-3 & -6\end{pmatrix}$ 的乘积 $\boldsymbol{AB}$ 及 $\boldsymbol{BA}$.

解　乘积如下，

$$\boldsymbol{AB}=\begin{pmatrix}-2\times2+4\times(-3) & -2\times4+4\times(-6)\\1\times2+(-2)\times(-3) & 1\times4+(-2)\times(-6)\end{pmatrix}=\begin{pmatrix}-16 & -32\\8 & 16\end{pmatrix},$$

$$\boldsymbol{BA}=\begin{pmatrix}2\times(-2)+4\times1 & 2\times4+4\times(-2)\\(-3)\times(-2)+(-6)\times1 & (-3)\times4+(-6)\times(-2)\end{pmatrix}=\begin{pmatrix}0 & 0\\0 & 0\end{pmatrix}.$$

在矩阵乘法中必须注意矩阵相乘的条件和顺序. 若 $\boldsymbol{A}$ 是 $m\times n$ 矩阵，$\boldsymbol{B}$ 是 $n\times m$ 矩阵，则 $\boldsymbol{AB}$ 和 $\boldsymbol{BA}$ 都有意义，但 $\boldsymbol{AB}$ 是 m 阶方阵，$\boldsymbol{BA}$ 是 n 阶方阵，当 $m\neq n$ 时，$\boldsymbol{AB}\neq\boldsymbol{BA}$. 即使 $m=n$，即 $\boldsymbol{A}$ 与 $\boldsymbol{B}$ 是同型方阵，$\boldsymbol{AB}$ 和 $\boldsymbol{BA}$ 也可以不相等，如例 7-8. 总之，矩阵的乘法不满足交换律，即在一般情形下，$\boldsymbol{AB}\neq\boldsymbol{BA}$.

对于两个 n 阶方阵 $\boldsymbol{A},\boldsymbol{B}$，若 $\boldsymbol{AB}=\boldsymbol{BA}$，则称方阵 $\boldsymbol{A}$ 与 $\boldsymbol{B}$ 是可交换的.

例 7-8 还表明，矩阵 $\boldsymbol{A}\neq\boldsymbol{O},\boldsymbol{B}\neq\boldsymbol{O}$，但却有 $\boldsymbol{BA}=\boldsymbol{O}$. 这就说明：若有两个矩阵 $\boldsymbol{A},\boldsymbol{B}$ 满足 $\boldsymbol{AB}=\boldsymbol{O}$，不能得出 $\boldsymbol{A}=\boldsymbol{O}$ 或 $\boldsymbol{B}=\boldsymbol{O}$ 的结论；若 $\boldsymbol{A}\neq\boldsymbol{O}$ 而 $\boldsymbol{A}(\boldsymbol{X}-\boldsymbol{Y})=\boldsymbol{O}$，也不能得出 $\boldsymbol{X}=\boldsymbol{Y}$ 的结论. 即矩阵乘法不满足消去律.

矩阵的乘法虽不满足交换律，但仍满足下列结合律和分配律：

(1) $(\boldsymbol{A}_{m\times n}\boldsymbol{B}_{n\times s})\boldsymbol{C}_{s\times t}=\boldsymbol{A}_{m\times n}(\boldsymbol{B}_{n\times s}\boldsymbol{C}_{s\times t})$;

(2) $\lambda(\boldsymbol{AB})=(\lambda\boldsymbol{A})\boldsymbol{B}=\boldsymbol{A}(\lambda\boldsymbol{B})$　(其中 λ 为常数);

(3) $\boldsymbol{A}(\boldsymbol{B}+\boldsymbol{C})=\boldsymbol{AB}+\boldsymbol{AC}$;

(4) $(\boldsymbol{B}+\boldsymbol{C})\boldsymbol{A}=\boldsymbol{BA}+\boldsymbol{CA}$.

以上结合律和分配律可以根据矩阵乘法、加法、数乘定义直接得到，请读者自证.

NOTES

4. 矩阵的转置

定义 7-7　把矩阵 $\boldsymbol{A}$ 的行换成同序数的列得到的一个新矩阵，叫做矩阵 $\boldsymbol{A}$ 的转置矩阵（transpose matrix），记作 $\boldsymbol{A}^{\mathrm{T}}$，即

$$\boldsymbol{A}=\begin{pmatrix} a_{11} & a_{12} & \cdots & a_{1n} \\ a_{21} & a_{22} & \cdots & a_{2n} \\ \vdots & \vdots & & \vdots \\ a_{m1} & a_{m2} & \cdots & a_{mn} \end{pmatrix}_{m\times n}，则\ \boldsymbol{A}^{\mathrm{T}}=\begin{pmatrix} a_{11} & a_{21} & \cdots & a_{m1} \\ a_{12} & a_{22} & \cdots & a_{m2} \\ \vdots & \vdots & & \vdots \\ a_{1n} & a_{2n} & \cdots & a_{mn} \end{pmatrix}_{n\times m}.$$

例如矩阵 $\boldsymbol{A}=\begin{pmatrix} 1 & 2 & 0 \\ 3 & -1 & 1 \end{pmatrix}$ 的转置矩阵为 $\boldsymbol{A}^{\mathrm{T}}=\begin{pmatrix} 1 & 3 \\ 2 & -1 \\ 0 & 1 \end{pmatrix}$.

矩阵的转置也是一种运算，满足下列运算规律：

（1）$(\boldsymbol{A}^{\mathrm{T}})^{\mathrm{T}}=\boldsymbol{A}$；

（2）$(\boldsymbol{A}+\boldsymbol{B})^{\mathrm{T}}=\boldsymbol{A}^{\mathrm{T}}+\boldsymbol{B}^{\mathrm{T}}$；

（3）$(\lambda\boldsymbol{A})^{\mathrm{T}}=\lambda\boldsymbol{A}^{\mathrm{T}}$；

（4）$(\boldsymbol{A}\boldsymbol{B})^{\mathrm{T}}=\boldsymbol{B}^{\mathrm{T}}\boldsymbol{A}^{\mathrm{T}}$.

其中 λ 为实数，运算规律中前三式显然成立，对（4）式的推证仅用例子加以说明.

例 7-9　已知 $\boldsymbol{A}=\begin{pmatrix} 2 & 4 \\ 1 & -1 \\ 3 & 0 \end{pmatrix}$，$\boldsymbol{B}=\begin{pmatrix} 2 & 3 & 1 \\ 2 & 1 & 0 \end{pmatrix}$，验证 $(\boldsymbol{A}\boldsymbol{B})^{\mathrm{T}}=\boldsymbol{B}^{\mathrm{T}}\boldsymbol{A}^{\mathrm{T}}$.

证　因为 $\boldsymbol{A}\boldsymbol{B}=\begin{pmatrix} 2 & 4 \\ 1 & -1 \\ 3 & 0 \end{pmatrix}\begin{pmatrix} 2 & 3 & 1 \\ 2 & 1 & 0 \end{pmatrix}=\begin{pmatrix} 12 & 10 & 2 \\ 0 & 2 & 1 \\ 8 & 10 & 3 \end{pmatrix}$，$(\boldsymbol{A}\boldsymbol{B})^{\mathrm{T}}=\begin{pmatrix} 12 & 0 & 8 \\ 10 & 2 & 10 \\ 2 & 1 & 3 \end{pmatrix}$，又因为

$\boldsymbol{A}^{\mathrm{T}}=\begin{pmatrix} 2 & 1 & 3 \\ 4 & -1 & 1 \end{pmatrix}$，$\boldsymbol{B}^{\mathrm{T}}=\begin{pmatrix} 2 & 2 \\ 3 & 1 \\ 1 & 0 \end{pmatrix}$，所以 $\boldsymbol{B}^{\mathrm{T}}\boldsymbol{A}^{\mathrm{T}}=\begin{pmatrix} 2 & 2 \\ 3 & 1 \\ 1 & 0 \end{pmatrix}\begin{pmatrix} 2 & 1 & 3 \\ 4 & -1 & 1 \end{pmatrix}=\begin{pmatrix} 12 & 0 & 8 \\ 10 & 2 & 10 \\ 2 & 1 & 3 \end{pmatrix}$，故验证了 $(\boldsymbol{A}\boldsymbol{B})^{\mathrm{T}}=\boldsymbol{B}^{\mathrm{T}}\boldsymbol{A}^{\mathrm{T}}$.

设 $\boldsymbol{A}$ 是 n 阶方阵，如果满足 $\boldsymbol{A}^{\mathrm{T}}=\boldsymbol{A}$，即 $a_{ij}=a_{ji}(i,j=1,2,\cdots,n)$，那么 $\boldsymbol{A}$ 称为对称矩阵（symmetric matrix），简称对称阵. 例如

$$\boldsymbol{A}=\begin{pmatrix} 1 & 3 & 2 \\ 3 & 0 & -2 \\ 2 & -2 & 4 \end{pmatrix}，其转置矩阵\ \boldsymbol{A}^{\mathrm{T}}=\begin{pmatrix} 1 & 3 & 2 \\ 3 & 0 & -2 \\ 2 & -2 & 4 \end{pmatrix},$$

即 $\boldsymbol{A}^{\mathrm{T}}=\boldsymbol{A}$，故 $\boldsymbol{A}$ 是对称矩阵.

由此可见，对称阵的元素以对角线为对称轴对应相同.

如果满足 $\boldsymbol{A}^{\mathrm{T}}=-\boldsymbol{A}$，那么称 $\boldsymbol{A}$ 为反对称矩阵（antisymmetric matrix）.

设 $\boldsymbol{A}$ 是 n 阶实数方阵，如果有 $\boldsymbol{A}^{\mathrm{T}}\boldsymbol{A}=\boldsymbol{A}\boldsymbol{A}^{\mathrm{T}}=\boldsymbol{I}$，那么 $\boldsymbol{A}$ 称为正交矩阵（orthogonal matrix），简称正交阵.

例如

$$\begin{pmatrix} 1 & 0 \\ 0 & -1 \end{pmatrix},\quad \begin{pmatrix} \cos\theta & -\sin\theta \\ \sin\theta & \cos\theta \end{pmatrix},\quad \begin{pmatrix} 0 & -1 \\ -1 & 0 \end{pmatrix},\quad \begin{pmatrix} 1 & 0 & 0 \\ 0 & 1 & 0 \\ 0 & 0 & 1 \end{pmatrix},$$

由定义可以验证这些都是正交矩阵. 由正交矩阵的定义可得正交矩阵的另一个重要性质：正交矩阵 $\boldsymbol{A}_{n\times n}$ 中每一行（或列）的 n 个元素的平方和等于 1；不同行（或列）对应元素的乘积和等于 0. 读者可用

以上矩阵自行验证正交矩阵这个性质.

5. 方阵的行列式

定义 7-8 由 n 阶方阵 $\boldsymbol{A}$ 的元素构成的行列式(各元素的位置不变),称为方阵 $\boldsymbol{A}$ 的行列式,记作 $|\boldsymbol{A}|$ 或 $\det\boldsymbol{A}$.

要注意的是,方阵与行列式是两个不同的概念,n 阶方阵是 n^2 个数按一定方式排成的数表,而 n 阶行列式则是这些数按一定的运算法则所确定的一个数值.

由 $\boldsymbol{A}$ 确定的 $|\boldsymbol{A}|$ 满足下述运算规律(设 $\boldsymbol{A},\boldsymbol{B}$ 为 n 阶方阵,λ 为常数):

(1) $|\boldsymbol{A}^{\mathrm{T}}|=|\boldsymbol{A}|$;

(2) $|\lambda\boldsymbol{A}|=\lambda^n|\boldsymbol{A}|$;

(3) $|\boldsymbol{AB}|=|\boldsymbol{A}||\boldsymbol{B}|$.

$\boldsymbol{A},\boldsymbol{B}$ 为 n 阶方阵,一般来说,$\boldsymbol{AB}\neq\boldsymbol{BA}$,但是由(3)式可知,有

$$|\boldsymbol{AB}|=|\boldsymbol{A}||\boldsymbol{B}|=|\boldsymbol{B}||\boldsymbol{A}|=|\boldsymbol{BA}|,$$

即 $|\boldsymbol{AB}|=|\boldsymbol{BA}|$ 成立.

例 7-10 设 $\boldsymbol{A}=\begin{pmatrix}2&1\\3&2\end{pmatrix}$,$\boldsymbol{B}=\begin{pmatrix}3&2\\4&1\end{pmatrix}$,求 $\boldsymbol{AB}$、$\boldsymbol{BA}$ 及 $|\boldsymbol{AB}|$ 的值.

解 $\boldsymbol{AB}=\begin{pmatrix}2&1\\3&2\end{pmatrix}\begin{pmatrix}3&2\\4&1\end{pmatrix}=\begin{pmatrix}10&5\\17&8\end{pmatrix}$,$\boldsymbol{BA}=\begin{pmatrix}3&2\\4&1\end{pmatrix}\begin{pmatrix}2&1\\3&2\end{pmatrix}=\begin{pmatrix}12&7\\11&6\end{pmatrix}\neq\boldsymbol{AB}$, 但 $|\boldsymbol{AB}|=\begin{vmatrix}10&5\\17&8\end{vmatrix}=\begin{vmatrix}12&7\\11&6\end{vmatrix}=|\boldsymbol{BA}|=-5$,或另解 $|\boldsymbol{AB}|=|\boldsymbol{A}||\boldsymbol{B}|=\begin{vmatrix}2&1\\3&2\end{vmatrix}\begin{vmatrix}3&2\\4&1\end{vmatrix}=1\times(-5)=-5$.

三、矩阵的逆

在数学中,对给定的一个不为零的数 a,总存在唯一一个数 $\frac{1}{a}$,且有

$$a\cdot\frac{1}{a}=a\cdot a^{-1}=a^{-1}\cdot a=1.$$

仿照上述关系式,在矩阵中引入逆矩阵的概念.

定义 7-9 对于 n 阶方阵 $\boldsymbol{A}$,如果有一个 n 阶方阵 $\boldsymbol{B}$,使 $\boldsymbol{AB}=\boldsymbol{BA}=\boldsymbol{I}$,则称矩阵 $\boldsymbol{A}$ 是可逆的,并把矩阵 $\boldsymbol{B}$ 称为 $\boldsymbol{A}$ 的逆矩阵(inverse matrix),简称逆阵. 记为 $\boldsymbol{B}=\boldsymbol{A}^{-1}$.

要注意的是,$\boldsymbol{A}^{-1}$ 是矩阵 $\boldsymbol{A}$ 的逆矩阵记号,不能理解为矩阵 $\boldsymbol{A}$ 的倒数.

容易验证,如果矩阵 $\boldsymbol{A}$ 是可逆的,那么 $\boldsymbol{A}$ 的逆矩阵是唯一的.

一个 n 阶矩阵 $\boldsymbol{A}$ 在什么条件下有逆矩阵呢? 如果 $\boldsymbol{A}$ 有逆矩阵,那么如何求出它的逆矩阵呢? 为此,我们有以下定义和定理.

定义 7-10 设 $\boldsymbol{A}$ 是 n 阶方阵,若 $|\boldsymbol{A}|\neq0$,则称方阵 $\boldsymbol{A}$ 为非奇异矩阵(nonsingular matrix);若 $|\boldsymbol{A}|=0$,则称方阵 $\boldsymbol{A}$ 为奇异矩阵(singular matrix).

定理 7-2 方阵 $\boldsymbol{A}$ 的逆矩阵存在的充分必要条件是 $\boldsymbol{A}$ 为非奇异矩阵,且

$$\boldsymbol{A}^{-1}=\frac{1}{|\boldsymbol{A}|}\boldsymbol{A}^*,$$

其中 $\boldsymbol{A}^*$ 称为方阵 $\boldsymbol{A}$ 的伴随矩阵(adjoint matrix),它是 $|\boldsymbol{A}|$ 的各元素的代数余子式所构成的方阵

$$\boldsymbol{A}^*=\begin{pmatrix}A_{11}&A_{21}&\cdots&A_{n1}\\A_{12}&A_{22}&\cdots&A_{n2}\\\vdots&\vdots&&\vdots\\A_{1n}&A_{2n}&\cdots&A_{nn}\end{pmatrix}.$$

NOTES

证明略.

例 7-11　求矩阵 $\boldsymbol{A}=\begin{pmatrix}1&2&3\\2&2&1\\3&4&3\end{pmatrix}$ 的逆矩阵.

解　$|\boldsymbol{A}|=\begin{vmatrix}1&2&3\\2&2&1\\3&4&3\end{vmatrix}=2\neq0$，由定理 7-2 知逆矩阵 $\boldsymbol{A}^{-1}$ 存在，且 $|\boldsymbol{A}|$ 的各元素的代数余子式为

$$\boldsymbol{A}_{11}=2,\boldsymbol{A}_{12}=-3,\boldsymbol{A}_{13}=2,\boldsymbol{A}_{21}=6,\boldsymbol{A}_{22}=-6,\boldsymbol{A}_{23}=2,\boldsymbol{A}_{31}=-4,\boldsymbol{A}_{32}=5,\boldsymbol{A}_{33}=-2,$$

所以 $\boldsymbol{A}^{*}=\begin{pmatrix}\boldsymbol{A}_{11}&\boldsymbol{A}_{21}&\boldsymbol{A}_{31}\\\boldsymbol{A}_{12}&\boldsymbol{A}_{22}&\boldsymbol{A}_{32}\\\boldsymbol{A}_{13}&\boldsymbol{A}_{23}&\boldsymbol{A}_{33}\end{pmatrix}=\begin{pmatrix}2&6&-4\\-3&-6&5\\2&2&-2\end{pmatrix}$，故

$$\boldsymbol{A}^{-1}=\frac{1}{|\boldsymbol{A}|}\boldsymbol{A}^{*}=\frac{1}{2}\begin{pmatrix}2&6&-4\\-3&-6&5\\2&2&-2\end{pmatrix}=\begin{pmatrix}1&3&-2\\-\frac{3}{2}&-3&\frac{5}{2}\\1&1&-1\end{pmatrix}.$$

定理 7-3　若 $\boldsymbol{AB}=\boldsymbol{I}$（或 $\boldsymbol{BA}=\boldsymbol{I}$），则 $\boldsymbol{B}=\boldsymbol{A}^{-1}$.

证　$|\boldsymbol{A}|\cdot|\boldsymbol{B}|=|\boldsymbol{I}|=1$，故 $|\boldsymbol{A}|\neq0$，因而 $\boldsymbol{A}^{-1}$ 存在，于是

$$\boldsymbol{B}=\boldsymbol{IB}=(\boldsymbol{A}^{-1}\boldsymbol{A})\boldsymbol{B}=\boldsymbol{A}^{-1}(\boldsymbol{AB})=\boldsymbol{A}^{-1}\boldsymbol{I}=\boldsymbol{A}^{-1}.$$

关于逆矩阵有如下运算性质：

（1）若 $\boldsymbol{A}$ 可逆，则 $\boldsymbol{A}^{-1}$ 亦可逆，且 $(\boldsymbol{A}^{-1})^{-1}=\boldsymbol{A}$；

（2）若 $\boldsymbol{A}$ 可逆，数 $\lambda\neq0$，则 $\lambda\boldsymbol{A}$ 可逆，且 $(\lambda\boldsymbol{A})^{-1}=\frac{1}{\lambda}\boldsymbol{A}^{-1}$；

（3）若 $\boldsymbol{A},\boldsymbol{B}$ 为同阶矩阵且均可逆，则 $\boldsymbol{AB}$ 亦可逆，且 $(\boldsymbol{AB})^{-1}=\boldsymbol{B}^{-1}\boldsymbol{A}^{-1}$；

（4）若 $\boldsymbol{A}$ 可逆，则 $\boldsymbol{A}^{\mathrm{T}}$ 亦可逆，且 $(\boldsymbol{A}^{\mathrm{T}})^{-1}=(\boldsymbol{A}^{-1})^{\mathrm{T}}$.

性质（1）、（2）的证明简单，留给读者自证. 现证明性质（3）、（4）如下.

性质（3）证明：$(\boldsymbol{AB})(\boldsymbol{B}^{-1}\boldsymbol{A}^{-1})=\boldsymbol{A}(\boldsymbol{BB}^{-1})\boldsymbol{A}^{-1}=\boldsymbol{AIA}^{-1}=\boldsymbol{AA}^{-1}=\boldsymbol{I}$，即

$$(\boldsymbol{AB})^{-1}=\boldsymbol{B}^{-1}\boldsymbol{A}^{-1}.$$

性质（3）可推广到任意有限个同阶可逆矩阵的情形，即若 $\boldsymbol{A}_1,\boldsymbol{A}_2,\cdots,\boldsymbol{A}_n$ 是 n 个同阶可逆矩阵，则 $\boldsymbol{A}_1\boldsymbol{A}_2\cdots\boldsymbol{A}_n$ 亦可逆，且 $(\boldsymbol{A}_1\boldsymbol{A}_2\cdots\boldsymbol{A}_n)^{-1}=\boldsymbol{A}_n^{-1}\cdots\boldsymbol{A}_2^{-1}\boldsymbol{A}_1^{-1}$.

性质（4）证明：$\boldsymbol{A}^{\mathrm{T}}(\boldsymbol{A}^{-1})^{\mathrm{T}}=(\boldsymbol{A}^{-1}\boldsymbol{A})^{\mathrm{T}}=\boldsymbol{I}^{\mathrm{T}}=\boldsymbol{I}$，所以 $(\boldsymbol{A}^{\mathrm{T}})^{-1}=(\boldsymbol{A}^{-1})^{\mathrm{T}}$.

四、矩阵的初等变换

矩阵的初等变换是矩阵的重要运算，是线性代数的重要计算手段，在线性方程组和矩阵理论中都有重要应用.

1. 矩阵的初等变换

定义 7-11　下面三种变换称为矩阵的初等行变换：

（1）对调两行（对调 i,j 两行，记作 $r_i\leftrightarrow r_j$）；

（2）以数 $k\neq0$ 乘某一行的所有元素（第 i 行乘以 k，记作 kr_i）；

（3）以数 k 乘某一行所有元素加到另一行的对应元素上去（第 j 行的 k 倍加到第 i 行上，记作 r_i+kr_j）.

定义中的“行”换成“列”，同时记号“r”换成“c”，可得矩阵的初等列变换的定义. 矩阵的初等行变换和初等列变换统称矩阵的初等变换（elementary transformation）.

NOTES

2. 矩阵的等价变形

定义 7-12　如果矩阵 $\boldsymbol{A}$ 经有限次初等变换变成矩阵 $\boldsymbol{B}$，就称矩阵 $\boldsymbol{A}$ 与矩阵 $\boldsymbol{B}$ 等价，记作 $\boldsymbol{A}\sim\boldsymbol{B}$. 要注意的是，矩阵的初等变换包括 3 种行变换和 3 种列变换.

矩阵的等价关系有以下性质：

（1）反身性：$\boldsymbol{A}\sim\boldsymbol{A}$；

（2）对称性：若 $\boldsymbol{A}\sim\boldsymbol{B}$，则 $\boldsymbol{B}\sim\boldsymbol{A}$；

（3）传递性：若 $\boldsymbol{A}\sim\boldsymbol{B}$，$\boldsymbol{B}\sim\boldsymbol{C}$，则 $\boldsymbol{A}\sim\boldsymbol{C}$.

例如，矩阵 $\boldsymbol{B}=\begin{pmatrix}2&-1&-1&1&2\\1&1&-2&1&4\\4&-6&2&-2&4\\3&6&-9&7&9\end{pmatrix}$，可经过初等行变换得到 $\boldsymbol{B}'=\begin{pmatrix}1&1&-2&1&4\\0&1&-1&1&0\\0&0&0&2&-6\\0&0&0&0&0\end{pmatrix}$.

观察矩阵 $\boldsymbol{B}'$ 中零元素和非零元素排列的位置，如果从第一行开始，在每行第一个非零元素下方连续画折线，其形状呈阶梯形，因此称 $\boldsymbol{B}'$ 为行阶梯形矩阵.

行阶梯形矩阵的特点：

（1）可画出一条阶梯线，线的下方全为 0，每个阶梯只有一行，阶梯数即非零行的行数；

（2）阶梯线的竖线（每段竖线的长度为一行）后面的第一个元素为非零元，也就是非零行的第一个非零元.

经过初等行变换，行阶梯形矩阵可以进一步化为行最简形矩阵，其特点：

（1）非零行的第一个非零元为 1；

（2）这些非零元所在的列的其他元素都为 0.

例如，矩阵 $\boldsymbol{B}$ 经过有限次初等变换，有

$$\begin{pmatrix}1&1&-2&1&4\\0&1&-1&1&0\\0&0&0&2&-6\\0&0&0&0&0\end{pmatrix}(\text{行阶梯形})\xrightarrow[\substack{r_1-r_2\\r_2-r_3}]{r_3\times\frac{1}{2}}\begin{pmatrix}1&0&-1&0&4\\0&1&-1&0&3\\0&0&0&1&-3\\0&0&0&0&0\end{pmatrix}(\text{行最简形}).$$

矩阵 $\boldsymbol{B}$ 由初等行变换化成行最简形后，可继续由初等列变换化成标准形.

$$\begin{pmatrix}1&0&-1&0&4\\0&1&-1&0&3\\0&0&0&1&-3\\0&0&0&0&0\end{pmatrix}\xrightarrow[\substack{c_3+c_2\\c_5+c_4\times3\\c_4\leftrightarrow c_3}]{\substack{c_5+c_1\times(-4)\\c_3+c_1\\c_5+c_2\times(-3)}}\begin{pmatrix}1&0&0&0&0\\0&1&0&0&0\\0&0&1&0&0\\0&0&0&0&0\end{pmatrix}=\boldsymbol{F}(\text{标准形}).$$

矩阵 $\boldsymbol{F}$ 称为矩阵 $\boldsymbol{B}$ 的标准形，其特点是：$\boldsymbol{F}$ 的左上角是一个单位矩阵，其余元素全为 $\boldsymbol{O}$.

注意：对于 $m\times n$ 矩阵 $\boldsymbol{A}$，总可以经过有限次初等变换把它化为标准形

$$\boldsymbol{F}=\begin{pmatrix}\boldsymbol{E}_r&\boldsymbol{O}\\\boldsymbol{O}&\boldsymbol{O}\end{pmatrix}_{m\times n},$$

其中 r 由 $\boldsymbol{A}$ 唯一决定.

五、利用初等变换求逆矩阵

在定理 7-2 中，不仅给出了矩阵 $\boldsymbol{A}$ 可逆的充分必要条件，而且还给出了利用伴随矩阵求逆矩阵 $\boldsymbol{A}^{-1}$ 的一种方法，但对于较高阶的矩阵，用伴随矩阵求逆矩阵计算量较大，引入了矩阵的初等变换后，理论

NOTES

上已经证明：n 阶可逆矩阵 $\boldsymbol{A}$ 施以若干次初等变换可化为单位矩阵 $\boldsymbol{I}$；对单位矩阵 $\boldsymbol{I}$ 施以若干次同样的初等变换可以化为$\boldsymbol{A}^{-1}$. 我们可以利用矩阵的初等变换求解逆矩阵，使计算量大大减少.

因此，求 n 阶可逆矩阵 $\boldsymbol{A}$ 的逆矩阵时，可构造 $n\times 2n$ 矩阵$(\boldsymbol{A}|\boldsymbol{I})_{n\times 2n}$，对这个矩阵施以若干次初等行变换，将它的左半部分 $\boldsymbol{A}$ 化成单位矩阵后，同时右半部分 $\boldsymbol{I}$ 就化成我们要求的 $\boldsymbol{A}^{-1}$，即

$$(\boldsymbol{A}|\boldsymbol{I})\xrightarrow{\text{初等行变换}}(\boldsymbol{I}|\boldsymbol{A}^{-1})_{n\times 2n}.$$

若用初等列变换求解逆矩阵，则构成新矩阵形 $\left(\dfrac{\boldsymbol{A}}{\boldsymbol{I}}\right)_{2n\times n}$，通过对该矩阵施以若干次初等列变换，将它的上半部分 $\boldsymbol{A}$ 化成单位矩阵后，下半部分就是我们要求的 $\boldsymbol{A}^{-1}$，即

$$\left(\frac{\boldsymbol{A}}{\boldsymbol{I}}\right)_{2n\times n}\xrightarrow{\text{初等列变换}}\left(\frac{\boldsymbol{I}}{\boldsymbol{A}^{-1}}\right)_{2n\times n}.$$

注意，在运用初等变换求逆矩阵的运算中或者全部实施初等行变换，或者全部实施初等列变换，不可以既有行变换又有列变换.

例 7-12　试用初等行变换求矩阵 $\boldsymbol{A}$ 的逆矩阵 $\boldsymbol{A}^{-1}$.

$$\boldsymbol{A}=\begin{pmatrix}1&1&0&0\\1&2&0&0\\3&7&2&3\\2&5&1&2\end{pmatrix}$$

解　构造$(\boldsymbol{A}|\boldsymbol{I})$得

$$\begin{pmatrix}1&1&0&0&\vdots&1&0&0&0\\1&2&0&0&\vdots&0&1&0&0\\3&7&2&3&\vdots&0&0&1&0\\2&5&1&2&\vdots&0&0&0&1\end{pmatrix}\xrightarrow{r_2-r_1,r_3-3r_1r_4-2r_1}\begin{pmatrix}1&1&0&0&\vdots&1&0&0&0\\0&1&0&0&\vdots&-1&1&0&0\\0&4&2&3&\vdots&-3&0&1&0\\0&3&1&2&\vdots&-2&0&0&1\end{pmatrix}$$

$$\xrightarrow{r_1-r_2,r_3-4r_2r_4-3r_2}\begin{pmatrix}1&0&0&0&\vdots&2&-1&0&0\\0&1&0&0&\vdots&-1&1&0&0\\0&0&2&3&\vdots&1&-4&1&0\\0&0&1&2&\vdots&1&-3&0&1\end{pmatrix}\xrightarrow{r_3\leftrightarrow r_4}\begin{pmatrix}1&0&0&0&\vdots&2&-1&0&0\\0&1&0&0&\vdots&-1&1&0&0\\0&0&1&2&\vdots&1&-3&0&1\\0&0&2&3&\vdots&1&-4&1&0\end{pmatrix}$$

$$\xrightarrow{r_4-2r_3}\begin{pmatrix}1&0&0&0&\vdots&2&-1&0&0\\0&1&0&0&\vdots&-1&1&0&0\\0&0&1&2&\vdots&1&-3&0&1\\0&0&0&-1&\vdots&-1&2&1&-2\end{pmatrix}\xrightarrow{(-1)r_4}\begin{pmatrix}1&0&0&0&\vdots&2&-1&0&0\\0&1&0&0&\vdots&-1&1&0&0\\0&0&1&2&\vdots&-1&-3&0&1\\0&0&0&1&\vdots&1&-2&-1&2\end{pmatrix}$$

$$\xrightarrow{r_3-2r_4}\begin{pmatrix}1&0&0&0&\vdots&2&-1&0&0\\0&1&0&0&\vdots&-1&1&0&0\\0&0&1&0&\vdots&-3&1&2&-3\\0&0&0&1&\vdots&1&-2&-1&2\end{pmatrix}.$$

所以

$$A^{-1}=\begin{pmatrix}2&-1&0&0\\-1&1&0&0\\-3&1&2&-3\\1&-2&-1&2\end{pmatrix}.$$

六、矩阵的秩

为了解决一般线性方程组的求解问题，本节引入矩阵的秩的概念及其求法，为下一节系统地讲解线性方程组求解理论做准备.

定义 7-13 在 $m\times n$ 矩阵 $\boldsymbol{A}$ 中，任取 k 行与 k 列（$k\leqslant m,k\leqslant n$），位于这些行列交叉处的 k^2 个元素，不改变它们在 $\boldsymbol{A}$ 中所处的位置次序而得的 k 阶行列式，称为矩阵 $\boldsymbol{A}$ 的 k 阶子式.

例如 $\boldsymbol{A}=\begin{pmatrix}3&2&5&6\\11&4&8&-2\\4&9&-5&3\end{pmatrix}$，则 $\begin{vmatrix}3&2&6\\11&4&-2\\4&9&3\end{vmatrix}$ 是 $\boldsymbol{A}$ 的一个三阶子式，$\begin{vmatrix}2&5\\4&8\end{vmatrix}$ 是 $\boldsymbol{A}$ 的一个二阶子式，$|-5|$ 是 $\boldsymbol{A}$ 的一个一阶子式.

$m\times n$ 矩阵 $\boldsymbol{A}$ 的 k 阶子式共有 $C_m^k\cdot C_n^k$ 个.

定义 7-14 设在矩阵 $\boldsymbol{A}$ 中有一个不等于 0 的 r 阶子式 $\boldsymbol{D}$，且所有大于 r 阶的子式（如果存在的话）全等于 0，那么 $\boldsymbol{D}$ 称为矩阵 $\boldsymbol{A}$ 的最高阶非零子式，数 r 称为矩阵 $\boldsymbol{A}$ 的秩（rank），记作 $R(\boldsymbol{A})$，并规定零矩阵的秩等于 0.

例 7-13 求矩阵 $\boldsymbol{A}$ 和矩阵 $\boldsymbol{B}$ 的秩，其中

$$\boldsymbol{A}=\begin{pmatrix}2&-3&8&2\\2&12&-2&12\\1&3&1&4\end{pmatrix},\ \boldsymbol{B}=\begin{pmatrix}2&-1&0&3&-2\\0&3&1&-2&5\\0&0&0&4&-3\\0&0&0&0&0\end{pmatrix}.$$

解 因为 $\boldsymbol{A}$ 的所有三阶行列式都等于零，即 4 个三阶子式均为零，但是二阶子式 $\begin{vmatrix}2&-3\\2&12\end{vmatrix}=30\neq0$，所以 $R(\boldsymbol{A})=2$.

$\boldsymbol{B}$ 的所有四阶子式全为零，而以三个非零行的第一个非零元为对角元素的三阶行列式 $\begin{vmatrix}2&-1&3\\0&3&-2\\0&0&4\end{vmatrix}=24\neq0$，因此 $R(\boldsymbol{B})=3$.

一般来说，用定义计算矩阵 $\boldsymbol{A}_{m\times n}$ 的秩可能需要计算它的所有 k 阶子式（$1\leqslant k\leqslant min(m,n)$），这个计算量比较大，为了简化计算，我们可以利用矩阵的初等变换来求矩阵的秩.

任何矩阵经有限次初等变换后，矩阵的秩有如下关系.

定理 7-4 若 $\boldsymbol{A}\sim\boldsymbol{B}$，则 $R(\boldsymbol{A})=R(\boldsymbol{B})$.

证明略.

例 7-14 求矩阵 $\boldsymbol{A}=\begin{pmatrix}1&6&-4&-1&4\\3&-2&3&6&-1\\2&0&1&5&-3\\3&2&0&5&0\end{pmatrix}$ 的秩.

NOTES

解　对 $\boldsymbol{A}$ 作初等行变换,得

$$\boldsymbol{A}=\begin{pmatrix}1&6&-4&-1&4\\3&-2&3&6&-1\\2&0&1&5&-3\\3&2&0&5&0\end{pmatrix}\xrightarrow[r_3-2r_1]{r_2-r_4}\begin{pmatrix}1&6&-4&-1&4\\0&-4&3&1&-1\\0&-12&9&7&-11\\3&2&0&5&0\end{pmatrix}\xrightarrow{r_4-3r_1}\begin{pmatrix}1&6&-4&-1&4\\0&-4&3&1&-1\\0&-12&9&7&-11\\0&-16&12&8&-12\end{pmatrix}$$

$$\xrightarrow[r_4-4r_2]{r_3-3r_2}\begin{pmatrix}1&6&-4&-1&4\\0&-4&3&1&-1\\0&0&0&4&-8\\0&0&0&4&-8\end{pmatrix}\xrightarrow{r_4-r_3}\begin{pmatrix}1&6&-4&-1&4\\0&-4&3&1&-1\\0&0&0&4&-8\\0&0&0&0&0\end{pmatrix}\xrightarrow{c_3\leftrightarrow c_4}\begin{pmatrix}1&6&-1&-4&4\\0&-4&1&3&-1\\0&0&4&0&-8\\0&0&0&0&0\end{pmatrix}=\boldsymbol{B}.$$

容易看出矩阵 $\boldsymbol{B}$ 的四阶子式都为零,而三阶子式 $\begin{vmatrix}1&6&-1\\0&-4&1\\0&0&4\end{vmatrix}=-16\neq0$,所以 $R(\boldsymbol{A})=R(\boldsymbol{B})=3$,即矩阵 $\boldsymbol{A}$ 的秩为 3.

一般情况下,一个矩阵 $\boldsymbol{A}_{m\times n}$ 经有限次初等变换后,可化为阶梯形矩阵 $\boldsymbol{B}_{m\times n}$.

$$\boldsymbol{B}_{m\times n}=\begin{pmatrix}b_{11}&b_{12}&\cdots&b_{1r}&\cdots&b_{1n}\\0&b_{22}&\cdots&b_{2r}&\cdots&b_{2n}\\\vdots&\vdots&&\vdots&&\vdots\\0&0&&b_{rr}&\cdots&b_{rn}\\0&0&\cdots&0&\cdots&0\\\vdots&\vdots&\cdots&\vdots&\cdots&\vdots\\0&0&\cdots&0&\cdots&0\end{pmatrix},$$

其中 $b_{kk}\neq0(k=1,2,\cdots,r)$. 此时易得出 $\boldsymbol{B}_{m\times n}$ 的秩等于 r,于是 $\boldsymbol{A}_{m\times n}$ 的秩也等于 r. 这是求解矩阵秩的常用方法.

注意:若方阵 $\boldsymbol{A}$ 经过有限次初等变换把它化为单位阵,这说明矩阵 $\boldsymbol{A}$ 是可逆的,其秩等于其阶数. 秩等于阶数的方阵称为满秩矩阵(full rank matrix).

练习题 7-2

1. 计算矩阵 $\boldsymbol{A}=3\begin{pmatrix}-2&2\\1&1\end{pmatrix}-2\begin{pmatrix}1&-1\\0&1\end{pmatrix}$.

2. 求矩阵 $\boldsymbol{A}=\begin{pmatrix}1&0&3&-1\\2&1&0&2\end{pmatrix}$ 与 $\boldsymbol{B}=\begin{pmatrix}4&1&0\\-1&1&3\\2&0&1\\1&3&4\end{pmatrix}$ 的乘积 $\boldsymbol{AB}$.

3. 设有两个线性变换

$$\begin{cases}y_1=x_1+3x_2,\\y_2=2x_1+x_3,\end{cases}\text{和}\begin{cases}x_1=4z_1+z_2,\\x_2=-z_1+z_2,\\x_3=2z_1.\end{cases}$$

将 y_1,y_2 分别用 z_1,z_2 线性表示.

4. 求矩阵 $\boldsymbol{A}=\begin{pmatrix}1&-2&3&-1\\3&-1&5&-3\\2&1&2&-2\end{pmatrix}$ 的秩.

5. 用初等变换求矩阵 $\boldsymbol{A}=\begin{pmatrix} 0 & -2 & 1 \\ 3 & 0 & -2 \\ -2 & 3 & 0 \end{pmatrix}$ 的逆矩阵.

第三节 | 线性方程组

线性方程组是一种常见的数学形式,也是线性代数的核心,自然科学和社会科学中许多问题都可以归结为求解一个线性方程组的问题.

一、线性方程组的概念

在中学代数中最常见的是求解一元一次方程、二元一次方程组、三元一次方程组等. 在这里,我们讲述的线性方程组就是多元一次方程组.

定义 7-15　对于线性方程组

$$\begin{cases} a_{11}x_1+a_{12}x_2+\cdots a_{1n}x_n=b_1, \\ a_{21}x_1+a_{22}x_2+\cdots a_{2n}x_n=b_2, \\ \cdots\cdots\cdots\cdots\cdots\cdots\cdots\cdots\cdots \\ a_{m1}x_1+a_{m2}x_2+\cdots a_{mn}x_n=b_m, \end{cases} \tag{7-7}$$

当等号右边的常数项 $b_1,b_2,\cdots,b_n$ 都为零时,方程组(7-7)称为齐次线性方程组(system of linear homogeneous equation);当 $b_1,b_2,\cdots,b_n$ 不都为零时,方程组(7-7)称为非齐次线性方程组(system of linear nonhomogeneous equation).

方程组(7-7)的系数矩阵为

$$\boldsymbol{A}=\begin{pmatrix} a_{11} & a_{12} & \cdots & a_{1n} \\ a_{21} & a_{22} & \cdots & a_{2n} \\ \vdots & \vdots & & \vdots \\ a_{m1} & a_{m2} & \cdots & a_{mn} \end{pmatrix}.$$

$\boldsymbol{X}=\begin{pmatrix} x_1 \\ x_2 \\ \vdots \\ x_n \end{pmatrix}$ 称为未知数矩阵, $\boldsymbol{b}=\begin{pmatrix} b_1 \\ b_2 \\ \vdots \\ b_m \end{pmatrix}$ 称为常数项矩阵.

将方程组的常数项添加在系数矩阵的右边构成一个 $m\times(n+1)$ 阶矩阵

$$\boldsymbol{B}=\begin{pmatrix} a_{11} & a_{12} & \cdots & a_{1n} & b_1 \\ a_{21} & a_{22} & \cdots & a_{2n} & b_2 \\ \vdots & \vdots & & \vdots & \vdots \\ a_{m1} & a_{m2} & \cdots & a_{mn} & b_m \end{pmatrix},$$

把矩阵 $\boldsymbol{B}$ 称为方程组(7-7)的增广矩阵.

二、线性方程组的解

定义 7-16　对于一般的线性方程组(7-7),所谓方程组(7-7)的一个解,就是指由 n 个数 k_1, $k_2,\cdots,k_n$ 组成的有序数组 $(k_1,k_2,\cdots,k_n)$,当 $x_1,x_2,\cdots,x_n$ 分别取 $k_1,k_2,\cdots,k_n$ 后,方程组(7-7)的每个等式变成恒等式. 方程组(7-7)的解的全体称为它的解集合. 解方程组实际上就是找出它的解集合. 如果两个方程组有相同的解集合,它们就是同解的.

显然,如果知道一个线性方程组的全部系数和常数项,那么这个线性方程组基本上就确定了.方程组(7-7)的增广矩阵为

$$\boldsymbol{B}=\begin{pmatrix} a_{11} & a_{12} & \cdots & a_{1n} & b_1 \\ a_{21} & a_{22} & \cdots & a_{2n} & b_2 \\ \vdots & \vdots & & \vdots & \vdots \\ a_{m1} & a_{m2} & \cdots & a_{mn} & b_m \end{pmatrix}.$$

实际上,有了增广矩阵后,除去代表未知量的文字外,线性方程组(7-7)就确定了,而采用什么字符来表示未知量不是实质性的.

定理 7-5　对于 n 元线性方程组(7-7)有解的充分必要条件是 $R(\boldsymbol{A})=R(\boldsymbol{B})$. 当 $R(\boldsymbol{A})=R(\boldsymbol{B})=n$ 时,方程组(7-7)有唯一解;当 $R(\boldsymbol{A})=R(\boldsymbol{B})<n$ 时,方程组(7-7)有无穷多解;当 $R(\boldsymbol{A})<R(\boldsymbol{B})$ 时,方程组(7-7)无解.

证明略.

定理 7-6　对于 n 元齐次线性方程组来说,它的系数矩阵 $\boldsymbol{A}$ 和增广矩阵 $\boldsymbol{B}$ 的秩总是相等的,即 $R(\boldsymbol{A})=R(\boldsymbol{B})$,且有:

(1) 当 $R(\boldsymbol{A})=n$ 时,方程组有唯一解 $x_1=x_2=\cdots=x_n=0$.

(2) 当 $R(\boldsymbol{A})<n$ 时,方程组有无穷多解.由此可知,齐次线性方程组有非零解的充要条件是 $R(\boldsymbol{A})<n$.

证明略.

三、克莱姆法则

利用克莱姆法则(Cramer's rule)求解 n 个未知量 n 个方程且方程组的系数行列式不等于零的线性方程组.

在第一节的引例中我们看出,用行列式可以求解二元线性方程组

$$\begin{cases} a_{11}x_1+a_{12}x_2=b_1, \\ a_{21}x_1+a_{22}x_2=b_2. \end{cases}$$

若记

$$D=\begin{vmatrix} a_{11} & a_{12} \\ a_{21} & a_{22} \end{vmatrix},\quad D_1=\begin{vmatrix} b_1 & a_{12} \\ b_2 & a_{22} \end{vmatrix},\quad D_2=\begin{vmatrix} a_{11} & b_1 \\ a_{21} & b_2 \end{vmatrix},$$

则在系数行列式 $D\neq 0$ 的条件下,二元线性方程组有唯一的解

$$x_1=\frac{D_1}{D},\ x_2=\frac{D_2}{D}.$$

同理,对于三元线性方程组 $\begin{cases} a_{11}x_1+a_{12}x_2+a_{13}x_3=b_1, \\ a_{21}x_1+a_{22}x_2+a_{23}x_3=b_2, \\ a_{31}x_1+a_{32}x_2+a_{33}x_3=b_3, \end{cases}$ 其系数行列式

$$D=\begin{vmatrix} a_{11} & a_{12} & a_{13} \\ a_{21} & a_{22} & a_{23} \\ a_{31} & a_{32} & a_{33} \end{vmatrix}.$$

当 $D\neq 0$ 时,有唯一解 $x_1=\dfrac{D_1}{D}, x_2=\dfrac{D_2}{D}, x_3=\dfrac{D_3}{D}$,其中

$$D_1=\begin{vmatrix} b_1 & a_{12} & a_{13} \\ b_2 & a_{22} & a_{23} \\ b_3 & a_{32} & a_{33} \end{vmatrix},\quad D_2=\begin{vmatrix} a_{11} & b_1 & a_{13} \\ a_{21} & b_2 & a_{23} \\ a_{31} & b_3 & a_{33} \end{vmatrix},\quad D_3=\begin{vmatrix} a_{11} & a_{12} & b_1 \\ a_{21} & a_{22} & b_2 \\ a_{31} & a_{32} & b_3 \end{vmatrix}.$$

类似地，利用 n 阶行列式我们可以求解含有 n 个未知数 $x_1,x_2,\cdots,x_n$ 的 n 个方程的 n 元线性方程组(7-7).

定理 7-7（克莱姆法则） 如果方程组(7-7)的系数行列式不等于零，即

$$D=\begin{vmatrix} a_{11} & \cdots & a_{1n} \\ \vdots & & \vdots \\ a_{n1} & \cdots & a_{nn} \end{vmatrix}\neq 0,$$

那么，方程组(7-7)有唯一解

$$x_1=\frac{D_1}{D},x_2=\frac{D_2}{D},\cdots,x_n=\frac{D_n}{D},$$

其中 $D_j(j=1,2,\cdots,n)$ 是把系数行列式 D 中第 j 列的元素用方程组右端的常数项代替后所得到的 n 阶行列式，即

$$D_j=\begin{vmatrix} a_{11} & \cdots & a_{1,j-1} & b_1 & a_{1,j+1} & \cdots & a_{1n} \\ \vdots & & \vdots & \vdots & \vdots & & \vdots \\ a_{n1} & \cdots & a_{n,j-1} & b_n & a_{n,j+1} & \cdots & a_{nn} \end{vmatrix}.$$

证明略.

例 7-15 某疗养院为患者配制一份由蔬菜、鱼和肉松组成的营养套餐，这份套餐需要含 1 200cal 热量、30g 蛋白质和 300mg 维生素 C. 已知三种食物每 100g 中营养含量分布如表 7-2 所列，试求所配菜肴中每种食物的数量.

表 7-2　套餐菜品营养含量分布

食物种类	热量 /cal	蛋白质 /g	维生素 C/mg
蔬菜	60	3	90
鱼	300	9	60
肉松	600	6	30

解 设每份菜肴中蔬菜、鱼和肉松的数量分别为 x_1,x_2 和 x_3(单位:100g)，那么由已知条件可得线性方程组 $\begin{cases}60x_1+300x_2+600x_3=1\,200,\\3x_1+9x_2+6x_3=30,\\90x_1+60x_2+30x_3=300,\end{cases}$ 化简得 $\begin{cases}x_1+5x_2+10x_3=20,\\x_1+3x_2+2x_3=10,\\3x_1+2x_2+x_3=10.\end{cases}$

由于系数行列式 $D=\begin{vmatrix}1&5&10\\1&3&2\\1&2&1\end{vmatrix}=-46\neq 0$，故方程组有唯一解. 又

$D_1=\begin{vmatrix}20&5&10\\10&3&2\\10&2&1\end{vmatrix}=-70$，$D_2=\begin{vmatrix}1&20&10\\1&10&2\\3&10&1\end{vmatrix}=-110$，$D_3=\begin{vmatrix}1&5&20\\1&3&10\\3&2&10\end{vmatrix}=-30$，所以方程组的解为

$x_1=\dfrac{-70}{-46}\approx 1.52,x_2=\dfrac{-110}{-46}\approx 2.39,x_3=\dfrac{-30}{-46}\approx 0.65$，即每份菜肴中应有蔬菜 152g、鱼 239g 和肉松 65g.

利用 Matlab 软件可以很方便地进行上述计算，参见第八章例 8-49.

四、一般线性方程组的求解

本节将介绍利用矩阵的初等变换和矩阵秩求解一般线性方程组. 下面我们先通过一个例子，回顾

NOTES

一下用消元法解一般线性方程组.

例 7-16　求解线性方程组 $\begin{cases} 2x_1-x_2-x_3+x_4=2, & ① \\ x_1+x_2-2x_3+x_4=4, & ② \\ 4x_1-6x_2+2x_3-2x_4=4, & ③ \\ 3x_1+6x_2-9x_3+7x_4=9. & ④ \end{cases}$　　(7-8)

解　用消元法

方程组(7-8) $\xrightarrow[③\times\frac{1}{2}]{①\leftrightarrow②} \begin{cases} x_1+x_2-2x_3+x_4=4, & ① \\ 2x_1-x_2-x_3+x_4=2, & ② \\ 2x_1-3x_2+x_3-x_4=2, & ③ \\ 3x_1+6x_2-9x_3+7x_4=9, & ④ \end{cases}$　　(B_1)

$\xrightarrow[\substack{③-2① \\ ④-3①}]{②-③} \begin{cases} x_1+x_2-2x_3+x_4=4, & ① \\ 2x_2-2x_3+2x_4=0, & ② \\ -5x_2+5x_3-3x_4=-6, & ③ \\ 3x_2-3x_3+4x_4=-3, & ④ \end{cases}$　　(B_2)

$\xrightarrow[\substack{③+5② \\ ④-3②}]{②\times\frac{1}{2}} \begin{cases} x_1+x_2-2x_3+x_4=4, & ① \\ x_2-x_3+x_4=0, & ② \\ 2x_4=-6, & ③ \\ x_4=-3, & ④ \end{cases}$　　(B_3)

$\xrightarrow{④-\frac{1}{2}③} \begin{cases} x_1+x_2-2x_3+x_4=4, & ① \\ x_2-x_3+x_4=0, & ② \\ 2x_4=-6, & ③ \\ 0=0. & ④ \end{cases}$　　(B_4)

令 $x_3=c$ 代入方程组,解得 $\begin{cases} x_1=c+4, \\ x_2=c+3, \\ x_3=c, \\ x_4=-3, \end{cases}$ 即 $\begin{pmatrix} x_1 \\ x_2 \\ x_3 \\ x_4 \end{pmatrix}=c\begin{pmatrix} 1 \\ 1 \\ 1 \\ 0 \end{pmatrix}+\begin{pmatrix} 4 \\ 3 \\ 0 \\ -3 \end{pmatrix}$.

分析一下消元法解方程组的过程,不难看出,它实际上是反复对方程组进行变换,而所作的变换也只是以下三种基本的变换:

(1) 互换两个方程的位置;

(2) 用一个非零数乘以某个方程;

(3) 把一个方程的倍数加到另一个方程.

这三种变换不改变方程组的解,称为线性方程组的初等变换.

对方程组的增广矩阵实施初等行变换解线性方程组,实质上是对方程组进行了方程与方程之间的消元法运算,每进行一次初等行变换相当于得到一个同解方程组.要特别注意:不能进行初等列变换!因为系数矩阵中每一列数据代表不同自变量的系数,如果对系数矩阵实施初等列变换,相当于对不同类的自变量进行了合并,显然是行不通的,所以用初等变换的方法求解方程组(例 7-16),即直接对它的增广矩阵 $\boldsymbol{B}$ 作初等行变换.

NOTES

$$B=\begin{pmatrix}2&-1&-1&1&2\\1&1&-2&1&4\\4&-6&2&-2&4\\3&6&-9&7&9\end{pmatrix}$$

$$\xrightarrow[r_2\leftrightarrow r_1]{r_3\times\frac{1}{2}}\begin{pmatrix}1&1&-2&1&4\\2&-1&-1&1&2\\2&-3&1&-1&2\\3&6&-9&7&9\end{pmatrix}\qquad(B_1)$$

$$\xrightarrow[r_4-3r_1]{r_2-r_3,\ r_3-2r_1}\begin{pmatrix}1&1&-2&1&4\\0&2&-2&2&0\\0&-5&5&-3&-6\\0&3&-3&4&-3\end{pmatrix}\qquad(B_2)$$

$$\xrightarrow[r_4-3r_2,\ r_3+5r_2]{r_2\times\frac{1}{2}}\begin{pmatrix}1&1&-2&1&4\\0&1&-1&1&0\\0&0&0&2&-6\\0&0&0&1&-3\end{pmatrix}\qquad(B_3)$$

$$\xrightarrow{r_4-\frac{1}{2}r_3}\begin{pmatrix}1&1&-2&1&4\\0&1&-1&1&0\\0&0&0&2&-6\\0&0&0&0&0\end{pmatrix}.\qquad(B_4)$$

由经过初等行变换得到的式(B_4)可得 $R(\boldsymbol{B})=R(\boldsymbol{A})=3<4$，故方程组有无穷多解. 原方程组的同解方程组为

$$\begin{cases}x_1+x_2-2x_3+x_4=4,\\x_2-x_3+x_4=0,\\2x_4=-6,\\0=0.\end{cases}$$

在上式的 x_1,x_2,x_3 三个变量中，可由其中任何一个变量决定其他两个变量，不妨选 x_3 为任意变量，并称之为自由变量，且令 $x_3=c$（其中 c 为任意实数），则得到原线性方程组的无穷多解为 $\begin{cases}x_1=c+4,\\x_2=c+3,\\x_3=c,\\x_4=-3,\end{cases}$

特别地，当 $c=0$ 时，得到方程组的一个特解：$x_1=4,x_2=3,x_3=0,x_4=-3$.

例 7-17　求解线性方程组 $\begin{cases}x_1-x_2+2x_3=1,\\x_1-2x_2-x_3=2,\\3x_1-x_2+5x_3=3,\\-2x_1+2x_2+3x_3=-4.\end{cases}$

解　对增广矩阵实施初等行变换，得

$$B=\begin{pmatrix}1&-1&2&1\\1&-2&-1&2\\3&-1&5&3\\-2&2&3&-4\end{pmatrix}\xrightarrow[r_4+2r_1]{r_2-r_1,\ r_3-3r_1}\begin{pmatrix}1&-1&2&1\\0&-1&-3&1\\0&2&-1&0\\0&0&7&-2\end{pmatrix}$$

NOTES

$$\xrightarrow{r_3+2r_2}\begin{pmatrix}1&-1&2&1\\0&-1&-3&1\\0&0&-7&2\\0&0&7&-2\end{pmatrix}\xrightarrow{r_4+r_3}\begin{pmatrix}1&-1&2&1\\0&-1&-3&1\\0&0&-7&2\\0&0&0&0\end{pmatrix}. \tag{7-9}$$

由定理 7-4 可知 $R(\boldsymbol{B})=R(\boldsymbol{A})=3$，故方程组有唯一解，且由式(7-9)知原方程组的同解方程组为 $\begin{cases}x_1-x_2+2x_3=1,\\-x_2-3x_3=1,\\-7x_3=2,\end{cases}$ 由此得原方程组的唯一解为

$$x_3=-\frac{2}{7},x_2=-\frac{1}{7},x_1=\frac{10}{7}.$$

例 7-18　求解线性方程组 $\begin{cases}x_1+x_2-3x_3-x_4=1,\\3x_1-x_2-3x_3+4x_4=4,\\x_1+5x_2-9x_3-8x_4=0.\end{cases}$

解　对增广矩阵作初等行变换

$$\boldsymbol{B}=\begin{pmatrix}1&1&-3&-1&1\\3&-1&-3&4&4\\1&5&-9&-8&0\end{pmatrix}\xrightarrow[r_3-r_1]{r_2-3r_1}\begin{pmatrix}1&1&-3&-1&1\\0&-4&6&7&1\\0&4&-6&-7&-1\end{pmatrix}$$

$$\xrightarrow[\left(\frac{1}{4}\right)\times r_3]{r_2+r_3}\begin{pmatrix}1&1&-3&-1&1\\0&0&0&0&0\\0&1&-\frac{6}{4}&-\frac{7}{4}&-\frac{1}{4}\end{pmatrix}\xrightarrow{r_1-r_3}\begin{pmatrix}1&0&-\frac{6}{4}&\frac{3}{4}&\frac{5}{4}\\0&0&0&0&0\\0&1&-\frac{6}{4}&-\frac{7}{4}&-\frac{1}{4}\end{pmatrix}.$$

显然 $R(\boldsymbol{A})=R(\boldsymbol{B})$ 即增广矩阵和系数矩阵的最大阶为 2 的行列式不为零，即方程有解；又因为 $R(\boldsymbol{A})=2<4=n$，所以方程组有无穷多组解，与原方程组的同解方程组是 $\begin{cases}x_1-\frac{6}{4}x_3+\frac{3}{4}x_4=\frac{5}{4},\\x_2-\frac{6}{4}x_3-\frac{7}{4}x_4=-\frac{1}{4},\end{cases}$ 通常自由变量的个数为 $n-R(\boldsymbol{A})$ 个．可在 x_1,x_2,x_3,x_4 中任选两个变量为自由变量，不妨选 x_3,x_4 为自由变量，并令 $x_3=c_1,x_4=c_2$，其中 c_1,c_2 为任意实数，故解得一般解(也称通解)

$$\begin{cases}x_1=\frac{5}{4}+\frac{6}{4}c_1-\frac{3}{4}c_2,\\x_2=-\frac{1}{4}+\frac{6}{4}c_1+\frac{7}{4}c_2,\\x_3=c_1,\\x_4=c_2.\end{cases}$$

当 $c_1=0,c_2=0$ 时，例 7-18 有一个特解：$x_1=\frac{5}{4},x_2=-\frac{1}{4},x_3=0,x_4=0$．

例 7-19　求解齐次线性方程组 $\begin{cases}x_1+2x_2-x_3+3x_5=0,\\2x_1-x_2+x_4-x_5=0,\\3x_1+x_2-x_3+x_4+2x_5=0,\\-5x_2+2x_3+x_4-7x_5=0.\end{cases}$

解　对系数矩阵作初等行变换(这是一个齐次线性方程组，故不须对增广矩阵进行操作，对系数矩阵作初等行变换即可)，得

$$A=\begin{pmatrix}1&2&-1&0&3\\2&-1&0&1&-1\\3&1&-1&1&2\\0&-5&2&1&-7\end{pmatrix}\xrightarrow[r_3+(-3)r_1]{r_2+(-2)r_1}\begin{pmatrix}1&2&-1&0&3\\0&-5&2&1&-7\\0&-5&2&1&-7\\0&-5&2&1&-7\end{pmatrix}$$

$$\xrightarrow[r_4+(-1)r_2]{r_3+(-1)r_2}\begin{pmatrix}1&2&-1&0&3\\0&-5&2&1&-7\\0&0&0&0&0\\0&0&0&0&0\end{pmatrix}\xrightarrow[r_1+(-2)r_2]{\left(-\frac{1}{5}\right)r_2}\begin{pmatrix}1&0&-\frac{1}{5}&\frac{2}{5}&\frac{1}{5}\\0&1&-\frac{2}{5}&-\frac{1}{5}&\frac{7}{5}\\0&0&0&0&0\\0&0&0&0&0\end{pmatrix},$$

由于 $R(\boldsymbol{A})=2<5=n$，故有非零解，其原方程组同解方程组为

$$\begin{cases}x_1-\frac{1}{5}x_3+\frac{2}{5}x_4+\frac{1}{5}x_5=0,\\x_2-\frac{2}{5}x_3-\frac{1}{5}x_4+\frac{7}{5}x_5=0,\end{cases}\Rightarrow\begin{cases}x_1=\frac{1}{5}x_3-\frac{2}{5}x_4-\frac{1}{5}x_5,\\x_2=\frac{2}{5}x_3+\frac{1}{5}x_4-\frac{7}{5}x_5.\end{cases}$$

令 $x_3=c_1,x_4=c_2,x_5=c_3$，其中 c_1,c_2,c_3 为任意实数，故得通解形式为

$$\begin{cases}x_1=\frac{1}{5}c_1-\frac{2}{5}c_2-\frac{1}{5}c_3,\\x_2=\frac{2}{5}c_1+\frac{1}{5}c_2-\frac{7}{5}c_3,\\x_3=c_1,\\x_4=c_2,\\x_5=c_3.\end{cases}$$

练习题 7-3

1. 求解下列齐次线性方程组：

(1) $\begin{cases}x_1+2x_2+x_3-x_4=0,\\3x_1+6x_2-x_3-3x_4=0,\\4x_1+8x_2+x_3-4x_4=0;\end{cases}$　(2) $\begin{cases}x_1+2x_2+2x_3+x_4=0,\\2x_1+x_2-2x_3-2x_4=0,\\x_1-x_2-4x_3-3x_4=0.\end{cases}$

2. 求解下列非齐次线性方程组：

(1) $\begin{cases}x_1-2x_2+3x_3-x_4=1,\\3x_1-x_2+5x_3-3x_4=2,\\2x_1+x_2+2x_3-2x_4=3;\end{cases}$　(2) $\begin{cases}2x_1+3x_2+x_3=4,\\x_1-2x_2+4x_3=-5,\\3x_1+8x_2-2x_3=13,\\4x_1-x_2+9x_3=-6.\end{cases}$

3. 问 λ 为何值时，以下线性方程组有解，并求出通解．$\begin{cases}x_1+x_3=\lambda,\\4x_1+x_2+2x_3=\lambda+2,\\6x_1+x_2+4x_3=2\lambda+3.\end{cases}$

第四节　矩阵的特征值与特征向量

矩阵的特征值和特征向量不仅在数学理论研究上十分重要，而且在医学、工程技术等许多学科中

都有非常重要的作用.本节仅讨论矩阵的特征值和特征向量的概念及其求解方法.

定义 7-17　设 $\boldsymbol{A}$ 是 n 阶方阵,如果数 λ 和 n 维非零列向量 $\boldsymbol{X}$ 使关系式

$$\boldsymbol{AX}=\lambda \boldsymbol{X} \tag{7-10}$$

成立,那么,这样的数 λ 称为方阵 $\boldsymbol{A}$ 的特征值(eigenvalue),非零向量 $\boldsymbol{X}$ 称为矩阵 $\boldsymbol{A}$ 的对应于特征值 λ 的特征向量(eigenvector).

式(7-10)也可写成

$$(\lambda \boldsymbol{I}-\boldsymbol{A})\boldsymbol{X}=0, \tag{7-11}$$

其中

$$\lambda \boldsymbol{I}-\boldsymbol{A}=\begin{pmatrix} \lambda-a_{11} & -a_{12} & \cdots & -a_{1n} \\ -a_{21} & \lambda-a_{22} & & -a_{2n} \\ \vdots & \vdots & \cdots & \vdots \\ -a_{n1} & -a_{n2} & \cdots & \lambda-a_{nn} \end{pmatrix}$$

叫做矩阵 $\boldsymbol{A}$ 的特征矩阵(eigenmatrix).

将式(7-11)展开成 n 元齐次线性方程组,即

$$\begin{cases} (\lambda-a_{11})x_1-a_{12}x_2-\cdots-a_{1n}x_n=0, \\ -a_{21}x_1+(\lambda-a_{22})x_2-\cdots-a_{2n}x_n=0, \\ \cdots\cdots\cdots\cdots\cdots\cdots\cdots\cdots \\ -a_{n1}x_1-a_{n2}x_2-\cdots+(\lambda-a_{nn}x_n)=0. \end{cases}$$

式(7-11)有非零解的充分必要条件是系数行列式 $|\lambda \boldsymbol{I}-\boldsymbol{A}|=0$,而 $|\lambda \boldsymbol{I}-\boldsymbol{A}|$ 是关于 λ 的 n 次多项式,称 $|\lambda \boldsymbol{I}-\boldsymbol{A}|$ 是矩阵 $\boldsymbol{A}$ 的特征多项式, $|\lambda \boldsymbol{I}-\boldsymbol{A}|=0$ 称为矩阵 $\boldsymbol{A}$ 的特征方程. $\boldsymbol{A}$ 的特征值就是特征方程的解.特征方程在复数范围内恒有解,其个数为方程的次数(重根按重数计算),因此,n 阶矩阵 $\boldsymbol{A}$ 在复数范围内有 n 个特征值.

设 $\lambda=\lambda_i$ 为方阵 $\boldsymbol{A}$ 的一个特征值,则由方程 $(\lambda_i \boldsymbol{I}-\boldsymbol{A})\boldsymbol{X}=0$ 可求得非零解 $\boldsymbol{X}=\boldsymbol{p}_i$,那么 $\boldsymbol{p}_i$ 便是 $\boldsymbol{A}$ 的对应于特征值 λ_i 的特征向量(若 λ_i 为实数,则 $\boldsymbol{p}_i$ 可取实向量;若 λ_i 为复数,则 $\boldsymbol{p}_i$ 可取复向量).本书只讨论实数特征值.

下面给出求解矩阵特征值和特征向量的求解步骤.

(1) 写出方阵 $\boldsymbol{A}$ 的特征多项式 $|\lambda \boldsymbol{I}-\boldsymbol{A}|$;

(2) 解特征方程 $|\lambda \boldsymbol{I}-\boldsymbol{A}|=0$,求出所有特征值 λ;

(3) 把每一个特征值 $\lambda=\lambda_i$ 代入 $(\lambda_i \boldsymbol{I}-\boldsymbol{A})\boldsymbol{X}=0$,求出该方程的非零解 $\boldsymbol{X}=\boldsymbol{p}_i$,那么 $\boldsymbol{p}_i$ 便是 $\boldsymbol{A}$ 的对应于特征值 λ_i 的特征向量.

例 7-20　求矩阵 $\boldsymbol{A}=\begin{pmatrix} 3 & -1 \\ -1 & 3 \end{pmatrix}$ 的特征值和特征向量.

解　$\boldsymbol{A}$ 的特征多项式为 $|\lambda \boldsymbol{I}-\boldsymbol{A}|=\begin{vmatrix} \lambda-3 & 1 \\ 1 & \lambda-3 \end{vmatrix}=(\lambda-3)^2-1=(\lambda-4)(\lambda-2)$,所以 $\boldsymbol{A}$ 的特征值为 $\lambda_1=2,\lambda_2=4$.

当 $\lambda_1=2$ 时,对应的特征向量应满足 $\begin{pmatrix} 2-3 & 1 \\ 1 & 2-3 \end{pmatrix}\begin{pmatrix} x_1 \\ x_2 \end{pmatrix}=\begin{pmatrix} 0 \\ 0 \end{pmatrix}$,即 $\begin{cases} -x_1+x_2=0, \\ x_1-x_2=0, \end{cases}$,解得 $x_1=x_2$.这里选 x_2 为自由变量,将非零向量表示为自由变量 x_2 对应的列矩阵形式 $\begin{cases} x_1=x_2, \\ x_2=x_2, \end{cases}$ 即

$$\begin{pmatrix} x_1 \\ x_2 \end{pmatrix}=x_2\begin{pmatrix} 1 \\ 1 \end{pmatrix}, \tag{7-12}$$

NOTES

这里 x_2 可取任何非零实数. 例如当 $x_2=1$ 时,即得对应 $\lambda_1=2$ 的一个特征向量为 $\begin{pmatrix}1\\1\end{pmatrix}$.

在式(7-12)中,若令 $x_2=k$(k 为任意非零实数),则得到对应于 $\lambda_1=2$ 的全部特征向量 $\boldsymbol{p}_1=k\begin{pmatrix}1\\1\end{pmatrix}$.

当 $\lambda_2=4$ 时,由 $\begin{pmatrix}4-3 & 1\\1 & 4-3\end{pmatrix}\begin{pmatrix}x_1\\x_2\end{pmatrix}=\begin{pmatrix}0\\0\end{pmatrix}$,得 $x_1=-x_2$,这里选 x_2 为自由变量,将非零向量表示为自由变量 x_2 对应的列矩阵形式 $\begin{cases}x_1=-x_2,\\x_2=x_2,\end{cases}$ 即 $\begin{pmatrix}x_1\\x_2\end{pmatrix}=x_2\begin{pmatrix}-1\\1\end{pmatrix}$. 令 $x_2=k$(k 为任意非零实数),则得到对应于 $\lambda_2=4$ 的全部特征向量 $\boldsymbol{p}_2=k\begin{pmatrix}-1\\1\end{pmatrix}$.

通过上面的讨论可知,矩阵的特征向量总是相对于矩阵的特征值而言的. 一个特征值具有的特征向量并不是唯一的;不同的特征值对应的特征向量也不会相等. 也就是说,一个特征向量只能属于一个特征值.

例 7-21　求矩阵 $\boldsymbol{A}=\begin{pmatrix}2 & 2 & -2\\2 & 5 & -4\\-2 & -4 & 5\end{pmatrix}$ 的特征值和特征向量.

解　先解特征方程 $|\lambda\boldsymbol{I}-\boldsymbol{A}|=\begin{vmatrix}\lambda-2 & -2 & 2\\-2 & \lambda-5 & 4\\2 & 4 & \lambda-5\end{vmatrix}=(\lambda-1)^2(\lambda-10)=0$,所以 $\boldsymbol{A}$ 的特征值为 $\lambda_1=\lambda_2=1$,$\lambda_3=10$.

当 $\lambda=1$ 时,解方程 $(\boldsymbol{I}-\boldsymbol{A})\boldsymbol{X}=0$,对特征矩阵 $(\boldsymbol{I}-\boldsymbol{A})$ 作初等行变换 $(\boldsymbol{I}-\boldsymbol{A})=\begin{pmatrix}-1 & -2 & 2\\-2 & -4 & 4\\2 & 4 & -4\end{pmatrix}\rightarrow\begin{pmatrix}1 & 2 & -2\\0 & 0 & 0\\0 & 0 & 0\end{pmatrix}$,得同解方程 $x_1=-2x_2+2x_3$.

这里选 x_2、x_3 为自由变量,将非零向量表示为自由变量 x_2、x_3 对应的列矩阵形式 $\begin{cases}x_1=-2x_2+2x_3,\\x_2=x_2,\\x_3=x_3,\end{cases}$

即 $\begin{pmatrix}x_1\\x_2\\x_3\end{pmatrix}=x_2\begin{pmatrix}-2\\1\\0\end{pmatrix}+x_3\begin{pmatrix}2\\0\\1\end{pmatrix}$.

令 $x_2=k_1$,$x_3=k_2$(k_1,k_2 为任意不同时等于零的实数),则得到对应于 $\lambda=1$ 的全部特征向量为 $k_1\boldsymbol{p}_1+k_2\boldsymbol{p}_2$,其中 $\boldsymbol{p}_1=\begin{pmatrix}-2\\1\\0\end{pmatrix}$,$\boldsymbol{p}_2=\begin{pmatrix}2\\0\\1\end{pmatrix}$.

当 $\lambda=10$ 时,解方程组 $(10\boldsymbol{I}-\boldsymbol{A})\boldsymbol{X}=0$,对特征矩阵 $(10\boldsymbol{I}-\boldsymbol{A})$ 作初等行变换 $(10\boldsymbol{I}-\boldsymbol{A})=\begin{pmatrix}8 & -2 & 2\\-2 & 5 & 4\\2 & 4 & 5\end{pmatrix}\rightarrow\begin{pmatrix}4 & -1 & 1\\-18 & 9 & 0\\-18 & 9 & 0\end{pmatrix}\rightarrow\begin{pmatrix}-2 & 1 & 0\\2 & 0 & 1\\0 & 0 & 0\end{pmatrix}$,得同解方程 $\begin{cases}x_2=2x_1,\\x_3=-2x_1.\end{cases}$

这里选 x_1 为自由变量,将非零向量表示为自由变量 x_1 对应的列矩阵形式

NOTES

$$\begin{cases}x_1=x_1,\\ x_2=2x_1,\\ x_3=-2x_1,\end{cases}\quad 即\begin{pmatrix}x_1\\x_2\\x_3\end{pmatrix}=x_1\begin{pmatrix}1\\2\\-2\end{pmatrix}.$$

令 $x_1=k_3$（k_3 为任意非零实数），则得到对应于 $\lambda=10$ 的全部特征向量 $k_3\boldsymbol{p}_3$，其中 $\boldsymbol{p}_3=\begin{pmatrix}1\\2\\-2\end{pmatrix}$.

应该指出的是，对应于同一特征值的特征向量的线性组合，还是 $\boldsymbol{A}$ 的特征向量，但不是同一特征值的特征向量的线性组合，不再是矩阵 $\boldsymbol{A}$ 的特征向量. 比如本例中当 k_1,k_2,k_3 都不等于零时，线性组合 $\boldsymbol{p}=k_1\begin{pmatrix}-2\\1\\0\end{pmatrix}+k_2\begin{pmatrix}2\\0\\1\end{pmatrix}+k_3\begin{pmatrix}1\\2\\-2\end{pmatrix}$ 不再是矩阵 $\boldsymbol{A}$ 的特征向量.

练习题 7-4

1. 求矩阵 $\boldsymbol{A}=\begin{pmatrix}1&2&2\\2&1&2\\2&2&1\end{pmatrix}$ 的特征值和特征向量.

2. 已知 $\boldsymbol{p}=\begin{pmatrix}1\\1\\-1\end{pmatrix}$ 是矩阵 $\boldsymbol{A}=\begin{pmatrix}2&-1&2\\5&a&3\\-1&b&-2\end{pmatrix}$ 的一个特征向量，求参数 a,b 及特征向量 $\boldsymbol{p}$ 对应的特征向值

3. 设 $\boldsymbol{A}^2-3\boldsymbol{A}+2\boldsymbol{I}=\boldsymbol{O}$，证明 $\boldsymbol{A}$ 的特征值只能取 1 或 2.

4. 设 λ 是方阵 $\boldsymbol{A}$ 的特征值，证明：

（1）λ^2 是 $\boldsymbol{A}^2$ 的特征值；（2）当 $\boldsymbol{A}$ 可逆时，$\dfrac{1}{\lambda}$ 是 $\boldsymbol{A}^{-1}$ 的特征值.

第五节　线性代数在医学上的应用

线性代数在医学上的应用较为广泛. 本节通过线性代数在医学图像处理和其他问题中的应用两个方面来说明线性代数在医学中的广泛应用.

一、线性代数在医学图像处理中的应用举例

由于图像的数学表现形式即为矩阵，如灰度矩阵或 RGB 矩阵，所以进行医学图像处理的数学原理必然离不开线性代数. 下面我们通过两个例子简单介绍其应用.

例 7-22　选取某医学图像的局部图像来展示其矩阵形式，如图 7-4 所示，此局部图像的灰度矩阵为

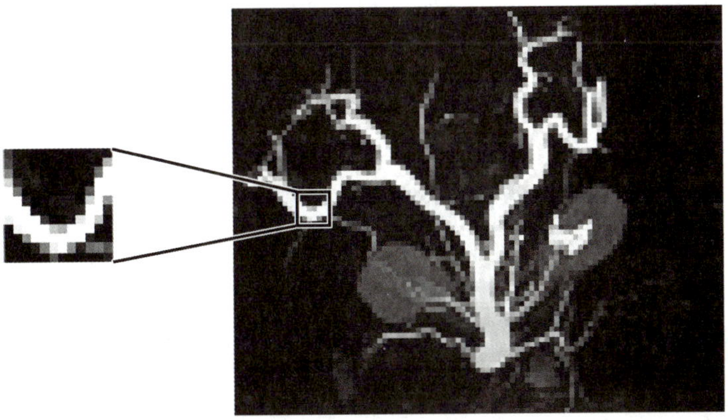

图 7-4

$$
\boldsymbol{A}=\begin{pmatrix}
70 & 17 & 4 & 4 & 0 & 0 & 2 & 2 & 4 & 13 & 23 & 8 \\
88 & 25 & 26 & 7 & 0 & 0 & 2 & 0 & 6 & 15 & 12 & 181 \\
139 & 18 & 39 & 27 & 11 & 0 & 0 & 1 & 13 & 8 & 121 & 255 \\
215 & 53 & 27 & 32 & 19 & 11 & 0 & 2 & 10 & 7 & 255 & 255 \\
255 & 126 & 0 & 17 & 18 & 13 & 11 & 14 & 0 & 96 & 255 & 255 \\
255 & 255 & 47 & 0 & 13 & 31 & 35 & 27 & 0 & 218 & 255 & 155 \\
255 & 255 & 250 & 17 & 0 & 14 & 22 & 20 & 43 & 255 & 255 & 43 \\
239 & 255 & 255 & 255 & 67 & 0 & 0 & 21 & 237 & 255 & 209 & 0 \\
0 & 243 & 255 & 255 & 255 & 208 & 188 & 255 & 255 & 255 & 17 & 1 \\
0 & 0 & 161 & 255 & 255 & 255 & 255 & 255 & 255 & 42 & 0 & 0 \\
4 & 11 & 3 & 37 & 140 & 242 & 254 & 155 & 45 & 120 & 133 & 93 \\
2 & 1 & 0 & 0 & 0 & 95 & 0 & 0 & 0 & 0 & 0 & 42
\end{pmatrix}.
$$

解 由于此图像像素过低，即矩阵的元素个数不足，所以需要对其灰度矩阵扩大尺寸并进行灰度值的插值计算，即可优化图像. 图 7-5 即为其灰度矩阵尺寸扩大 20 倍且采用三次样条插值等处理以后的效果对比图.

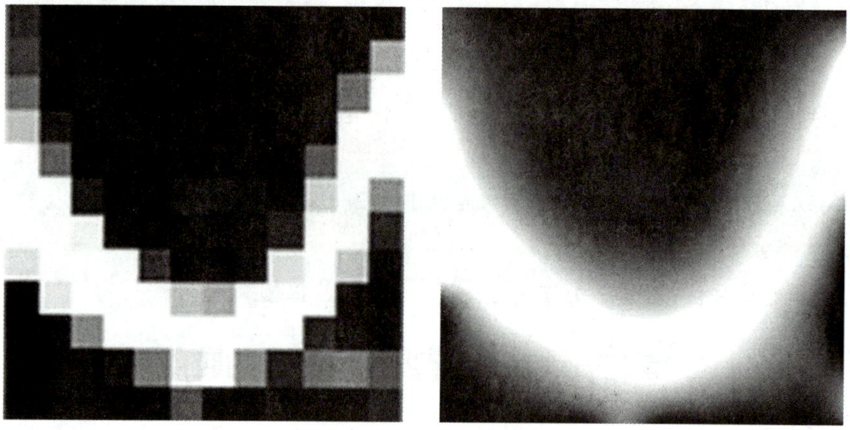

(a) (b)

(a)原始图像，尺寸 12×12；(b)处理后的图像，尺寸 240×240.

图 7-5 矩阵插值扩增前后效果对比图

例 7-23 在临床上往往需要对医学图像进行翻转、旋转及缩放等平面或空间位置上的变换，以实现更方便的诊断. 这种图像变换可以通过对图像所对应的矩阵进行线性变换来实现.

解 对于二维平面中的坐标 (x,y)，若记其变换后的坐标为 (x',y')，则可用以下线性变换实现图像左右翻转：

$$\begin{pmatrix} x' \\ y' \end{pmatrix}=\begin{pmatrix} -1 & 0 \\ 0 & 1 \end{pmatrix}\begin{pmatrix} x \\ y \end{pmatrix}.$$

同理还可以通过以下线性变换实现上下翻转：

$$\begin{pmatrix} x' \\ y' \end{pmatrix}=\begin{pmatrix} 1 & 0 \\ 0 & -1 \end{pmatrix}\begin{pmatrix} x \\ y \end{pmatrix}.$$

可用以下线性变换实现图像逆时针旋转角度 θ：

$$\begin{pmatrix} x' \\ y' \end{pmatrix}=\begin{pmatrix} \cos\theta & \sin\theta \\ -\sin\theta & \cos\theta \end{pmatrix}\begin{pmatrix} x \\ y \end{pmatrix}.$$

可用以下线性变换实现图像放大 k 倍：

$$\begin{pmatrix} x' \\ y' \end{pmatrix}=\begin{pmatrix} k & 0 \\ 0 & k \end{pmatrix}\begin{pmatrix} x \\ y \end{pmatrix}.$$

类似地，对于三维平面中的坐标(x,y,z)，若记其变换后的坐标为(x',y',z')，也可以同理实现翻转和旋转等操作，可用以下线性变换实现图像绕z轴逆时针旋转角度θ：

$$\begin{pmatrix}x'\\y'\\z'\end{pmatrix}=\begin{pmatrix}\cos\theta & -\sin\theta & 0\\ \sin\theta & \cos\theta & 0\\ 0 & 0 & 1\end{pmatrix}\begin{pmatrix}x\\y\\z\end{pmatrix}.$$

同理可用以下线性变换实现图像绕x轴逆时针旋转角度θ：

$$\begin{pmatrix}x'\\y'\\z'\end{pmatrix}=\begin{pmatrix}1 & 0 & 0\\ 0 & \cos\theta & -\sin\theta\\ 0 & \sin\theta & \cos\theta\end{pmatrix}\begin{pmatrix}x\\y\\z\end{pmatrix}.$$

图 7-6 展示的即为某曲面通过线性变换实现先绕x轴逆时针旋转 30°，再绕z轴逆时针旋转 60°的效果对比图.

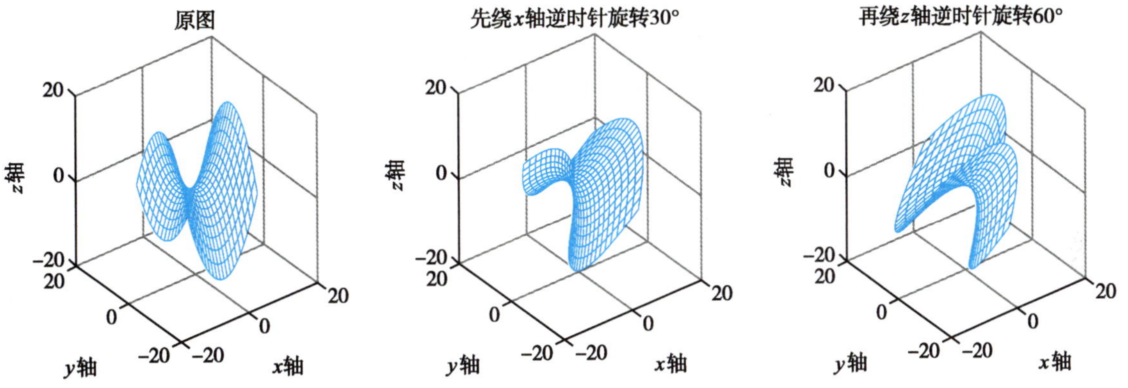

图 7-6　图像三维旋转效果对比图

当然，还有很多其他方面的利用线性代数实现图像处理的技术可辅助临床诊断，此处由于篇幅原因不再详述.

二、线性代数在其他问题中的应用举例

例 7-24　在图 7-7 中，设血液往血管分支点流动的流率为z，经两条血管离开分支点的流动的流率分别为x和y，则$z=x+y$. 又假设各条血管距支点一定距离处的压强分别为P_x,P_y及P_z，血管端点的压强P_x,P_y,P_z是可以测得的，在支点的压强为P. 试用线性方程组求出x,y,z及P.

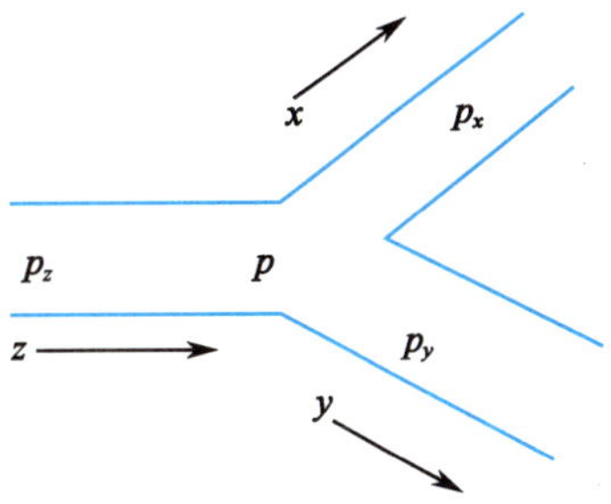

图 7-7

解　假设压降（对分支点的压强差）与流率成正比，则得

$$\begin{cases}x+y-z=0,\\ R_z z=P_z-P,\\ R_x x=P-P_x,\\ R_y y=P-P_y,\end{cases}$$

其中R_x,R_y,R_z分别为三条血管相应的比例系数，变成形如式（7-7）的非齐次线性方程组

$$\begin{cases}x+y-z=0,\\ R_z z+P=P_z,\\ -R_x x+P=P_x,\\ -R_y y+P=P_y.\end{cases}$$

系数矩阵的行列式 $\begin{vmatrix} 1 & 1 & -1 & 0 \\ 0 & 0 & R_z & 1 \\ -R_x & 0 & 0 & 1 \\ 0 & -R_y & 0 & 1 \end{vmatrix}=-(R_xR_y+R_yR_z+R_zR_x)\neq 0$，即增广矩阵的秩与系数矩阵的秩相等，且秩数也等于变量个数 4，非齐次线性方程组有唯一解

$$x=\frac{R_y(P_z-P_x)-R_z(P_x-P_y)}{R_xR_y+R_yR_z+R_zR_x},y=\frac{R_z(P_x-P_y)-R_x(P_y-P_z)}{R_xR_y+R_yR_z+R_zR_x},$$

$$z=\frac{R_y(P_z-P_x)-R_x(P_y-P_z)}{R_xR_y+R_yR_z+R_zR_x},P=\frac{R_xR_yP_z+R_yR_zP_x+R_zR_xP_y}{R_xR_y+R_yR_z+R_zR_x}.$$

例 7-25　假设两基因型 A 和 B，它们在自受精的条件下，单位时间内能产生 A 和 B 两型个体所具有的概率（用频率近似）如表 7-3. 经过某实验室研究得出：基因型 A 的表现型为 A；基因型 B 的表现型可能为 A，也可能为 B，且其概率均为 $\frac{1}{2}$. 我们来探究两基因型 A 和 B 世代自交的繁衍情况.

表 7-3　A 和 B 两型个体自交遗传概率分布

基因型	表现型	
	A	B
A	1	0
B	$\frac{1}{2}$	$\frac{1}{2}$

解　我们可以把表 7-3 中的概率表达为矩阵的元素，则有概率矩阵（每一列的元素和等于 1 的矩阵）$\boldsymbol{P}_0=\begin{pmatrix} 1 & \frac{1}{2} \\ 0 & \frac{1}{2} \end{pmatrix}$. 经过一代自交后，所有基因 A 将保留，基因 B 中的一半保留，一半变成 A，即第一世代的概率矩阵为 $\boldsymbol{P}_1=\begin{pmatrix} 1 & \frac{3}{4} \\ 0 & \frac{1}{4} \end{pmatrix}$，显然有 $\boldsymbol{P}_1=\boldsymbol{P}_0\times\boldsymbol{P}_0=\boldsymbol{P}_0^2$.

同理可以得到第二世代的概率 $\boldsymbol{P}_2=\boldsymbol{P}_1\times\boldsymbol{P}_0=\boldsymbol{P}_0^3=\begin{pmatrix} 1 & \frac{7}{8} \\ 0 & \frac{1}{8} \end{pmatrix}$.

类似地，可以得到第 n 世代的概率

$$\boldsymbol{P}_n=\boldsymbol{P}_{n-1}\times\boldsymbol{P}_0=\boldsymbol{P}_0^{n+1}=\begin{pmatrix} 1 & 1-\left(\frac{1}{2}\right)^{n+1} \\ 0 & \left(\frac{1}{2}\right)^{n+1} \end{pmatrix}.$$

当 $n\to\infty$ 时，即繁衍世代数很大时，矩阵 $\boldsymbol{P}_n$ 无限逼近 $\begin{pmatrix} 1 & 1 \\ 0 & 0 \end{pmatrix}$. 也就是说，两基因型 A 和 B 无限地世代自交后，A 型基因保留，B 型基因最终将灭绝，这与生物学家达尔文的“物竞天择，适者生存”的生物学理论相适应.

例 7-26　某医院用某药物治疗肺癌，疗效数据见表 7-4. 经过相关专家综合分析得出，参评因素（咳嗽、咯血、气急、胸痛、食欲、体重变化、生活状况）上的权重分别为 0. 138、0. 165、0. 154、0. 094、0. 144、0. 180 和 0. 126，试评判其疗效.

表 7-4　治疗肺癌疗效

症状体征	好转 /%	不变 /%	恶化 /%	合计 /%
咳嗽	59.8	29.9	10.3	100
咯血	58.2	38.0	3.8	100
气急	67.1	22.9	10.0	100
胸痛	61.0	29.3	9.7	100
食欲	70.5	20.0	9.5	100
体重变化	58.9	16.4	24.7	100
生活状况	37.9	46.6	15.5	100

解　记参评因素集为 X，评判集为 Y，则有

$$X=\{咳嗽,咯血,气急,胸痛,食欲,体重变化,生活状态\},$$

$$Y=\{好转,不变,恶化\}.$$

根据疗效数据，可以确定 X 到 Y 的模糊关系 $\boldsymbol{R}=\begin{pmatrix}0.598 & 0.299 & 0.103\\0.582 & 0.380 & 0.038\\0.671 & 0.229 & 0.100\\0.610 & 0.293 & 0.097\\0.705 & 0.200 & 0.095\\0.589 & 0.164 & 0.247\\0.379 & 0.466 & 0.155\end{pmatrix}$.

参评因素上的权重可记为 $\boldsymbol{w}=(0.138,0.165,0.154,0.094,0.144,0.180,0.126)$，则有 $\boldsymbol{P}=\boldsymbol{w}\times\boldsymbol{R}=(0.60,0.28,0.12)$.

根据最大隶属原则，此药物治疗肺癌，疗效为好转，好转程度为 60%.

练习题 7-5

1. 若某图像的灰度矩阵为 $\boldsymbol{A}$（黑色对应灰度值为 0，白色对应灰度值为 1），但其整体较灰暗，轮廓显示不清，如何通过矩阵运算使得黑色仍为黑色，灰色像素点显示更亮？

2. 若已知在用于评价决策的层次分析模型中，成对比较阵的最大特征值对应的特征向量可经过归一化处理作为评价问题中的权重，则对于某问题三个评价指标的成对比较阵 $\boldsymbol{A}=\begin{pmatrix}1 & 2 & 4\\ \frac{1}{2} & 1 & 3\\ \frac{1}{4} & \frac{1}{3} & 1\end{pmatrix}$，请给出这三个评价指标的权重.

复习题七

1. 计算下列行列式：

(1) $\begin{vmatrix}4 & 3 & 2 & 1\\3 & 2 & 1 & 4\\2 & 1 & 4 & 3\\1 & 4 & 3 & 2\end{vmatrix}$；(2) $\begin{vmatrix}1 & 0 & -2 & 4\\-3 & 7 & 2 & 1\\2 & 1 & -5 & -3\\0 & -4 & 11 & 12\end{vmatrix}$；(3) $\begin{vmatrix}a^2 & ab & b^2\\2a & a+b & 2b\\1 & 1 & 1\end{vmatrix}$.

2. 计算下列 n 阶行列式：

(1) $\begin{vmatrix} a & b & 0 & \cdots & 0 & 0 \\ 0 & a & b & \cdots & 0 & 0 \\ \cdots & \cdots & \cdots & \cdots & \cdots & \cdots \\ 0 & 0 & 0 & \cdots & a & b \\ b & 0 & 0 & \cdots & 0 & a \end{vmatrix}$；(2) $D=\begin{vmatrix} a_1 & 1 & \cdots & 1 \\ 1 & a_2 & & 0 \\ \vdots & & \ddots & \\ 1 & 0 & & a_n \end{vmatrix}$，其中 $a_1a_2\cdots a_n \neq 0$.

3. 计算 n 阶范德蒙行列式 $D_n=\begin{vmatrix} 1 & 1 & 1 & \cdots & 1 & 1 \\ a_1 & a_2 & a_3 & \cdots & a_{n-1} & a_n \\ \cdots & \cdots & \cdots & \cdots & \cdots & \cdots \\ a_1^{n-2} & a_2^{n-2} & a_3^{n-2} & \cdots & a_{n-1}^{n-2} & a_n^{n-2} \\ a_1^{n-1} & a_2^{n-1} & a_3^{n-1} & \cdots & a_{n-1}^{n-1} & a_n^{n-1} \end{vmatrix}$.

4. 试确定矩阵中的未知数 a,b,c：

(1) $\begin{pmatrix} 2 & 3 \\ 1 & c \end{pmatrix}+\begin{pmatrix} a & -1 \\ 0 & b \end{pmatrix}=\begin{pmatrix} 3 & b \\ 1 & 0 \end{pmatrix}$；

(2) $\begin{pmatrix} a^2 & 1 & b^2 \\ 0 & -2 & 3 \end{pmatrix}-2\begin{pmatrix} a & 2 & 1 \\ -1 & c & 4 \end{pmatrix}=\begin{pmatrix} 15 & -3 & 7 \\ 2 & -8 & -5 \end{pmatrix}$.

5. 设矩阵 $\boldsymbol{A}=\begin{pmatrix} 1 & 2 & 1 & 2 \\ 2 & 1 & 2 & 1 \\ 1 & 2 & 3 & 4 \end{pmatrix}$，$\boldsymbol{B}=\begin{pmatrix} 4 & 3 & 2 & 1 \\ -2 & 1 & -2 & 1 \\ 0 & -1 & 0 & -1 \end{pmatrix}$：

(1) 求 $3\boldsymbol{A}-\boldsymbol{B}$；

(2) 解矩阵方程 $\boldsymbol{A}+\boldsymbol{X}=\boldsymbol{B}$，求 $\boldsymbol{X}$.

6. 计算下列矩阵的乘积：

(1) $\begin{pmatrix} 1 & 0 & -1 & 2 \\ -1 & 1 & 3 & 0 \\ 0 & 5 & -1 & 4 \end{pmatrix}\begin{pmatrix} 0 & 3 & 4 \\ 1 & 2 & 1 \\ 3 & 1 & -1 \\ -1 & 2 & 1 \end{pmatrix}$.

(2) 已知 $\boldsymbol{A}=\begin{pmatrix} 1 & 0 & 3 \\ 2 & 1 & 0 \end{pmatrix}$，$\boldsymbol{B}=\begin{pmatrix} 4 & 1 \\ -1 & 1 \\ 2 & 0 \end{pmatrix}$，求矩阵 $\boldsymbol{AB}$ 和 $\boldsymbol{BA}$.

(3) 已知 $\boldsymbol{A}=\begin{pmatrix} 1 & 2 & 1 & 1 \\ 0 & 2 & 2 & 4 \\ 4 & 6 & 8 & 0 \end{pmatrix}$，$\boldsymbol{B}=\begin{pmatrix} 25 \\ 10 \\ 30 \\ 0 \end{pmatrix}$，$\boldsymbol{C}=\begin{pmatrix} 40 \\ 0 \\ 30 \\ 5 \end{pmatrix}$，求矩阵 $\boldsymbol{AB}$ 和 $\boldsymbol{AC}$.

(4) 设 $\boldsymbol{A}=\begin{pmatrix} 1 & 3 \\ 2 & -2 \end{pmatrix}$，$\boldsymbol{B}=\begin{pmatrix} 2 & 5 \\ 3 & 4 \end{pmatrix}$，求 $|\boldsymbol{AB}|$ 的值.

7. 设矩阵 $\boldsymbol{A}=(1\ \ -1\ \ 2)$，$\boldsymbol{B}=\begin{pmatrix} 2 & -1 & 0 \\ 1 & 1 & 3 \\ 4 & 2 & 1 \end{pmatrix}$，求 $(\boldsymbol{AB})^{\mathrm{T}}$.

8. 先判断以下矩阵是否可逆，若可逆，则用伴随矩阵的方法求该矩阵的逆：

(1) $\begin{pmatrix} \cos\alpha & -\sin\alpha \\ \sin\alpha & \cos\alpha \end{pmatrix}$；(2) $\begin{pmatrix} 1 & 1 & 1 \\ 0 & 1 & 1 \\ 0 & 0 & 0 \end{pmatrix}$；(3) $\begin{pmatrix} 1 & 0 & 0 & 0 \\ 0 & 2 & 0 & 0 \\ 0 & 0 & 3 & 0 \\ 0 & 0 & 0 & 4 \end{pmatrix}$；(4) $\begin{pmatrix} 1 & 2 & 3 \\ 2 & 5 & 8 \\ 3 & 2 & 3 \end{pmatrix}$.

9. 已知 $\boldsymbol{A}^2+2\boldsymbol{A}+\boldsymbol{I}=0$，求证 $\boldsymbol{A}^{-1}=-\boldsymbol{A}-2\boldsymbol{I}$.

10. 已知矩阵 $\boldsymbol{A}=\begin{pmatrix}0&1&3\\2&3&5\\3&5&7\end{pmatrix}$，试用初等行变换求 $\boldsymbol{A}^{-1}$.

11. 求下列矩阵的秩：

（1）$\boldsymbol{A}=\begin{pmatrix}1&2&1&5\\2&-1&3&7\\3&1&1&6\end{pmatrix}$；（2）$\boldsymbol{B}=\begin{pmatrix}1&2&3\\1&1&0\\2&3&3\\3&4&3\end{pmatrix}$.

12. λ 取何值时，以下齐次线性方程组有非零解？

$$\begin{cases}(1-\lambda)x_1-2x_2+4x_3=0,\\2x_1+(3-\lambda)x_2+x_3=0,\\x_1+x_2+(1-\lambda)x_3=0.\end{cases}$$

13. 求以下齐次线性方程组的通解.

$$\begin{cases}x_1-x_2+x_3-x_4=0,\\x_1-x_2-x_3+x_4=0,\\x_1-x_2-2x_3+2x_4=0.\end{cases}$$

14. 解线性方程组 $\begin{cases}(\lambda+3)x_1+x_2+2x_3=\lambda,\\\lambda x_1+(\lambda-1)x_2+x_3=\lambda,\\3(\lambda+1)x_1+\lambda x_2+(\lambda+3)x_3=3,\end{cases}$ 求λ为何值时：

（1）有唯一解；（2）有无穷多解；（3）无解.

15. 求下列矩阵的特征值与对应的特征向量：

（1）$\begin{pmatrix}3&-1&1\\2&0&1\\1&-1&2\end{pmatrix}$；（2）$\begin{pmatrix}3&3&2\\1&1&-2\\-3&-1&0\end{pmatrix}$.

NOTES

本章数字资源

第八章　MATLAB 软件及其应用入门

数学运算通常需要运算者在掌握基本数学公理或定理的基础上，按照运算法则进行计算. 这一过程往往不仅复杂枯燥，并且有时容易出现各种错误. 随着计算技术和计算机技术的飞速发展，各种数学问题的计算已经可以借助于专业数学工具软件得到解决. 这里的数学问题的计算既包含数值计算，也包括符号计算和逻辑推理运算. 对数学工具的应用者而言，数学工具软件将其从烦琐的运算细节中解放出来，不仅使数学运算的难度降低，而且能够获得更为精确的结果.

目前常用的数学应用软件包括 Mathematica、Maple、MATLAB 等. Mathematica 整合了大量常用的数学、物理、工程等领域的计算方法，并能够提供强大的可视化支持. Maple 在符号计算和绘图方面的能力非常优秀. MATLAB 是一种用于算法开发、数据可视化、数据分析以及数值计算的高级计算语言和交互式环境，也是当前在科技计算领域应用最广泛的软件计算环境之一. MATLAB 集数值计算、符号计算、计算可视化于一体，被广泛应用在包括信号和图像处理、通信、控制系统设计、测试和测量、财务建模和分析以及计算生物学等众多应用领域.

本章将以 MATLAB 为例介绍数学工具软件的功能，特别是其在高等数学计算和可视化展示方面的作用，使读者能够借助数学工具软件的强大功能，辅助对高等数学相关问题的理解与计算.

第一节 | MATLAB 基本操作

MATLAB 的强大功能可以通过视窗环境呈现，利用这些窗口，使用者可以方便地获取当前工作环境下的各项信息. 本节将对 MATLAB 的使用环境和基本操作进行初步介绍，使读者能够轻松地使用 MATLAB 软件的基本功能.

一、MATLAB 软件工作窗口

MATLAB 软件通过工作窗口实现人机对话. 图 8-1 所示为 MATLAB 的默认工作窗口. MATLAB 使用界面主要包括菜单、工具条以及四个主要的工作窗口. MATLAB 软件的菜单栏与其他视窗系统软件类似，由【File】【Edit】【Debug】【Desktop】【Window】和【Help】组成，其功能将在具体应用时介绍. 本节将介绍其主要的工作窗口.

1. 命令窗口

命令窗口（command window）是 MATLAB 软件最重要的工作窗口，是进行 MATLAB 人机交互和数据输入 / 输出的基本窗口. 在这个窗口下，我们可以输入 MATLAB 基本命令，直接进行数学运算. 例如，在命令窗口输入图 8-2 第一行，系统返回了 $a=\sin\frac{\pi}{6}$，$b=\cos\frac{\pi}{6}$，$c=\tan\frac{\pi}{6}$，$d=\cot\frac{\pi}{6}$ 的计算结果. 再如在命令窗口先输入 "syms x y"（用于定义符号变量，后面有介绍），再输入第二行，可以计算 sin（x）/abs（x）的左极限，即 $\lim\limits_{x\to0^-}\frac{\sin x}{|x|}$（图 8-3）.

在命令窗口也可以执行 MATLAB 软件预装或者用户自行开发的函数或脚本文件，进行相关计算. 具体操作和方法将在后续部分继续介绍.

2. 当前目录窗口

当前目录（current directory）窗口是 MATLAB 浏览和操作当前工作所在目录的窗口. 当前目录是

NOTES

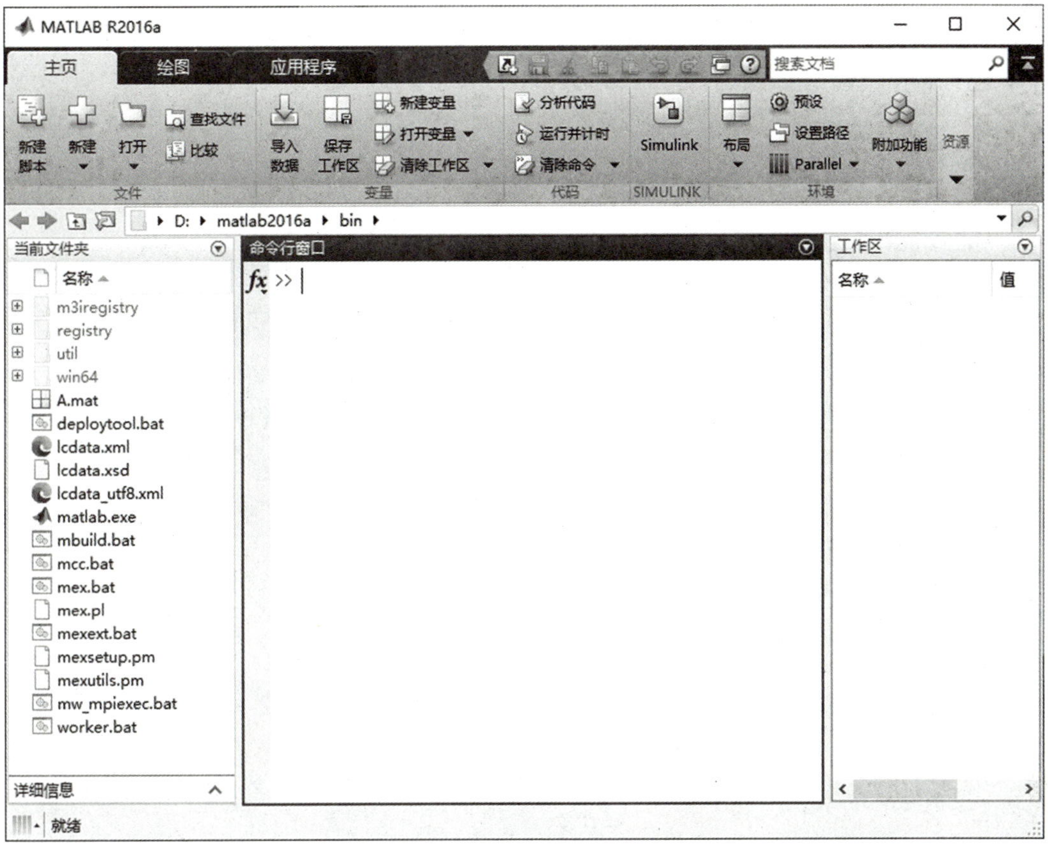

图 8-1　MATLAB 软件默认界面布局

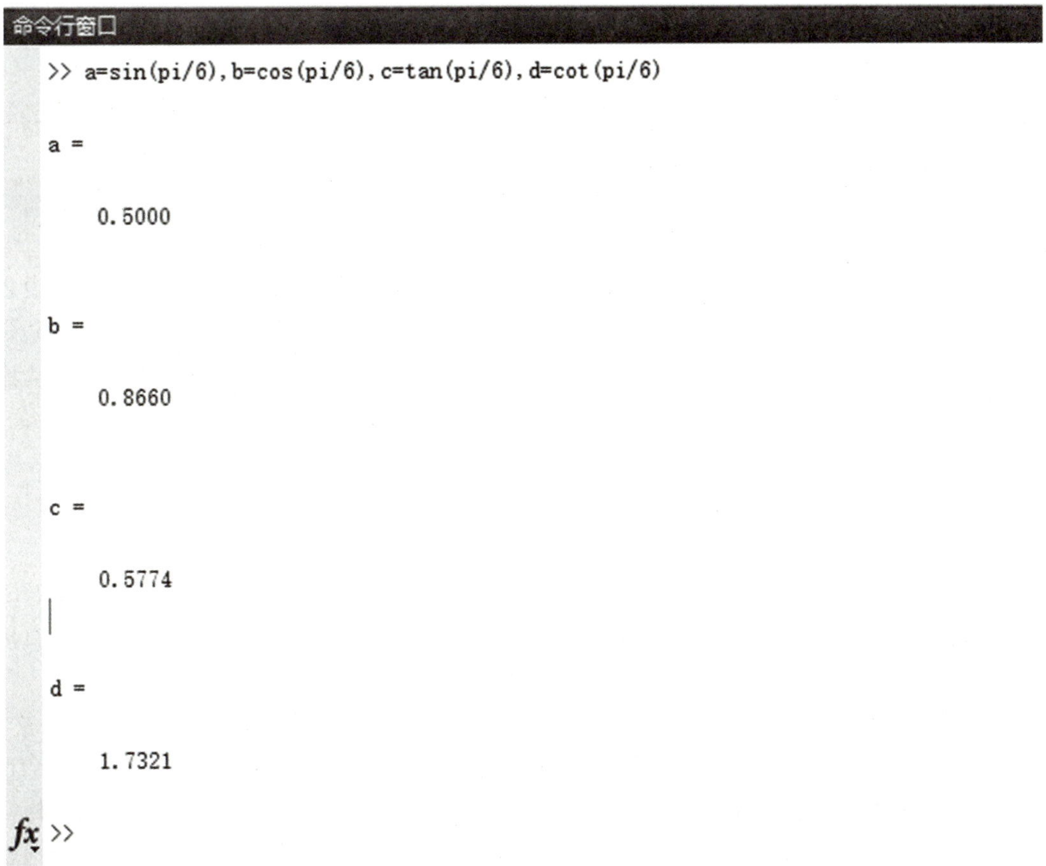

图 8-2　MATLAB 求简单函数值示例

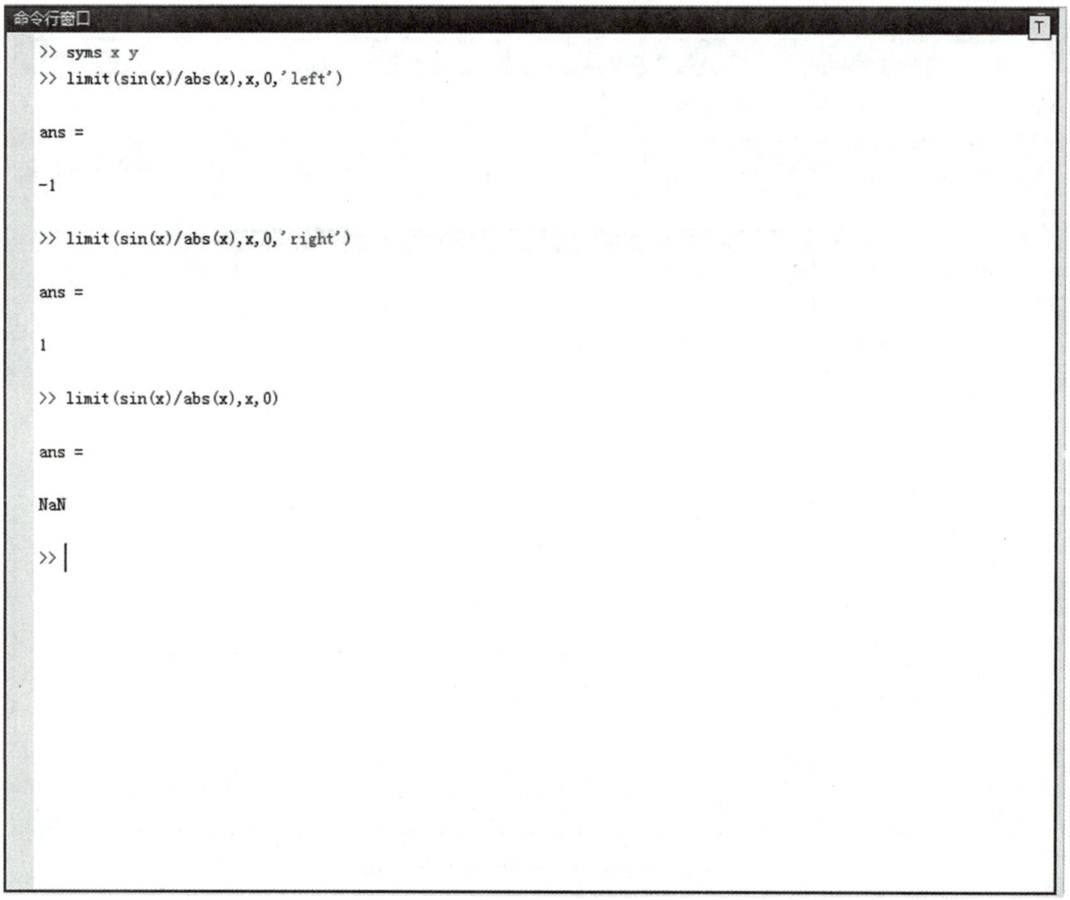
命令行窗口
>> syms x y
>> limit(sin(x)/abs(x),x,0,'left')
ans =
-1
>> limit(sin(x)/abs(x),x,0,'right')
ans =
1
>> limit(sin(x)/abs(x),x,0)
ans =
NaN
>>

图 8-3　MATLAB 求函数极限示例

MATLAB 软件文件操作所在的目录，是在 MATLAB 工作过程中所产生的数据、函数文件或图表等默认的存储位置. 同时位于当前目录内的函数和数据文件也可以被 MATLAB 简单地调用和载入.

当前目录窗口本身类似于一个操作系统文件浏览器，可以在目录内进行一般的文件操作，如 m 文件和文件夹的创建、重命名或删除等，还可以打开目录下的文件夹并且改变当前目录.

默认当前目录是在 MATLAB 软件安装目录下的 work 文件夹. 用户也可以根据需要重新设定当前的工作目录. 例如，用户如果想把当前目录设置为“D:\matlab_work”，则可以用以下三种方式设定.

（1）在当前目录窗口点击有向上箭头标志的“前往上一级”按钮，即可以将当前目录改变为原目录的上一级目录；多次点击该按钮以及双击子目录文件夹，即可以到达指定目录.

（2）在命令窗口下输入

```
>>cd D:\matlab_work
```

当前目录即转化为“D:\matlab_work”.

（3）在工具栏右侧当前路径的当前目录设置区，点击由省略号标记的“浏览文件夹”按钮，即可以在对话框中设定“D:\matlab_work”为当前目录. 如果这一设置工作以前已经做过，那么可以直接从“浏览文件夹”按钮左侧的下拉菜单选择以前设定的目录.

3. 工作空间窗口

工作空间（workspace）窗口是显示当前工作空间变量及其相关信息的窗口. 工作空间是 MATLAB 工作时全部可调用的变量所组成的变量空间. 工作空间窗口在默认布局中与当前目录窗口以标签页的形式重叠在一起. 点击标签题，即可以进入工作空间窗口. 通过工作空间窗口，用户可以方便地观察当前工作空间中变量的名字、类型、大小等信息.

4. 命令历史窗口

命令历史（command history）窗口是显示 MATLAB 近期曾经使用命令的窗口. 通过命令历史窗口，用户能够找到近期内在命令窗口使用过的命令，双击这些命令将会使命令重新执行. 而在命令窗口被激活、光标在命令提示符前时，使用计算机键盘上的向上箭头按钮也可以调用以前执行的命令. 如果在命令提示符前先键入一些字符，则按动向上箭头将可以重新获得以这些字符开头的命令.

5. 路径设置对话框

路径设置对话框是设定 MATLAB 搜索路径的对话框. 它不是 MATLAB 默认的工作窗口，但可以通过点击菜单 “File | Set Path” 选项调出，是显示和编辑 MATLAB 搜索路径的窗口. MATLAB 搜索路径是指 MATLAB 搜索 m 文件和其他 MATLAB 相关文件的路径. 默认搜索路径包括随 MATLAB 一同安装的全部产品. 而用户则可以将其他的文件夹加入搜索路径中，从而可以让这些文件夹下的函数和数据文件能够被 MATLAB 软件调用. 如果用户想将 “D:\matlab_path” 加入搜索路径中，可以采用以下两种操作.

（1）选择菜单 “File | Set Path” 或在命令窗口中输入命令

```
>>pathtool
```

都可以调出路径设置对话框. 在对话框中点击 “Add Folder” 选择 “D:\matlab_path”，即可以将其添加入搜索路径. 还可以点击 “Add with Subfolders” 按钮将文件夹及其下全部子文件夹加入搜索路径中，但必须点击 “Save” 按钮才能使再次打开 MATLAB 软件时新路径仍然在 MATLAB 软件搜索路径中.

（2）在命令窗口下输入

```
>>addpath D:\matlab_path
```

该路径即被加入 MATLAB 搜索路径，再在命令窗口输入

```
>>path
```

即可以在命令窗口输出目前搜索路径中的全部文件夹. 如果要使新添加的路径在再次打开软件时仍然在搜索路径中，还需要在命令窗口输入

```
>>savepath
```

需要说明，搜索路径与当前目录是不同的. 位于搜索路径和当前目录中的文件都可以被 MATLAB 软件调用. 而当前工作中的文件会存储在当前目录而不是搜索路径中.

二、MATLAB 常用命令和操作

MATLAB 软件中的基本操作都以命令的形式在命令窗口中执行. 本段将对 MATLAB 的一些基本的常用命令加以介绍.

1. 获取帮助

MATLAB 帮助系统非常强大，通过该系统的这些帮助，用户可以了解命令的用途、格式、参数设置等重要信息. 该帮助系统中不仅提供所有命令的详细帮助，而且对用户自己开发的新函数进行开放，也很容易添加相应的帮助.

MATLAB 帮助系统是用户克服在 MATLAB 学习和使用时的困难，了解数量巨大的 MATLAB 软件操作和命令的重要工具.

（1）命令行帮助

使用命令行获取帮助是指在命令行中直接执行 “help” 命令获取帮助. 结合 “lookfor” 命令，“help” 可以为大量 MATLAB 命令和操作获得帮助. 使用 “help” 命令获取帮助可以在命令窗口中直接输入

```
>>help 命令名
```

命令窗口中将会输出关于该命令的帮助信息（图 8-4），包括命令的用途、输入 / 输出格式和参数设置等信息. 部分帮助中还包括命令的版本、应用举例和相关其他命令链接等信息. 例如获取对数函数 log 的帮助，可在命令窗口输入

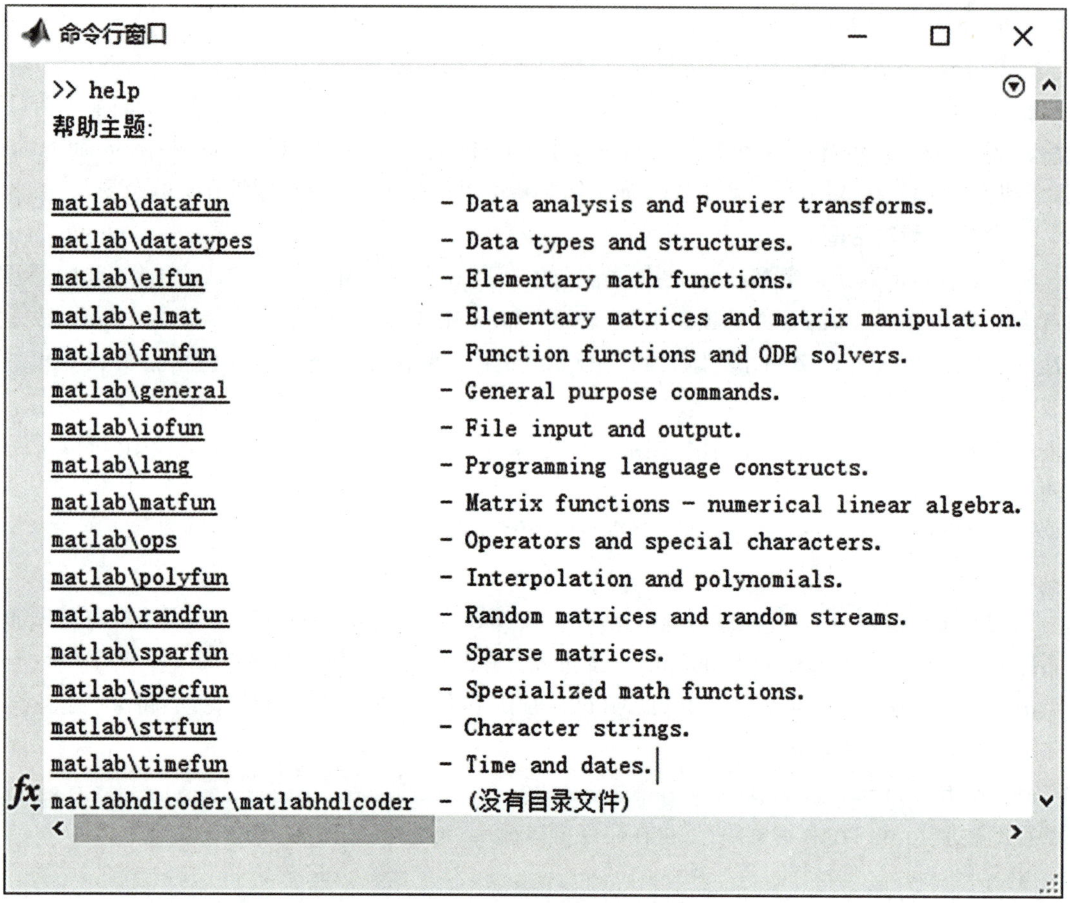

图 8-4　MATLAB 帮助桌面

```
>>help log
```

于是在命令窗口得到如下信息

```
LOG  Natural logarithm.
  LOG(X) is the natural logarithm of the elements of X.
  Complex results are produced if X is not positive.

  See also log1p,log2,log10,exp,logm,reallog.
```

MATLAB 中允许不同目录下的方法使用相同的方法名，要获取相应的帮助信息，可以使用工具箱名 / 方法名的方式. 例如要得到符号数学工具箱中对数命令的帮助，可以在命令窗口输入

```
>>help sym/log
```

能够得到结果

```
LOG  Symbolic matrix element-wise natural logarithm.
```

很多时候用户并不清楚命令的准确名字，而只是知道名字中的一部分，这时就可以使用 “lookfor” 命令来找到在命令或函数 m 文件第一行中包括指定词的命令. 而后可以利用 “help” 命令获取其准确的帮助.

（2）帮助导航与演示帮助系统

用户也可以在 MATLAB 菜单 “Help” 栏内选择 “MATLAB Help” 或 “Demos” 来使用帮助导航与演示帮助系统.

帮助导航系统是一个界面友好的获取帮助的参考窗口. 用户可以从左侧内容（contents）标签页按照树型结构找到自己所要查询的帮助，也可以通过索引（index）标签页获取按字母顺序排列的帮助

NOTES

条目，或在搜索（search）标签页直接通过主题词搜索相关帮助.

用户还可以通过在命令行运行 “helpbrowser” 或 “helpdesk” 以及直接按快捷键 F1 的方式打开帮助导航系统.

演示（demo）则是 MATLAB 的另一款优秀的帮助系统. 它通过视频演示等方式以实例分析的方式提供帮助信息，能够提供一般包括教材在内的静态帮助系统所无法提供的信息. 类似于帮助导航系统，演示信息也按照所属工具箱依层次组织演示系统.

2. 路径和工作空间管理命令

MATLAB 不仅可以通过图形界面完成大部分的路径设置和工作空间管理工作，同时也保留了一些命令来管理路径和工作空间. 通过命令的方式进行管理和信息提取过程能够被比较简单地保存和重新应用，在自动化的程序设计中能够发挥图形界面所无法取代的作用.

（1）路径管理命令

dir 和 ls 命令：显示当前目录下的全部文件.

mkdir 命令：在指定目录下创建新的子目录.

rmdir 命令：移除指定目录.

copyfile 命令：将一个文件或目录复制到指定目录.

movefile 命令：将一个文件或目录移动到指定目录，与 “copyfile” 命令不同的是文件将被从源位置删除.

delete 命令：删除指定文件. 需要注意的是，“delete” 还可以被用于删除一个图形对象.

（2）工作空间管理命令

who 命令：显示当前工作空间的变量.

whos 命令：显示这些变量及其详细信息，包括变量的名称、大小和变量类型信息.

clear 命令：清空当前的工作空间. “clear” 命令也可以删除特定变量，当变量在随后的计算过程中将不再被调用，就可以清除这些变量. 需要注意，不加参数地使用这一命令，即只输入 “clear”，当前工作空间内的全部未保存的变量信息都将被删除.

save 命令：将工作空间中的变量保存到硬盘上一个以 “.mat” 作为扩展名的文件当中.

load 命令：将硬盘上以前保存的 “.mat” 文件内的变量导入 MATLAB 工作空间当中.

第二节 | MATLAB 语言基础

MATLAB 具有强大的计算能力，在 MATLAB 环境中可以针对简单问题直接进行计算，也可以针对复杂问题设计专门程序来解决. 针对不同的问题，MATLAB 设计了不同的数据类型和相应的计算方法. 本节将介绍 MATLAB 的数据结构、相应计算和程序控制.

一、MATLAB 的变量和运算符

1. MATLAB 变量和数据类型

与其他程序设计语言一样，MATLAB 以变量形式记录和调用数据，但在 MATLAB 中不同的是，数据都是按照数组的形式存储. 新变量将在其赋值过程中自动生成并被赋予相应的存储空间，而不需要事先的声明类型或定义. 对一个已经存在于工作空间的变量赋值，将会自动改变变量原内容，并在必要时重定义其存储位置. 例如，命令

```
>>a = 1
```

便定义了一个名字为 a 的变量，其内容为整数 1. 这时调用 “whos” 命令或直接在工作窗口中观察，可以得到关于变量 a 的详细信息

```
Name      Size        Bytes  Class
a         1×1         8  double array
```

通过这个信息可以发现，变量 a 被认为是一个大小为 1 行 1 列的双精度数组. 其占用的存储空间为 8 个字节.

MATLAB 对变量名的定义有一定要求，必须由英文字母开头，且只包含字母、数字和下划线，如 a、a1、a_1 都是可被接受的变量名，而 1a、_a、a# 都是不被接受的变量名. 如果输入了不被接受的变量名，MATLAB 会返回一行错误信息：

```
Error:The input character is not valid in MATLAB statements or expressions,
```

并会用竖线在引发错误发生位置提示. MATLAB 的错误报告机制是查找 MATLAB 程序错误的重要工具，特别是在复杂的 MATLAB 程序查错过程中能够提供很多重要的信息.

此外，还需要注意的是，MATLAB 变量名区分大小写，例如变量 A 和变量 a 是完全不同的两个变量. MATLAB 中接受十进制小数的输入或科学记数法的形式，例如输入命令

```
>>a=3.14
```

将会得到如下结果

```
a=
   3.1400
```

而输入命令

```
>>A=5.4e3
```

得到结果

```
A=
        5400
```

与其他程序设计语言相比，在 MATLAB 中定义复数更为简单，i 与 j 被默认为表示 −1 的平方根. 如果使用命令

```
>>alpha=2-3*i
```

就可以定义一个复数 alpha，它的实部为 2，虚部为 3.

MATLAB 中基本的数据类型是双精度数（double），默认情况下数字都会被存为这种格式. MATLAB 中还包括其他一些数据类型. 在 MATLAB 的逻辑运算中，"真"（"TRUE"）被记录为 1，"假"（"FALSE"）被记录为 0. 在比较运算等出现逻辑结果的运算中，结果都将被存储在逻辑（logical）数据类型中. 单元（cell）类型和字符（char）类型也是 MATLAB 中重要的数据类型，符号（sym）类型在高等数学的应用中有重要的作用，关于它们的具体定义方式和内容，将在以后陆续介绍.

2. MATLAB 运算符

与其他程序设计语言类似，MATLAB 能够使用比较通用的运算符来进行算术计算、关系比较和逻辑运算，如常用的数学计算符"+""-""*""/"分别表示加、减、乘、除四则运算. 常用的运算符见表 8-1～表 8-4.

表 8-1　常见算术运算符

符号	意义	符号	意义
+	加	*	乘
-	减	/	除
\	左除法	^	幂运算
.*	数组乘法	./	数组除法
.\	数组左除法	.^	数组幂运算

NOTES

表 8-2 常见关系运算符

符号	意义	符号	意义
= =	等于	～=	不等于
<	小于	>	大于
<=	小于等于	>=	大于等于

表 8-3 常见逻辑运算符

符号	意义	符号	意义
&	逻辑与	|	逻辑或
~	逻辑非	xor	逻辑与或
any	有真	All	全真

表 8-4 其他特殊符号

符号	意义	符号	意义
=	赋值符	:	冒号*
( )	小括号*	[ ]	中括号*
{}	大括号**	′	共轭转置*
;	分号*	,	逗号*

注:* 其意义和用法将在矩阵及其运算中详细介绍;** 用于单元数组定义和操作.

3. MATLAB 函数

MATLAB 的众多函数是 MATLAB 强大计算能力的重要体现之一,其中包括数学运算函数,如平方根(sqrt)运算、指数(exp)运算、对数(log)运算、各种三角函数和反三角函数等,还包括其他一些关于复数运算、取整运算等数学运算(表 8-5). 可以通过帮助命令

```
>>help elfun
```

获取 MATLAB 中常用的基本算术函数,或者通过另外两个帮助命令

```
>>help specfun
>>help elmat
```

获取关于更多的特殊数学运算和矩阵运算的函数信息.

表 8-5 MATLAB 常用算术函数

名称	返回结果	名称	返回结果
sin	正弦函数	asin	反正弦函数
cos	余弦函数	acos	反余弦函数
tan	正切函数	atan	反正切函数
cot	余切函数	acot	反余切函数
sec	正割函数	csc	余割函数
exp	以 e 为底的指数	log	以 e 为底的对数
log10	以 10 为底的对数	log2	以 2 为底的对数
sqrt	平方根	abs	绝对值
real	复数的实部	imag	复数的虚部
fix	向 0 方向取整	floor	向负无穷方向取整
ceil	向正无穷方向取整	round	向最近整数取整
mod	取余数	sign	符号函数

MATLAB 中还设定了一些特殊函数来返回一些特殊的常量或环境变量，表 8-6 列出了一些常用的特殊函数.

表 8-6　常用特殊函数

名称	返回结果	名称	返回结果
ans	最后返回的结果	i 和 j	−1 的平方根
pi	圆周率	Eps	浮点数精度
inf 或 Inf	无穷	realmax	最大浮点数
nan 或 NaN	不是数	.realmin	最小浮点数
nargin	输入变量个数	nargout	输出变量个数

二、MATLAB 数组和矩阵

矩阵运算是 MATLAB 的基础，在 MATLAB 中变量都是以数组(array)的形式存在的，甚至输入的一个常数也被认为是一个 1 行 1 列的数组. 在形式上看，数组与矩阵是一致的，但在 MATLAB 计算中，两者有着显著的不同.

1. 矩阵的生成

在 MATLAB 中有多种方式可以生成矩阵，常用的有直接输入、函数生成和载入数据.

(1) 直接输入矩阵

对于简单的小规模矩阵，可以直接在命令窗口中输入. 如在命令窗口输入

```
>>A=[8 1 6;3 5 7;4 9 2]
```

能够得到结果

```
A=
    8  1  6
    3  5  7
    4  9  2
```

A 就是所求的三阶矩阵. 在命令窗口输入

```
>>I=[1,0,0
     0,1,0
     0,0,1]
```

能够得到结果

```
I=
    1  0  0
    0  1  0
    0  0  1
```

I 即为所求三阶单位矩阵，主对角线元素为 1，其他元素均为 0.

直接输入矩阵时，矩阵的全部元素被放在一中括号中，行与行之间用分号或回车来分隔，每行的元素之间用空格或逗号来分隔. 在输入矩阵 ***A*** 时即采用分号与空格来分隔元素，而输入 ***I*** 时则采用逗号和回车来分隔元素. 特别地，如果在中括号之间不输入任何元素，结果将得到一个空集.

(2) 由已知矩阵提取或合并获得新矩阵

MATLAB 中可以通过行号和列号来提取矩阵中的元素，M(i,j) 即表示 ***M*** 矩阵中的第 i 行、第 j 列的元素；也可以提取整行或者整列的元素，M(i, :) 即表示 ***M*** 矩阵中的第 i 行全体，M(:,j) 则表示 ***M*** 矩阵中第 j 列的全体. 此外，还可以通过行号向量的方式，提取不同行的数据.

例 8-1　输入矩阵 ***B***，并分别提取其第 2 列、第 1 行和第 3 行.

解　输入以下命令

NOTES

```
>>B=[8 2 7;3-5 7;4 0 2]
```
得到结果
```
B=
    8   2  7
    3  -5  7
    4   0  2
```
```
>>c1=B(:,2)
```
得到结果
```
c1=
     2
    -5
     0
```
为一个 3 行 1 列的矩阵.

输入命令
```
>>c2=B([1,3],:)
```
即得到结果
```
c2=
    8  2  7
    4  0  2
```
为一个 2 行 3 列的矩阵.

MATLAB 还可以用中括号方便地合并矩阵. 行数相同的矩阵可以用逗号或空格分隔,用中括号合并为一个行数不变、列数为原矩阵列数之和的新矩阵. 同样地,列数相同的矩阵也可以用分号或回车分隔成为新的矩阵. 例如将例 8-1 中的矩阵 $\boldsymbol{B}$ 和前文中的三阶单位矩阵 $\boldsymbol{I}$ 按行合并,就可输入命令
```
>>D=[B,I]
```
有结果
```
D=
    8   2  7  1  0  0
    3  -5  7  0  1  0
    4   0  2  0  0  1
```
为一个 3 行 6 列的矩阵.

(3) 特殊的 1 维数组生成方法

一维数组即行数与列数中至少有一个为 1 的矩阵,即为向量(vector). 有序的 1 维数组可以用冒号("∶")或 "linspace" 等命令来生成.

1) 冒号("∶")运算符:使用冒号创建数组时有两种方式,m∶n 或 m∶p∶n,其定义规则如下.

对于 m:n,当 m<n 时,m:n 表示数组[m m+1 … m+k … n*],其中 k 为正整数,n* 表示{m+1, …,m+k}中小于等于 n 的最大数. 当 n-m 为整数时,n*=n;而当 m>n,m:n 则会返回一个空集.

对 m∶p∶n,如果当 m<n 且 p>0 或者当 m>n,p<0 时,m∶p∶n 表示数组[m m+p… m+k*p … n*],其中 k 为正整数,n* 表示{m+k*p}中小于等于 n 的最大数,当 n−m 为 p 的整数倍时,n*=n. 其他情况下 m∶p∶n 则会返回一个空集.

例 8-2　生成数组 1∶5,0∶pi,5∶−2∶1 和 0∶0.5∶pi.

解　输入命令
```
>>1:5
```
得到 1 行 5 列数组

```
ans =
    1  2  3  4  5
```

输入命令

```
>>0:pi
```

得到 1 行 4 列数组

```
ans =
    0  1  2  3
```

输入命令

```
>>5:-2:1
```

得到 1 行 3 列数组

```
ans =
    5  3  1
```

输入命令

```
>>0:0.5:pi
```

得到 1 行 7 列数组

```
ans =
    0  0.5000  1.0000  1.5000  2.0000  2.5000  3.0000
```

2）linspace 命令：与冒号运算符类似，"linspace" 命令也被用于生成有序一维数组. 其用法的一般格式为

```
a = linspace(初值,终值,元素个数)
```

得到的是一个包含指定个数元素的等差数列，第一个元素即为初值，最后一个元素即为终值.

例 8-3　使用 "linspace" 生成从 0 到 pi 之间包含 10 个元素的等差数列.

解　输入命令

```
>>linspace(0,pi,10)
```

得到结果

```
ans =
      Columns 1 through 7
      0  0.3491  0.6981  1.0472  1.3963  1.7453  2.0944
      Columns 8 through 10
      2.4435  2.7925  3.1416
```

注意输出结果不能在命令窗口的同一行内显示时 MATLAB 的显示方式.

冒号运算符通过指定步长来生成等差数列，而 "linspace" 则通过设定包含元素数目来生成等差数列. 在适当的情况下使用这两个函数生成一维数组，能够带来极大的便利.

（4）载入外来数据

MATLAB 有多种途径可以方便地导入外来的数据，其中包括使用文件（file）菜单中导入（import）对话框导入数据，或使用 "load" "dlmread" "xlsread" 等命令直接从命令窗口导入数据. 这里简单介绍 "load" 命令的使用方法.

"load" 命令是 MATLAB 重要的载入数据命令，它可以载入硬盘上已经保存的 ".mat" 文件，也可以导入以 ASCII 文本文档保存的数据.

例 8-4　创建导入 ASCII 文本文档保存的数据.

解　在 MATLAB 以外，由文本编辑器编辑数据文件，在文件中按行输入数据，每行数据由 "tab" 制表符或空格分隔为列.

如在文件中输入如下 3 行数据

```
  1    2    3    4    5
 10   20   30   40   50
100  200  300  400  500
```

并将数据以文件名“a.dat”保存在 MATLAB 的当前目录下，执行命令

```
>>load a.dat
```

使用“whos”命令查看工作空间

```
>>load a.dat
>>whos
      Name            Size          Bytes    Class
      a               3×5           120      double array
```

文本文档“a.dat”中的数据被载入 MATLAB 中，并以文件名(不包含扩展名)“a”作为变量的名称.

2. 数组运算

与其他程序设计语言一样，MATLAB 定义了数组运算，使大量数据的运算变得更为简单. 需要注意的是，数组运算与矩阵运算有不同的地方.

（1）数组与常数的算术运算

数组与常数的四则运算结果是一个与数组同型的数组，其中每个元素即是原数组中每一个元素分别与常数进行运算的结果. 加法、减法、乘法和右除法所使用的运算符即为正常的四则运算“+”“-”“*”和“/”，而左除法和幂运算符则需要在运算符前加一个点，即“.\”和“.^”，这里的左除法“.\”和右除法“/”正好相反：左侧数被右侧数所除为右除法；左侧数为除数，右侧数为被除数为左除法.

例 8-5　随意定义一个矩阵并实施其与数字的四则运算和幂运算.

解　定义矩阵与常数变量，输入命令

```
>>A=[1 2 3;4 5 6];
>>b=2;(注意，赋值运算结果没有在命令窗口中显示)
```

输入四则运算和幂运算命令，分别得到其运算结果：

加法运算

```
>>A+b
   ans=
        3  4  5
        6  7  8
```

减法运算

```
>>A-b
   ans=
       -1  0  1
        2  3  4
```

乘法运算

```
>>A*b
   ans=
        2   4   6
        8  10  12
```

除法(右除法)运算

```
>>A/b
   ans=
        0.5000  1.0000  1.5000
        2.0000  2.5000  3.0000
```

除法(左除法)运算

```
>>A.\b
  ans =
       2.0000  1.0000  0.6667
       0.5000  0.4000  0.3333
```

幂运算(常数为底数,数组为指数)

```
>>b.^A
  ans =
        2    4    8
       16   32   64
```

幂运算(数组为底数,常数为指数)

```
>>A.^b
  ans =
        1    4    9
       16   25   36
```

在例 8-5 中,输入矩阵 A 和数字 b 的命令后都增加了一个分号结束赋值语句,此时 MATLAB 将不会在命令窗口中显示运算结果. 当进行复杂的 MATLAB 运算时,使用分号将减少在命令窗口中无意义的输出.

(2) 数组间的算术运算

MATLAB 定义了对两个大小相等的数组的运算. 其运算法则是,两个数组的对应项分别进行运算,结果按照原顺序组成一个新的数组. 为了区分数组运算与矩阵运算,数组间的乘法、除法(包括左、右除法)和幂运算符前都要加一个点号成为".*"" ./"" .\"和" .^".

例 8-6 计算数组[1 2 3]与[3 2 1]的四则运算.

解 输入命令生成数组

```
>>A = 1:3;
>>B = 3:-1:1;
```

数组运算及其结果:

数组加法运算

```
>>A + B
  ans =
       4  4  4
```

数组减法运算

```
>>A - B
  ans =
       -2  0  2
```

数组乘法运算

```
>>A.*B
  ans =
       3  4  3
```

数组右除法运算

```
>>A./B
  ans =
       0.3333  1.0000  3.0000
```

数组左除法运算

```
>>A.\B
   ans =
         3.0000  1.0000  0.3333
```

数组幂运算

```
>>A.^B
   ans =
         1  4  3
```

（3）数组函数和向量函数

大部分 MATLAB 标量函数都可以应用于数组，运算法则是对数组中每个元素分别求得函数值并组成与原数组同样大小的数组.

例 8-7 求数组 linspace(0,pi,7)的正弦值.

解 输入命令

```
>>t=linspace(0,pi,7);
>>sin(t)
```

结果为

```
  ans =
             0  0.5000  0.8660  1.0000  0.8660  0.5000  0.0000
```

此外还有一些函数可以用于获取向量或数组的基本信息. 例如 size 函数能够返回矩阵的大小，即 size(A)返回其矩阵 A 的行数和列数. 而其他一些关于向量的重要信息，MATLAB 也提供相对应的函数(表 8-7)，它们在程序设计和数据统计中将经常被使用.

表 8-7 常用向量函数

符号	意义	符号	意义
length	长度	sum	求和
max	最大值	prod	求积
min	最小值	var	方差
mean	平均值	std	标准差
median	中位数	sort	排序

3. 矩阵运算

（1）矩阵的运算

MATLAB 中可以直接使用算术运算符对矩阵进行矩阵加法和乘法运算. 矩阵加减法规则与数组相同，乘法运算则依照线性运算规则. 只有矩阵 $\boldsymbol{A}$ 的列数与矩阵 $\boldsymbol{B}$ 的行数相等时，矩阵乘法 $\boldsymbol{A}*\boldsymbol{B}$ 才能够运算.

例 8-8 观察以下矩阵基本运算.

解 输入命令

```
>>A=[1 1 1;2 2 2];
>>B=[1 2 3;4 5 6];
```

得到了两个 2 行 3 列的矩阵 $\boldsymbol{A}$ 与 $\boldsymbol{B}$.

输入加法运算命令

```
>>C=A+B
```

有结果

```
  C =
      2  3  4
      6  7  8
```

得到 2 行 3 列矩阵 $\boldsymbol{C}=\boldsymbol{A}+\boldsymbol{B}$.

输入转置运算命令

```
>>D=B'
```

有结果

```
D=
    1  4
    2  5
    3  6
```

得到 3 行 2 列矩阵 $\boldsymbol{D}=\boldsymbol{B}'$，即 $\boldsymbol{D}$ 为 $\boldsymbol{B}$ 的转置矩阵.

执行乘法运算命令

```
>>E=A*D
```

有结果

```
E=
     6  15
    12  30
```

得到 2 行 2 列的矩阵 $\boldsymbol{E}=\boldsymbol{A}*\boldsymbol{D}$.

执行矩阵幂运算命令

```
>>F=E^2
```

有结果

```
F=
        216    540
        432    1080
```

结果为一个 2 行 2 列的矩阵 $\boldsymbol{F}$（注意矩阵幂运算与数组幂运算的不同）.

在例 8-8 中，单引号“'”在矩阵运算中表示共轭转置运算. 对于实数矩阵而言，转置运算即将元素 a_{ij} 与元素 a_{ji} 互换，从而得到新的矩阵. 对复数矩阵则在交换前先取其共轭值. 此外，矩阵除法则可以被理解为矩阵乘法的逆运算，即：如果 $\boldsymbol{A}/\boldsymbol{B}=\boldsymbol{C}$，则 $\boldsymbol{A}=\boldsymbol{C}*\boldsymbol{B}$；如果 $\boldsymbol{A}\backslash\boldsymbol{B}=\boldsymbol{C}$，则 $\boldsymbol{A}*\boldsymbol{C}=\boldsymbol{B}$.

（2）矩阵函数：MATLAB 为矩阵的处理和计算提供了一系列函数，表 8-8 中列出了一些主要的矩阵函数.

表 8-8　矩阵处理函数

矩阵函数	运算结果	矩阵函数	运算结果
inv	逆矩阵	rank	秩
det	行列式	trace	迹
eig	特征值和特征向量	norm	范数
triu	取上三角阵	trid	取下三角阵
diag	取对角线元素	lu	lu 分解
qr	qr 分解	chol	Cholesky 分解
orth	矩阵的标准正交基	null	矩阵零基
fliplr	矩阵左右翻转	flipdim	按特定维翻转
flipud	矩阵上下翻转	rot90	逆时针 90° 旋转
expm	矩阵指数运算	logm	矩阵对数运算
sqrtm	矩阵平方根运算	funm	求矩阵函数值

NOTES

第三节 | MATLAB 微积分计算

本节将介绍 MATLAB 针对微积分计算问题的处理方法，内容涵盖微积分运算的主要方面. MATLAB 符号数学工具箱是本节中大部分运算的基础，提供了针对微积分、线性代数、方程求解等复杂数学问题的计算和绘图工具.

一、符号变量和表达式

符号对象(symbolic object)是符号数学工具箱所定义的一种 MATLAB 数据类型. 一个符号对象是指以字符串形式表示符号变量和表达式的数据结构. 定义符号对象的最基本命令是 “sym”. “sym” 命令可以被用来生成符号变量和表达式，例如用户可以通过命令

```
>>a = sym('alpha');
```

构建一个新的变量 a，关于这个变量的计算都将以 “alpha” 的形式显示出来，例如命令

```
>>y = a^2
```

将会有结果

```
y =
alpha^2
```

特别地，如果要生成多个与变量名显示相同的符号变量，可以使用 “syms” 命令，例如命令

```
>>syms x a b c
```

将生成 4 个不同的符号变量 x、y、z 和 a，它们所代表的符号形式分别为 “x” “a” “b” “c”. 而此时如果使用命令

```
>>f = a*x^2 + b*x+c
```

将会得到一个符号表达式 f. 在这里 f 就代表了一个关于符号变量 a、b、c 和 x 的函数. 在没有特别说明的情况下，这个表达式将被 MATLAB 认为是关于自变量 x 的多项式. 在 MATLAB 计算中，如果没有指定表达式的自变量，将会按照一定规则选定默认自变量. 在单字母变量中，在字母表中最接近 x 的字母将被默认为自变量. 如果两个变量与 x 的距离相等，则字母表中靠后的变量将被默认为自变量. 在符号表达式中可以用 “findsym(S,N)” 命令来观察默认表达式 S 中的 N 个默认变量.

与 MATLAB 其他的数据类型一样，符号对象也可以表示为数组的形式. 例如，命令

```
>>M = [a,a^2;b,sqrt(b)]
```

能够得到符号表达式数组

```
M =
[a,      a^2]
[b, b^(1/2)]
```

通过工作空间监视窗口，能够看到 M 为一个大小为 2×2 的符号对象数组.

二、初等数学中的符号运算

1. 符号表达式数值代换

如果用户需要求得对应于某个自变量值的表达式数值，可以使用 subs 函数代入数值，例如针对前文所示表达式 f 执行命令

```
>>subs(f,5)
```

可以将原表达式中的默认变量 x 替换为 5，从而得到结果

```
ans =
25*a + 5*b + c
```

NOTES

如果用户要同时代入多个变量的值，也可以使用“sym”命令，代入变量数组或数值数组. 例如对上述表达式 f 执行命令

```
>>y=subs(f,{a,b,c},{1,2,-4})
```

能够得到新的表达式 y

```
  y=
  x^2+2*x-4
```

而当符号表达式中全部的符号变量都被替换为数值，可以得到表达式的数值结果. 如针对表达式 y 执行命令

```
>>subs(y,4)
```

能够得到数值结果

```
  ans=
      20
```

有时，工作空间中原本定义的符号变量被赋予新的值，这时调用“subs”命令可以将符号表达式中所有的符号变量替换为新值. 例如在上述工作空间中执行

```
>>x=2;
>>subs(y)
```

可以得到结果

```
  ans=
      4
```

“subs”命令不仅可以代换数值，也可以用于符号类型变量的代换，例如，在上述工作空间针对表达式 y 执行命令

```
  >>z=sym('z');
  >>subs(y,z)
```

表达式 y 中的默认变量 x 便被替换为 z，得到结果

```
  ans=
  z^2+2*z-4
```

2. simplify 命令

在代数运算中，常常需要根据实际情况的需要化简表达式. “simplify”命令是一个常用的表达式简化命令，能够对表达式通过常用的代数运算进行化简，包括求和运算、幂运算、平方根以及其他分数幂运算等. 同时“simplify”命令还能够运用三角恒等式、指数和对数运算法则以及一些特殊函数运算法则对表达式进行化简.

例 8-9 观察以下化简运算.

解 输入命令

```
>>f1=x*(x^2+4)+1;
>>simplify(f1)
  ans=
        x*(x^2+4)+1
>>f2=(x^2-1)/(x+1);
>>simplify(f2)
  ans=
        x-1
>>f3=exp(x)*exp(y);
>>simplify(f3)
```

NOTES

```
    ans =
        exp(x+y)
>>syms x y positive       %用于声明x,y为正变量%
>>f4=exp(a*log((x+y)^(1/2)));
>>simplify(f4)
    ans =
        (x+y)^(a/2)
>>f5=(cos(x)^2-sin(x)^2)*sin(2*x)*(exp(2*x)-2*exp(x)+1)/(exp(2*x)-1);
>>simplify(f5)
    ans =
(sin(4*x)*(exp(x)-1))/(2*(exp(x)+1))
```

3. expand 命令

"expand" 命令按照乘法分配律将表达式分解为多项之和,也可以用来分解一些关于和式的函数. 表 8-9 中列出了 "expand" 命令的运算结果.

表 8-9　expand 函数应用举例

f	expand(y)
a*(x+y)	a*x+a*y
x*(x^2+4)+1	x^3+4*x+1
(x^2-1)/(x+1)	1/(x+1)*x^2-1/(x+1)
exp(x+y)	exp(x)*exp(y)
cos(x+y)	cos(x)*cos(y)-sin(x)*sin(y)
cos(2*x)	2*cos(x)^2-1

4. collect 命令

"collect" 命令能够按自变量幂次整理系数,从而以标准形式输出多项式. 例如输入命令

```
>>syms x
>>collect(x*(x^2+4)+1)
```

能够得到结果

```
    ans =
    x^3+4*x+1
```

如果表达式中有多个变量, "collect" 命令将按表达式默认变量整理系数. 例如输入命令

```
>>syms x y
>>collect(x^2+x*y-y*x^2-2*x+y^2)
```

能够得到结果为

```
    (1-y)*x^2+(y-2)*x+y^2
```

特别地, "collect" 命令也可以指定一个子表达式来整理系数. 例如输入命令

```
>>syms x
>>f=x^2*sin(x)+cos(x)*sin(x)+x*sin(x)^2+cos(x)^2;
>>collect(f,sin(x))
```

命令会按照 sin(x)来整理系数,显示结果为

```
    ans =
    x*sin(x)^2+(x^2+cos(x))*sin(x)+cos(x)^2
```

NOTES

5. factor 命令

"factor" 命令则能够将多项式转化为因式乘积的形式. 例如输入命令

```
>>syms x
>>factor(x^6-1)
```

可以得到结果

```
ans =
   [x-1,x+1,x^2+x+1,x^2-x+1]
```

如果 "factor" 命令的输入参数为一个符号类型的整数,将会返回这个整数的因数乘积. 例如命令

```
>>factor(123450)
```

能够得到结果为

```
ans =
2   3   5   5   823
```

三、代数方程(组)求解

方程是指含有未知数的等式,方程的解则是使方程等式成立的变量值. 求解方程是数学计算中的重要问题.

1. 一元方程求解

在 MATLAB 中可以使用 "solve" 命令来求解代数方程. 命令

```
solve(f)
```

即可以求解方程 f=0,其中的求解变量为表达式 f 的默认变量.

例 8-10　求解方程 $ax^2+bx+c=0$.

解　执行命令

```
>>syms x a b c
>>f=a*x^2+b*x+c;
>>solve(f)
```

即可以按一元二次方程求解公式,计算它的两个解.

```
ans =
     1/2/a*(-b+(b^2-4*a*c)^(1/2))
     1/2/a*(-b-(b^2-4*a*c)^(1/2))
```

用户也可以通过参数指定 "solve" 命令求解的变量,例如对上例 f 执行命令

```
>>solve(f,b)
ans =
     -(a*x^2+c)/x
```

即给出了 b 为变量的方程的解.

在实际操作中,也可以列出方程等号两侧的表达式,如上述一元二次方程的求解输入为

```
>>solve('a*x^2+b*x+c=0')
```

例 8-11　解方程 $\cos^2(2x)=\frac{1}{4}$ 和 $\sqrt{\frac{x^2}{2+x}}=x-1$.

解　分别输入命令

```
>>solve('cos(2*x)^2=1/4')
>>solve('sqrt(x^2/(2+x))=x-1',x)
```

可以得到两个方程的解,分别为

```
ans =
```

NOTES

```
    1/6*pi
    1/3*pi
```
和

```
ans =
    2
```

2. 多元方程组求解

"solve" 命令也可以应用于多元方程组求解. 与一元方程一样,方程表达式可以整理成函数形式,也可以直接输入. 当方程组含有多个变量时,将解出与方程数目相同的未知数. 如果没有指定参数列表,则将按照默认变量顺序选出变量.

例 8-12　求解方程组 $\begin{cases}3x+2y=a\\x-4y=b\end{cases}$.

解　输入命令

```
>>syms a b x y
>>[x1,y1]=solve(3*x+2*y-a,x-4*y-b)
```
得到结果

```
x1 =
    (2*a)/7+b/7
y1 =
    a/14-(3*b)/14
```

例 8-13　求解关于 a 和 x 为未知数的方程组 $\begin{cases}3x+2y=a\\x-4y=b\end{cases}$.

解　输入命令

```
>>res=solve('3*x+2*y=a','x-4*y=b','a','x')
```
得到结果

```
res =
    a:[1×1 sym]
    x:[1×1 sym]
```
其中 res 是以结构体保存的方程的根,可以通过 "." 符号读取

```
>>res.a
    ans =
        14*y+3*b
>>res.x
    ans =
    4*y+b
```
需要注意,例 8-13 中不需要使用 "syms" 命令声明变量名称, "solve" 命令自动在输入的字符串中识别变量.

四、函数微积分学计算

1. 极限

极限是微积分的基础,求极限是高等数学的基本运算之一,在 MATLAB 中可以通过 "limit" 命令求解极限问题.

例 8-14　求当 $x\to0$ 时,函数 $x\cos x$ 的极限.

解　首先声明 x 为符号变量

NOTES

```
>>x = sym('x');
```

而后基于 limit 命令的默认格式,可以有三种输入格式.

格式一:输入命令

```
>>limit(x*cos(x),x,0)
```

格式二:输入命令

```
>>limit(x*cos(x),0)
```

格式三:输入命令

```
>>limit(x*cos(x))
```

结果均为

```
ans =
    0
```

格式一是完整的输入格式,包括待求极限的函数表达式、自变量及其极限点.而格式二中没有声明自变量,则默认变量即被作为自变量.格式三中只输入了待求极限函数,此时自变量为默认变量 x,自变量极限点为默认点 0.

"limit" 命令还可以设置第四个参数,即单侧方向参数.

例 8-15 求 $\dfrac{\sin(x-1)}{\sqrt{(x-1)^2}}$ 当 $x\to1$ 时的极限.

解 声明 x 为符号变量

```
>>x = sym('x');
```

再求极限,输入命令

```
>>limit(sin(x-1)/sqrt((x-1)^2),x,1)
```

有结果

```
ans =
    NaN
```

此处 NaN 表示 "Not a number",即极限不存在.此时进一步求左侧极限,输入命令

```
>>limit(sin(x-1)/sqrt((x-1)^2),x,1,'left')
```

得到结果

```
ans =
    -1
```

再求右侧极限,输入命令

```
>>limit(sin(x-1)/sqrt((x-1)^2),x,1,'right')
```

得到结果

```
ans =
    1
```

则该函数在 1 点的单侧极限都存在,其中左侧极限为 −1,右侧极限为 1,两侧极限不相等,则函数在 1 点的极限不存在.

例 8-16 计算函数 $\dfrac{1}{x^2}-\dfrac{1}{\sin^2x}$ 当 $x\to0$ 时的极限.

解 输入命令

```
>>syms x
>>limit(1/x^2-1/sin(x)^2,x,0)
```

结果

```
ans =
```

NOTES

```
    -1/3
```

例 8-17　计算 $\lim\limits_{x\to\infty}\left(\frac{\pi}{2}-\arctan x\right)^{\frac{1}{\ln x}}$.

解　输入命令

```
>>syms x
>>limit((pi/2-atan(x))^(1/log(x)),x,inf)
```

结果

```
  ans =
      exp(-1)
```

例 8-18　计算 $\lim\limits_{x\to 0}\left(\frac{1}{\ln(x+\sqrt{1+x^2})}-\frac{1}{\ln(x+1)}\right)$.

解　输入命令

```
>>syms x
>>limit((1/log(x+sqrt(1+x^2))-1/log(1+x)),x,0)
```

结果

```
  ans =
      -1/2
```

由以上求极限的例子可以看出,几乎各种类型的极限 MATLAB 都可以求出.

2. 微分

MATLAB 中使用“diff”命令来计算函数的导数.在使用“diff”命令时,默认情形下以表达式中的默认变量作为微分变量,计算函数的导函数,也可以指定表达中的微分变量.

例 8-19　求函数 $\sin x$ 的导数.

解　格式一:输入命令

```
>>syms x
>>diff(sin(x))
```

有结果

```
  ans =
      cos(x)
```

格式二:输入命令

```
>>syms x y
>>y=sin(x);diff(y,x)
```

能够得到同样的结果.

在“diff”命令中,可以使用符号表达式作为输入格式,也可以使用字符串作为函数输入,在无参数的情况下按照默认变量顺序对第一个默认变量求导.

例 8-20　求函数 $y=\frac{x}{2}\sqrt{x^2-a^2}-\frac{a^2}{2}\ln(x+\sqrt{x^2-a^2})$ 的导数.

解　输入命令

```
>>symsa x y z
>>y=x/2*sqrt(x^2-a^2)-a^2/2*log(x+sqrt(x^2-a^2));
>>z=diff(y);simplify(z)
```

有结果

```
  ans =
      (x^2-a^2)^(1/2)
```

此例,计算导数之后又调用"simplify"将结果进行了化简. 本例中以及以上的讨论中,我们都是用人机对话的互动模式进行的,这对初学者非常有利,因为输入错误可以随时纠正. 事实上,MATLAB 也提供了连续输入最后执行给出结果的模式. 一般有两种模式:第一种构建 m 文件;第二种是简单的情况可以连续输入,例如上例可以执行以下命令

```
>>symsa x y z;y=x/2*sqrt(x^2-a^2)-a^2/2*log(x+sqrt(x^2-a^2));
z=diff(y);simplify(z)
```

得到同样结果.

此外"diff"命令还可以通过一个正整数参数对函数求高阶导数.

例 8-21　求函数 t^5 的 5 阶导数.

解　输入命令

```
>>diff('t^5',5)
```

有结果

```
ans =
    120
```

在使用"diff"命令对变量求导数时,其他变量被默认为常量,因此,可以认为" diff "函数计算得到多元函数的偏导数.

例 8-22　计算函数 $z=\ln\cos(2xy)$ 的四个二阶偏导数.

解　计算一阶偏导数,输入命令

```
>>syms x y z zx zy zxx zxy zyy
>>zx=diff(log(cos(2*x*y)),x);zy=diff(log(cos(2*x*y)),y);
>>zx=simplify(zx);zy=simplify(zy)
```

计算二阶偏导数

```
>>zxx=diff(zx,x)
   zxx =
        -4*y^2*(1+tan(2*x*y)^2)
>>zxy=diff(zx,y)
    zxy =
        -2*tan(2*x*y)-4*y*(1+tan(2*x*y)^2)*x
>>zyy=diff(zy,y)
  zyy =
      -4*x^2*(1+tan(2*x*y)^2)
```

这样得到函数的 4 个二阶偏导数.

3. 积分

MATLAB 中使用"int"命令来计算函数的不定积分和定积分. 例如输入命令

```
>>sym(x);
>>int(1/(1+x^2))
```

得到结果

```
ans =
    atan(x)
```

即得到函数 $\dfrac{1}{1+x^2}$ 的一个原函数 $\arctan x$.

例 8-23　计算不定积分 $\int \tan^4 x\mathrm{d}x$.

解　输入命令

```
>>symsx;int(tan(x)^4,x)
```

结果为

```
ans =
    x-tan(x)+tan(x)^3/3
```

例 8-24　计算不定积分$\int \frac{\cos x}{\cos x+\sin x}dx$.

解　输入命令

```
>>symsx;int((cos(x))/(cos(x)+sin(x)),x)
```

结果为

```
ans =
    x/2+log(cos(x)+sin(x))/2
```

例 8-25　计算不定积分$\int \ln(x+\sqrt{1+x^2})dx$.

解　输入命令

```
>>symsx;int(log(x+sqrt(1+x^2)),x)
```

结果为

```
ans =
    x*log(x+(x^2+1)^(1/2)) -(x^2+1)^(1/2)
```

例 8-26　计算不定积分$\int \frac{x^3+x^2+2}{x(x+2)^2}dx$.

解　输入命令

```
>>symsx;int((x^3+x^2+2)/(x*(x+2)^2),x)
```

结果为

```
ans =
    x-(7*log(x+2))/2+log(x)/2-1/(x+2)
```

“int” 命令也可以用于计算定积分和广义积分，只需要制订积分区间即可. 例如输入命令

```
>>syms x;int(sin(x),0,pi)
```

可以计算 $\sin x$ 在 0 到 π 上的定积分，结果为

```
ans =
    2
```

例 8-27　求定积分$\int_0^{\frac{1}{4}} \frac{\sqrt{1-x}}{1-\sqrt{x}}dx$.

解　输入命令

```
>>symsx;int(sqrt(1-x)/(1-sqrt(x)),0,1/4)
```

有结果

```
ans =
     pi+2*atan(1/(2*(3^(1/2)/2-1)))-(5*3^(1/2))/4+2
```

可以进一步化简，输入

```
>>simplify(ans)
```

得到

```
ans =
    pi/6-(5*3^(1/2))/4+2
```

例 8-28　求广义积分$\int_1^{+\infty} \frac{1}{x^2}dx$.

解　输入命令

```
>>syms x;int(x^(-2),1,+inf)
```

NOTES

有结果

```
ans =
    1
```

第四节 | MATLAB 绘图

MATLAB 不仅拥有强大的科学计算能力，同时也是一款强大的绘图工具软件，能够根据用户的命令绘制二维、三维图形，以及一些专业图像。掌握和应用 MATALB 的绘图功能，能够深化对高等数学问题的理解，提高解决复杂问题的能力。

一、二维绘图

1. 基本绘图命令

"plot" 命令是最常用的绘图命令，可以用于绘制二维平面上的散点和曲线。由于 MATLAB 绘图是基于描点法的绘图，在使用 "plot" 绘制函数图像之前，需要先定义自变量的采样点向量，再计算其相应的函数值向量，其基本使用格式为 plot(X，Y)。

例 8-29　绘制函数 $y = \sin x$ 在 $[-\pi, \pi]$ 之间的函数图形。

解　可以按照以下步骤操作

```
>>x=-pi:0.1:pi;
>>y=sin(x);
>>plot(x,y)
```

即可以得到正弦曲线，见图 8-5。

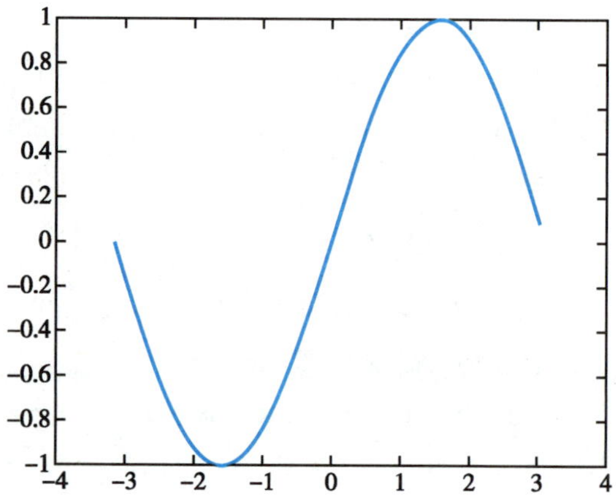

图 8-5　正弦曲线图

"plot" 命令的格式具有很强的扩展性，通过增加和修改参数，能够有效地提升绘图效果。

例 8-30　在同一个坐标系中绘制正弦和余弦曲线。

解　输入命令

```
>>x = -pi:0.1:pi;
>>y1 = sin(x);
>>y2 = cos(x);
>>plot(x,y1,x,y2);
```

结果见图 8-6。

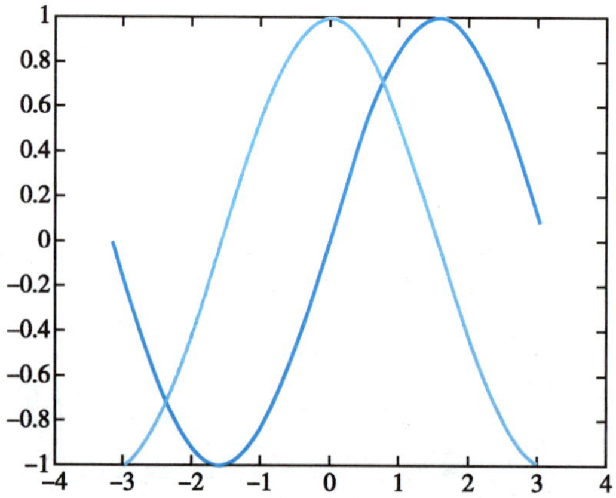

图 8-6　正弦、余弦曲线图

NOTES

"plot" 命令中还可以为每条曲线设定输出格式，包括线的类型和颜色．其语法为 plot(X,Y,'linetype')，其中 'linetype' 表示所绘制线的颜色和符号形式．

例 8-31　绘制格式不同的正弦和余弦曲线．

解　输入命令

```
>>x=-pi:0.1:pi;
>>y1=sin(x);
>>y2=cos(x);
>>plot(x,y1,'bp',x,y2,'b.');
```

即可以得到分别用蓝色五角星符和蓝色点符绘制的正弦余弦函数散点图（图 8-7）．

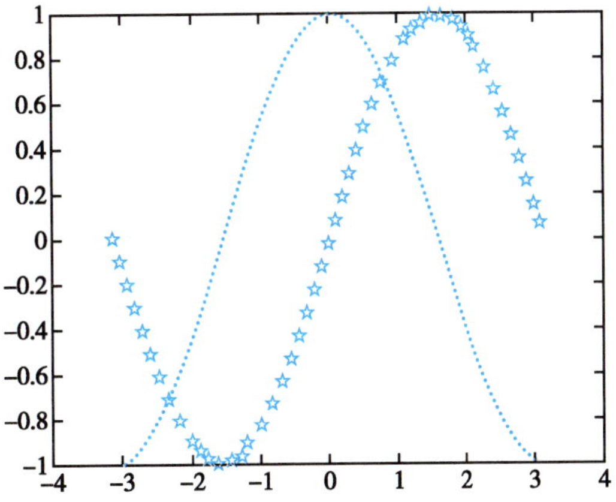

图 8-7　正弦、余弦曲线散点图

其他的 "plot" 可设置字符格式可以通过 "help plot" 得到相关的参数列表．表 8-10 中列出一些常用的绘图格式设置字符．

表 8-10　plot 命令绘图格式符及其意义

颜色		点形状				连线形状	
字符	意义	字符	意义	字符	意义	字符	意义
b	蓝色	.	实心圆点	v	下尖三角	-	实线
g	绿色	o	空心圆点	^	上尖三角	:	虚线
r	红色	x	X 形	<	左尖三角	-.	点线
c	青色	+	加号	>	右尖三角	--	短线
m	品红色	*	星号	p	五角星		
y	黄色	s	方块号	h	六角星		
k	黑色	d	宝石形				

还可以使用 "line" 命令在当前坐标中绘制折线，其基本格式为 line(X,Y)，其中 X 与 Y 是长度相等的两个向量，分别代表一组点的横坐标和纵坐标，"line" 命令将依次用直线段将这些点连接起来．

例 8-32　绘制折线，连接五个点：(0,0)，(1,1)，(2,-1)，(3,2)，(4,-2)．

解　输入命令

```
>>X=0:4;
>>Y=[0,1,-1,2,-2];
>>line(X,Y);
```

得到图形 8-8．

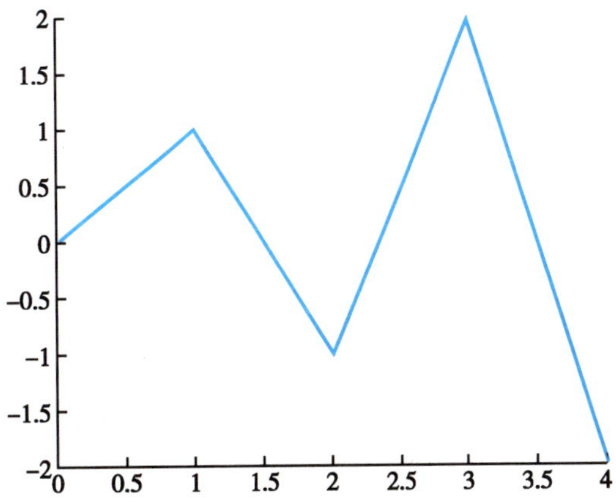

图 8-8　折线图

2. 基本图形处理

在 MATLAB 中，可以使用 "figure" 命令生成新的图形对话框，当图形对话框生成后，新的绘图命令都将在新对话框中进行（图 8-9）．

图形对话框提供了很多对图形的操作，例如可以通过图形对话框为图片添加各种标记．

在图形对话框的菜单中点击 "Insert"，可以使用 "insert" 菜单插入大量新信息，如图题、横 / 纵坐标标记、图例、图标等(图 8-10). 此外,还可以在图像中添加简单的几何图形或文字.

关于图形的一些复杂性质可以通过设置图形属性来改变. 点击图形对话框中的编辑菜单,即可以选中图形属性(figure properties)条目. 点击图形属性条目,能够调出图形对话菜单,在这里可以对图形的一些基本特性进行修改(图 8-11、图 8-12).

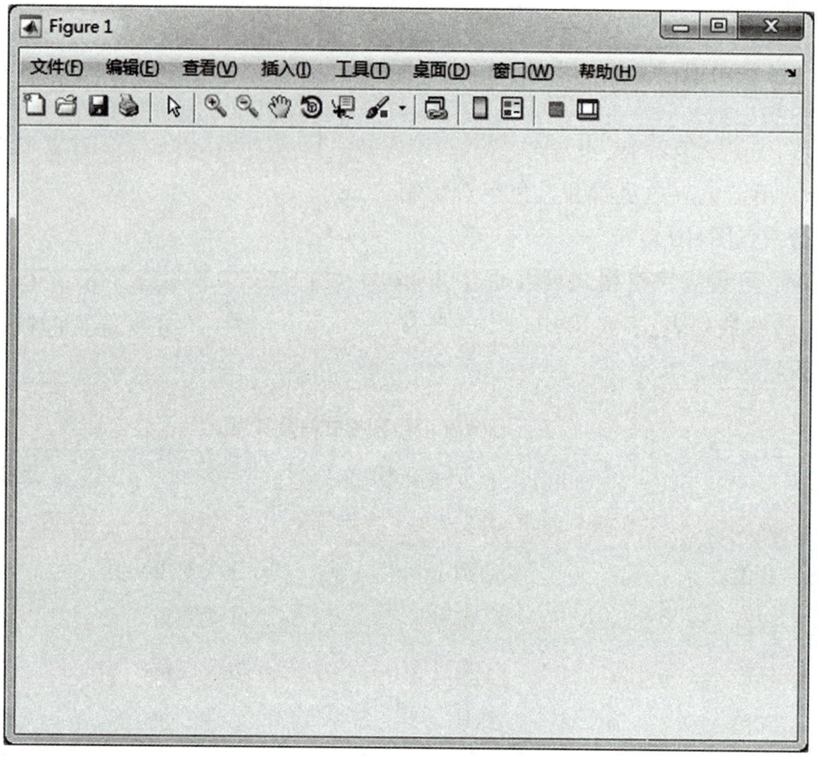

图 8-9　空图形编辑界面

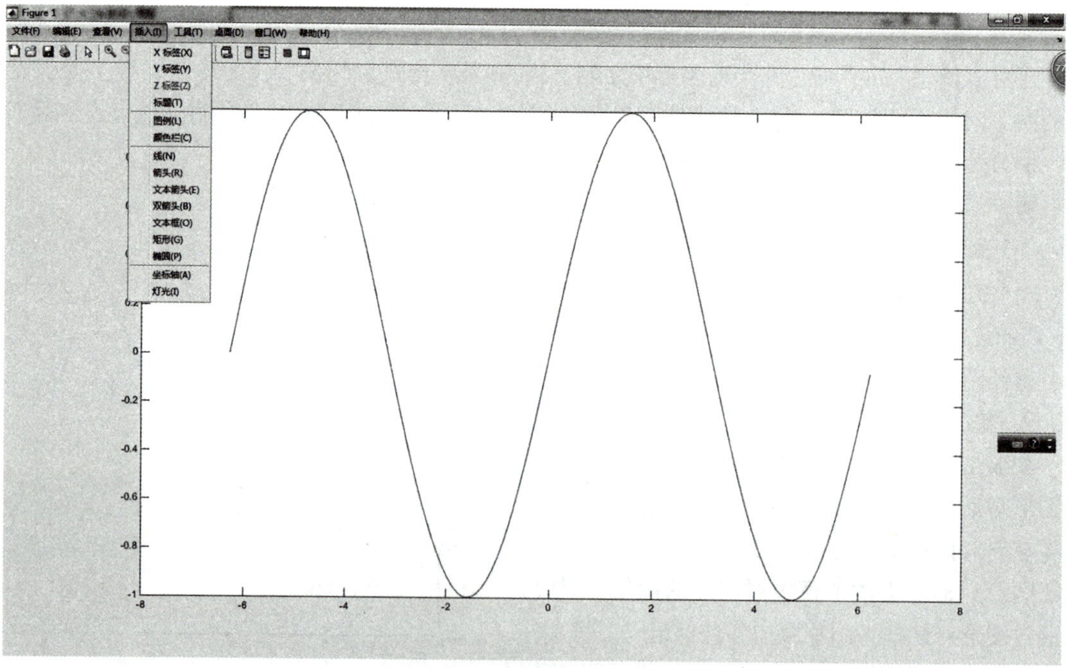

图 8-10　图形编辑器中的 insert(插入)菜单

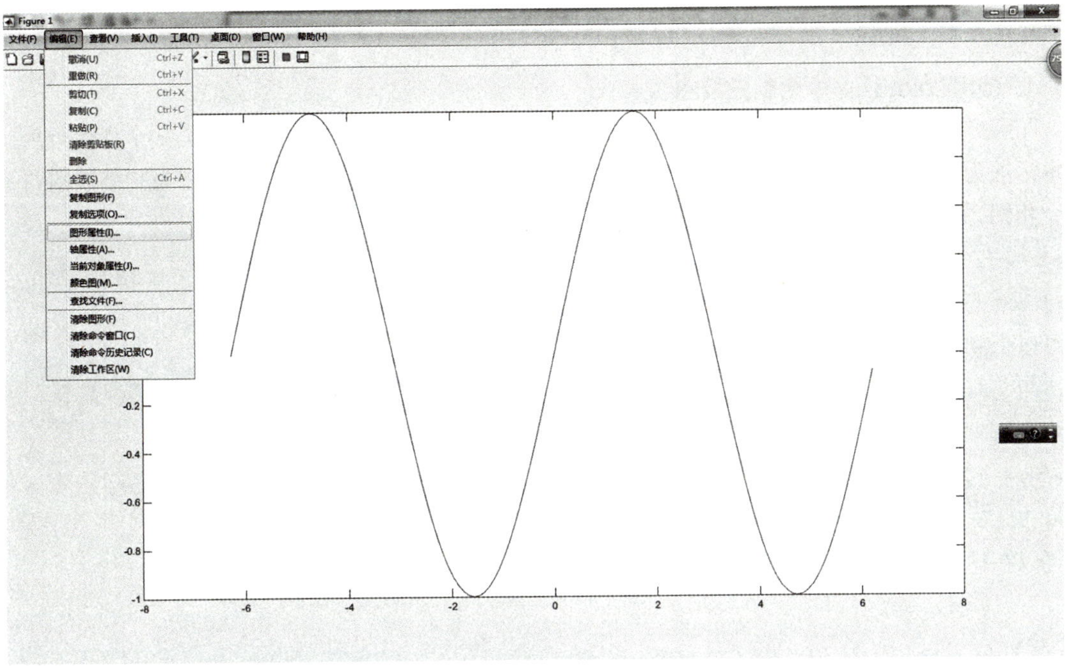

图 8-11　图形编辑器中的图形属性菜单

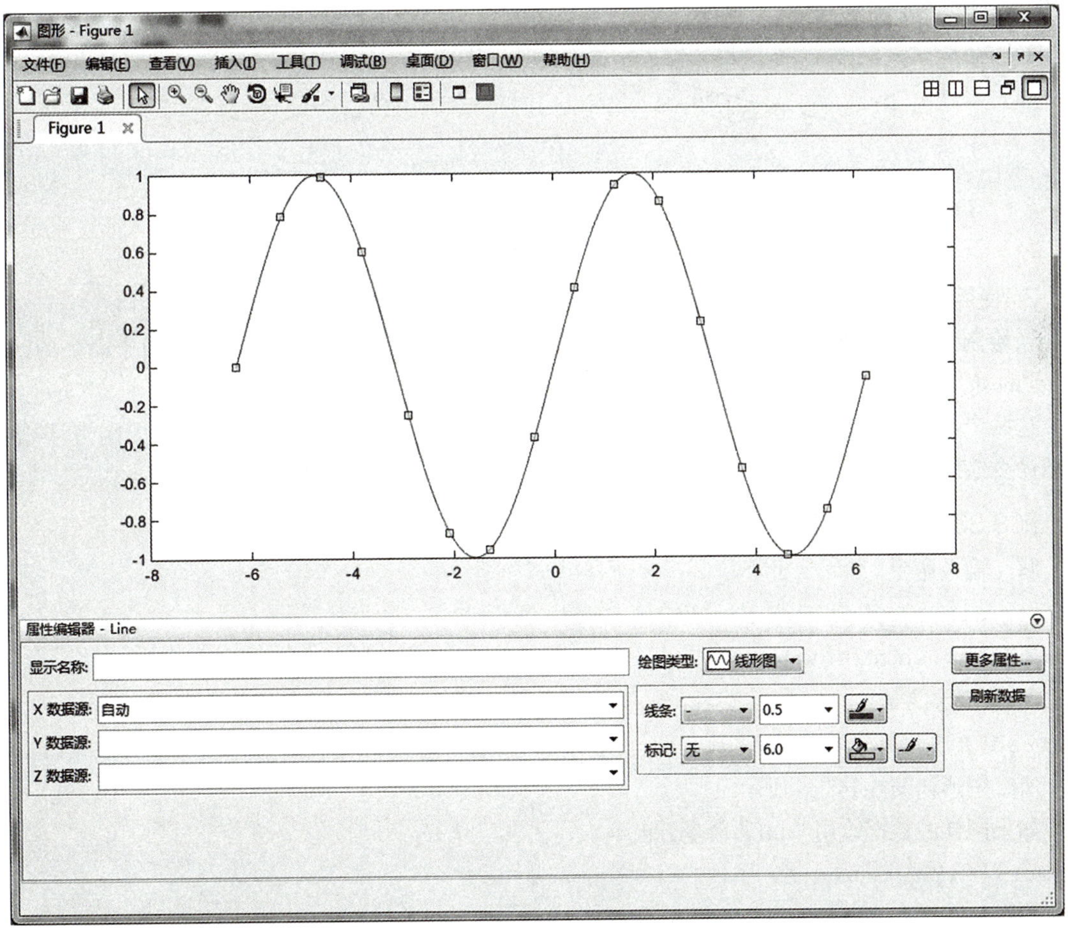

图 8-12　图形编辑器中的调整曲线属性

二、三维绘图

1. 使用“plot3”命令绘制三维曲线

“plot3”是绘制三维曲线的基本命令，其使用格式类似于“plot”命令，但增加了一个变量维度. 其基本语法为 plot3(X,Y,Z)或者是 plot(X,Y,Z, 'linetype')，其中'linetype'的使用与二维绘图“plot”命令相同. 如命令

```
>>t=-2*pi:0.01:2*pi;
>>plot3(sin(t),cos(t),t);
```

即可以得到如图 8-13(a)所显示的图形.

与“plot”命令一样，用户也可以同时绘制多条曲线，并为曲线设置格式，如修改上例中命令

```
>>t=-2*pi:0.01:2*pi;
>>tt=-2*pi:pi:2*pi;
>>plot3(sin(t),cos(t),t,'b-',sin(tt),cos(tt),tt,'b*');
```

就可以在螺旋线图基础上标记一组由 tt 所定义的点，见图 8-13(b).

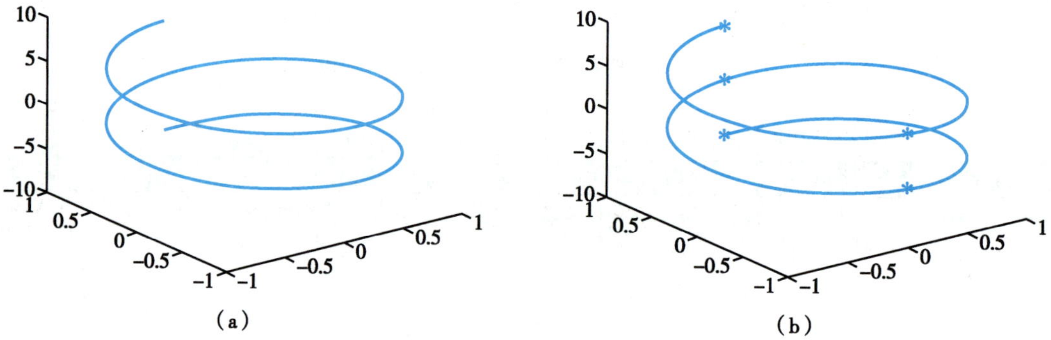

图 8-13　螺旋线图

2. 使用“mesh”和“surf”命令绘制三维曲面

当绘制三维曲面时可以使用网格绘图“mesh”命令或者表面绘图“surf ”命令. 两个命令的区别在于“mesh”命令只绘制曲面的网格，而“surf ”命令则会将网格中的部分填充起来.

这两个命令常与“meshgrid”命令结合使用，即先通过“meshgrid”命令定义二维绘图网格，再使用绘图命令绘制三维曲面.

例 8-33　绘制二元函数 $\sin(xy)$，$x\in\left[-\frac{\pi}{2},\frac{\pi}{2}\right]$，$y\in\left[-\frac{\pi}{2},\frac{\pi}{2}\right]$的图形.

解　输入命令

```
>>x=-pi/2:0.1:pi/2;y=-pi/2:0.1:pi/2;
>>[X,Y]=meshgrid(x,y);
>>Z=sin(X.*Y);
>>mesh(X,Y,Z);
```

所绘图形如图 8-14(a)所示.

如果同样的数据改用“surf ”命令，即

```
>>surf(X,Y,Z)
```

则所绘图如图 8-14(b).

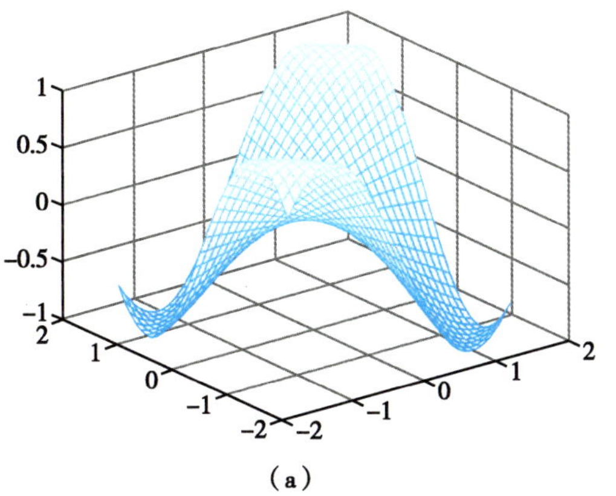

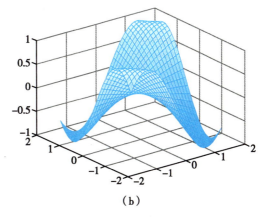

图 8-14 三维曲面图

例 8-34 绘制椭圆抛物面 $z=1-\dfrac{x^2}{2^2}-\dfrac{y^2}{3^2}$ 的图形.

解 输入命令

```
>>x=-2:0.1:2;y=-3:0.1:3;
>>[X,Y]=meshgrid(x,y);
>>Z=1-X.^2/4-Y.^2/9;
>>mesh(X,Y,Z)
```

所绘图形如图 8-15(a)所示,也可以尝试将上述椭圆抛物面方程写成参数方程,如 $x=2r\cos t$,$y=3r\sin t$,$z=1-r^2$,因此可以输入命令

```
>>t=0:0.1:2*pi;r=0:0.05:1;
>>[T,R]=meshgrid(t,r);
>>X=2*R.*cos(T);Y=3*R.*sin(T);Z=1-R.^2;
>>surf(X,Y,Z)
```

结果如图 8-15(b).

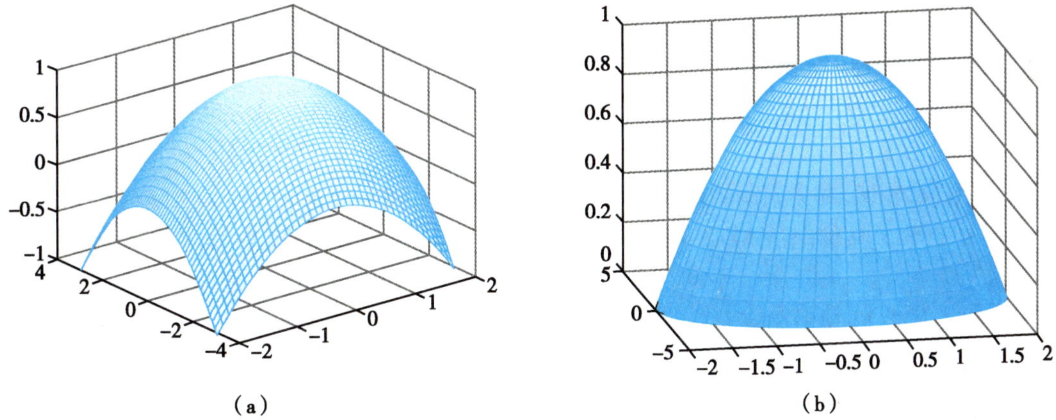

图 8-15 椭圆抛物面

例 8-35 绘制曲面 $x^2+y^2+z^2=1$ 的上半球面与圆柱面 $x^2-x+y^2=0$ 相贯的图形.

解 将球面方程和柱面方程分别写成参数形式,由此根据 MATLAB 作图,输入命令

```
>>theta=linspace(0,2*pi);phi=linspace(0,pi/2);
>>[THETA,PHI]=meshgrid(theta,phi);
>>X=cos(PHI).*cos(THETA);Y=cos(PHI).*sin(THETA);Z=sin(PHI);
>>t=linspace(0,2*pi);h=linspace(0,1);
```

NOTES

```
>>[T,H]=meshgrid(t,h);X1=1/2+1/2*cos(T);Y1=1/2*sin(T);Z1=H;
>>surf(X,Y,Z);hold on;surf(X1,Y1,Z1)
```

结果如图 8-16.

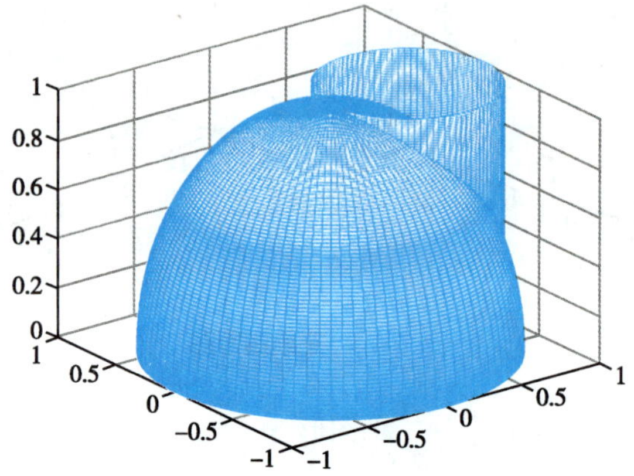

图 8-16　圆柱面与上半球面相贯的图形

3. 其他常用三维绘图命令

除 "plot3" "mesh" 和 "surf " 外，MATLAB 还提供了其他的绘图命令，见表 8-11，如 "contour" 命令绘制的等高线图也可以看作是以等高线标记第三个维度的特殊三维图形.

表 8-11　常用三维绘图命令

名称	返回结果	名称	返回结果
plot3	三维曲线图	contour3	三维等高线图
mesh	网格曲面图	surf	表面曲面图
meshc	带等高线的网格曲面图	surfc	带等高线的表面曲面图
pie3	三维饼图	bar3	三维条形图
waterfall	瀑布图	slice	空间切片图
stem3	三维针图	quiver3	三维向量场图

三、简化函数绘图

1. 使用 "ezplot" 命令绘制函数图像

在符号数学工具包中，MATLAB 提供了一系列用于简易绘制函数图形的命令，其中最常用的是 "ezplot" 命令. 与 "plot" 命令不同，"ezplot" 命令不需要提前定义变量定义域，其基本格式为 ezplot(FUN)，其中 FUN 为用字符串、符号变量或函数句柄所表示的函数. "ezplot" 命令将自动在 $[-2\pi, 2\pi]$ 间绘制函数图形.

例 8-36　绘制以下函数图形：

(1) $y=\sin x$;　　(2) $y=\dfrac{\sin x}{x}$;　　(3) $y=e^{-x^2}$;　　(4) $y=\dfrac{1}{x}$.

解　输入命令

```
>>subplot(2,2,1);
>>ezplot('sin(x)');
>>subplot(2,2,2);
>>ezplot('sin(x)/x');
>>subplot(2,2,3);
```

```
>>symsx;
>>ezplot(exp(-x^2));
>>subplot(2,2,4);
>>ezplot(1/x);
```

即可绘图(图 8-17).

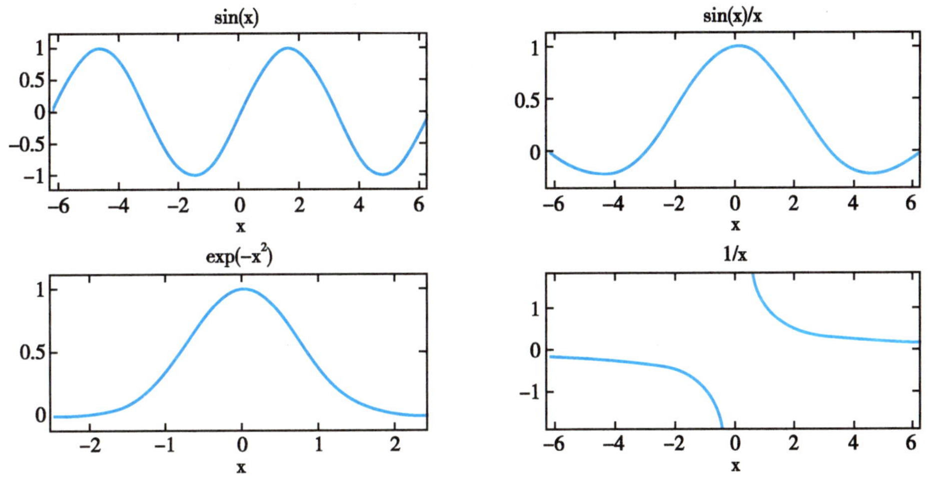

图 8-17　简化绘图

2. 其他简化函数绘图命令

除“ezplot”外,MATLAB 还提供了其他的简易绘图命令,如等高线绘图、三维图形绘制等. 表 8-12 列出了一些常用的简化绘图命令.

表 8-12　常用简化绘图命令

名称	返回结果	名称	返回结果
ezplot	简易曲线绘图	ezplot3	简易三维曲线绘图
ezmesh	简易网格曲面图	ezsurf	简易表面曲面图
ezpolar	简易极坐标绘图	ezcontour	简易等高线绘图
ezmeshc	简易带等高线的网格曲面图	ezsurfc	简易带等高线的表面曲面图

第五节　积分问题与微分方程求解

在第三节中我们已经介绍了初等数学中的基本运算以及函数极限、导数和积分的运算,本节我们继续讨论微积分中另一些运算,如二重积分的计算、数值方法求定积分以及微分方程求解等.

一、二重积分的计算

MATLAB 可以通过累次积分的方式来计算重积分. 这就要求用户能够分析重积分的几何及物理意义,将重积分转化为累次积分再进行计算.

例 8-37　计算重积分问题,被积函数为 $z=\sin(x^2)$,积分区域为 $y=x^3$ 与 $y=x$ 在第一象限所围的区域.

解　先绘制积分区域图形,再进行计算,输入画图命令

```
>>syms x y z;f1=x^3;f2=x;
ezplot(f1);hold on;ezplot(f2,[0,1])
```

得到图 8-18.

将积分区域看成 x 型区域，则重积分可以通过命令

```
>>syms x y;z=sin(x^2);inty=int(z,y,
x^3,x);int_=int(inty,x,0,1)
```

有结果

```
  int_=
        -1/2*sin(1)+1/2
```

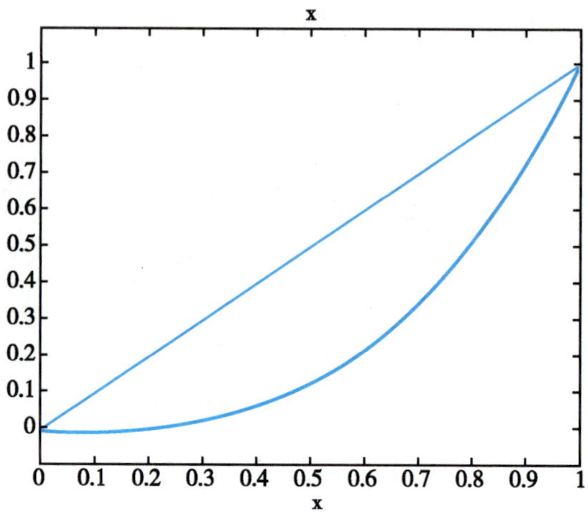

图 8-18　被积区域边界图

则积分运算的结果为 $-\dfrac{1}{2}\sin 1+\dfrac{1}{2}$.

例 8-38　求椭圆抛物面 $z=1-\dfrac{x^2}{2^2}-\dfrac{y^2}{3^2}$ 与 Oxy 平面围成立体的体积.

解　先绘制积分区域图形，见例 8-34 及图 8-15(b)，再进行计算. 该题积分区域是一个椭圆，则重积分可以通过命令

```
>>syms x y z;z=1-x^2/4-y^2/9;
>>int1=int(z,y,-3*sqrt(1-x^2/4),3*sqrt(1-x^2/4));int2=int(int1,x,-2,2)
```

得结果

```
  int2=
      3*pi.
```

二、数值方法求定积分

有时候定积分不易经微积分学基本定理求出，这时可以采用求定积分近似值的方法，也称为数值积分. 数值积分的基本思想是用被积函数在一些点的函数值的适当的线性组合去近似积分值，即

$$S=\int_a^b f(x)\mathrm{d}x\approx(b-a)\sum_{k=0}^{n}c_k f(x_k).$$

通过适当的方法与技巧取定 c_k,x_k 以及 n，可以得到不同的求积公式，如 $n=1,c_0=c_1=\dfrac{1}{2},x_0=a,x_1=b$，得到梯形公式

$$\int_a^b f(x)\mathrm{d}x=S\approx\frac{b-a}{2}[f(a)+f(b)].$$

取 $n=2$，过平面上三点 $(a,f(a))$，$\left(\dfrac{a+b}{2},f\left(\dfrac{a+b}{2}\right)\right)$，$(b,f(b))$，作一条抛物线，计算该抛物线和 $x=a,x=b$ 以及 x 轴所围的面积，可以得到该定积分的近似值. 不难计算得到如下公式

$$\int_a^b f(x)\mathrm{d}x=S\approx\frac{b-a}{6}\left[f(a)+4f\left(\frac{b+a}{2}\right)+f(b)\right].$$

这个公式就是著名的辛普森公式，也称为抛物线法公式.

上述两个公式是计算定积分的常用近似公式. 为了提高精确度，人们通常采用把积分区间分成若干等份的技巧，例如，把积分区间 $[a,b]$ 分成 n 等份，在每一个子区间 $[a+(k-1)h,a+kh]$ 上应用梯形公式或辛普森公式，就得到了复化梯形公式和复化辛普森公式. 一般地说，随着 n 的增大，由定积分的概念知道，积分的近似程度会随之提高，但同时，n 的增大又导致计算量增大，这就会积累更多的舍入误差，因此在具体计算中应考虑选择合适的 n.

MATLAB 中提供了利用复化梯形公式和复化辛普森公式求定积分的命令 “trapz” 和 “quad”，但各

NOTES

自的使用方法不同,下面用例子加以说明.

例 8-39　求定积分 $\int_2^5 \frac{\ln x}{x^2}dx$.

解　复化梯形公式命令 "trapz" 的格式为 trapz(x,y),这里 x 是积分变量在积分区间上的分点向量,y 是被积函数在 x 处对应的函数值向量,因此输入命令

```
>>x=2:0.1:5;y=log(x)./(x.^2);
>>t=trapz(x,y)
```

得结果

```
t=
    0.3247
```

复化辛普森公式命令 "quad" 的格式为 quad('fun',a,b),这里 fun 是被积函数的字符串形式,因此输入命令

```
>>quad('log(x)./(x.^2)',2,5)
```

得结果

```
ans=
    0.3247
```

例 8-40　分别用 "trapz" 和 "quad" 求定积分 $\int_0^8 e^{-x^2}dx$.

解　输入命令

```
>>x=0:0.1:8;y=exp(-x.^2);
>>trapz(x,y)
```

得结果

```
ans=
    0.8862
```

利用命令 "quad" 输入命令

```
>>s=quad('exp(-t.^2)',0,8)
```

得结果

```
s=
    0.8862
```

三、微分方程求解

MATLAB 中用 "dsolve" 命令求解常微分方程(ordinary differential equation). 在常微分方程求解过程中,MATLAB 使用大写字母 D 来标志求导项.D 与求导变量之间如果夹着一个正整数,这个正整数代表变量求导的阶数.

例 8-41　求解常微分方程 $\frac{dy}{dx}=1+y$.

解　输入命令

```
>>clear all
>>dsolve('Dy=1+y','x')
```

得到结果

```
ans=
    C1* exp(x)-1
```

运算结果通解中包含一个任意常数 C1. "dsolve" 中默认的自变量是 t,例如本题输入

```
>>clear all
```

NOTES

```
>>dsolve('Dy=1+y')
```
得到结果
```
ans =
    C1* exp(t)-1
```
例 8-42　求解常微分方程 $\frac{dy}{dx}=\frac{2y}{1+x}+(1+x)^2e^x\sin x$.

解　输入命令
```
>>clear all
>>dsolve('Dy=2/(1+x)*y+(1+x)^2*exp(x)*sin(x)','x')
```
得到结果
```
ans =
    C1*(x+1)^2-(exp(x)*(cos(x)-sin(x))*(x+1)^2)/2
```
例 8-43　求解常微分方程 $\frac{d^2y}{dx^2}=1+y$.

解　输入命令
```
>>clear all
>>dsolve('D2y=1+y','x')
```
得到结果
```
ans =
    C2*exp(x)+C1*exp(-x)-1
```
二阶常微分方程的通解中包含有两个任意常数.

例 8-44　求解常微分方程的初值问题 $\frac{d^2y}{dx^2}=x+\frac{dy}{dx},y(0)=1,y'(0)=1$.

解　输入命令
```
>>dsolve('D2y=x+Dy','y(0)=1','Dy(0)=1','x')
```
得到结果
```
ans =
2*exp(x)-x-x^2/2-1
```
例 8-45　求解常微分方程 $y''+3y'+2y=e^{-x}\cos x$.

解　输入命令
```
>>clear all
>>dsolve('D2y=-3*Dy-2*y+exp(-x)*cos(x)','x')
```
得到结果
```
ans =
    exp(-x)*sin(x)-(exp(-x)*(cos(x)+sin(x)))/2+C1*exp(-x)+C2*exp(-2*x)
```
二阶常微分方程的通解中包含两个任意常数.

第六节 | MATLAB 线性代数计算

本节介绍利用 MATLAB 求解线性代数中的基本运算.MATLAB 事实上最擅长进行向量的运算，因此线性代数中的相关运算显得简单易行，其功能也非常强大. 在第二节第二段我们已经介绍了诸如矩阵的输入，矩阵的加法、乘法等基本运算. 本节将介绍行列式的计算、逆矩阵的运算、线性方程组的求解以及矩阵特征值与特征向量的求解等.

NOTES

一、行列式与逆矩阵的计算

1. 行列式的计算

对于行数与列数相等的二维数组，MATLAB 可以计算其行列式（determinant）的值. 在这个过程中使用的命令是“det”.

例 8-46 已知矩阵$\boldsymbol{A}=\begin{pmatrix}1&2&3&4\\3&2&1&4\\3&2&4&1\\4&1&2&3\end{pmatrix}$,求其行列式.

解 在命令行窗口输入命令

```
>>A=[1 2 3 4;3 2 1 4;3 2 4 1;4 1 2 3];
>>det(A)
  ans=
      -60.0000
```

即矩阵A 的行列式为 -60.

2. 逆矩阵的计算

MATLAB 中，二维数组可以视为矩阵，一般的矩阵运算在第二节已经介绍过，本段主要介绍逆矩阵的计算. 在 MATLAB 中求逆矩阵（inverse matrix）的命令是“inv”，对于一个非奇异的矩阵，可以用这个命令获得其逆矩阵.

例 8-47 求矩阵 $\boldsymbol{A}=\begin{pmatrix}2&2&1\\0&2&1\\1&0&2\end{pmatrix}$ 的逆矩阵.

解 在命令行窗口输入矩阵

```
>>A=[2,2,1;0,2,1;1,0,2];
```

检验其奇异性

```
>>det(A)
  ans=
     8
```

行列式不等于 0，则矩阵可逆，使用“inv”命令求其逆矩阵

```
>>B=inv(A)
```

结果

```
B=
    0.5000     -0.5000          0
    0.1250      0.3750    -0.2500
   -0.2500      0.2500     0.5000
```

则得到了矩阵 $\boldsymbol{A}$ 的逆矩阵.

二、线性方程组求解

1. 利用逆矩阵求解线性方程组

对于一个线性方程组 $\boldsymbol{Ax}=\boldsymbol{b}$，如果其系数矩阵$\boldsymbol{A}$为方阵且非奇异，则可以根据克莱姆法则求解方程组，但一般来讲这种方法比较烦琐，在 MATLAB 中可以用更为简洁的方法求解线性方程组. 如方程两边可以同时在左侧与系数矩阵$\boldsymbol{A}$ 的逆矩阵相乘，即得到 $\boldsymbol{x}=\boldsymbol{A}^{-1}\boldsymbol{Ax}=\boldsymbol{A}^{-1}\boldsymbol{b}$. 由此即可利用逆矩阵求解线性方程组.

NOTES

例 8-48　求解线性方程组 $\begin{cases} 2x+y=6, \\ x+2y+z=8, \\ y+2z=10. \end{cases}$

解　方程组系数矩阵 $\boldsymbol{A}=\begin{pmatrix} 2 & 1 & 0 \\ 1 & 2 & 1 \\ 0 & 1 & 2 \end{pmatrix}$，常数向量 $\boldsymbol{b}=\begin{pmatrix} 6 \\ 8 \\ 10 \end{pmatrix}$，在 MATLAB 命令行中输入

```
>>A=[2,1,0;1,2,1;0,1,2];
>>b=[6;8;10];
```

检验系数矩阵的奇异性，对 $\boldsymbol{A}$ 求行列式

```
>>det(A)
   ans=
        4
```

$\boldsymbol{A}$ 行列式不为零，则 $\boldsymbol{A}$ 矩阵非奇异，可逆，求其逆矩阵，并右乘常数向量 $\boldsymbol{b}$，在 MATLAB 命令行窗口输入

```
>>x=inv(A)*b
```

得到结果

```
    x=
       3.0000
       0.0000
       5.0000
```

则方程组的解为 $\begin{pmatrix} x \\ y \\ z \end{pmatrix}=\begin{pmatrix} 3 \\ 0 \\ 5 \end{pmatrix}$.

例 8-49　医院营养师为患者配制的一份菜肴由蔬菜、鱼和肉松组成，这份菜肴须含 1 200cal（1cal=4.184J）热量、30g 蛋白质和 300mg 维生素 C. 已知三种食物每 100g 中有关营养的含量如表 8-13 所示.

表 8-13　三种食物每 100g 中有关营养的含量

食物种类	热量 /cal	蛋白质 /g	维生素 C/mg
蔬菜	60	3	90
鱼	300	9	60
肉松	600	6	30

试求所配菜肴中每种食物的数量.

解　设每份菜肴中蔬菜、鱼和肉松的数量分别为 x_1，x_2 和 x_3（单位：100g），则由已知条件可得线性方程组

$$\begin{cases} 60x_1+300x_2+600x_3=1\,200, \\ 3x_1+9x_2+6x_3=30, \\ 90x_1+60x_2+30x_3=300. \end{cases}$$

在 MATLAB 命令行窗口中输入

```
>>A=[60,300,600;3,9,6;90,60,30]
>>b=[1200;30;300]
```

得到系数矩阵 $\boldsymbol{A}$ 和常数向量 $\boldsymbol{b}$

NOTES

```
A =
    60    300      600
     3      9        6
    90     60       30
b =
    1200
      30
     300
```

则解方程组

```
>>x = inv(A)*b
```

得到结果

```
x =
    1.5217
    2.3913
    0.6522
```

即每份菜肴中应有蔬菜 152g、鱼 239g、肉松 65g.

2. 求方程组的基础解系

对于一般的方程组，可以利用"rref"命令通过行初等变换求得行最简形的方式来获得其基础解系；而对于齐次方程组，还可以利用"null"命令通过求矩阵零空间的方式获取其基础解系.

例 8-50　求解线性方程组 $\begin{cases} x_1-x_2+x_3-x_4=2, \\ x_1+x_2+x_3+x_4=4, \\ x_1+x_2-x_3-x_4=0. \end{cases}$

解　易知其系数矩阵与常数向量，在命令行窗口输入

```
>>A = [1,-1,1,-1;1,1,1,1;1,1,-1,-1];
>>b = [2;4;0];
```

则其增广矩阵为

```
>>A1 = [A,b];
```

利用"rref"命令求增广矩阵的行最简形

```
>>[R,jb] = rref(A1)
```

得到行最简形矩阵 $\boldsymbol{R}$

```
R =
    1    0    0   -1    1
    0    1    0    1    1
    0    0    1    1    2
```

和指示向量 jb

```
jb =
    1    2    3
```

在这里，jb 向量指出了不属于基础解系的变量，即 $\boldsymbol{R}$ 的子矩阵 $\boldsymbol{R}(1:r, jb)$ 是一个 r 阶单位矩阵，这里 r 是指矩阵 $\boldsymbol{R}$ 的秩. 根据行初等变换的性质，我们知道方程组 $\boldsymbol{Ax}=0$ 与方程组 $\boldsymbol{Rx}=0$ 是同解方程组. 也就是说在行最简形矩阵 $\boldsymbol{R}$ 中，包含在 jb 中的各个列（变量）可以通过不包含在 jb 中的各列（变量）移项后计算得到.

根据行最简形矩阵与基础解系的关系，可以求得其基础解系

$$\begin{pmatrix}x_1\\x_2\\x_3\\x_4\end{pmatrix}=\begin{pmatrix}1\\1\\2\\0\end{pmatrix}+c\begin{pmatrix}1\\-1\\-1\\1\end{pmatrix}.$$

例 8-51　求解齐次线性方程组 $\begin{cases}x_1+x_2-x_3=0,\\2x_1+x_2+3x_3=0,\\3x_1+12x_3=0.\end{cases}$

解　在命令行窗口输入系数矩阵

```
>>A=[1,1,-1;2,1,3;3,0,12];
```

利用 "null" 命令求解其零空间;

```
>>b=null(A,'r')
```

得到结果

```
b=
    -4
     5
     1
```

则方程组的基础解系为

$$\begin{pmatrix}x_1\\x_2\\x_3\end{pmatrix}=c\begin{pmatrix}-4\\5\\1\end{pmatrix}.$$

在这里, "null" 命令中的 'r' 参数是必要的. 设置这个参数,MATLAB 将会由行最简形矩阵中获取矩阵零空间的基,从而得到齐次方程组的基础解系. 读者可以试一下此处只运行 "null",观察结果如何.

三、矩阵的特征值和特征向量

"eig" 命令用于求矩阵的特征值(eigenvalues)和特征向量(eigenvectors). 根据输出变量个数的不同, "eig" 命令返回的结果有所不同,下面通过例题来展示 "eig" 命令的使用方法.

例 8-52　求四阶矩阵 $\boldsymbol{A}=\begin{pmatrix}16&2&3&13\\5&11&10&8\\9&7&6&12\\4&14&15&1\end{pmatrix}$ 的特征值和特征向量.

解　在命令行中输入矩阵

```
>>A=[16 2 3 13;5 11 10 8;9 7 6 12;4 14 15 1]
```

只有一个输出参数的情况下使用 "eig" 命令求特征值

```
>>E=eig(A)
```

得到结果

```
E=
    34.0000
     8.9443
    -8.9443
     0.0000
```

即得到矩阵 $\boldsymbol{A}$ 的四个特征值. 如果想同时求得特征值对应的特征向量,可以使用两个输出参数

```
>>[V,D]=eig(A)
```

NOTES

结果

```
V =
   -0.5000   -0.8236    0.3764   -0.2236
   -0.5000    0.4236    0.0236   -0.6708
    0.5000    0.0236    0.4236    0.6708
   -0.5000    0.3764   -0.8236    0.2236
D =
    34.0000          0          0          0
          0     8.9443          0          0
          0          0    -8.9443          0
          0          0          0     0.0000
```

其中 D 为对角矩阵，其对角线上元素为特征值，而 V 中每一列均为对应特征值的特征向量.

例 8-53　Searle 通过实验得到矩阵 $A=\begin{pmatrix}1 & \frac{1}{4} & \frac{1}{18}\\ 0 & \frac{1}{2} & \frac{4}{9}\\ 0 & \frac{1}{4} & \frac{1}{2}\end{pmatrix}$ 为某生物基因概率矩阵，求其特征值和所属特征向量.

解　在命令行中输入矩阵

```
>>A=[1,1/4,1/18;0,1/2,4/9;0,1/4,1/2];
```

再输入

```
>>[V,D]=eig(A)
```

得到

```
V =
    1.0000    -0.8137     0.1961
         0     0.4650    -0.7845
         0     0.3487     0.5883
D =
    1.0000          0          0
         0     0.8333          0
         0          0     0.1667
```

其中 D 的对角线上元素为 A 的特征值，而 V 中每一列均为对应特征值的特征向量.

第七节 | MATLAB 概率计算

概率论中的相关计算问题也可以借助于 MATLAB 求解. 本节先介绍如何利用 MATLAB 进行数据图示化，如条形图、饼图等，而后介绍有关随机变量分布与其数字特征的计算.

一、数据的图形展示

在数据分析及其图形和展示方面 MATLAB 提供了很多绘制图形的命令.

1. 条形图

条形图（bar chart）是一类广泛应用于科学技术文献的专业图像，是以不同的柱高来对不同对象的水平进行表示和比较的图形. 在 MATLAB 中，使用 “bar” 命令来绘制条形图. “bar” 命令最简的格

NOTES

式为 bar(Y),这里 Y 可以是一个向量,也可以是一个矩阵.

例 8-54　用条形图表示表 8-14 中四位同学的数学成绩.

表 8-14　仿真成绩表

姓名	数学课 / 分	物理课 / 分	生物课 / 分
张三	98	95	92
李四	87	80	83
王五	88	82	80
赵六	92	80	87

解　可以使用下述命令

```
>>bar([98,87,88,92]);
```

即得到图 8-19(a). 此时也可以加入一个宽度参数,来调整图像中的柱宽,使之更为美观,如使用命令

```
>>bar([98,87,88,92],0.3);
```

即将前一命令中所绘制的条形图修改为图 8-19(b).

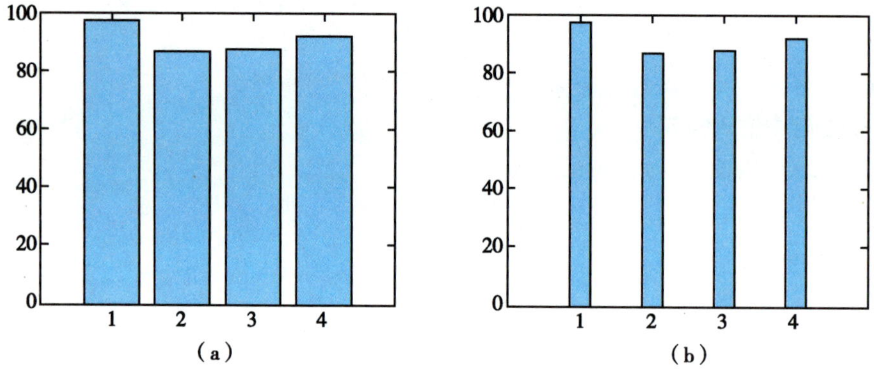

图 8-19　条形图

“bar” 命令的参数 Y 也可以是一个 M 行 N 列的矩阵,此时, “bar” 命令将会绘制 M 组柱图,每组包含 N 个直方柱,从而同时对多种不同性质进行比较. 例如,用条形图表示表 8-14 中四位同学在三门不同课程的成绩,使用命令

```
>>bar([98,95,92;87,80,83;88,82,80;92,80,87]);
```

即可以绘制条形图 8-20.

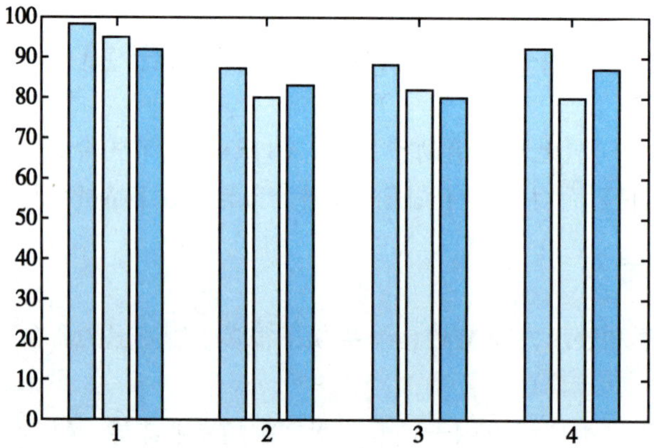

图 8-20　分组条形图

NOTES

2. 饼图

当用户需要表示对象不同部分占总体的不同比例时,可以使用饼图(pie chart).MATLAB 中绘制饼图的命令为"pie",其基本格式为 pie(X),其中 X 为一个向量. 该命令将以总体 sum(X)为圆饼,为每个元素分别在图中绘制占有 X/sum(X)的扇形部分. 例如命令

```
>>pie([1,3,5]);
```

能够绘制图 8-21(a). 特别地,当 X 中所有元素之和 sum(X)<1 时,pie 命令将以 1 为全部饼图面积,X 中全部元素只占有饼图的一部分,其他位置空缺. 如输入命令

```
>>pie([0.1,0.3,0.5]);
```

将得到图 8-21(b).

除上述两个命令以外,MATLAB 还提供了很多常用的绘制专业图形的命令,表 8-15 中列出了一些常用的命令. 读者可以使用"help" 命令或其他参考书了解这些命令的使用.

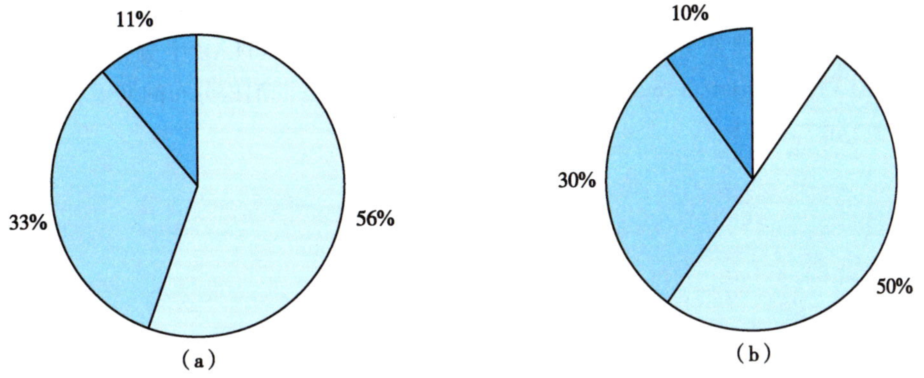

图 8-21 饼图

表 8-15 常用专业绘图命令

名称	返回结果	名称	返回结果
bar	条形图	pie	饼图
histogram	直方图	stairs	阶梯图
errorbar	误差图	stem	针状图

二、有关随机变量分布与其数字特征的计算

概率统计中给出了一些具体特殊分布的随机变量,例如均匀分布、二项分布、正态分布和泊松分布等.MATLAB 也给出了针对这些分布的相关计算.

1. 概率分布函数的计算

常用的二项分布、泊松分布和正态分布的概率分布函数在 MATLAB 中分别由 binocdf(X,N,P)、poisscdf(X,lambda)和 normcdf(X,mu,sigma)给出,而对应的逆累积分布函数分别为 binoinv(Y,N,P)、poissinv(Y,lambda)和 norminv(Y,mu,sigma). 这些函数可以方便地用于计算.

例8-55 设 $X\sim N(1,9)$,求 $P(X\leqslant 4)$,$P(1<X\leqslant 5)$,$P(X>6)$,$P(|X|>4)$. 若 $P(X<c)=0.05$,求 c.

解 根据概率分布函数与概率的关系,输入命令

```
>>p1 = normcdf(4,1,3)
>>p2 = normcdf(5,1,3) - normcdf(1,1,3)
>>p3 = 1 - normcdf(6,1,3)
>>p4 = normcdf(4,1,3) - normcdf(-4,1,3)
```

计算结果为

```
p1 =
    0.8413
```

NOTES

```
p2 =
    0.4088
p3 =
    0.0478
p4 =
    0.7936
```

利用逆累积分布函数,可以求出 c 值

```
>>c = norminv(0.5,1,3)
```

得到

```
c =
    1
```

2. 数学期望与方差的计算

常用的二项分布、泊松分布和正态分布的期望和方差在 MATLAB 中分别由 binostat(N,P)、poisstat(lambda)和 normstat(X,mu,sigma)给出. 例如求参数为 5 的泊松分布的期望和方差,输入

```
>>[M,V]=poisstat(5)
```

得结果

```
M =
    5
V =
    5
```

对一般分布求期望和方差,可先求得其概率密度函数,然后用期望和方差的定义求解.

例 8-56 随机变量 X 的累积分布函数为 $F(x)=\begin{cases}1-\dfrac{27}{x^3}, & x>3,\\ 0, & x\leqslant 3,\end{cases}$ 求 $E(X)$、$D(X)$.

解 先求概率密度函数,即对累积分布函数求导数

```
f = diff(1-27/x^3,x)
```

得到

```
f =
    81/x^4
```

即

$$f(x)=\begin{cases}\dfrac{81}{x^4}, x>3,\\ 0, x\leqslant 3.\end{cases}$$

由于 $E(x)=\int_{-\infty}^{+\infty} xf(x)\,\mathrm{d}x=\int_{3}^{+\infty} x\dfrac{81}{x^4}\mathrm{d}x$, $D(x)=\int_{-\infty}^{+\infty} x^2 f(x)\,\mathrm{d}x=\int_{3}^{+\infty} x^2\dfrac{81}{x^4}\mathrm{d}x$, 所以用 MATLAB 可以计算

```
>>m = int(x*f,x,3,inf)
```

得到

```
m =
    9/2
>>d = int(x^2*f,x,3,inf)
```

得到

```
d =
    27
```

即所求期望为 9/2,方差为 27.

复习题八

1. 在 MATLAB 中输入五阶方阵 $\boldsymbol{A}$，并分别进行下列计算：

（1）求其行列式；

（2）求其转置矩阵；

（3）求其逆矩阵；

（4）获取矩阵 $\boldsymbol{A}$ 主对角线元素向量；

（5）将 $\boldsymbol{A}$ 矩阵第 2 行第 4 列元素修改为 10；

（6）删除 $\boldsymbol{A}$ 矩阵第 2 行.

2. 定义下述表达式 $y=x^2(2x+9)+x(x^2-12)$，并进行如下计算：

（1）整理简化；　（2）因式分解；　（3）求当 $x=2$ 时 y 的值.

3. 对 $(1+x+2xy^2+y)^5$ 进行如下计算：

（1）展开该式；　（2）按照 y 整理多项式；　（3）将 y 换为 $x-1$；

（4）化简所得结果.

4. 使用 MATLAB 计算以下极限：

（1）$\lim\limits_{x\to\infty}\dfrac{\dfrac{1}{\sqrt{1+x^2}}}{\operatorname{arccot}x}$；　（2）$\lim\limits_{x\to 0}(1-x)^{\frac{1}{\tan x}}$；　（3）$\lim\limits_{x\to 2}\dfrac{x^7-2x^6-x^2+12x-20}{3x^2-12}$；

（4）$\lim\limits_{x\to+\infty}\left(\arctan x-\dfrac{\pi}{2}+1\right)^{\ln x}$；　（5）$\lim\limits_{x\to\infty}(\sqrt{x^2+x}-\sqrt{x^2-x})$；　（6）$\lim\limits_{x\to 0}\dfrac{\tan x-\sin x}{\sin x^3}$.

5. 使用 MATLAB 计算以下函数的导数：

（1）$f(x)=\dfrac{\sin x}{e^x}$；　（2）$f(x)=5x^4+3x^2-5$；　（3）$y=\ln\dfrac{\sqrt{1+x^2}-1}{\sqrt{1+x^2}+1}$；

（4）$y=(1+x^2)\arctan x$；　（5）$y=xe^{2x}$；　（6）$y=x\arccos x-\sqrt{1-x^2}$.

6. 求解积分问题：

（1）$\int_0^{\frac{\pi}{2}}\dfrac{\cos x-\sin x}{e^x}dx$；　（2）$\int\dfrac{x-5}{x^3-3x^2+4}dx$；　（3）$\int\dfrac{1}{(x^2+1)^2}dx$；

（4）$\int_0^4\cos(\sqrt{x}-1)dx$；　（5）$\int_{\frac{\pi}{4}}^{\frac{\pi}{3}}\dfrac{x}{\sin^2 x}dx$；　（6）$\int_0^{+\infty}\dfrac{1}{\sqrt{2\pi}}e^{-\frac{x^2}{2}}dx$.

7. 求解以 x 为自变量的微分方程：

（1）$y'+x^2y=0$；　（2）$\dfrac{dy}{dx}+\dfrac{1}{x}y=x^2y^6$；

（3）$y''-7y'+6y=\sin x$；　（4）$y''-6y'+9y=e^{3x}$；

（5）$x\dfrac{dy}{dx}+y-e^x=0, y|_{x=a}=b$；　（6）$y''+3y'+2y=3xe^{-x}, y|_{x=0}=0, y'|_{x=0}=0$.

8. 使用 MATLAB 命令求以下方阵的行列式和逆矩阵：

（1）$\begin{pmatrix}1&1&1&-1\\0&1&1&-2\\0&0&1&-3\\1&2&3&4\end{pmatrix}$；　（2）$\begin{pmatrix}1&1&1&0\\1&-1&-1&-2\\1&1&1&2\\-1&-1&1&0\end{pmatrix}$；　（3）$\begin{pmatrix}-1&3&-1&2&0\\1&7&2&5&2\\0&-2&3&1&0\\0&-4&-1&4&0\\0&2&3&-1&0\end{pmatrix}$.

9. 已知随机变量 X 服从参数 $n=100, p=0.1$ 的二项分布，求：

（1）X 的期望和方差；　（2）$P(5\leqslant X\leqslant 15)$；

（3）x 至少为多少时，累积分布函数 $F(x)=P(X\leqslant x)$ 不小于 0.95.

NOTES

10. 绘制下述函数在 $[-2\pi, 2\pi]$ 之间的函数图形：

(1) $e^{-x}+\cos x$；　　　　(2) $\dfrac{1}{1+x^2}$.

数学实验

1. 求与 3^{2018} 最接近的自然数 n，使 $n!$ 与 2^{2018} 最接近.

(提示：求自然数 10 的阶乘可用 factorial(10)或 prod(1:10)进行计算)

2. 在国际象棋的棋盘上第一格放 1 粒米，第二格放 2 粒米，以后依次放 $4,8,16,32,\dots,2^{63}$ 粒米(国际象棋的棋盘有 64 个格)：

(1) 摆完整个棋盘，一共要多少粒米?

(2) 如果 4×10^7 粒米是 1 立方米，这些米有多少立方米?

(3) 如果用底面是半轴长分别是 0.3 米和 0.5 米的椭圆、高为 0.8 米柱形桶装这些米，共需多少个桶?

3. 完成下列问题：

(1) 分解因式 $f_1=3x^4+17x^3+26x^2+x-15$；

(2) 考察 $f_2=4x^3+3x^2-2x+1$ 和 $f_3=x^3-x^2+x$ 有无公共因子；

(3) 如果 $\dfrac{A}{x+3}+\dfrac{B}{3x+5}+\dfrac{Cx+D}{x^2+x-1}=\dfrac{f_2}{f_1}$，求 A、B、C、D.

4. 某航空公司为了发展新航线的航运业务，需要增加 5 架波音 747 客机. 如果购进一架客机需要一次支付 5 000 万美元现金，客机的使用寿命为 15 年. 如果租用一架客机，每年须支付 600 万美元的租金，租金以均匀货币流的方式支付. 若银行的年利率为 12%，请问：购买客机与租用客机哪种方案为佳? 如果银行的年利率为 6% 呢?

5. 完成下列问题：

(1) 求表达式 $e^{-x^2}\cos x$ 在 $x=\dfrac{\pi}{3}$ 与 $x=\pi$ 之间平均插入 20 个分点处的值，并画出这些点的散点图.

(2) 用不同类型曲线同时作出 $\dfrac{x}{x+1}$，$\ln(1+x)$，x 三个函数在 $[0,5]$ 上的图形，用高等数学的知识指出哪一条曲线描绘了哪一个函数.

(3) 用不同类型曲线同时作出函数 $y=e^{-0.01x}\sin(x^2)-0.5x$ 与其导数在 -3.5 与 3.5 之间的图形，观察图形的差异.

6. 函数 $f(x)$ 由以下数据确定

x	$f(x)$	x	$f(x)$	x	$f(x)$	x	$f(x)$
−3.14	0	0.01	1	3.14	1	6.28	1
−2.94	0	0.21	1	3.34	0	6.48	1
−2.74	0	0.41	1	3.54	0	6.68	1
−2.54	0	0.61	1	3.74	0	6.88	1
−2.34	0	0.81	1	3.94	0	7.08	1
−2.14	0	1.01	1	4.14	0	7.28	1
−1.94	0	1.21	1	4.34	0	7.48	1
−1.74	0	1.41	1	4.54	0	7.68	1
−1.54	0	1.61	1	4.74	0	7.88	1
−1.34	0	1.81	1	4.94	0	8.08	1
−1.14	0	2.01	1	5.14	0	8.28	1
−0.94	0	2.21	1	5.34	0	8.48	1
−0.74	0	2.41	1	5.54	0	8.68	1
−0.54	0	2.61	1	5.74	0	8.88	1
−0.34	0	2.81	1	5.94	0	9.08	1
−0.14	0	3.01	1	6.14	0	9.28	1

绘出以下四个函数在区间 $[-\pi,3\pi]$ 上的图形：

$$\frac{1}{2}+\frac{2}{\pi}\sin x,$$

$$\frac{1}{2}+\frac{2}{\pi}\sin x+\frac{2}{3\pi}\sin 3x,$$

$$\frac{1}{2}+\frac{2}{\pi}\sin x+\frac{2}{3\pi}\sin 3x+\frac{2}{5\pi}\sin 5x,$$

$$\frac{1}{2}+\frac{2}{\pi}\sin x+\frac{2}{3\pi}\sin 3x+\frac{2}{5\pi}\sin 5x+\frac{2}{7\pi}\sin 7x .$$

7. 已知矩阵 $\boldsymbol{A}=\begin{pmatrix}2&-2&0\\-2&1&-2\\0&-2&0\end{pmatrix}$，$\boldsymbol{E}=\begin{pmatrix}1&0&0\\0&1&0\\0&0&1\end{pmatrix}$，求解下列问题：

（1）满足等式 $|\lambda\boldsymbol{E}-\boldsymbol{A}|=0$ 的实数 λ；

（2）对于上面求出的每一个 λ，逐一求解方程组 $(\lambda\boldsymbol{E}-\boldsymbol{A})x=0$，这里 x 是 3×1 矩阵；

（3）将求得的三组解中各自任取其一，按列组成矩阵 $\boldsymbol{P}$；

（4）矩阵 $\boldsymbol{P}$ 的逆矩阵 $\boldsymbol{P}^{-1}$；

（5）计算 $\boldsymbol{P}^{-1}\boldsymbol{A}\boldsymbol{P}$；

（6）观察问题（1）和（5）的结果，你发现了什么，你采用什么方法计算 $\boldsymbol{A}^{18}$？

（7）利用下述两个矩阵验证你的结论：

$$\boldsymbol{B}=\begin{pmatrix}4&0&0\\0&3&1\\0&1&3\end{pmatrix},\quad \boldsymbol{C}=\begin{pmatrix}0&1&1&-1\\1&0&-1&1\\1&-1&0&1\\-1&1&1&0\end{pmatrix}$$

8. 某学校随机抽取 120 名学生的期末考试客观题成绩，如下表所示，其中 F 表示女生，M 表示男生.

F	M	F	M	F
41	27	43	32	43
40	37	44	36	37
37	41	40	33	48
39	47	35	47	35
44	41	44	43	46
39	44	37	49	45
46	39	35	35	46
38	36	36	47	41
45	33	36	38	33
24	28	27	30	35
34	38	35	29	41
39	42	45	45	25
38	49	45	33	43
39	45	27	37	43
32	39	44	38	38
40	38	38	42	38
41	43	39	39	44
34	41	36	38	44
31	40	38	38	35

NOTES

续表

F	M	F	M	F
19	38	39	31	43
47	37	44	46	41
38	34	39	44	42
35	25	36	32	28
45	40	40	46	46

（1）给出这 120 名学生成绩的频数和直方图；

（2）分别给出这 120 名学生中男生、女生成绩的频数和直方图；

（3）分别求出这 120 名学生全体、男生、女生成绩的最低值、最高值、平均数和标准差.

9. 某地调查 7 个年龄组女孩的血红蛋白平均浓度（g/100ml），数据如下：

年龄（x）	6	8	10	12	14	16	18
平均浓度（y）	10.41	10.81	10.86	10.35	10.30	10.78	11.22

求血红蛋白平均浓度与年龄的拟合曲线.

NOTES

练习题与复习题参考答案

第一章 | 函数和极限

练习题 1-1

1. (1) 不是；(2) 是；(3) 不是；(4) 不是；(5) 是；(6) 是.
2. (1) 奇函数；(2) 偶函数；(3) 奇函数.
3. (1) 非奇非偶函数；(2) 偶函数.
4. (1) 周期函数，$T=\pi$；(2) 周期函数，$T=2$；(3) 不是周期函数；(4) 周期函数，$T=\pi$.

练习题 1-2

1. x 既可以取 x_0，亦可以不取 x_0；$f(x)$ 既可以取值 A，亦可以不取值 A.
2. 无穷小量不是常数 0，常数函数 0 是特殊的无穷小量.
3. 二阶无穷小量.
4. 不正确. 5. 可以. 6. 不是无穷大量，且是无界的. 7. 1.

练习题 1-3

1. 不能. 2. 不一定. 3. 必间断；不一定.
4. 未必有最大值、最小值；也未必没有最大值、最小值. 5. 不能. 6. 略.

复习题一

1. (1) $(-\infty,-2]\cup[1,+\infty)$；(2) $[2,4]$；(3) $(-\infty,-2)\cup(1,+\infty)$；
   (4) $[-1,0)\cup(0,4)\cup(4,+\infty)$；(5) $[0,\sqrt{2})$；(6) $\{x: x\neq k\pi(k\in\mathbf{Z})\}$.
2. $\frac{1}{2},-\frac{1}{2},1+(\lg 2)^2$.
3. (1) $\left[\frac{1}{3},\frac{2}{3}\right]$；(2) $[2k\pi,(2k+1)\pi](k\in\mathbf{Z})$；(3) $\left[\frac{1}{\mathrm{e}},1\right]$；(4) $[-1,1]$.
4. (1) $y=\lg\tan(x+1),x\in\left(k\pi-1,k\pi+\frac{\pi}{2}-1\right)$；(2) $y=(x^2+1)^{\frac{3}{2}},x\in(-\infty,+\infty)$；
   (3) $y=1-x^3+\sin(1-x^3),x\in(-\infty,+\infty)$；(4) $y=\mathrm{e}^{\sin^2\frac{1}{x}},x\in(-\infty,0)\cup(0,+\infty)$.
5. (1) $y=\mathrm{e}^u,u=\arctan v,v=2x+1$；(2) $y=u^{\frac{3}{2}},u=\sin v,v=x+2$；(3) $y=\tan u,u=v^{\frac{1}{2}},v=\frac{1+x}{1-x}$；
   (4) $y=\cos u,u=v^3,v=\frac{1}{2}\ln\omega,\omega=x^2+1$.
6. $f(x)=x^2-x+1$. 7. $f(x)=x^2+1$. 8. (1) 0；(2) 0；(3) $\frac{1}{2}$.
9. (1) 1；(2) $\frac{2}{3}$；(3) $\frac{1}{3}$；(4) ∞；(5) $-\frac{1}{16}$；(6) 1；(7) $-\frac{1}{2}$；(8) $\frac{1}{2}$；

（9）$\frac{2}{\pi}$；（10）$\frac{1}{2}$；（11）$\frac{1}{e^2}$；（12）$\frac{1}{e^3}$；（13）$\frac{1}{e^2}$；（14）1；（15）$\frac{3}{2}$；（16）e.

10. $b=-7$.　11. $a=4,\frac{1}{4}$.

12.（1）高阶无穷小量；（2）高阶无穷小量；（3）同阶无穷小量；
（4）等价无穷小量；（5）同阶无穷小量；（6）等价无穷小量.

13. $a=2$.　14. $a=1$.　15. 在点 $x=0$ 处连续.　16. 在点 $x=0$ 处连续.　17. $a=2$.

18.（1）间断点是 $x=1$(无穷间断点),连续区间是 $(0,1)\cup(1,+\infty)$；
（2）间断点是 $x=2$(可去间断点)和 $x=3$(无穷间断点),连续区间是 $(-\infty,2)\cup(2,3)\cup(3,+\infty)$；
（3）间断点是 $x=0$(跳跃间断点),连续区间是 $(-\infty,0)\cup(0,+\infty)$；
（4）间断点是 $x=1$(跳跃间断点),连续区间是 $[0,1)\cup(1,+\infty)$.

19. 证明略.　20. 证明略.

第二章 | 一元函数微分学

练习题 2-1

1.（1）$-2f'(0)$；（2）$\frac{3}{2}f'(x_0)$；（3）0,1.　2.（1）C；（2）D；（3）B.

3. 所求切线方程为 $y=9x+10$ 或 $y=9x-22$.　4. $f'(0)$不存在.

练习题 2-2

1.（1）$y'=\frac{\sec x\cdot\tan x\cdot(1+x)-\sec x}{(1+x)^2}+\frac{1}{1+x}$；（2）$y'=2\sqrt{a^2-x^2}$.

2. $y'=\frac{1-y\cos(xy)}{x\cos(xy)-1}$.

3.（1）$C'(t)=-kC_0e^{-kt}$；（2）$C'(t)=k_0e^{-kt}$；（3）$C'(t)=\frac{Ak_0}{k_0-k}(k_0e^{-k_0t}-ke^{-kt})$.

练习题 2-3

1. $dy\big|_{\substack{x=3\\ \Delta x=0.1}}=0.6$；$dy\big|_{\substack{x=3\\ \Delta x=0.01}}=0.06$；$\Delta y\big|_{\substack{x=3\\ \Delta x=0.1}}=0.61$；$\Delta y\big|_{\substack{x=3\\ \Delta x=0.01}}=0.0601$.

2. $y'=(\arctan x)^x\left(\ln\arctan x+\frac{x}{1+x^2}\right)$.

3.（1）$\sin x+C$；（2）$-\frac{1}{2t^2}+C$；（3）$\frac{1}{2}x^2-\cos x+C$；（4）$\tan x+C$.

练习题 2-4

1.（1）B；（2）A；（3）D.　2. 略.　3.（1）$x=2,y=-1$；（2）$a=1,b=-3$.

4. 在 $x=0$ 处取得极小值 $f(0)=0$.　5. 略.

复习题二

1.（1）D；（2）D；（3）C；（4）C；（5）B.

2. 从 $t=2$ 到 $t=2+\Delta t$ 之间的平均繁殖速率 $\bar{v}=\frac{\Delta N}{\Delta t}=56+\Delta t$；当 $\Delta t=0.1$ 时,平均繁殖速率 $\bar{v}=56.1$；当 $\Delta t=0.01$ 时,平均繁殖速率为 $\bar{v}=56.01$；$t=2$ 时的瞬时繁殖速率为 $v=56$.

3. 人口增长率函数为：$f'(x)=0.014\,89\times10.15\mathrm{e}^{0.014\,89x}$.

4. (1) $2f'(x_0)$； (2) $f'(x_0)$； (3) $f'(x_0)$； (4) $(\alpha-\beta)f'(x_0)$.

5. 1. 6. (1) 可导，且$f'(0)=0$； (2) 不可导. 7. $a=2,b=-1$.

8. (1) 切线方程 $y=2-x$；法线方程 $y=x$； (2) 点$(-1,-1)$；切线方程 $y=-x-2$；法线方程 $y=x$.

9. (1) $y'=ax^{a-1}+a^x\ln a$； (2) $y'=(\ln x+1)\tan x+x\sec^2x\ln x$；

(3) $y'=-\dfrac{2}{x(1+\ln x)^2}$； (4) $y'=\dfrac{\arctan x}{2\sqrt{x}}+\dfrac{\sqrt{x}}{1+x^2}+\dfrac{x\cos x-\sin x}{x^2}$.

10. (1) $y'=-2\csc 2x$； (2) $y'=\mathrm{e}^{\sin x}\cos x+\dfrac{x}{|x|\sqrt{1-x^2}}$；

(3) $y'=\dfrac{4\sqrt{x}\sqrt{x+\sqrt{x}}+2\sqrt{x}+1}{8\sqrt{x}\sqrt{x+\sqrt{x}}\sqrt{x+\sqrt{x+\sqrt{x}}}}$； (4) $y'=\dfrac{2x-\cos x}{(x^2-\sin x)\ln 2}$.

11. (1) $y'=2x^{\ln x-1}\ln x$； (2) $y'=2x^{2x}(\ln x+1)+(2x)^x(\ln(2x)+1)$；

(3) $y'=\dfrac{1}{3}\sqrt[3]{\dfrac{x(x^3+1)}{(x-1)^2}}\left(\dfrac{1}{x}+\dfrac{3x^2}{x^3+1}-\dfrac{2}{x-1}\right)$；

(4) $y'=\dfrac{1}{4}\sqrt{x\sin x\sqrt{1-\mathrm{e}^x}}\left(\dfrac{2}{x}+2\cot x-\dfrac{\mathrm{e}^x}{1-\mathrm{e}^x}\right)$.

12. (1) $y'=\dfrac{\mathrm{e}^y}{2-y}$； (2) $y'=-\dfrac{1+y^2}{y^2}$； (3) $y'=\dfrac{\ln y-\dfrac{y}{x}}{\ln x-\dfrac{x}{y}}=\dfrac{y(x\ln y-y)}{x(y\ln x-x)}$； (4) $y'=\dfrac{1-y(x+y)}{x(x+y)-1}$.

13. (1) $y''=\dfrac{1}{x}$； (2) $y''=2\dfrac{x^2+y^2}{(x-y)^3}$.

14. (1) $y''=\mathrm{e}^{-x}f'(x+\mathrm{e}^{-x})+(1-\mathrm{e}^{-x})^2f''(x+\mathrm{e}^{-x})$； (2) $y''=\dfrac{f''(x)f(x)-(f'(x))^2}{f^2(x)}$.

15. (1) $y^{(n)}=(-1)^{n-1}(n-1)!\,(1+x)^{-n}$； (2) $y^{(n)}=2^{n-1}\sin\left[2x+(n-1)\cdot\dfrac{\pi}{2}\right]$.

16. $v(4)=\dfrac{1}{4}(\mathrm{m/s})$；$a(4)=-\dfrac{1}{32}(\mathrm{m/s^2})$.

17. 肿瘤在 t 时刻的增长速度为$Av_0\mathrm{e}^{\frac{A}{\alpha}(1-\mathrm{e}^{-\alpha t})-\alpha}$.

18. 药物在 t 时刻的排泄速率为 $C'(t)=C_0k\mathrm{e}^{-kt}$.

19. (1) $2\sqrt{x}+C$； (2) $-\dfrac{1}{x}+C$； (3) $\dfrac{1}{a}\mathrm{e}^{ax}+C$； (4) $-\dfrac{1}{\omega}\cos(\omega t+\varphi)+C$； (5) $\dfrac{1}{2}\arctan\dfrac{x}{2}+C$；

(6) $\dfrac{1}{2}(\arcsin x)^2+C$.

20. (1) $\left(2x-\dfrac{1}{3}(1+x^2)^{-\frac{2}{3}}\cdot 2x\right)\mathrm{d}x$； (2) $\left(\dfrac{1}{2\sqrt{x}}+\dfrac{1}{2\sqrt{x}}\sin^2x+\sqrt{x}\sin 2x\right)\mathrm{d}x$； (3) $\left(\dfrac{\mathrm{e}^x}{1+\mathrm{e}^{2x}}+\dfrac{2x}{1+x^2}\right)\mathrm{d}x$；

(4) $-\dfrac{1}{(1+x^2)\arctan\dfrac{1}{x}}\mathrm{d}x$； (5) $\dfrac{1}{2\sqrt{x-\sqrt{x}}}\left(1-\dfrac{1}{2\sqrt{x}}\right)\mathrm{d}x$； (6) $-\dfrac{a^{2x}\ln a}{\sqrt{1-a^{2x}}}\arccos(a^x)\,\mathrm{d}x$.

21. (1) $\mathrm{d}y=\dfrac{\ln(x-y)+2}{3+\ln(x-y)}\mathrm{d}x$； (2) $\mathrm{d}y=\dfrac{y^2-y\cos(xy)}{x\cos(xy)-2xy}\mathrm{d}x$.

22. (1) 1.000 02； (2) 0.485； (3) 0.523； (4) 0.790.

23. $\mathrm{d}y\big|_{\substack{x=3\\ \Delta x=0.01}}=0.29$；$\Delta y\big|_{\substack{x=3\\ \Delta x=0.01}}=0.290\,901$. 24. 0.017.

25. (1) $\xi=\sqrt{\frac{4}{\pi}-1}$；(2) $\xi=e-1$. 26. 证明略.

27. (1) 2；(2) $-\frac{1}{8}$；(3) 0；(4) 3；(5) 0；(6) $\frac{1}{2}$；(7) 1；(8) e^2；(9) 1.

28. 1. 29. (1) $(-\infty,3)$为单调递减区间;$(3,+\infty)$为单调递增区间;

(2) $\left(0,\frac{1}{2}\right)$为单调递减区间;$\left(\frac{1}{2},+\infty\right)$为单调递增区间;

(3) $(-\infty,1)$为单调递增区间;$(1,+\infty)$为单调递减区间;

(4) $(0,1)$为单调递增区间;$(1,+\infty)$为单调递减区间.

30. (1) $f_{极小值}(-1)=-2, f_{极大值}(1)=2$；(2) $f_{极小值}(e)=e$；(3) $f_{极小值}(-1)=-3, f_{极大值}(1)=3$；

(4) $f_{极大值}(2)=3, f_{极小值}(3)=0$.

31. $a=2, f_{极大值}\left(\frac{\pi}{3}\right)=\sqrt{3}$.

32. (1) $y_{最大值}(-1)=e, y_{最小值}(0)=0$；(2) $y_{最小值}(-3)=27$.

33. (1) 凹区间$(-\infty,0)\cup\left(\frac{2}{3},+\infty\right)$;凸区间$\left(0,\frac{2}{3}\right)$;拐点坐标:$(0,1)$,$\left(\frac{2}{3},\frac{11}{27}\right)$.

(2) 凸区间$(-\infty,-1)\cup(1+\infty)$;凹区间$(-1,1)$;拐点坐标:$(-1,\ln2)$, $(1,\ln2)$.

34. (1) 水平渐近线 $y=0$,两条垂直渐近线 $x=-1$, $x=5$;

(2) 垂直渐近线 $x=0$,一条斜渐近线 $y=x+2$.

35. 过程略.

36. 当$t=t_1=\frac{2(\ln\alpha_2-\ln\alpha_1)}{\alpha_2-\alpha_1}=2t_0$时,血药浓度变化率达到最小值;绘图过程略.

第三章 | 一元函数积分学

练习题 3-1

1. 略.

2. (1) x^2-3x+C；(2) $\frac{1}{3}x^3+C$；(3) $\ln|x|+C$；(4) $-\cos x+C$；(5) e^x+C；(6) $-x^{-1}+C$；
(7) $3\arctan x+C$ 或 $-3\text{arccot}x+C$；(8) $-\arcsin x+C$ 或 $\arccos x+C$；(9) $\tan x+C$；(10) $\cot x+C$.

3. (1) $\frac{1}{5}x^5-\frac{4}{3}x^3+4x+C$；(2) $\frac{1}{8}x^8+\frac{6}{7}x^7+2x^6+\frac{8}{5}x^5+C$；(3) $x+\frac{1}{2}x^2+\frac{1}{3}x^3+\frac{1}{4}x^4+C$；

(4) $-\frac{1}{x}-2\ln|x|+x+C$；(5) $\frac{4}{7}x^{\frac{7}{4}}+\frac{4}{3}x^{\frac{3}{4}}+C$；(6) $x-3\arctan x+C$；(7) $-x+\frac{1}{2}\ln\left|\frac{1+x}{1-x}\right|+C$；

(8) $-2x^{-\frac{1}{2}}+4x^{\frac{1}{2}}+\frac{2}{3}x^{\frac{3}{2}}+C$；(9) $\frac{4^x}{\ln4}+\frac{2\cdot6^x}{\ln6}+\frac{9^x}{\ln9}+C$；(10) $\frac{1}{2}e^{2x}+e^x+x+C$；(11) $x-\frac{1}{3}x^{-3}+C$；

(12) $\frac{1}{2}x+\frac{1}{2}\sin x+C$.

4. (1) $\frac{1}{a}$；(2) $\frac{1}{7}$；(3) $\frac{1}{2}$；(4) $\frac{1}{10}$；(5) $-\frac{1}{2}$；(6) $\frac{1}{6}$；(7) $\frac{1}{2}$；(8) -2；(9) $-\frac{2}{3}$；

(10) $\frac{1}{5}$；(11) -1；(12) $\frac{1}{3}$；(13) $-\frac{1}{2}$；(14) -1.

5. (1) $\ln|x-a|+C$；(2) $\frac{1}{22}(1+2x)^{11}+C$；(3) $-\frac{2}{3}(2-x)^{\frac{3}{2}}+C$；(4) $\sqrt{2x-1}+C$；(5) $-\frac{2}{3}(1+3x)^{-\frac{1}{2}}+C$；

(6) $3(1-x)^{-\frac{1}{3}}+C$；(7) $\frac{\sqrt{2}}{2}\arctan\frac{x}{\sqrt{2}}+C$；(8) $\frac{1}{4}\ln\left|\frac{2+x}{2-x}\right|+C$；(9) $\frac{\sqrt{2}}{2}\arcsin\sqrt{\frac{2}{3}}x+C$；

(10) $-\frac{1}{e^x}+C$; (11) $\frac{1}{2}e^{2x}+2x-\frac{1}{2}e^{-2x}+C$; (12) $-\sqrt{1-x^2}+C$; (13) $-\frac{2}{9}(1-x^3)^{\frac{3}{2}}+C$;

(14) $\frac{1}{4}\ln(3+2x^2)+C$; (15) $\frac{1}{4}\arctan\left(\frac{x^2}{2}\right)+C$; (16) $-2\sqrt{\frac{1}{x}-1}+C$; (17) $-\frac{1}{2}e^{-x^2}+C$;

(18) $\arctan e^x+C$; (19) $\frac{1}{2}\ln^2(\ln x)+C$; (20) $2\sqrt{\sin x-\cos x}+C$; (21) $\tan\frac{x}{2}+C$;

(22) $-\tan\left(\frac{\pi}{4}-\frac{x}{2}\right)+C$; (23) $-\frac{1}{4}\cos^4 x+C$; (24) $-\frac{1}{14}\cos 6x-\frac{1}{4}\cos 2x+C$; (25) $\ln\left|x+\sqrt{x^2-a^2}\right|+C$;

(26) $\ln\left|x+1+\sqrt{x^2+2x-3}\right|+C$; (27) $\frac{2}{3}(1-\sqrt{x})^3-3(1-\sqrt{x})^2+6(1-\sqrt{x})-2\ln\left|1-\sqrt{x}\right|+C$;

(28) $2x^{\frac{1}{2}}+3x^{\frac{1}{3}}+6x^{\frac{1}{6}}+6\ln\left|x^{\frac{1}{6}}-1\right|+C$.

6. (1) $-\frac{1}{x}(\ln^2 x+2\ln x+2)+C$; (2) $x\arctan x-\frac{1}{2}\ln(1+x^2)+C$; (3) $-xe^{-x}-e^{-x}+C$;

(4) $x\sin x+\cos x+C$; (5) $-\frac{1}{2}x^2\cos 2x+\frac{1}{2}x\sin 2x+\frac{1}{4}\cos 2x+C$; (6) $\frac{1}{2}x^2e^{x^2}-\frac{1}{2}e^{x^2}+C$;

(7) $\sin x-\frac{1}{3}\sin^3 x+C$; (8) $\frac{x^2}{2}\ln\frac{1+x}{1-x}+x-\frac{1}{2}\ln\frac{1+x}{1-x}=\frac{x^2-1}{2}\ln\frac{1+x}{1-x}+x+C$;

(9) $\frac{1}{4}x^2-\frac{1}{4}x\sin 2x-\frac{1}{8}\cos 2x+C$; (10) $-2\sqrt{x}\cos\sqrt{x}+2\sin\sqrt{x}+C$; (11) $\frac{x}{2}[\sin(\ln x)-\cos(\ln x)]+C$;

(12) $\frac{1}{2}e^x(\cos x+\sin x)+C$; (13) $\frac{1}{2}x-\frac{1}{4}\sin 2x+e^x(\sin x-\cos x)+\frac{1}{2}e^{2x}+C$;

(14) $x\tan x+\ln|\cos x|+C$.

7. $e^{-x}-4\cos 2x$. 8. (1) $\frac{\sin x}{x}dx$; (2) $\frac{\sin x}{x}+C$.

练习题 3-2

1. $\frac{10}{3}$. 2. 略.

3. (1) $\frac{45}{4}$; (2) 1; (3) 1; (4) $\frac{\pi}{6}$; (5) $\frac{3}{2}$; (6) $1-\frac{\pi}{4}$.

4. (1) $\frac{1}{2}+\frac{1}{4}\ln 3$; (2) 0; (3) $\frac{1}{6}$; (4) $\frac{\pi}{2}$; (5) $e-2$; (6) $3\ln 2$; (7) $1-e^{-\frac{1}{2}}$; (8) $2(2-\ln 3)$;

(9) $\frac{255}{2\,560}$; (10) $\pi-2+\frac{2}{3}$; (11) $\frac{\pi}{8}-\frac{1}{4}$; (12) $\frac{\pi}{2}$; (13) 0; (14) $\frac{2}{3}\left(\frac{\pi}{6}\right)^3$; (15) $\sqrt{2}-\frac{4}{3}$;

(16) 0.

5. (1) $\frac{1}{2}(e\sin 1-e\cos 1+1)$; (2) $1-\frac{2}{e}$; (3) $\frac{\pi}{8}$; (4) $\frac{1}{5}(e^{\pi}-2)$.

练习题 3-3

1. (1) -1; (2) 2; (3) $\ln 2$; (4) π; (5) 发散; (6) 2; (7) $\frac{\pi}{2}$; (8) $\frac{1}{2}$.

2. 63.21%. 3. >1. 4. A. 5. $k=-2$.

练习题 3-4

1. (1) 2; (2) $\frac{9}{2}$; (3) $2\pi+\frac{4}{3}$; (4) $\frac{1}{6}$; (5) 1; (6) $\frac{3}{2}-\ln 2$; (7) $e+\frac{1}{e}-2$; (8) 2;

(9) $\frac{32}{3}$； (10) $\frac{32}{3}$.

2. $\frac{9}{4}$. 3. 72π. 4. 1. 5. $10(1-e^{-1})$.

复习题三

1. (1) $\frac{1}{4}x^4+x+C$； (2) $\frac{3}{4}x^{\frac{4}{3}}+C$； (3) e^x-2x+C； (4) $-3\cos x+C$； (5) $\frac{2}{5}x^{\frac{5}{2}}+C$； (6) $\frac{2}{5}x^{\frac{5}{2}}+x+C$；
   (7) $-\cot x-x+C$； (8) $x-\cos x+\sin x+C$； (9) $2\sqrt{x}+C$； (10) $4x-6\sqrt{x}-5\ln|x|+C$；
   (11) $\frac{1}{3}x^3+\frac{3}{2}x^2+9x+C$； (12) $\arcsin x+C$； (13) $\sin x-\cos x+C$； (14) $\tan x-\cot x+C$.

2. (1) $\frac{1}{4}\sin^4x+C$； (2) $-\frac{2}{5}\cos^5x+C$； (3) $\frac{3}{2(1-2x)}+C$； (4) $\frac{2}{3}(\ln x)^{\frac{3}{2}}+C$； (5) $\frac{1}{4}\ln^2\left(\frac{1+x}{1-x}\right)+C$；
   (6) $\ln|x^2-3x+8|+C$； (7) $\frac{2}{3}(x^2+1)^{\frac{3}{2}}+C$； (8) $-\frac{1}{18}(3-2x)^9+C$； (9) $\frac{1}{3}\arctan(3x)+C$；
   (10) $\frac{1}{3}\arcsin\frac{3x}{2}+C$； (11) $-\ln\sqrt{e^{-2x}+1}+e^{-x}+C$； (12) $\ln\left|\sqrt{\sec^2x+1}+\sec x\right|+C$；
   (13) $\frac{3x}{8}-\frac{\sin2x}{4}+\frac{\sin4x}{32}+C$； (14) $-\ln|\sin x\cos x|+C$； (15) $\frac{1}{2}\arcsin\frac{x^2}{2}+C$； (16) $-\cot x-\frac{1}{3}\cot^3x+C$；
   (17) $\frac{x}{\sqrt{1-x^2}}+C$； (18) $\ln|x+\sqrt{x^2-3}|+C$； (19) $-\frac{\sqrt{1-x^2}}{x}+C$； (20) $-\frac{\sqrt{x^2+3}}{3x}+C$；
   (21) $\sqrt{x^2-4}-2\arctan\frac{\sqrt{x^2-4}}{2}+C$； (22) $\frac{x}{\sqrt{1+x^2}}+C$.

3. (1) $-e^{-x}(x+1)+C$； (2) $-\frac{x\cos2x}{2}+\frac{\sin2x}{4}+C$； (3) $\frac{x^3}{6}+\frac{x^2\sin2x}{4}+\frac{x\cos2x}{4}-\frac{\sin2x}{8}+C$；
   (4) $x\ln(x^2+1)-2x+2\arctan x+C$； (5) $x(\arcsin x)^2+2\sqrt{1-x^2}\arcsin x-2x+C$；
   (6) $\frac{x}{2}[\cos(\ln x)+\sin(\ln x)]+C$； (7) $-\frac{1}{x}[(\ln x)^3+3(\ln x)^2+6\ln x+6]+C$；
   (8) $\tan x\cdot\ln\cos x+\tan x-x+C$； (9) $\frac{1}{2}\left[x\sqrt{3^2-x^2}+9\arcsin\frac{x}{3}\right]+C$； (10) $-x^2\cos x+2x\sin x+2\cos x+C$；
   (11) $x\ln^2x-2x\ln x+2x+C$； (12) $\frac{e^{ax}(a\sin bx-b\cos bx)}{a^2+b^2}+C$.

4. (1) $6\ln|x-3|-5\ln|x-2|+C$； (2) $\frac{1}{2}\ln(x^2+4x+5)-\arctan(x+2)+C$；
   (3) $\frac{x^3}{3}-\frac{3x^2}{2}+9x-27\ln|x+3|+C$； (4) $\ln\left|\frac{x}{\sqrt{x^2+1}}\right|+C$； (5) $-2\cos\sqrt{x}+C$； (6) $-e^{\frac{1}{x}}+C$；
   (7) $\frac{1}{4}(\arcsin x)^4+C$； (8) $\frac{1}{2}(\arctan x)^2+C$； (9) $\frac{2\sqrt{25+3x}}{3}+C$；
   (10) $\frac{2}{9}\left[\frac{\sqrt{(25+3x)^3}}{3}-25\sqrt{25+3x}\right]+C$； (11) $\frac{1}{3}\left[x^3\arctan x-\frac{1}{2}x^2+\frac{1}{2}\ln(1+x^2)\right]+C$；
   (12) $\frac{1}{3}x^3\ln x-\frac{1}{9}x^3+C$； (13) $x^2e^x-2xe^x+2e^x+C$； (14) $2e^{\sqrt{x}}(\sqrt{x}-1)+C$.

5. (1) $\frac{45}{4}$； (2) 2； (3) $\frac{\pi}{2}$； (4) $\frac{\pi}{3}$； (5) $\cos1-\frac{1}{2}$.

6. (1) $\frac{1}{a+1}-\frac{1}{b+1}$； (2) $\frac{1}{6}$； (3) $\frac{\pi a^4}{16}$； (4) $2-\frac{\pi}{2}$； (5) $\frac{1}{2}\ln3$； (6) -1； (7) $-\frac{2}{3}$； (8) $2(\sqrt{2}-1)$.

7. (1) $\frac{1}{2}(e\cos1+e\sin1-1)$； (2) 1； (3) $\frac{\pi}{4}-\frac{1}{2}$； (4) $\frac{2e^{\pi}+1}{5}$； (5) 4π； (6) $2-\frac{2}{e}$.

8. 略. 9. 略. 10. 5. 11. $\dfrac{kb^4}{12}$.

12. (1) $\dfrac{1}{2}$; (2) $\dfrac{1}{3}$; (3) 发散; (4) 发散; (5) 发散; (6) arcsin2−arcsin1; (7) ln2; (8) $\dfrac{\pi}{2}$; (9) 1; (10) $\dfrac{1}{\lambda}$.

13. $\dfrac{32}{3}$. 14. $\dfrac{16}{3}$. 15. $b-a$. 16. $\dfrac{4}{3}\pi a^2b$. 17. $\dfrac{8}{3}\pi a^2b$. 18. $\dfrac{3}{10}\pi$. 19. π^2. 20. π.

21. $\dfrac{C}{V_2-V_1}\ln\left|\dfrac{V_2}{V_1}\right|$. 22. $\dfrac{\pi}{4}$.

23. (1) 在 $t=1$ 时,药物速率最大,最大值为 $f(1)=0.15\times1\times(1-3)^2=0.6$. (2) 1.012 5.

24. $60\,000(1-6\mathrm{e}^{-5})$. 25. (1) 55; (2) 105. 26. $\tan\dfrac{1}{2}+\dfrac{1}{2}-\dfrac{1}{2}\mathrm{e}^{-4}$. 27. 略. 28. 略.

29. $\arcsin\dfrac{1}{3}$. 30. 0.

第四章 | 多元函数微积分

练习题 4-1

1. 第一卦限 $x>0,y>0,z>0$;第二卦限 $x<0,y>0,z>0$;
   第三卦限 $x<0,y<0,z>0$;第四卦限 $x>0,y<0,z>0$;
   第五卦限 $x>0,y>0,z<0$;第六卦限;$x<0,y>0,z<0$;
   第七卦限 $x<0,y<0,z<0$;第八卦限 $x>0,y<0,z<0$.
2. 到 xOy 面:1;到 yOz 面:5;到 zOx 面:2;到 x 轴:$\sqrt{5}$;到 y 轴:$\sqrt{26}$;到 z 轴:$\sqrt{29}$.
3. $\left(0,0,\dfrac{8}{3}\right)$.
4.

方程	平面解析几何中	空间解析几何中
$x=0$	y 轴	yOz 面
$y=2$	平行于 x 轴的直线	平行于 xOz 面的平面
$x+y=1$	斜率为 −1 的直线	平行于 z 轴的平面
$x^2+y^2=2$	圆心在原点,半径为$\sqrt{2}$的圆	母线平行于 z 轴的圆柱面

5. 球心为(1,−2,−1),球半径为 $\sqrt{6}$ 的球面.

练习题 4-2

1. (1)、(2)、(3)都是不同的函数,只有(4)是相同的函数.
2. $\dfrac{x^2(1-y)}{1+y}$. 3. $S=(x+\sqrt{y^2-z^2})z$. 4. $2,\dfrac{x^2+y^2}{xy}$. 5. $D=\{(x,y,z)\mid z^2\leqslant x^2+y^2,z>0\}$.

练习题 4-3

1. 不能. 2. 不存在. 3. 略. 4. 是. 5. $D=\{(x,y)\mid y=x^2\}$.

练习题 4-4

1. $f_x(x,y)=\begin{cases}\dfrac{2y^2(y^2-x^2)}{(x^2+y^2)^2}, & x^2+y^2\neq 0,\\ 0, & x^2+y^2=0,\end{cases}$ $f_y(x,y)=\begin{cases}\dfrac{4x^3y}{(x^2+y^2)^2}, & x^2+y^2\neq 0,\\ 0, & x^2+y^2=0.\end{cases}$

2. $\dfrac{\sqrt{5}}{5},\dfrac{2\sqrt{5}}{5}$. 3. $C'_x(x,12)=144e^{12(x-10)}, C'_t(5,t)=e^{-5t}(1-5t)$. 4. 1, -1. 5. $0.32\pi(m^3)$.

练习题 4-5

1. 不同. 2. 有. 3. 可以.

4. 如果要求导数的函数是多元函数,则用∂;如果函数是一元函数,则用 d. 5. 可以.

练习题 4-6

1. 可能是.

2. 可以用$f(x,y)$对 x 的偏导数$f'_x(x,y_0)$通过驻点(x_0,y_0)时的符号变化来判定该驻点是否为极值点,也可以用$f(x,y)$对 y 的偏导数$f'_y(x_0,y)$通过驻点(x_0,y_0)时的符号来判定该实验点是否为极值点.

3. 略. 4. 点$\left(\dfrac{7}{5},\dfrac{9}{5}\right)$与点$(1,2)$距离最小,最小距离为$\dfrac{\sqrt{5}}{5}$. 5. 略.

练习题 4-7

1. 以 D 为底、$f(x,y)$为顶的曲顶柱体体积的相反数. 2. 略. 3. 成立.

4. $\left|\iint\limits_D f(x,y)\,d\sigma\right|\leqslant\iint\limits_D|f(x,y)|\,d\sigma$. 5. 略.

复习题四

1. A 在 xOy 面,B 在 x 轴,C 在 y 轴,D 在 yOz 面,E 在 z 轴,F 在 zOx 面.

2. $f(\sqrt{xy},x+y)=xy+(x+y)^2$.

3. (1) $D=\{(x,y)|y^2\geqslant 4(x-2)\}$; (2) $D=\{(x,y)|4\leqslant x^2+y^2\leqslant 9\}$;
(3) $D=\{(x,y)|x\geqslant 0,y\geqslant 0,x^2\geqslant y\}$; (4) $D=\{(x,y)|0<x^2+y^2\leqslant R^2\}$.
画图略.

4. (1) $\dfrac{1}{3}$; (2) 6; (3) 2; (4) 25.

5. (1) $x=-y$; (2) $x^2+y^2=1$; (3) $x=\pm y$; (4) $x=k_1\pi, y=k_2\pi$ (k_1,k_2 为任意整数).

6. (1) $\dfrac{\partial z}{\partial x}=y+\dfrac{1}{y},\dfrac{\partial z}{\partial y}=x-\dfrac{x}{y^2}$.

(2) $\dfrac{\partial z}{\partial x}=\dfrac{1+2x}{y^2}e^{2x+y},\dfrac{\partial z}{\partial y}=\dfrac{x}{y^2}e^{2x+y}\left(1-\dfrac{2}{y}\right)$.

(3) $\dfrac{\partial z}{\partial x}=\dfrac{y}{2\sqrt{x-y^2x^2}},\dfrac{\partial z}{\partial y}=\dfrac{\sqrt{x}}{\sqrt{1-y^2x}}$.

(4) $\dfrac{\partial z}{\partial x}=\dfrac{1}{\ln(x+\ln y)(x+\ln y)},\dfrac{\partial z}{\partial y}=\dfrac{1}{y\ln(x+\ln y)(x+\ln y)}$.

(5) $\dfrac{\partial z}{\partial x}=\dfrac{1}{y}\cos\dfrac{x}{y}\cos\dfrac{y}{x}+\dfrac{y}{x^2}\sin\dfrac{x}{y}\sin\dfrac{y}{x},\dfrac{\partial z}{\partial y}=-\dfrac{x}{y^2}\cos\dfrac{x}{y}\cos\dfrac{y}{x}-\dfrac{1}{x}\sin\dfrac{x}{y}\sin\dfrac{y}{x}$.

(6) $\dfrac{\partial z}{\partial x}=y^2(1+xy)^{y-1},\dfrac{\partial z}{\partial y}=(1+xy)^y\left[\ln(1+xy)+\dfrac{xy}{1+xy}\right]$.

7. (1) $f'_x(3,4)=\dfrac{2}{5}, f'_y(3,4)=\dfrac{1}{5}$; (2) $f'_x\left(0,\dfrac{\pi}{4}\right)=-1$, $f'_y\left(0,\dfrac{\pi}{4}\right)=0$.

8. 证明略.

9. (1) $\dfrac{\partial^2 z}{\partial x^2}=2y, \dfrac{\partial^2 z}{\partial x\partial y}=\dfrac{\partial^2 z}{\partial y\partial x}=2x-6y^2+1, \dfrac{\partial^2 z}{\partial y^2}=-12xy$.

(2) $\dfrac{\partial^2 z}{\partial x^2}=-2a^2\cos(2ax+2by), \dfrac{\partial^2 z}{\partial y^2}=-2b^2\cos(2ax+2by), \dfrac{\partial^2 z}{\partial x\partial y}=\dfrac{\partial^2 z}{\partial y\partial x}=-2ab\cos 2(ax+by)$.

(3) $\dfrac{\partial^2 z}{\partial x^2}=-\dfrac{1}{(x+y^2)^2}, \dfrac{\partial^2 z}{\partial y^2}=\dfrac{2(x-y^2)}{(x+y^2)^2}, \dfrac{\partial^2 z}{\partial x\partial y}=\dfrac{\partial^2 z}{\partial y\partial x}=-\dfrac{2y}{(x+y^2)^2}$.

(4) $\dfrac{\partial^2 z}{\partial x^2}=\dfrac{2xy}{(x^2+y^2)^2}, \dfrac{\partial^2 z}{\partial y^2}=-\dfrac{2xy}{(x^2+y^2)^2}, \dfrac{\partial^2 z}{\partial x\partial y}=\dfrac{\partial^2 z}{\partial y\partial x}=\dfrac{y^2-x^2}{(x^2+y^2)^2}$.

10. (1) $dz=\dfrac{1}{x^2}e^{\frac{y}{x}}(xdx-ydx)$; (2) $dz=\dfrac{|y|dx}{y\sqrt{y^2-x^2}}-\dfrac{xdy}{|y|\sqrt{y^2-x^2}}$;

(3) $dz=y^2x^{y-1}dx+x^y(1+y\ln x)dy$; (4) $dz=\dfrac{2}{(x-y)^2}(-ydx+xdy)$.

11. $dz=0.08$. 12. $\Delta V\approx -0.0577(L)$, $dV=-0.06(L)$.

13. (1) $\dfrac{dz}{dt}=-e^{-t}-e^{t}$; (2) $\dfrac{dz}{dt}=\dfrac{2\tan t}{t\cos^2 t}-\dfrac{1}{t^2\cos^2 t}$; (3) $\dfrac{dz}{dx}=-\dfrac{e^x(1+x)}{1+x^2e^{2x}}$;

(4) $\dfrac{\partial z}{\partial u}=\dfrac{2u}{v^2}\ln(3u-2v)+\dfrac{3u^2}{v^2(3u-2v)}$; $\dfrac{\partial z}{\partial v}=-\dfrac{2u}{v^2}\ln(3u-2v)-\dfrac{2u^2}{v^2(3u-2v)}$.

14. (1) $\dfrac{\partial z}{\partial x}=2xf'_u+ye^{xy}f'_v$; $\dfrac{\partial z}{\partial y}=-2yf'_u+xe^{xy}f'_v$.

(2) $\dfrac{\partial w}{\partial x}=\dfrac{1}{y}f'_u$; $\dfrac{\partial w}{\partial y}=-\dfrac{x}{y^2}f'_u+\dfrac{1}{z}f'_v$; $\dfrac{\partial w}{\partial z}=-\dfrac{y}{z^2}f'_v$.

15. 证明略. 16. 证明略.

17. (1) $\dfrac{\partial z}{\partial x}=\dfrac{yz}{e^z-xy}$; $\dfrac{\partial z}{\partial y}=\dfrac{xz}{e^z-xy}$. (2) $\dfrac{\partial z}{\partial x}=\dfrac{3yz-x}{z-3xy}$; $\dfrac{\partial z}{\partial y}=\dfrac{3xz-y}{z-3xy}$.

(3) $\dfrac{\partial z}{\partial x}=\dfrac{z^2}{2y-3xz}$; $\dfrac{\partial z}{\partial y}=\dfrac{z}{3xz-2y}$. (4) $\dfrac{\partial z}{\partial x}=\dfrac{z}{x+z}$; $\dfrac{\partial z}{\partial y}=\dfrac{z^2}{y(x+z)}$.

18. (1) 在点$(2,-2)$处,极大值$f(2,-2)=8$;

(2) 在点$\left(\dfrac{1}{2},-1\right)$处,极小值 $f\left(\dfrac{1}{2},-1\right)=-\dfrac{1}{2}e$;

(3) 在点$\left(\dfrac{a}{3},\dfrac{a}{3}\right)$处,极大值 $f\left(\dfrac{a}{3},\dfrac{a}{3}\right)=\dfrac{1}{27}a^3$.

19. 长、宽、高都等于$\dfrac{2\sqrt{3}}{3}R$,最大体积为$V=\dfrac{8R^3}{3\sqrt{3}}$(提示:设长方体的长、宽、高分别为 x,y,z,则拉格朗日函数为 $F(x,y,\lambda)=xyz+\lambda(x^2+y^2+z^2-4R^2)$,由 $F_x'=0, F_y'=0, F_z'=0, x^2+y^2+z^2=4R^2$,联立解得 $x=y=z=-2\lambda$, $\lambda=-\dfrac{\sqrt{3}}{3}R$.

20. $\left(\dfrac{21}{13},2,\dfrac{63}{26}\right)$. 提示:作拉格朗日函数.

$F(x,y,z,\lambda)=(x-1)^2+(y-1)^2+(z-1)^2+(x-2)^2+(y-3)^2+(z-4)^2+\lambda(3x-2z)$.

21. 当长、宽、高都等于 $\sqrt[3]{2}$ 时,水箱用料最省,最少用料为 $6\sqrt[3]{2^2}$ 平方米.

22. 三种药材度量误差均为$\dfrac{k}{3}$时,其平方和最小.

23. $x=6\left(\frac{P_2}{2P_1}\right)^{\frac{2}{3}}, y=6\left(\frac{2P_1}{P_2}\right)^{\frac{1}{3}}$是$f(x,y)$的唯一驻点，所求问题的最小值为$\frac{18}{\sqrt[3]{4}}P_1^{\frac{1}{3}}P_2^{\frac{2}{3}}$.

24. $y=0.234\,8x+4.897$.　25. $ab\pi\leqslant\iint\limits_D \mathrm{e}^{(x^2+y^2)}\mathrm{d}\sigma\leqslant ab\pi\mathrm{e}^{a^2}$.

26. (1) $I=\int_0^8\mathrm{d}x\int_{\frac{x^2}{8}}^{\sqrt{8x}}f(x,y)\mathrm{d}y=\int_0^8\mathrm{d}y\int_{\frac{y^2}{8}}^{\sqrt{8y}}f(x,y)\mathrm{d}x$;

(2) $I=\int_3^5\mathrm{d}x\int_{\frac{x+1}{2}}^{\frac{x+7}{2}}f(x,y)\mathrm{d}y$

$=\int_2^3\mathrm{d}y\int_3^{2y-1}f(x,y)\mathrm{d}x+\int_3^5\mathrm{d}y\int_3^5 f(x,y)\mathrm{d}x+\int_5^6\mathrm{d}y\int_{2y-7}^5 f(x,y)\mathrm{d}x$;

(3) $I=\int_0^{\frac{\sqrt{2}}{2}}\mathrm{d}x\int_x^{\sqrt{1-x^2}}f(x,y)\mathrm{d}y=\int_0^{\frac{\sqrt{2}}{2}}\mathrm{d}y\int_0^y f(x,y)\mathrm{d}x+\int_{\frac{\sqrt{2}}{2}}^1\mathrm{d}y\int_0^{\sqrt{1-y^2}}f(x,y)\mathrm{d}x$;

(4) $I=\int_{-1}^0\mathrm{d}x\int_{-x-1}^{x+1}f(x,y)\mathrm{d}y+\int_0^1\mathrm{d}x\int_{x-1}^{1-x}f(x,y)\mathrm{d}y$

$=\int_{-1}^0\mathrm{d}y\int_{-y-1}^{y+1}f(x,y)\mathrm{d}x+\int_0^1\mathrm{d}y\int_{y-1}^{1-y}f(x,y)\mathrm{d}x$.

27. (1) $\int_0^{\frac{a}{2}}\mathrm{d}y\int_{\sqrt{a^2-2ay}}^{\sqrt{a^2-y^2}}f(x,y)\mathrm{d}x+\int_{\frac{a}{2}}^a\mathrm{d}y\int_0^{\sqrt{a^2-y^2}}f(x,y)\mathrm{d}x$;　(2) $\int_0^1\mathrm{d}y\int_{\sqrt{y}}^{3-2y}f(x,y)\mathrm{d}x$;

(3) $\int_0^1\mathrm{d}y\int_{-y}^y f(x,y)\mathrm{d}x+\int_1^2\mathrm{d}y\int_{-\sqrt{2-y}}^{\sqrt{2-y}}f(x,y)\mathrm{d}x$.

28. (1) $\frac{4}{\pi^3}(\pi+2)$;　(2) $\mathrm{e}^{-\frac{1}{2}}$;　(3) $-\frac{7}{48}$;　(4) 0.

29. 证明略. 提示:利用对称性.　30. $\frac{16}{3}R^3$.

第五章 | 微分方程基础

练习题 5-1

1. (1) 否; (2) 是.　2. (1) 函数; (2) 导数或微分; (3) 任意常数.　3. 证明略.　4. 证明略.
5. 证明略.

练习题 5-2

1. (1) 是; (2) 否.　2. (1) $y=C\mathrm{e}^{-\int P(x)\mathrm{d}x}$; (2) $y=C\mathrm{e}^{-\int P(x)\mathrm{d}x}+\mathrm{e}^{-\int P(x)\mathrm{d}x}\int Q(x)\mathrm{e}^{\int P(x)\mathrm{d}x}\mathrm{d}x$.

3. $y=x$.　4. $y=C\mathrm{e}^{\frac{1}{2}x^2+x}$.　5. $y=x^2+Cx$.

练习题 5-3

1. $y=\frac{1}{168}x^8+\frac{2}{105}x^7+\frac{1}{24}x^4+\frac{1}{6}x^3+\frac{1}{2}c_1x^2+c_2x+c_3$.

2. $y=\sin\left(x+n\frac{\pi}{2}\right)+\frac{C_1}{(n-1)!}x^{n-1}+\frac{C_2}{(n-2)!}x^{n-2}+\cdots+\frac{C_{n-1}}{1!}x+C_n$.

3. $y=\int x[\mathrm{e}^x+C_1]\mathrm{d}x=x\mathrm{e}^x-\mathrm{e}^x+\frac{1}{2}C_1x^2+C_2$.

4. $y=x^3+3x+1$.　5. $C_1y-1=\frac{C_1^{\ 2}}{4}(x+C_2)^2$.

练习题 5-4

1. xe^x. 2. y_1 和 y_2 线性相关；$y_3=e^x\cos 2x$. 3. $y=e^x(C_1\cos 2x+C_2\sin 2x)$.
4. $y=(C_1+C_2x)e^{2x}$. 5. $y=2e^{-x}+e^{2x}$.

练习题 5-5

1. 20 天后 ^{131}I 还剩原来的约 18%.
2. (1) $C(t)=C_0e^{-kt}$.

(2)(a) 当 $k_1\neq k_2$ 时，求特解得 $C(t)=\dfrac{k_1D_f}{k_1-k_2}\left(e^{-k_2t}-e^{-k_1t}\right)$；

(b) 当 $k_1=k_2=k$ 时，求特解得：$C(t)=kD_fte^{-kt}$.

3. (1) $8x_0$；(2) 1 250.

复习题五

1. (1) 线性、常系数、二阶微分方程；(2) 不是微分方程；(3) 非线性、一阶微分方程；
(4) 非线性、一阶微分方程；(5) 线性、一阶微分方程；(6) 非线性、二阶微分方程；
(7) 线性、一阶微分方程；(8) 非线性、二阶微分方程；(9) 非线性、二阶微分方程；
(10) 线性、常系数、二阶微分方程；(11) 非线性、三阶微分方程；
(12) 线性、常系数、二阶微分方程.

2. (1) $y=Ce^{-2x^2}$ 是微分方程 $y'+4xy=0$ 的通解. (2) $y=-5e^{-2x^2}$ 是微分方程 $y'+4xy=0$ 的特解.

(3) $y=\dfrac{(C-x^2)}{2x}$ 是微分方程 $(x+y)dx+xdy=0$ 的通解.

(4) $y=C_1\cos\omega x+C_2\sin\omega x$ 是微分方程 $\dfrac{d^2y}{dx^2}+\omega^2y=0$ 的通解.

(5) $y=C_1e^{-x}+C_2e^{\frac{x}{2}}$ 是微分方程 $2y''+y'=y$ 的通解.

(6) $y=e^x$ 不是微分方程 $\dfrac{d^4y}{dx^4}-2\dfrac{d^3y}{dx^3}-3\dfrac{d^2y}{dx^2}+\dfrac{dy}{dx}=0$ 的解.

3. (1) $y=e^{Cx}$；(2) $y^2=2\ln(1+e^x)+C$；(3) $\dfrac{y}{y+1}=C(x-1)^{-a}$；(4) $10^x+10^{-y}=C$；(5) $\ln|\ln y|=\sin x-1$；

(6) $\cos y=\dfrac{\sqrt{2}}{2}\cos x$；(7) $3y^2+2y^3=3x^2+2x^3+5$；(8) $x(4-e^{-y})=-8$；(9) $\cos 2y=2x-2e^x+2e-\dfrac{2}{3}$.

4. (1) $y=\dfrac{x^2}{3}+\dfrac{3}{2}x+2+\dfrac{C}{x}$；(2) $y=x-1+Ce^{-x}$；(3) $x=\dfrac{1}{24}(t+2)^3-\dfrac{1}{3}$；(4) $x(e^y-4)=8$；

(5) $y=\dfrac{1}{x}(e^x+2e)$；(6) $y=\dfrac{1}{x}(\pi-1-\cos x)$；(7) $yx\left[C-\dfrac{1}{2}(\ln x)^2\right]=1$；

(8) $y=x^4\left(\dfrac{1}{2}\ln x+C\right)^2$；(9) $y=\left(x^2+\pi-\dfrac{\pi^2}{4}\right)\sin x$；

(10) $y=x+\dfrac{1}{z}=x+\dfrac{1}{Ce^{\frac{x^2}{2}}-x^2-2}$.

5. (1) $y=\dfrac{x^3}{6}-\sin x+C_1x+C_2$；(2) $y=x\arctan x-\dfrac{1}{2}\ln(1+x^2)+C_1x+C_2$；(3) $y=-\ln\cos(x+C_1)+C_2$；

(4) $y=C_1\ln x+C_2$；(5) $y=x$；(6) $y=x^3+3x+1$；(7) $C_1y-1=\dfrac{C_1^{\ 2}}{4}(x+C_2)^2$；

(8) $y=\arcsin(C_2e^x)+C_1\ (C_1=-C)$.

6. (1) $y=(C_1+C_2x)e^{\frac{5}{2}x}$；(2) $y=e^{-\frac{x}{2}}\left(C_1\cos\dfrac{\sqrt{5}}{2}x+C_2\sin\dfrac{\sqrt{5}}{2}x\right)$；(3) $y=C_1e^{2x}+C_2e^{-x}$；

(4) $y=(1+3x)e^{-2x}$; (5) $y=\frac{1}{2}e^{2x}$; (6) $y=e^{4(1-x)}$; (7) $y=e^{2x}$; (8) $x=\frac{1}{2}e^{-t}\sin 2t$;

(9) $y=\left(1+\frac{1}{2}x\right)e^{-\frac{1}{2}x}$.

7. $y=2x$. 8. 400. 9. $s=-2t^2+2t$. 10. $Q=Q_0e^{-kt}$. 11. $P=P_1+(P_0-P_1)e^{-kt}$.

12. $T=20+80e^{-\frac{\ln 2}{20}t}$,60 小时. 13. $R=R_0e^{-0.000\,433t}$(时间以年为单位).

14. $K=\frac{k_1}{k_2}-\frac{k_1}{k_2}e^{-k_2t}=\frac{k_1}{k_2}(1-e^{-k_2t})$.

第六章 | 概率论基础

练习题 6-1

1. 题中的六个关系均不正确.
2. A 和 B 是相互对立的.
3. AC 和 BC 仅仅互不相容而非相互对立.
4. 从极限的严格定义来讲, $\lim\limits_{n\to\infty}f_n(A)=P(A)$ 并不成立.

练习题 6-2

1. 论断(1)、(2)、(3)、(4)均不正确. 2. (1) $AB=\Phi$, ($B\neq\Phi$); (2) $A\subset B$; (3) $B\subset A$.
3. 人事经理的话没有道理. 4. 证明略.

练习题 6-3

1. 不唯一. 举例略. 2. 不一定是相等的随机变量. 3. 不一定是连续函数.
4. 是这一区间上的概率密度函数.

练习题 6-4

1. $E(Y)=a\mu+b$;$D(Y)=(a\sigma)^2$. 2. $\frac{3}{2},\frac{109}{12}$. 3. 期望和方差均不存在. 4. $\frac{1}{2}$.

复习题六

1. (1) {(轻,有), (轻,无), (中,有), (中,无), (重,有), (重,无)};
   (2) A={(重,有), (重,无)},B={(轻,无), (中,无), (重,无)};
   (3) $A+\overline{B}$={(重,有), (重,无), (轻,有), (中,有), (重,有)}.
2. 全部基本事件为:$ABC,AB\overline{C},A\overline{B}C,\overline{A}BC,\overline{A}\,\overline{B}C,A\overline{B}\,\overline{C},\overline{A}B\overline{C},\overline{A}\,\overline{B}\,\overline{C}$;
   (1) $A\overline{B}\,\overline{C}$ 或 $A-B-C$ 或 $A-(B+C)$; (2) $\overline{A}\,\overline{B}C+A\overline{B}\,\overline{C}+\overline{A}B\overline{C}$; (3) $\overline{A}\,\overline{B}\,\overline{C}$;
   (4) $ABC+AB\overline{C}+A\overline{B}C+\overline{A}BC+\overline{A}\,\overline{B}C+A\overline{B}\,\overline{C}+\overline{A}B\overline{C}$ 或 $A+B+C$;
   (5) $AB\overline{C}$ 或 $AB-C$ 或 $AB-ABC$.
3. (1) 0.9; (2) 0.018 144; (3) 0.003 906; (4) 0.000 000 45.
4. 0.324 1. 5. (1) 0.083 3; (2) $\frac{2}{9}$.
6. 有误,总人数=1 055. 7. 0.902. 8. (1) 0.65; (2) 0.231; (3) 0.079 6. 9. 0.138. 10. 0.94.
11. $\frac{3}{7}$. 12. 0.8. 13. 0.5. 14. 0.922 4. 15. (1) 0.69; (2) Ⅳ. 16. 0.782.
17. (1) 0.6; (2) 0.92. 18. 0.559. 19. (1) 0.785; (2) 0.372 1. 20. 0.220 0. 21. 0.922 24.
22. 0.896. 23. (1) 0.3; (2) 0.1.

24.

X	0	1	2	3	4
P	0.001 6	0.025 6	0.153 6	0.409 6	0.409 6

能治愈 3 人或 4 人的概率最大.

25. 0.033 3.　26. 0.393 5.

27.（1）

ξ	1	2	3	4
P	0.400	0.360	0.192	0.048

（2）约 10 只.

28. $A=\dfrac{81}{40}, F(x)=\begin{cases}0, & x<1,\\ 0.675, & 1\leqslant x<2,\\ 0.9, & 2\leqslant x<3,\\ 0.975, & 3\leqslant x<4,\\ 1, & 4\leqslant x.\end{cases}$

29.（1）2；（2）$F(x)=\begin{cases}0, & x<0,\\ x^2 & 0\leqslant x<1,\\ 1, & 1\leqslant x;\end{cases}$（3）0.4.

30.（1）$F(x)=\begin{cases}0, & 0<x,\\ x^2/2, & 0\leqslant x<1,\\ 2x-\dfrac{x^2}{2}-1, & 1\leqslant x<2,\\ 1, & 2\leqslant x;\end{cases}$（2）0.125, 0.245, 0.66.

31. $A=\dfrac{1}{2}, B=\dfrac{1}{\pi}, f(x)=\dfrac{1}{\pi(1+x^2)}$.

32.（1）0.44；（2）$\dfrac{17}{44}$.　33. 有关人员往返路程最短.

34.（1）e^{-1}；（2）e^{-2}；（3）e^{-1}.　35.（1）0.211 9；（2）0.743 5.

36.（1）0.115 1；（2）0.211 9；（3）0.673；（4）1 151.

37.（1）0.377 9；（2）0.432 5；（3）0.841 3.

38. 2 096 人, 10.48 人.　39. 452.9 分.

40.

Y	0	1	4	9
P_k	1/5	7/30	1/5	11/30

41. $P(Y=1)=\dfrac{1}{3}; P(Y=-1)=\dfrac{2}{3}$.

42.（1）$f_Y(y)=\dfrac{\mathrm{d}F_Y(y)}{\mathrm{d}y}=\dfrac{1}{y}f_X(\ln y)=\dfrac{1}{y}\dfrac{1}{\sqrt{2\pi}}e^{-\frac{\ln^2 y}{2}}, y>0$;

（2）$f_Y(y)=\dfrac{\mathrm{d}}{\mathrm{d}y}F_Y(y)=\dfrac{1}{4}\sqrt{\dfrac{2}{y-1}}\left[f_X\left(\sqrt{\dfrac{y-1}{2}}\right)+f_X\left(-\sqrt{\dfrac{y-1}{2}}\right)\right]=\dfrac{1}{2}\sqrt{\dfrac{2}{y-1}}\dfrac{1}{\sqrt{2\pi}}e^{-(y-1)/4}, y>1$;

（3）$f_Y(y)=\dfrac{\mathrm{d}}{\mathrm{d}y}F_Y(y)=f_X(y)+f_X(-y)=\dfrac{2}{\sqrt{2\pi}}e^{-y^2/2}, y>0$.

43.（1）$F_Y(y)=\begin{cases}0, & y\leqslant 1,\\ \ln y & 1<y<e,\\ 1, & y\geqslant e,\end{cases}$ $f_Y(y)=\begin{cases}\dfrac{1}{y}, & 1<y<e,\\ 0, & \text{其他}.\end{cases}$

（2）$F_Z(z)=\begin{cases}0, & z\leqslant 0,\\ 1-e^{-z/2}, & z>0,\end{cases}$ $f_Z(z)=\begin{cases}\dfrac{1}{2}e^{-z/2}, & z>0,\\ 0, & z\leqslant 0.\end{cases}$

44. 2.6，1.44，1.2.　45. $a=-1,b=0.3,D(\xi)=7$.　46. $a=0.3,b=0.2,c=0.1$.

47.（1）$A=\dfrac{2}{\pi}$；（2）$E(\xi)=0,D(\xi)=0.322\,467$.

48.（1）$M=\sqrt{e^2-1}\approx 2.527\,658$，$M$ 为 T 的分布范围的上限；（2）0.477 229；（3）0.804 719；（4）$E(T)=1.333\,589,D(T)=0.416\,084$；（5）0.521 114；（6）1.310 832.

49. 0.601 892.　50. 0.923 882 8.　51.（1）0.066 8；（2）0.189 1.

52.（1）6.5；（2）0.000 002 194；（3）4.613 85.

第七章 | 线性代数初步

练习题 7-1

1.（1）7；（2）$\dfrac{n(n-1)}{2}$.　2.（1）1；（2）40；（3）49.

3.（1）$(-1)^{\frac{n(n-1)}{2}}a_{1n}a_{2,n-1}\cdots a_{n1}$；（2）$(-1)^{\frac{n(n-1)}{2}}a_{1n}a_{2,n-1}\cdots a_{n1}$；（3）$(x+2a)(x-a)^2$.

4. 证明略.

练习题 7-2

1. $\begin{pmatrix}-8 & 8\\ 3 & 1\end{pmatrix}$.　2. $\begin{pmatrix}9 & -2 & -1\\ 9 & 9 & 11\end{pmatrix}$.　3. $\begin{cases}y_1=z_1+4z_2,\\ y_2=10z_1+2z_2.\end{cases}$　4. 2.　5. $\begin{pmatrix}6 & 3 & 4\\ 4 & 3 & 2\\ 9 & 4 & 6\end{pmatrix}$.

练习题 7-3

1.（1）$\begin{cases}x_1=-2c_2+c_2,\\ x_2=c_1,\\ x_3=0,\\ x_4=c_2;\end{cases}$　（2）$\begin{cases}x_1=2c_1+\dfrac{5}{3}c_2,\\ x_2=-2c_1-\dfrac{4}{3}c_2,\\ x_3=c_1,\\ x_4=c_2.\end{cases}$

2.（1）无解；（2）$\begin{cases}x_1=-2c_1-1,\\ x_2=c_1+2,\\ x_3=c_1;\end{cases}$　3. 当 $\lambda=1$ 时，该线性方程组有解，此时通解为 $\begin{cases}x_1=-C+1,\\ x_2=2C-1,\\ x_3=C.\end{cases}$

练习题 7-4

1. 特征值 $\lambda_1=-1$，对应特征向量 $k_1\boldsymbol{p}_1+k_2\boldsymbol{p}_2$，其中 $\boldsymbol{p}_1=\begin{pmatrix}-1\\ 1\\ 0\end{pmatrix}$，$\boldsymbol{p}_2=\begin{pmatrix}-1\\ 0\\ 1\end{pmatrix}$；

特征值 $\lambda_1=5$，对应特征向量 $k_3\boldsymbol{p}_3$，其中 $\boldsymbol{p}_3=\begin{pmatrix}1\\1\\1\end{pmatrix}$.

2. $\lambda=-1,a=-3,b=0$.　3. 证明略.　4. 证明略.

练习题 7-5

1. $k\boldsymbol{A}(k>1)$.　2. $(0.558\,4\ \ 0.319\,6\ \ 0.122\,0)^{\mathrm{T}}$.

复习题七

1. (1) -160;　(2) 726;　(3) $(a-b)^3$.

2. (1) $a^n+(-1)^{n+1}b^n$;　(2) $\left(a_1-\dfrac{1}{a_2}-\dfrac{1}{a_3}-\cdots-\dfrac{1}{a_n}\right)a_2a_3\cdots a_n$.

3. $D_n=\prod\limits_{1\leqslant j\leqslant i\leqslant n}(a_i-a_j)$.　4. (1) $a=1,b=2,c=-2$;　(2) $a=-3$ 或 $5,b=\pm3,c=3$.

5. (1) $\begin{pmatrix}-1&3&1&5\\8&2&8&2\\3&7&9&13\end{pmatrix}$;　(2) $\begin{pmatrix}3&1&1&-1\\-4&0&-4&0\\-1&-3&-3&5\end{pmatrix}$.

6. (1) $\begin{pmatrix}-5&6&7\\10&2&-6\\-2&17&10\end{pmatrix}$;　(2) $\boldsymbol{AB}=\begin{pmatrix}10&1\\7&3\end{pmatrix}$，$\boldsymbol{BA}=\begin{pmatrix}6&1&12\\1&1&-3\\2&0&6\end{pmatrix}$;

(3) $\boldsymbol{AB}=\begin{pmatrix}75\\80\\400\end{pmatrix}$，$\boldsymbol{BA}=\begin{pmatrix}75\\80\\400\end{pmatrix}$;　(4) 56.

7. $\begin{pmatrix}9\\2\\-1\end{pmatrix}$.

8. (1) 可逆，$\begin{pmatrix}\cos\alpha&\sin\alpha\\-\sin\alpha&\cos\alpha\end{pmatrix}$;　(2) 不可逆;

(3) 可逆，$\begin{pmatrix}1&0&0&0\\0&\frac{1}{2}&0&0\\0&0&\frac{1}{3}&0\\0&0&0&\frac{1}{4}\end{pmatrix}$;　(4) 可逆，$\begin{pmatrix}-\frac{1}{2}&0&\frac{1}{2}\\9&-3&-1\\-\frac{11}{2}&2&\frac{1}{2}\end{pmatrix}$.

9. 证明略.　10. $\begin{pmatrix}-1&2&-1\\\frac{1}{4}&-\frac{9}{4}&\frac{3}{2}\\\frac{1}{4}&\frac{3}{4}&-\frac{1}{2}\end{pmatrix}$.　11. (1) $R(\boldsymbol{A})=3$;　(2) $R(\boldsymbol{B})=2$.

12. $\lambda=0$ 或 $\lambda=2$ 或 $\lambda=3$.　13. $\begin{cases}x_1=c_1,\\x_2=c_1,\\x_3=c_2,\\x_4=c_2.\end{cases}$

14. (1) $\lambda \neq 0, \lambda \neq 1$ 时有唯一解； (2) $\lambda = 1$ 时有无穷多解； (3) $\lambda = 0$ 时无解.

15. (1) 特征值 $\lambda = 1$,对应特征向量 $\begin{pmatrix} 0 \\ 1 \\ 1 \end{pmatrix}$;特征值 $\lambda = 2$,对应特征向量 $\begin{pmatrix} 1 \\ 1 \\ 0 \end{pmatrix}$.

(2) 特征值 $\lambda = 4$,对应特征向量 $c\begin{pmatrix} -1 \\ -1 \\ 1 \end{pmatrix}$.

第八章 | MATLAB 软件及其应用入门

复习题八

1. >> A=[(略)]

(1) >>D=det(A)

(2) >> X=A′

(3) >> Y=inv(A)

(4) >> V=diag(A)

(5) >>A(2,4)=10

(6) >>A(2, :)=[ ]

2. 在 MATLAB 命令窗口中输入命令

>> x=sym('x');或>>syms x;

>> y=x^2*(2*x+9)+x*(x^2-12);

(1) >> simplify(y) 或>> simple(y)

(2) >> factor(y)

(3) >> subs(y,x,2) 或>> subs(y,2)

3. >>syms x y;

>> f=(1+x+2*x*y^2+y)^5

(1) >> f1=expand(f)

(2) >> f2=collect(f1,y)

(3) >> f3=subs(f2,y,x-1)

(4) >> f4=simplify(f3)

4. >> x=sym('x');或>>syms x;

(1) >> limit(1/sqrt(1+x^2)/acot(x),x,inf)

(2)>> limit((1-x)^(1/tan(x)),0)

(3) >> limit((x^7-2*x^6-x^2+12*x-20)/(3*x^2-12),x,2)

(4) >> limit((atan(x)-pi/2+1)^log(x), +inf)

(5) >> limit(sqrt(x^2+x)-sqrt(x^2-x),inf)

(6) >> limit((tan(x)-sin(x))/sin(x^3),0)

5. >> x=sym('x');或>>syms x;

(1) >> diff(sin(x)/exp(x))

(2) >> diff(5*x^4+3*x^2-5)

(3) >> diff(log((sqrt(1+x^2)-1)/(sqrt(1+x^2)+1)))

(4) >> diff((1+x^2)*atan(x))

(5) >> diff(x*exp(2*x))

（6）>> diff(x*acos(x)-sqrt(1-x^2))

6. >> x=sym('x');或>>syms x;

（1）>> int((cos(x)-sin(x))/exp(x),0,pi/2)

（2）>> int((x+5)/(x^3-3*x^2+4))

（3）>> int(1/(x^2+1)^2)

（4）>> int(cos(sqrt(x)-1),0,4)

（5）>> int(x/sin(x)^2,pi/4,pi/3)

（6）>>eval(int(1/sqrt(2*pi)*exp(-x^2/2),0,+inf))

7.（1）>> y=dsolve('Dy+x^2*y=0','x')

（2）>> y=dsolve('Dy+y/x=x^2*y^6','x')

（3）>> y=dsolve('D2y-7*Dy+6*y=sin(x)','x')

（4）>> y=dsolve('D2y-6*Dy+9*y=exp(3*x)','x')

（5）>> y=dsolve('x*Dy+y-exp(x)=0,y(a)=b','x')

（6）>> y=dsolve('D2y+3*Dy+2*y=3*x*exp(-x)','y(0)=0,Dy(0)=0','x')

8.（1）>> A=[1 1 1 -1;0 1 1 -2;0 0 1 -3;1 2 3 4]

>>D=det(A)

>>B=inv(A)

（2）>> A=[1 1 1 0;1 -1 -1 -2;1 1 1 2;-1 -1 1 0]

>>D=det(A)

>>B=inv(A)

（3）>> A=[-1 3 -1 2 0;1 7 2 5 2;0 -2 3 1 0;0 -4 -1 4 0;0 2 3 -1 0]

>> D=det(A)

>> B=inv(A)

9.（1）>>[m,v]=binostat(100,0.1);得

$E(X)=10, D(X)=9$

（2）>> sum(binopdf(5:15,100,0.1)) 或>>binocdf(15,100,0.1)-binocdf(4,100,0.1);得

$P(5\leqslant X\leqslant 15)=0.9364$

（3）>>x=binoinv(0.95,100,0.1)

得 x=15

10.（1）>> x=linspace(-2*pi,2*pi,100);

>> plot(x,exp(-x)+cos(x))

（2）>>ezplot('1/(1+x^2)')

附 录

附录 1 | 泊松分布 $P(\xi=k)=\dfrac{\lambda^k}{k!}e^{-\lambda}$ 的数值表

k	λ							
	0.1	0.2	0.3	0.4	0.5	0.6	0.7	0.8
0	0.904 837	0.818 781	0.740 818	0.670 320	0.606 531	0.548 812	0.496 585	0.449 329
1	0.090 484	0.163 746	0.222 245	0.268 128	0.303 265	0.329 287	0.347 610	0.359 463
2	0.004 524	0.016 375	0.033 337	0.053 626	0.075 816	0.098 786	0.121 663	0.143 785
3	0.000 151	0.001 092	0.003 334	0.007 150	0.012 636	0.019 757	0.028 388	0.038 343
4	0.000 004	0.000 055	0.000 250	0.000 715	0.001 580	0.002 964	0.004 968	0.007 669
5	—	0.000 002	0.000 015	0.000 057	0.000 158	0.000 356	0.000 696	0.001 227
6	—	—	0.000 001	0.000 004	0.000 013	0.000 036	0.000 081	0.000 164
7	—	—	—	—	0.000 001	0.000 003	0.000 008	0.000 019
8	—	—	—	—	—	—	0.000 001	0.000 002

k	λ							
	0.9	1.0	1.5	2.0	2.5	3.0	3.5	4.0
0	0.406 570	0.367 879	0.223 130	0.135 335	0.082 085	0.049 787	0.030 197	0.018 316
1	0.365 913	0.367 879	0.334 695	0.270 671	0.205 212	0.149 361	0.150 091	0.073 263
2	0.164 661	0.183 940	0.251 021	0.270 671	0.256 516	0.224 042	0.184 959	0.146 525
3	0.049 398	0.061 313	0.125 510	0.180 447	0.213 763	0.224 042	0.215 785	0.195 367
4	0.011 115	0.015 328	0.047 067	0.090 224	0.133 602	0.168 031	0.188 812	0.195 367
5	0.002 001	0.003 066	0.014 120	0.036 089	0.066 801	0.100 819	0.132 169	0.156 293
6	0.000 300	0.000 511	0.003 530	0.012 030	0.027 834	0.050 409	0.077 098	0.104 196
7	0.000 039	0.000 073	0.000 756	0.003 437	0.009 941	0.021 604	0.038 549	0.059 540
8	0.000 004	0.000 009	0.000 142	0.000 859	0.003 106	0.008 102	0.016 865	0.029 770
9	—	0.000 001	0.000 024	0.000 191	0.000 863	0.002 701	0.006 559	0.013 231
10	—	—	0.000 004	0.000 038	0.000 216	0.000 810	0.002 296	0.005 292
11	—	—	—	0.000 007	0.000 049	0.000 221	0.000 730	0.001 925
12	—	—	—	0.000 001	0.000 010	0.000 055	0.000 213	0.000 642
13	—	—	—	—	0.000 002	0.000 013	0.000 057	0.000 197
14	—	—	—	—	—	0.000 003	0.000 014	0.000 056
15	—	—	—	—	—	0.000 001	0.000 003	0.000 015
16	—	—	—	—	—	—	0.000 001	0.000 004
17	—	—	—	—	—	—	—	0.000 001

附录 2 | 标准正态分布表

$$\Phi(u)=\int_{-\infty}^{u}\frac{1}{\sqrt{2\pi}}e^{-\frac{t^2}{2}}dt$$

u	0.00	0.01	0.02	0.03	0.04	0.05	0.06	0.07	0.08	0.09
0.0	0.500 0	0.504 0	0.508 0	0.512 0	0.516 0	0.519 9	0.523 9	0.527 9	0.531 9	0.535 9
0.1	0.539 8	0.543 8	0.547 8	0.551 7	0.555 7	0.559 6	0.563 6	0.567 5	0.571 4	0.575 3
0.2	0.579 3	0.583 2	0.587 1	0.591 0	0.594 8	0.598 7	0.602 6	0.606 4	0.610 3	0.614 1
0.3	0.617 9	0.621 7	0.625 5	0.629 3	0.633 1	0.636 8	0.640 6	0.644 3	0.648 0	0.651 7
0.4	0.655 4	0.659 1	0.662 8	0.666 4	0.670 0	0.673 6	0.677 2	0.680 8	0.684 4	0.687 9
0.5	0.691 5	0.695 0	0.698 5	0.701 9	0.705 4	0.708 8	0.712 3	0.715 7	0.719 0	0.722 4
0.6	0.725 7	0.729 1	0.732 4	0.735 7	0.738 9	0.742 2	0.745 4	0.748 6	0.751 7	0.754 9
0.7	0.758 0	0.761 1	0.764 2	0.767 3	0.770 3	0.773 4	0.776 4	0.779 4	0.782 3	0.785 2
0.8	0.788 1	0.791 0	0.793 9	0.796 7	0.799 5	0.802 3	0.805 1	0.807 8	0.810 6	0.813 3
0.9	0.815 9	0.818 6	0.821 2	0.823 8	0.826 4	0.828 9	0.831 5	0.834 0	0.836 5	0.838 9
1.0	0.841 3	0.843 8	0.846 1	0.848 5	0.850 8	0.853 1	0.855 4	0.857 7	0.859 9	0.862 1
1.1	0.864 3	0.866 5	0.868 6	0.870 8	0.872 9	0.874 9	0.877 0	0.879 0	0.881 0	0.883 0
1.2	0.884 9	0.886 9	0.888 8	0.890 7	0.892 5	0.894 4	0.896 2	0.898 0	0.899 7	0.901 5
1.3	0.903 2	0.904 9	0.906 6	0.908 2	0.909 9	0.911 5	0.913 1	0.914 7	0.916 2	0.917 7
1.4	0.919 2	0.920 7	0.922 2	0.923 6	0.925 1	0.926 5	0.927 8	0.929 2	0.930 6	0.931 9
1.5	0.933 2	0.934 5	0.935 7	0.937 0	0.938 2	0.939 4	0.940 6	0.941 8	0.943 0	0.944 1
1.6	0.945 2	0.946 3	0.947 4	0.948 4	0.949 5	0.950 5	0.951 5	0.952 5	0.953 5	0.954 5
1.7	0.955 4	0.956 4	0.957 3	0.958 2	0.959 1	0.959 9	0.960 8	0.961 6	0.962 5	0.963 3
1.8	0.964 1	0.964 8	0.965 6	0.966 4	0.967 1	0.967 8	0.968 6	0.969 3	0.970 0	0.970 6
1.9	0.971 3	0.971 9	0.972 6	0.973 2	0.973 8	0.974 4	0.975 0	0.975 6	0.976 2	0.976 7
2.0	0.977 2	0.977 8	0.978 3	0.978 8	0.979 3	0.979 8	0.980 3	0.980 8	0.981 2	0.981 7
2.1	0.982 1	0.982 6	0.983 0	0.983 4	0.983 8	0.984 2	0.984 6	0.985 0	0.985 4	0.985 7
2.2	0.986 1	0.986 4	0.986 8	0.987 1	0.987 4	0.987 8	0.988 1	0.988 4	0.988 7	0.989 0
2.3	0.989 3	0.989 6	0.989 8	0.990 1	0.990 4	0.990 6	0.990 9	0.991 1	0.991 3	0.991 6
2.4	0.991 8	0.992 0	0.992 2	0.992 5	0.992 7	0.992 9	0.993 1	0.993 2	0.993 4	0.993 6
2.5	0.993 8	0.994 0	0.994 1	0.994 3	0.994 5	0.994 6	0.994 8	0.994 9	0.995 1	0.995 2
2.6	0.995 3	0.995 5	0.995 6	0.995 7	0.995 9	0.996 0	0.996 1	0.996 2	0.996 3	0.996 4
2.7	0.996 5	0.996 6	0.996 7	0.996 8	0.996 9	0.997 0	0.997 1	0.997 2	0.997 3	0.997 4
2.8	0.997 4	0.997 5	0.997 6	0.997 7	0.997 7	0.997 8	0.997 9	0.997 9	0.998 0	0.998 1
2.9	0.998 1	0.998 2	0.998 2	0.998 3	0.998 4	0.998 4	0.998 5	0.998 5	0.998 6	0.998 6
u	**0**	**0.1**	**0.2**	**0.3**	**0.4**	**0.5**	**0.6**	**0.7**	**0.8**	**0.9**
3.0	0.998 7	0.999 0	0.999 3	0.999 5	0.999 7	0.999 8	0.999 8	0.999 9	0.999 9	1.000 0

注:1. 本表对于 u 给出正态分布函数 $\Phi(u)$ 的值. 例,对于 $u=2.35$, $\Phi(u)=0.9906$.

2. 本表最后二行自左至右依次表示 $\Phi(3.0)$、…、$\Phi(3.9)$ 的值.

附录 3 | 排列组合常用公式

1. 排列：与顺序有关

阶乘：

$$n!=n(n-1)(n-2)\cdots 2\cdot 1$$

排列数公式：

$$P_n^m=n(n-1)(n-2)\cdots(n-m+1),\ P_n^n=n!$$

2. 组合：与顺序无关

组合数公式：

$$C_n^m=\frac{n!}{m!\ (n-m)!}=\frac{n(n-1)(n-2)\cdots(n-m+1)}{m!}$$

常用公式：(1) $C_n^m=C_n^{n-m}$

(2) $P_n^m=C_n^m P_m^m$

(3) $C_n^0=C_n^n=1\quad C_n^1=n$

(4) $C_n^m+C_n^{m-1}=C_{n+1}^m$

附录 4 | 三角函数公式汇编

1. 降幂公式（半角公式）

$$\sin^2 x=\frac{1-\cos 2x}{2}$$

$$\cos^2 x=\frac{1+\cos 2x}{2}$$

$$\tan^2 x=\frac{1-\cos 2x}{1+\cos 2x}$$

2. 倍角公式

$$\sin 2x=2\sin x\cos x$$

$$\cos 2x=\cos^2 x-\sin^2 x=2\cos^2 x-1=1-2\sin^2 x$$

$$\tan 2x=\frac{2\tan x}{1-\tan^2 x}$$

3. 万能公式

$$\sin x=\frac{2\tan\frac{x}{2}}{1+\tan^2\frac{x}{2}}$$

$$\cos x=\frac{1-\tan^2\frac{x}{2}}{1+\tan^2\frac{x}{2}}$$

$$\tan x=\frac{2\tan\frac{x}{2}}{1-\tan^2\frac{x}{2}}$$

4. 和差角公式

$$\sin(\alpha\pm\beta)=\sin\alpha\cos\beta\pm\cos\alpha\sin\beta$$

$$\cos(\alpha\pm\beta)=\cos\alpha\cos\beta\mp\sin\alpha\sin\beta$$

$$\tan(\alpha\pm\beta)=\frac{\tan\alpha\pm\tan\beta}{1\mp\tan\alpha\tan\beta}$$

5. 和差化积公式

$$\sin\alpha+\sin\beta=2\sin\frac{\alpha+\beta}{2}\cdot\cos\frac{\alpha-\beta}{2}$$

$$\sin\alpha-\sin\beta=2\cos\frac{\alpha+\beta}{2}\cdot\sin\frac{\alpha-\beta}{2}$$

$$\cos\alpha+\cos\beta=2\cos\frac{\alpha+\beta}{2}\cdot\cos\frac{\alpha-\beta}{2}$$

$$\cos\alpha-\cos\beta=-2\sin\frac{\alpha+\beta}{2}\cdot\sin\frac{\alpha-\beta}{2}$$

6. 积化和差公式

$$\sin\alpha\sin\beta=-\frac{\cos(\alpha+\beta)-\cos(\alpha-\beta)}{2}$$

$$\cos\alpha\cos\beta=\frac{\cos(\alpha+\beta)+\cos(\alpha-\beta)}{2}$$

$$\sin\alpha\cos\beta=\frac{\sin(\alpha+\beta)+\sin(\alpha-\beta)}{2}$$

$$\cos\alpha\sin\beta=\frac{\sin(\alpha+\beta)-\sin(\alpha-\beta)}{2}$$

7. 同角弦化切

$$\sin^2x=\frac{\tan^2x}{1+\tan^2x}$$

$$\cos^2x=\frac{1}{1+\tan^2x}$$

8. 正割余割相关公式

$$\sec x=\frac{1}{\cos x}$$

$$\csc x=\frac{1}{\sin x}$$

$$\sec^2x-\tan^2x=1$$

$$\csc^2x-\cot^2x=1$$

中英文名词对照索引